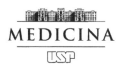

PSIQUIATRIA INTERDISCIPLINAR

Editores

Eduardo de Castro Humes
Márcio Eduardo Bergamini Vieira
Renério Fráguas Júnior

Editores colaboradores

Maria Martha Costa Hübner
Rodrigo Díaz Olmos

Manole

Copyright © Editora Manole Ltda., 2016, por meio de contrato com os editores.

A edição desta obra foi financiada com recursos da Editora Manole Ltda., um projeto de iniciativa da Fundação Faculdade de Medicina em conjunto e com a anuência da Faculdade de Medicina da Universidade de São Paulo – FMUSP.

Editor gestor   Walter Luiz Coutinho
Editoras   Eliane Usui, Juliana Waku
Produção editorial   Juliana Waku

Projeto gráfico   Departamento Editorial da Editora Manole
Editoração eletrônica e ilustrações   TKD Editoração

Dados Internacionais de Catalogação na Publicação (CIP)
(Câmara Brasileira do Livro, SP, Brasil)

Psiquiatria interdisciplinar / editores Eduardo de Castro Humes, Márcio Eduardo Bergamini Vieira, Renério Fráguas Júnior. – Barueri, SP : Manole, 2016.

    Vários autores.
    Bibliografia.
    ISBN 978-85-204-4590-7

    1. Psiquiatria 2. Transtornos mentais I. Humes, Eduardo de Castro. II. Vieira, Márcio Eduardo Bergamini. III. Fráguas Júnior, Renério.

	CDD-616.89
15-10550	NLM-WM 141

Índices para catálogo sistemático:
1. Psiquiatria : Medicina 616.89

Nenhuma parte deste livro poderá ser reproduzida, por qualquer processo, sem a permissão expressa dos editores.
É proibida a reprodução por fotocópia.
A Editora Manole é filiada à
ABDR – Associação Brasileira de Direitos Reprográficos.

Editora Manole Ltda.
Av. Ceci, 672 – Tamboré
06460-120 – Barueri – SP – Brasil
Fone: (11) 4196-6000
Fax: (11) 4196-6021
www.manole.com.br
info@manole.com.br

Impresso no Brasil
Printed in Brazil

A Medicina é uma área do conhecimento em constante evolução. Os protocolos de segurança devem ser seguidos, porém novas pesquisas e testes clínicos podem merecer análises e revisões. Alterações em tratamentos medicamentosos ou decorrentes de procedimentos tornam-se necessárias e adequadas. Os leitores são aconselhados a conferir as informações sobre produtos fornecidas pelo fabricante de cada medicamento a ser administrado, verificando a dose recomendada, o modo e a duração da administração, bem como as contraindicações e os efeitos adversos. É responsabilidade do médico, com base na sua experiência e no conhecimento do paciente, determinar as dosagens e o melhor tratamento aplicável a cada situação. Os autores e os editores eximem-se da responsabilidade por quaisquer erros ou omissões ou por quaisquer consequências decorrentes da aplicação das informações presentes nesta obra.

Durante o processo de edição desta obra, foram empregados todos os esforços para garantir a autorização das imagens aqui reproduzidas. Caso algum autor sinta-se prejudicado, favor entrar em contato com a editora.

Editores

Eduardo de Castro Humes
Graduação pela Faculdade de Medicina da Universidade de São Paulo (FMUSP). Residência médica em Psiquiatria pelo Instituto de Psiquiatria do Hospital das Clínicas da FMUSP (IPq-HC-FMUSP). Especialista pela Associação Brasileira de Psiquiatria/Associação Médica Brasileira (ABP/AMB). Médico interconsulta do Hospital Samaritano de São Paulo. Médico assistente psiquiatra e coordenador do Ambulatório da Divisão de Psiquiatria e Psicologia do Hospital Universitário da Universidade de São Paulo (HU-USP). Responsável pelo Ambulatório Didático de Psiquiatria dos internos do HU-USP. Pós-graduando do Departamento de Psiquiatria da FMUSP.

Márcio Eduardo Bergamini Vieira
Graduação e residência médica em Psiquiatria pela Faculdade de Medicina da Universidade de São Paulo (USP). Especialista em Psiquiatria pela Associação Brasileira de Psiquiatria/Associação Médica Brasileira (ABP/AMB). Médico interconsulta do Hospital Samaritano de São Paulo. Chefe da Seção de Psiquiatria do Hospital Universitário da USP. Coordenador do Programa de Residência Médica em Psiquiatria do CAISM Philippe Pinel. Tutor do Projeto Tutores da Faculdade de Medicina da Universidade de São Paulo. Docente do curso de Medicina da Universidade Nove de Julho (Uninove).

Renério Fráguas Júnior
Psiquiatra. Professor Associado do Departamento de Psiquiatria da Faculdade de Medicina da Universidade de São Paulo (FMUSP). Diretor do Departamento de Psiquiatria e Psicologia do Hospital Universitário da Universidade de São Paulo. Formado pela FMUSP, com residência médica e doutorado pelo Departamento de Psiquiatria da FMUSP. Pós-doutorado no Programa de Pesquisa em Depressão Clínica (Depression Clinical and Research Program) da Faculdade de Medicina de Harvard, Boston, USA.

Editores colaboradores

Maria Martha Costa Hübner
Professora Titular do Instituto de Psicologia da Universidade de São Paulo (USP). Docente subsidiária do Instituto de Psiquiatria do Hospital das Clínicas da Faculdade de Medicina da USP. Chefe da Seção de Psicologia da Divisão de Psiquiatria e Psicologia do Hospital Universitário da USP. Presidente da Association for Behaviour Analysis International (ABAI).

Rodrigo Díaz Olmos
Professor Doutor do Departamento de Clínica Médica da Faculdade de Medicina da Universidade de São Paulo. Diretor da Divisão de Clínica Médica do Hospital Universitário da Universidade de São Paulo (HU-USP). Médico assistente do Pronto-Socorro do HU-USP.

Revisores científicos

Marcela Hammoud Rosa

Marcelo Shozo Correia Okabe

Autores

Abigail Betbedè
Psiquiatra. Colaboradora do Ambulatório de Transtornos Somáticos (SOMA). Membro filiada ao Instituto de Psicanálise da Sociedade Brasileira de Psicanálise de São Paulo. Mestranda em Psicanálise da Asociación Psicoanalítica Argentina/Universidad de El Salvador.

Adriana Kumagai
Graduanda pela Faculdade de Medicina da Universidade de São Paulo.

Adsson Magalhães
Doutorando em Psicologia Experimental pelo Instituto de Psicologia da Universidade de São Paulo (USP). Assessor de pesquisa no Hospital Universitário da USP (2012/2014). Especialista em Terapia Comportamental pela USP. Membro do Programa de Intervenção Comportamental na Enfermaria Infantil do Instituto de Psiquiatria do Hospital das Clínicas da Faculdade de Medicina da USP (ICEI-IPq--HC-FMUSP).

Alexandra Martini de Oliveira
Diretora do Serviço de Terapia Ocupacional do Instituto de Psiquiatria do Hospital das Clínicas da Faculdade de Medicina da Universidade de São Paulo (IPq-HC-FMUSP). Graduação em Terapia Ocupacional pela FMUSP. Mestre em Psiquiatria pela FMUSP e Doutoranda pela FMUSP.

Alexandre Pinto de Azevedo
Psiquiatra. Coordenador do Grupo de Estudos em Comer Compulsivo e Obesidade (GRECCO) do Programa de Transtornos Alimentares (AMBULIM) do Instituto de Psiquiatria do Hospital das Clínicas da Faculdade de Medicina da Universidade de São Paulo (IPq-HC-FMUSP). Assistente do Programa de Transtornos do Sono do IPq-HC-FMUSP. Supervisor da Residência Médica em Medicina do Sono do HC-FMUSP. Mestre pelo Departamento de Psiquiatria da FMUSP.

Alexandre Saadeh
Psiquiatra e Psicodramatista. Doutor em Ciências pelo Departamento de Psiquiatria da Faculdade de Medicina da Universidade de São Paulo (FMUSP). Coordenador do Ambulatório Transdisciplinar de Identidade de Gênero e Orientação Sexual do Núcleo Forense do Instituto de Psiquiatria do Hospital das Clínicas da FMUSP (AMTIGOS-NUFOR-IPq-HC-FMUSP). Professor Doutor do Curso de Psicologia da Faculdade de Ciências Humanas e da Saúde da Pontifícia Universidade Católica de São Paulo (PUC-SP).

Álvaro Cabral Araújo
Graduado em Medicina pela Pontifícia Universidade Católica de São Paulo (PUC-SP). Especialista em Psiquiatria pelo Programa de Residência Médica da PUC-SP. Pós-graduado (lato sensu) em Terapia Comportamental pela Universidade de São Paulo. Pesquisador e colaborador do Programa de Ansiedade e do Serviço de Psicoterapia do Instituto de Psiquiatria do Hospital das Clínicas da Faculdade de Medicina da Universidade de São Paulo.

Ana Clara Franco Floresi

Psiquiatra. Colaboradora do Programa de Transtornos Alimentares (AMBULIM) do Hospital das Clínicas da Faculdade de Medicina da Universidade de São Paulo (IPq-HC-FMUSP).

André Luiz Crepaldi

Psiquiatra do Hospital Universitário da Universidade de São Paulo (USP) e do Núcleo de Apoio à Saúde da Família do Projeto Região Oeste da Faculdade de Medicina da Universidade de São Paulo (FMUSP). Mestre em Psiquiatria pela FMUSP e em Epidemiologia pela London School of Hygiene and Tropical Medicine da Universidade de Londres.

André Malbergier

Professor Colaborador do Departamento de Psiquiatria da Faculdade de Medicina da Universidade de São Paulo (FMUSP). Coordenador do Grupo Interdisciplinar de Estudos de Álcool e Drogas (GREA) do Instituto de Psiquiatria do Hospital das Clínicas da FMUSP (IPq-HC-FMUSP). Mestre em Saúde Pública pela Universidade de Illinois, em Chicago.

Andrea Callonere

Doutoranda em Psicologia Experimental pelo Instituto de Psicologia da Universidade de São Paulo (USP). Assessora da Chefia de Psicologia do Hospital Universitário da USP (HU-USP). Especialista em Terapia Comportamental pelo HU-USP.

Antonio Reis de Sá Junior

Psiquiatra. Mestre e Doutorando pelo Departamento de Psiquiatria da Faculdade de Medicina da Universidade de São Paulo (FMUSP). Professor do Departamento de Medicina e Enfermagem da Universidade Federal de Viçosa (DEM-UFV).

Arthur Hirschfeld Danila

Médico preceptor do Programa de Residência Médica em Psiquiatria da Faculdade de Medicina da Universidade de São Paulo. Membro da Câmara Técnica de Psiquiatria do Conselho Federal de Medicina e Conselho Regional de Medicina do Estado de São Paulo. Presidente da Associação Nacional de Médicos Residentes.

Beny Lafer

Professor Livre-Docente do Departamento de Psiquiatria da Faculdade de Medicina da Universidade de São Paulo (FMUSP). Coordenador do Programa de Transtorno Bipolar (PROMAN) do Instituto de Psiquiatria do Hospital das Clínicas da FMUSP.

Bruna Bartorelli

Psiquiatra. Médica assistente do Instituto de Psiquiatria do Hospital das Clínicas da Faculdade de Medicina da Universidade de São Paulo. Coordenadora do Ambulatório de Transtornos Somáticos (SOMA).

Bruno Pinatti Ferreira de Souza

Psiquiatra. Médico assistente do Grupo de Interconsultas do Instituto de Psiquiatria do Hospital das Clínicas da Faculdade de Medicina da Universidade de São Paulo (IPq-HC-FMUSP). Colaborador do Grupo de Pesquisa de Interconsultas do IPq-HC-FMUSP.

Camila Reis

Especialista em Terapia Comportamental pelo Hospital Universitário da Universidade de São Paulo (USP). Membro do Programa de Intervenção Comportamental na Enfermaria Infantil do Instituto de Psiquiatria do Hospital das Clínicas da Faculdade de Medicina da USP (ICEI-IPq-HC-FMUSP).

Carolina de Mello Santos

Psiquiatra. Colaboradora do Serviço de Interconsultas do Instituto de Psiquiatria do Hospital das Clínicas da Faculdade de Medicina da Universidade de São Paulo.

Cássio Machado de Campos Bottino

Professor-Associado do Departamento de Psiquiatria da Faculdade de Medicina da Universidade de São Paulo (FMUSP). Coordenador do Programa Terceira Idade do Instituto de Psiquiatria do Hospital das Clínicas da FMUSP (IPq-HC-FMUSP).

Chei-Tung Teng

Médico Coordenador do Serviço de Interconsultas do Instituto de Psiquiatria do Hospital das Clínicas da Faculdade de Medicina da Universidade de São Paulo (IPq-HC-FMUSP). Diretor Clínico da Clínica de Ansiedade e Depressão (CLIAD).

Daniel Augusto Mori Gagliotti

Médico graduado pela Faculdade de Medicina da Universidade de São Paulo (FMUSP). Residência em Psiquiatria pelo Instituto de Psiquiatria do Hospital das Clínicas da FMUSP (IPq-HC-FMUSP). Médico preceptor da Residência em Psiquiatria do IPq-HC-FMUSP (2013-2014). Psiquiatra colaborador do Ambulatório Transdisciplinar de Identidade de Gênero e Orientação Sexual do Núcleo Forense (AMTIGOS-NUFOR) do IPq-HC-FMUSP. Psiquiatra do CAPS AD II Vila Madalena PROSAM e do PAI-ZN (São Paulo).

Daniel Martins de Barros

Professor colaborador do Departamento de Psiquiatria da Faculdade de Medicina da Universidade de São Paulo (FMUSP). Médico coordenador do Núcleo de Psiquiatria Forense e Psicologia Jurídica (NUFOR) do Instituto de Psiquiatria do Hospital das Clínicas da FMUSP (IPq-HC-FMUSP).

Desiree Monteiro Cordeiro

Psicóloga e psicodramatista. Mestre em Ciências pelo Departamento de Psiquiatria da Faculdade de Medicina da Universidade de São Paulo (FMUSP). Psicóloga voluntária do Ambulatório Transdisciplinar de Identidade de Gênero e Orientação Sexual do Núcleo Forense (AMTIGOS-NUFOR) do Instituto de Psiquiatria do Hospital das Clínicas da FMUSP.

Douglas Motta Calderoni

Médico Colaborador do Ambulatório de Interconsultas do Instituto de Psiquiatria do Hospital das Clínicas da Faculdade de Medicina da Universidade de São Paulo.

Eduardo de Castro Humes

Graduação pela Faculdade de Medicina da Universidade de São Paulo (FMUSP). Residência médica em Psiquiatria pelo Instituto de Psiquiatria do Hospital das Clínicas da FMUSP (IPq-HC-FMUSP). Especialista pela Associação Brasileira de Psiquiatria/Associação Médica Brasileira (ABP/AMB). Médico interconsulta do Hospital Samaritano de São Paulo. Médico assistente psiquiatra e coordenador do Ambulatório da Divisão de Psiquiatria e Psicologia do Hospital Universitário da Universidade de São Paulo (HU-USP). Responsável pelo Ambulatório Didático de Psiquiatria dos internos do HU-USP. Pós-graduando do Departamento de Psiquiatria da FMUSP.

Eduardo Wagner Aratangy
Médico Supervisor do Programa de Transtornos Alimentares (AMBULIM) do Instituto de Psiquiatria do Hospital das Clínicas da Faculdade de Medicina da Universidade de São Paulo (IPq-HC-FMUSP). Administrador do Serviço de Eletroconvulsoterapia (ECT) do IPq-HC-FMUSP.

Elisabete Finzch Sportello
Enfermeira Chefe Técnica da Divisão de Enfermagem de Pacientes Externos do Departamento de Enfermagem do Hospital Universitário da Universidade de São Paulo (HU-USP). Doutoranda em Gerenciamento em Enfermagem pela Escola de Enfermagem da Universidade de São Paulo (EEUSP). Mestre em Enfermagem em Saúde Coletiva pela EEUSP. Especialista em Administração Hospitalar pela Faculdade São Camilo. Especialista em Assistência Domiciliar pela EEUSP. Especialista em Cuidados Paliativos (Curso Avançado Multiprofissional de Cuidados Paliativos) pela Casa do Cuidar.

Eron Luiz dos Santos
Graduação pela Faculdade de Medicina da Universidade de São Paulo. Residente em Psiquiatria do Instituto de Psiquiatria da Faculdade de Medicina da Universidade de São Paulo.

Fabio Scarpelli Fazio
Psiquiatra do Hospital Universitário da Universidade de São Paulo.

Fábio Tápia Salzano
Mestre em Psiquiatria pela Faculdade de Medicina da Universidade de São Paulo (FMUSP). Vice-Coordenador do Programa de Transtornos Alimentares do Instituto de Psiquiatria do Hospital das Clínicas da FMUSP (IPq-HC-FMUSP). Coordenador do Hospital Dia do Programa de Transtornos Alimentares do IPq-HC-FMUSP.

Felipe Corchs
Professor Colaborador Médico do Departamento de Psiquiatria da Faculdade de Medicina da Universidade de São Paulo (FMUSP). Médico assistente do Instituto de Psiquiatria do Hospital das Clínicas da FMUSP (IPq-HC-FMUSP). Coordenador do Programa de Análise do Comportamento do IPq-HC--FMUSP.

Florindo Stella
Instituto de Biociências, Campus de Rio Claro, Universidade Estadual Paulista (Unesp). Laboratório de Neurociências do Departamento e Instituto de Psiquiatria da Faculdade de Medicina da Universidade de São Paulo. Ambulatório de Neuropsiquiatria e Psiquiatria Geriátrica do Hospital de Clínicas da Universidade Estadual de Campinas.

Francisco Lofuto Neto
Professor Associado do Departamento de Psiquiatria da Faculdade de Medicina da Universidade de São Paulo (FMUSP).

Gustavo Bonini Castellana
Psiquiatra especialista em Psiquiatria Forense pela Faculdade de Medicina da Universidade de São Paulo (FMUSP). Mestre em Ciências pela FMUSP.

Gustavo Diniz Ferreira Gusso
Médico pela Faculdade de Medicina da Universidade de São Paulo. Residência em Medicina de Família e Comunidade pelo Grupo Hospitalar Conceição. Mestre em Medicina de Família pela University of Western Ontário. Doutor em Ciências Médicas pela FMUSP. Membro efetivo do Wonca International Classification Committee. Professor Doutor da Disciplina de Clínica Geral da FMUSP.

Henrique Gonçalves Ribeiro
Médico preceptor do Departamento de Psiquiatria da Faculdade de Medicina da Universidade de São Paulo.

Israel Montefusco Florindo
Médico pela Faculdade de Medicina da Universidade de São Paulo (FMUSP). Psiquiatra pelo Hospital das Clínicas da FMUSP. Médico preceptor do Programa de Graduação do Departamento e Instituto de Psiquiatria do Hospital das Clínicas da FMUSP.

José Luiz Pacheco
Psiquiatra pela Associação Brasileira de Psiquiatria/Associação Médica Brasileira (ABP/AMB) e CFM. Médico efetivo do Hospital Samaritano de São Paulo. Ex-médico assistente do Instituto de Psiquiatria do Hospital das Clínicas da Faculdade de Medicina da Universidade de São Paulo. Ex-Coordenador do Serviço de Psiquiatria do Hospital Universitário da Universidade de São Paulo.

Jouce Gabriela de Almeida
Enfermeira do Laboratório de Neurociências LIM-27 e responsável pelo Serviço de Educação Permanente da Divisão de Enfermagem do Instituto de Psiquiatria do Hospital das Clínicas da Faculdade de Medicina da Universidade de São Paulo. Mestre em Enfermagem na Saúde do Adulto pela Escola de Enfermagem da Universidade de São Paulo (EEUSP).

Leonardo Hiroshi Akaishi
Médico pela Faculdade de Medicina da Universidade de São Paulo (FMUSP). Médico residente do Instituto de Psiquiatria do Hospital das Clínicas da FMUSP.

Lucas Borrione
Psiquiatra. Pós-graduando da Faculdade de Medicina da Universidade de São Paulo (FMUSP). Coordenador do Ambulatório de Interconsultas do Instituto de Psiquiatria do Hospital das Clínicas da FMUSP. Médico assistente do Hospital do Servidor Público Estadual.

Luisa Terroni
Psiquiatra. Doutora em Ciências pela Faculdade de Medicina da Universidade de São Paulo (FMUSP). Pesquisadora colaboradora do Grupo de Interconsultas do Instituto de Psiquiatria do Hospital das Clínicas da FMUSP.

Luiz Teixeira Sperry Cezar
Médico Pesquisador do Grupo de Interconsulta Hospitalar do Instituto de Psiquiatria do Hospital das Clínicas da Faculdade de Medicina da Universidade de São Paulo.

Luiza Hübner
Especialista em Terapia Comportamental pelo Hospital Universitário da Universidade de São Paulo (USP). Membro do Programa de Intervenção Comportamental na Enfermaria Infantil do Instituto de Psiquiatria do Hospital das Clínicas da Faculdade de Medicina da USP (ICEI-IPq-HC-FMUSP).

Márcia de Souza Campos
Enfermeira da Unidade de Ambulatórios do Hospital Universitário da Universidade de São Paulo (USP). Especialista em Saúde Coletiva com Ênfase no Programa da Saúde da Família pela Escola de Enfermagem da USP.

Márcia Morikawa
Psiquiatra pelo Instituto de Psiquiatria do Hospital das Clínicas da Faculdade de Medicina da Universidade de São Paulo. Psiquiatra da Infância e Adolescência. Médica do Núcleo de Medicina Psicossomática e Psiquiatria (NMPP) do Hospital Israelita Albert Einstein.

Márcia Radanovic
Mestre e Doutora em Neurologia pela Faculdade de Medicina da Universidade de São Paulo (FMUSP). Pós-doutoranda no Laboratório de Neurociências do Departamento e Instituto de Psiquiatria da FMUSP.

Márcio Eduardo Bergamini Vieira
Graduação e residência médica em Psiquiatria pela Faculdade de Medicina da Universidade de São Paulo (USP). Especialista em Psiquiatria pela Associação Brasileira de Psiquiatria/Associação Médica Brasileira (ABP/AMB). Médico interconsulta do Hospital Samaritano de São Paulo. Chefe da Seção de Psiquiatria do Hospital Universitário da USP. Coordenador do Programa de Residência Médica em Psiquiatria do CAISM Philippe Pinel. Tutor do Projeto Tutores da Faculdade de Medicina da Universidade de São Paulo. Docente do curso de Medicina da Universidade Nove de Julho (Uninove).

Marco Antônio Abud Torquato Junior
Psiquiatra. Médico assistente do Hospital Universitário da Universidade de São Paulo.

Maria Antônia Simões Rego
Psiquiatra do Instituto do Câncer do Estado de São Paulo (ICESP). Psiquiatra do Programa de Transtornos Alimentares (AMBULIM) do Instituto de Psiquiatria do Hospital das Clínicas da Faculdade de Medicina da Universidade de São Paulo.

Maria Martha Costa Hübner
Professora Titular do Instituto de Psicologia da Universidade de São Paulo (USP). Docente subsidiária do Instituto de Psiquiatria do Hospital das Clínicas da Faculdade de Medicina da USP. Chefe da Seção de Psicologia da Divisão de Psiquiatria e Psicologia do Hospital Universitário da USP. Presidente da Association for Behaviour Analysis International (ABAI).

Marília Rita Ribeiro Zalaf
Graduada em Serviço Social pela Pontifícia Universidade Católica de São Paulo (PUC-SP). Mestre em Saúde Coletiva pela Escola de Enfermagem da Universidade de São Paulo (EEUSP). Doutora em Ciências da Saúde pela EEUSP. Assistente Técnica de Direção da Superintendência de Assistência Social da USP. Coordenadora do Acolhe-USP.

Marina Hideko Anabuki
Enfermeira do Hospital Universitário da Universidade de São Paulo (HU-USP). Especialista em Dependência Química pelo Instituto de Psiquiatria do Hospital das Clínicas da Faculdade de Medicina da Universidade de São Paulo (IPq-FMUSP). Mestre em Administração em Serviços de Enfermagem pela Escola de Enfermagem da Universidade de São Paulo (EEUSP).

Nancy Mieko Igarashi

Graduada em Serviço Social pela Universidade Estadual Paulista Júlio de Mesquita Filho (Unesp). Mestre em Serviço Social pela Pontifícia Universidade Católica de São Paulo (PUC-SP) e em Ciências Humanas e Sociais pela Université Grenoble 2 - Pierre Mendes France, França. Chefe Técnica do Serviço Social do Hospital Universitário da Universidade de São Paulo.

Nayara Karoline Correa Pereira

Psicóloga clínica. Especialista em Psicologia Hospitalar pelo Instituto Central do Hospital das Clínicas da Faculdade de Medicina da Universidade de São Paulo (HC-FMUSP). Colaboradora do Grupo Interconsultas Hospitalar do Instituto de Psiquiatria do HC-FMUSP.

Orestes Vicente Forlenza

Professor-Associado do Departamento de Psiquiatria da Faculdade de Medicina da Universidade de São Paulo. Vice-Diretor do Laboratório de Neurociências do Departamento e Instituto de Psiquiatria da Faculdade de Medicina da Universidade de São Paulo.

Paula Waki Lopes da Rosa

Endocrinologista colaboradora do Grupo de Obesidade da Endocrinologia do Hospital das Clínicas da Faculdade de Medicina da Universidade de São Paulo (HC-FMUSP). Endocrinologista colaboradora do Grupo de Transtornos Alimentares do Instituto de Psiquiatria do HC-FMUSP.

Paulo Abreu

Psicólogo clínico. Doutor pelo Departamento de Psicologia Experimental da Universidade de São Paulo (USP). Professor dos cursos de Especialização em Terapia Comportamental do Hospital Universitário da USP (HU-USP) e de Especialização de Terapia Comportamental e Cognitiva em Saúde Mental do Ambulatório de Ansiedade do Instituto de Psiquiatria do Hospital das Clínicas da Faculdade de Medicina da USP (AMBAN-IPq-HC-FMUSP). Editor Associado da Revista Brasileira de Terapia Comportamental e Cognitiva (RBTCC). Diretor do Instituto de Análise do Comportamento de Curitiba (IACC).

Paulo Clemente Sallet

Psiquiatra. Doutor pelo Departamento de Psiquiatria da Faculdade de Medicina da Universidade de São Paulo (FMUSP). Coordenador do Programa de Residência Médica em Psiquiatria. Médico assistente. Coordenador da Unidade de Agudos do Instituto de Psiquiatria do Hospital das Clínicas da FMUSP.

Priscila Teresa Peranovich Rocco

Doutoranda pela Faculdade de Medicina da Universidade de São Paulo (FMUSP). Médica formada pela FMUSP. Residência médica em Psiquiatria e área de atuação em Psiquiatria Forense pelo Departamento de Psiquiatria da FMUSP. Médica assistente do Hospital Universitário da Universidade de São Paulo (HU-USP).

Rafael Natel Freire

Médico pela Pontifícia Universidade Católica do Paraná. Psiquiatra com residência médica pela Pontifícia Universidade Católica de Campinas. Médico Colaborador Voluntário do Núcleo Forense (NUFOR) do Instituto de Psiquiatria do Hospital das Clínicas da Faculdade de Medicina da Universidade de São Paulo (IPq-HC-FMUSP). Médico Colaborador Voluntário do Ambulatório Integrado dos Transtornos do Impulso (AMITI) do IPq-HC-FMUSP. Supervisor de Perícias Médicas da Secretaria de Educação do Estado de São Paulo. Médico Perito em Psiquiatria credenciado pela Secretaria de Saúde do Estado de São Paulo, DIRXII, Campinas.

Renério Fráguas Júnior
Psiquiatra. Professor Associado do Departamento de Psiquiatria da Faculdade de Medicina da Universidade de São Paulo (FMUSP). Diretor do Departamento de Psiquiatria e Psicologia do Hospital Universitário da Universidade de São Paulo. Formado pela FMUSP, com residência médica e doutorado pelo Departamento de Psiquiatria da FMUSP. Pós-doutorado no Programa de Pesquisa em Depressão Clínica (Depression Clinical and Research Program) da Faculdade de Medicina de Harvard, Boston, USA.

Ricardo Abrantes do Amaral
Psiquiatra. Doutor em Psiquiatria pela Universidade de São Paulo.

Ricardo Barcelos-Ferreira
Psiquiatra. Especialista em Psicogeriatria. Doutor em Medicina pelo Departamento de Psiquiatria da Faculdade de Medicina da Universidade de São Paulo (FMUSP). Pesquisador do Programa Terceira Idade (PROTER) do Instituto e Departamento de Psiquiatria do Hospital das Clínicas da FMUSP.

Rodrigo da Silva Dias
Pesquisador do Grupo de Pesquisa em Transtorno Bipolar (PROMAN) do Departamento de Psiquiatria da Faculdade de Medicina da Universidade de São Paulo.

Rodrigo Díaz Olmos
Professor Doutor do Departamento de Clínica Médica da Faculdade de Medicina da Universidade de São Paulo. Diretor da Divisão de Clínica Médica do Hospital Universitário da Universidade de São Paulo (HU-USP). Médico assistente do Pronto-Socorro do HU-USP.

Rosa Hasan
Neurologista assistente do Laboratório de Sono da Neurofisiologia Clínica do Instituto de Psiquiatria do Hospital das Clínicas da Faculdade de Medicina da Universidade de São Paulo (IPq-HC-FMUSP). Responsável pelo Laboratório de Sono da Faculdade de Medicina do ABC.

Saulo Vito Ciasca
Médico Psiquiatra pela Faculdade de Medicina da Universidade de São Paulo (FMUSP). Título de especialista em Psiquiatria pela Associação Brasileira de Psiquiatria (ABP). Psiquiatra do Núcleo de Adolescentes do Ambulatório Transdisciplinar de Identidade de Gênero e Orientação Sexual (AMTIGOS) do Instituto de Psiquiatria do Hospital das Clínicas da FMUSP.

Simone Maria Santa Rita Soares
Médica pela Faculdade de Ciências Médicas da Santa Casa de São Paulo. Médica psiquiatra assistente do Instituto do Câncer do Estado de São Paulo.

Sofia Barbieri de Senço
Psiquiatra colaboradora do Programa de Transtornos Alimentares (AMBULIM) do Instituto de Psiquiatria do Hospital das Clínicas da Faculdade de Medicina da Universidade de São Paulo.

Stella Marcia Azevedo Tavares
Médica neurofisiologista clínica. Coordenadora do Laboratório de Sono da Neurofisiologia Clínica do Instituto de Psiquiatria do Hospital das Clínicas da Faculdade de Medicina da Universidade de São Paulo (IPq-HC-FMUSP).

Taís Michele Minatogawa-Chang
Médica Supervisora do Ambulatório de Interconsultas do Instituto de Psiquiatria do Hospital das Clínicas da Faculdade de Medicina da Universidade de São Paulo (IPq-HC-FMUSP). Médica assistente do IPq-HC-FMUSP.

Táki Athanássios Cordás
Coordenador da Assistência Clínica do Instituto de Psiquiatria do Hospital das Clínicas da Faculdade de Medicina da Universidade de São Paulo (IPq-HC-FMUSP). Coordenador do Programa de Transtornos Alimentares (AMBULIM) do IPq-HC-FMUSP. Professor dos Programas de Pós-graduação do Departamento de Psiquiatria da FMUSP e do Programa de Neurociências e Comportamento do Instituto de Psicologia da USP.

Tania Yume Takakura
Psiquiatra. Especialista em Psiquiatria da Infância e Adolescência. Psiquiatra do Programa Equilíbrio do Departamento e Instituto de Psiquiatria da FMUSP. Projeto especializado no atendimento de crianças e adolescentes vítimas de maus tratos em situação de vulnerabilidade social.

Thiago José Buer Reginato
Psiquiatra. Graduação pela Faculdade de Medicina da Universidade de São Paulo (FMUSP). Residência concluída no Hospital das Clínicas da FMUSP. Médico assistente do Hospital Universitário da Universidade de São Paulo.

Vera Tess
Psiquiatra. Mestre em Medicina pela Faculdade de Medicina da Universidade de São Paulo (FMUSP). Médica assistente do Instituto de Psiquiatria do Hospital das Clínicas da FMUSP (IPq-HC-FMUSP). Responsável pelo Ambulatório de Gestantes do Serviço de Interconsultas do IPq-HC-FMUSP.

Wilson Rafael Felício Joaquim
Médico pela Faculdade de Medicina da Universidade de São Paulo (FMUSP). Psiquiatra pelo Hospital das Clínicas da FMUSP. Médico preceptor do Programa de Graduação do Departamento e Instituto de Psiquiatria do Hospital das Clínicas da FMUSP.

Yuan-Pang Wang
Psiquiatra formado pela Faculdade de Medicina da Universidade de São Paulo (FMUSP). Mestrado e Doutorado pelo Departamento de Psiquiatria da FMUSP. Orientador do Programa de Pós-graduação do Departamento de Psiquiatria da FMUSP. Médico assistente do Instituto de Psiquiatria do Hospital das Clínicas da FMUSP (IPq-HC-FMUSP).

Sumário

Prefácio Prof. Dr. Euripedes Constantino Miguel xxi

Prefácio Prof. Dr. Waldyr Antônio Jorge xxiii

Apresentação xxv

Parte I – Aspectos gerais
Editor: Márcio Eduardo Bergamini Vieira

1. Função, limites e dificuldades para o psiquiatra no trabalho junto ao paciente com transtornos mentais em tratamento pelo médico não psiquiatra..3
José Luiz Pacheco, Márcio Eduardo Bergamini Vieira

2. Função, limites e dificuldades para o não psiquiatra no tratamento de pacientes com transtornos mentais....................6
Rodrigo Díaz Olmos, Gustavo Diniz Ferreira Gusso

3. Psicologia da saúde, psicologia hospitalar e análise do comportamento..13
Maria Martha Costa Hübner, Paulo Abreu, Adsson Magalhães, Andrea Callonere, Camila Reis, Luiza Hübner

4. Função, limites e desafios da atuação do assistente social no manejo de pacientes com transtornos mentais.............19
Marília Rita Ribeiro Zalaf, Nancy Mieko Igarashi

5. Função, limites e dificuldades da atuação do enfermeiro no manejo de pacientes com transtornos mentais 26
Elisabete Finzch Sportello, Márcia de Souza Campos, Marina Hideko Anabuki, Jouce Gabriela de Almeida

6. Função, limites e dificuldades da atuação do terapeuta ocupacional no manejo de pacientes com transtornos mentais..35
Alexandra Martini de Oliveira

7. Importância do diagnóstico em psiquiatria 42
Eduardo de Castro Humes

8. Escalas, entrevistas e sua utilidade no paciente com condição médica não psiquiátrica 48
Antonio Reis de Sá Junior, Yuan-Pang Wang

xviii Psiquiatria Interdisciplinar

Parte II – Grandes síndromes psiquiátricas
Editor: Renério Fráguas Júnior

9. Depressão 57
Eduardo de Castro Humes

10. Transtorno bipolar do humor 65
Rodrigo da Silva Dias, Beny Lafer

11. Transtornos ansiosos 76
Álvaro Cabral Araújo, Felipe Corchs, Francisco Lofuto Neto

12. Reações à doença e à hospitalização, transtornos relacionados ao estresse, trauma e luto 85
Arthur Hirschfeld Danila, Márcia Morikawa

13. Transtornos psicóticos 92
Paulo Clemente Sallet

14. Demências: doença de Alzheimer 100
Florindo Stella, Márcia Radanovic, Orestes Vicente Forlenza

15. Demências não Alzheimer 108
Márcia Radanovic, Florindo Stella, Orestes Vicente Forlenza

16. Delirium 117
Eduardo de Castro Humes

17. Transtornos de personalidade 122
Rafael Natel Freire, Daniel Martins de Barros, Gustavo Bonini Castellana

18. Transtornos alimentares 129
*Maria Antônia Simões Rego, Ana Clara Franco Floresi, Eduardo Wagner Aratangy, Alexandre Pinto de Azevedo,
Fábio Tápia Salzano, Táki Athanássios Cordás*

19. Transtornos do ciclo sono-vigília 138
Alexandre Pinto de Azevedo, Rosa Hasan, Stella Marcia Azevedo Tavares

20. Transtornos da sexualidade 152
Desiree Monteiro Cordeiro, Alexandre Saadeh

21. Transtornos mentais decorrentes do álcool e de outras substâncias 171
Ricardo Abrantes do Amaral, André Malbergier

Parte III – Peculiaridades do diagnóstico e tratamento em função de comorbidades ou unidades médicas
Editores: Eduardo de Castro Humes, Maria Martha Costa Hübner, Rodrigo Díaz Olmos

22. Manejo de emergências relacionadas ao uso de álcool e outras substâncias 181
Priscila Teresa Peranovich Rocco

23. Manejo do paciente com risco de suicídio no serviço de emergência médica 192
Chei-Tung Teng, Carolina de Mello Santos

24. Emergências: agitação psicomotora 198
Daniel Augusto Mori Gagliotti

25. Crises de ansiedade: aspectos do manejo 205
Fabio Scarpelli Fazio

26. Sintomas somáticos e transtornos relacionados 210
Bruna Bartorelli, Abigail Betbedè

27. Psiquiatria na atenção primária 221
André Luiz Crepaldi

28. Cardiologia 229
Renério Fráguas Júnior, Bruno Pinatti Ferreira de Souza

29. Neurologia 237
Lucas Borrione, Luisa Terroni

30. Gastroenterologia 244
Eduardo de Castro Humes

31. Pneumologia e tisiologia 253
Marco Antônio Abud Torquato Junior, Bruno Pinatti Ferreira de Souza

32. Reumatologia 261
Wilson Rafael Felício Joaquim, Israel Montefusco Florindo

33. Endocrinologia 267
Taís Michele Minatogawa-Chang

34. Dermatologia 275
Douglas Motta Calderoni

35. Procedimentos estéticos...283
Ana Clara Franco Floresi, Maria Antônia Simões Rego, Sofia Barbieri de Senço, Paula Waki Lopes da Rosa, Táki Athanássios Cordás

36. Urologia 294
Saulo Vito Ciasca

37. Infectologia 303
Luiz Teixeira Sperry Cezar

38. Oncologia 310
Simone Maria Santa Rita Soares

39. Dor 321
Henrique Gonçalves Ribeiro, Leonardo Hiroshi Akaishi, Adriana Kumagai

40. Psiquiatria e cuidados paliativos 330
Henrique Gonçalves Ribeiro

xx Psiquiatria Interdisciplinar

41. Pacientes críticos: queimados..337
Márcio Eduardo Bergamini Vieira

42. Pacientes críticos: unidade de terapia intensiva..342
Thiago José Buer Reginato

43. Paciente com transplante de órgãos...346
Renério Fráguas Júnior, Nayara Karoline Correa Pereira

44. Populações especiais: idosos 357
Ricardo Barcelos-Ferreira, Cássio Machado de Campos Bottino

45. Populações especiais: psiquiatria da infância e adolescência 374
Márcia Morikawa

46. Populações especiais: gestação e puerpério 387
Vera Tess, Tania Yume Takakura, Eron Luiz dos Santos

Índice remissivo..417

Prefácio

Neste livro, Eduardo de Castro Humes, Márcio Eduardo Bergamini Vieira e Renério Fráguas Júnior compilam de forma inovadora e atual temas altamente relevantes para a prática clínica.

O conteúdo do livro enfatiza três grande eixos: a) as nuances da interdisciplinaridade no cuidado de portadores de transtornos metais; b) as características das grande síndromes psiquiátricas; e c) a interface entre estas síndromes e outras áreas da medicina.

A linguagem e o conteúdo são adequados para contemplar três públicos-alvos: os estudantes, os profissionais de medicina (psiquiatras e não psiquiatras) e os profissionais de outras áreas afins, como psicologia, enfermagem, terapia ocupacional, assistência social.

Os capítulos são concisos e voltados para a prática clínica de forma que o leitor, rapidamente, pode encontrar informações úteis para a melhor compreensão dos seus pacientes.

Portanto, este livro vai de encontro não só às necessidades práticas dos profissionais de saúde mental, como também às dos alunos de medicina frente às mudanças curriculares exigidas pelo Ministério da Educação para os próximos anos. De acordo com essas mudanças, o internato de psiquiatria necessitará ser parte integrante da formação médica, enfatizando a abordagem interdisciplinar.

Finalmente, um dos motivos capitais que me faz sugerir a leitura deste livro, é o fato de ele ser editado e escrito por uma equipe de psiquiatras e profissionais de saúde, além de respeitados especialistas, que vêm se dedicando ao tema educação médica e interligação entre psiquiatria e outras áreas médicas há muitos anos, como sua principal atividade e com excelência.

Prof. Dr. Euripedes Constantino Miguel
Professor Titular do Departamento de Psiquiatria
da Faculdade de Medicina da Universidade de São Paulo

Prefácio

É com grata satisfação que, atendendo ao convite dos Professores Eduardo de Castro Humes, Márcio Eduardo Bergamini Vieira e Renério Fráguas Júnior, prefacio o livro *Psiquiatria Interdisciplinar*. Com enfoque na busca da integração das inúmeras especialidades médicas e da área da saúde, seus autores, médicos psiquiatras pertencentes ao Corpo Clínico do Hospital Universitário da Universidade de São Paulo, exercendo a especialidade na Divisão de Psiquiatria, conseguiram, ao longo dos anos, captar informações técnicas científicas que os capacitaram a transmitir conhecimentos e condutas e a estabelecer metodologias que permeiam não só seus procedimentos especializados, como também visam estabelecer parâmetros interdisciplinares entre as várias especialidades médicas e demais profissões da saúde.

É enriquecedora a forma didática como o livro é apresentado. Na Parte I – Aspectos Gerais, em oito capítulos, são estabelecidas orientações e condutas aos profissionais das diversas disciplinas que se dedicam aos pacientes com transtornos psiquiátricos, de maneira a entender como agir e atuar de forma segura, contribuindo com um tratamento global em que a integração das inúmeras especialidades médicas é o enfoque central que permeia a conduta integral.

Na Parte II – Grandes Síndromes Psiquiátricas, em 13 capítulos, são amplamente discutidos e apresentados os quadros clínicos das síndromes psiquiátricas de forma a permitir ao médico identificar e se capacitar a diagnosticar a patologia e estabelecer seu tratamento. Este bloco de assuntos específicos da Divisão de Psiquiatria e Psicologia, por si só apresentado de forma concisa e com orientações que permeiam os quadros clínicos, deverá servir como parâmetro no exercício profissional.

Na Parte III – Peculiaridades do Diagnóstico e Tratamento em Função de Comorbidades ou Unidades Médicas, composta por 25 capítulos, são apresentadas correlações da psiquiatria com as demais especialidades médicas.

Nestes capítulos é discutida a atenção à saúde mental nas diversas especialidades como ginecologia e obstetrícia, reumatologia, infectologia, cardiologia, neurologia, gastrenterologia, pneumologia, endocrinologia, dermatologia, cirurgia plástica, urologia, oncologia, medicina intensiva, geriatria, de maneira integral e objetiva, introduzindo protocolos multidisciplinares.

O presente livro contempla, para o jovem psiquiatra, uma visão holística da sua prática, estabelece protocolos comuns com as demais especialidades médicas em suas interfaces e define limites interativos com outros profissionais da área da saúde, que de fato venham a contribuir sobremaneira nos resultados finais do tratamento dos pacientes, razão primordial de nossas responsabilidades.

Parabenizo os autores, coordenadores e todos os colaboradores da edição ímpar deste livro, verdadeiro compêndio que, com certeza, norteará a atuação interdisciplinar e integral, sempre incluindo a saúde mental, nos próximos anos.

Na qualidade de Superintendente do Hospital Universitário, saúdo a edição deste livro que muito contribuirá para o Corpo Clínico do Hospital Universitário da Universidade de São Paulo.

Prof. Dr. Waldyr Antônio Jorge
Superintendente
Hospital Universitário da Universidade de São Paulo

Apresentação

A psiquiatria, apesar de apresentar quadros já descritos por Hipócrates, como a histeria, durante muitos anos foi considerada uma área fora da medicina. Até o século XVIII, os doentes mentais de maneira geral eram excluídos não só da sociedade, mas dos contextos usuais do tratamento médico, sendo frequentemente encarcerados. Os manicômios perpetuaram o afastamento do conhecimento psiquiátrico das demais áreas da medicina e a ausência de marcadores biológicos claros mantém o conhecimento psiquiátrico à margem do conhecimento médico em geral. A inserção da psiquiatria no hospital geral, aproximando-a das demais especialidades, inicia-se no começo do século XX, ganhando impulso no final daquele século.

Esse afastamento apresentou diversos impactos na inserção do psiquiatra na prática em saúde e ensino médico, desde o período de não cobertura de atendimentos psiquiátricos até a última década do século XX no Brasil, passando pelo grande preconceito em relação à especialidade e à pequena inserção no ensino médico. Até hoje, apesar das altas prevalências de transtornos mentais na população e do importante impacto na qualidade de vida e na produtividade, muitas faculdades de medicina no Brasil seguem com baixas cargas horárias de ensino de saúde mental. De maneira geral, o ensino da psiquiatria ainda é feito de maneira pontual em cursos do ciclo clínico, sem inserção durante o internato junto ao especialista. Esse afastamento, além de favorecer o ensino de maneira superficial de doenças altamente prevalentes, evita que muitos preconceitos que carregamos da sociedade sejam adequadamente abordados, bem como favorece os alarmantes dados sobre subdiagnóstico de transtornos psiquiátricos e seu manejo inadequado.

Em algumas formações, como a psicologia, o viés não necessariamente se dá baseado no modelo de adoecimento médico, físico ou psiquiátrico. Muitas vezes as diferenças de linguagem propiciam o afastamento entre as formações, enquanto o objetivo deveria ser justamente o oposto, no sentido da aproximação de profissões complementares.

Outro fator digno de destaque é que em muitas formações, como no caso da enfermagem, observa-se o mesmo problema de muitos currículos com ensino prático em saúde mental ausente ou bastante limitado, inclusive em relação à exposição a aparelhos de saúde inadequados. Essas graves práticas em instituições de saúde inadequadas, como as que ocorreram na Casa de Repouso Guararapes, de Sobral, famosa pela condenação do Estado Brasileiro pela Corte Interamericana de Direitos Humanos, muitas vezes são utilizadas para desvalorizar a boa prática psiquiátrica e até a especialidade como um todo.

Nos últimos anos, nós editores estamos envolvidos regularmente com atividades de ensino, médico e não médico, em graduação e pós-graduação. Nestes contextos percebemos a importante lacuna de um livro mais próximo à transdisciplinaridade. Trata-se de um livro que permite ao psiquiatra realizar consultas rápidas, em especial em relação a situações de interconsulta, que auxilia o médico de outras especialidades a melhorar sua compreensão da psiquiatria e a interface desta especialidade com a sua própria especialidade, e que pode auxiliar a conversa entre os profissionais de diversas formações em relação aos transtornos psiquiátricos, em especial para psicólogos, enfermeiros, assistentes sociais e terapeutas ocupacionais.

A estrutura do livro foi desenvolvida em três grandes módulos, três eixos principais da discussão da inserção da especialidade junto aos demais profissionais de saúde:

- O primeiro, com capítulos introdutórios, mais conceituais, incluindo a discussão sobre instrumentos para subsidiar avaliações e o papel do diagnóstico psiquiátrico, permitindo a discussão da relação com os profissionais e a visão destes profissionais da especialidade;
- Em um segundo momento os capítulos versam sobre princípios do diagnóstico e tratamento de transtornos mentais mais prevalentes, com ênfase em quadros leves e moderados, seu manejo não farmacológico e o manejo farmacológico por psiquiatras e médicos de outras especialidades. Favorecendo aqui a melhor compreensão sobre a visão mais atual do diagnóstico psiquiátrico;
- E, por fim, o módulo com capítulos sobre peculiaridades do diagnóstico e do manejo dos transtornos mentais em função de unidade médica ou condição médica do paciente.

A discussão em relação às classificações diagnósticas não passou despercebida, motivo pelo qual não só nos preocupamos com a utilização da classificação psiquiátrica mais recente, o DSM-5, como consideramos um ponto importante a produção de um capítulo que versasse sobre a importância do diagnóstico psiquiátrico. Este capítulo, apesar de *a priori* poder ser compreendido como um capítulo direcionado aos psiquiatras, é central para auxiliar na reflexão sobre a inserção da psiquiatria na sociedade e questionar argumentos ainda citados que remontam a antipsiquiatria.

Os capítulos, escritos por nós e queridos colegas, foram elaborados de maneira concisa, trazendo as informações de modo objetivo e utilizando uma linguagem médica e, em especial psiquiátrica, mas tentando se aproximar daqueles que utilizam outras codificações. Com seu tamanho, o livro favorece uma leitura rápida, tão importante no mundo atual. Ao final de cada um, a bibliografia sugerida cobre não só os tópicos discutidos, apresentando parte da literatura, mas também permite ao leitor o aprofundamento em temas cobertos.

Eduardo de Castro Humes
Márcio Eduardo Bergamini Vieira
Renério Fráguas Júnior

Parte I

Aspectos gerais

EDITOR

Márcio Eduardo Bergamini Vieira

Função, limites e dificuldades para o psiquiatra no trabalho junto ao paciente com transtornos mentais em tratamento pelo médico não psiquiatra

1

José Luiz Pacheco
Márcio Eduardo Bergamini Vieira

Os transtornos mentais são patologias muito frequentes em nossa população. A prevalência de transtornos mentais (baseados em critérios da CID-10) no Brasil é de 45,9% ao longo da vida (26,8% em um ano). Os quadros que mais chamam a atenção, em ordem decrescente de porcentagem, são:

- Dependência de nicotina (25%);
- Transtornos do humor (18,5%);
- Transtornos ansiosos (12,5%);
- Transtornos somatoformes (6%).

Esses quadros, em suas formas mais leves, deveriam ser tratados pelos generalistas. Entretanto, muitos profissionais se sentem desconfortáveis em diagnosticar e gerenciar o tratamento psicofarmacológico desses pacientes. Para se ter uma ideia do impacto desta afirmativa, temos os seguintes dados:

- A população brasileira atual é de, aproximadamente, 200 milhões de habitantes;
- Podemos estimar, então, uma população nacional de mais de 91 milhões de portadores de transtornos mentais (mais de 53 milhões de indivíduos acometidos em um ano).

Estima-se que o Brasil tenha, atualmente, cerca de 12.000 (pouco mais de 7.000 registrados pelos conselhos regionais de medicina, em dados de 2011) psiquiatras em seu território. Dessa maneira, cada psiquiatra seria responsável por atender quase 4.500 portadores de transtornos mentais a cada ano.

Médicos generalistas poderiam atender boa parte desses pacientes, já que os psiquiatras são insuficientes para dar atenção a essa enorme demanda.

Para piorar a situação, o investimento em saúde mental no Brasil é da ordem de 2% do orçamento do Ministério da Saúde, sem se considerar programas específicos (p. ex., *crack*, que envolve investimentos compartilhados com outros ministérios). Para se ter uma ideia do potencial de investimento, países desenvolvidos investem algo em torno de 5 a 12% de seus recursos de saúde nessa área.

Em nosso meio, a integração mais efetiva entre médicos clínicos e psiquiatras se deu em meados dos anos 1980, com o movimento chamado de Reforma Psiquiátrica, que pretendia oferecer cidadania ao doente mental, vindo a estabelecer práticas assistenciais que pudessem oferecer a esse tipo

4 Parte I – Aspectos gerais

de doente tratamento mais inserido na comunidade.

Foi nesta época que passaram a preconizar a assistência psiquiátrica fora do hospital psiquiátrico. Independentemente dos arroubos ideológicos cometidos à época, houve grande evolução da assistência ao doente mental, que passou a desfrutar de maior qualidade assistencial.

Por conta dessa profunda transformação do eixo no tratamento das doenças mentais, os psiquiatras, até então, intensamente isolados em suas práticas, passaram a se integrar com os seus colegas médicos, militantes de outras especialidades. Neste período, tanto no âmbito hospitalar – envolvendo prontos-socorros e enfermarias – quanto nos ambulatórios, foram estabelecidas as assistências integradas das doenças mentais nos hospitais gerais e nos ambulatórios de especialidades.

Essa novidade assistencial, como poderia ser esperada, não se deu sem que ocorressem dificuldades de integração entre os profissionais envolvidos.

Até então, todo o atendimento psiquiátrico ocorria dentro dos seus próprios "domínios" – entre aspas pois existia a cultura de que doença mental e seu tratamento, assim como suas repercussões clínicas, pertenciam ao ambiente psiquiátrico e aos seus profissionais –; portanto, mulheres grávidas, portadoras de doença mental, tinham sua assistência ao parto dentro do hospital psiquiátrico, porque não se imaginava a possibilidade de que uma psicótica grávida pudesse ter a assistência ao parto dentro de uma maternidade, p. ex.

Também, o hospital geral exercia a "dominação de seu território" e, vigilantemente, impedia o acesso aos casos psiquiátricos dentro do seu "território". Há lembrança de casos clínicos com repercussão psiquiátrica e diabetes descompensada, p. ex., que eram encaminhados para ambulatórios psiquiátricos por terem apresentado, durante sua evolução, episódios de agitação psicomotora que eram entendidos como "domínio" da psiquiatria. Ou ainda, o caso de um paciente alcoolista, com fratura de fêmur, que fora encaminhado para hospital psiquiátrico por conta do alcoolismo, que também "pertencia" ao "domínio" dessa especialidade médica.

Nessa exposição, demonstrou-se que existia um verdadeiro "muro de Berlim" entre as especialidades. Assim como um profundo desconhecimento da estrutura e das práticas assistenciais entre ambos "territórios". A bem da verdade, deve ser ressaltado que os psiquiatras, na medida em que cursaram Medicina e frequentaram o internato durante o curso, desconheciam menos o "território" que abandonaram, ao contrário do que ocorria com os clínicos, pois estes pouco frequentaram o "território" psiquiátrico, por conta da pequena grade horária destinada à Psiquiatria nos cursos de Medicina. Faz-se importante pontuar que boa parte das faculdades de Medicina têm menos de 4% da grade horária destinada para esta especialidade. No curso de Medicina, em outra época, era mais frequente que a disciplina de Psicologia Médica fosse orientada para proporcionar o conhecimento da psicopatologia com enfoque psicanalítico, assim como são, até hoje, compreendidas as manifestações "psicossomáticas" (aqui entendido psicossomático como a manifestação clínica de emoções reprimidas) na clínica médica. Já na disciplina de Psiquiatria, o conhecimento das doenças mentais é dado por meio do estudo da Psicopatologia Psiquiátrica na abordagem fenomenológica clássica. Essa duplicidade de duas psicopatologias distintas, para os menos versados em suas diferenças, tem como resultado a dificuldade no entendimento entre os profissionais por se saber, por conta de andanças pelos hospitais gerais, que os clínicos tendem a entender que manifestações psiquiátricas determinadas por adoecimento psiquiátrico (manifestações orgânicas ou psíquicas) sejam manifestações emocionais (psicológicas). Assim, claras manifestações emocionais tendem a ser entendidas como transtornos psiquiátricos. Muitos dos profissionais que trabalham em saúde mental são completamente desconhecidos no mundo médico generalista. Psicólogos e terapeutas ocupacionais, por exemplo, têm suas atividades reduzidas "conversar e entreter" ou "construir trabalhos de artes manuais". Trazer essa realidade mais para perto dos hospitais gerais é um dos maiores desafios da saúde mental hoje em dia.

Não obstante essas dificuldades, o desejo justificado da integração foi maior e, assim, o processo se difundiu. Ainda estamos distantes de uniformidade de linguagem entre profissionais especialistas na área da Medicina. Essas dificuldades têm sido diminuídas gradativamente, por reformulação das grades horárias em Psiquiatria durante o curso médico.

Por meio da Lei n. 10.216 de 2001, a política de saúde mental brasileira passou a ser redesenhada, sendo acompanhada de algumas portarias ministeriais. Incentivos para o fechamento de hospitais psiquiátricos e a consequente criação de unidades psiquiátricas de hospital geral (UPHG), além de criação e manutenção de redes substitutivas extra-hospitalares. Médicos generalistas foram incentivados a tratar de indivíduos portadores de transtornos mentais enquanto recebiam suporte e orientação de psiquiatras por intermédio de programas de matriciamento. Ainda assim, a velocidade de fechamento dos hospitais psiquiátricos foi muito maior do que a criação dessa rede substitutiva e, com isso, muitos portadores de transtornos mentais ficaram desassistidos.

Concluindo, estimula-se a participação de médicos generalistas na atenção aos casos psiquiátricos mais leves, considerando que os psiquiatras seriam os especialistas que se ateriam aos casos de maior complexidade/gravidade. Assim, é fundamental que o generalista esteja preparado a compreender o diagnóstico em saúde mental, elaborado por meio de adequada anamnese e exame psíquico, e a manusear todo o arsenal terapêutico (medicamentoso ou não) para lidar com o transtorno diagnosticado.

BIBLIOGRAFIA SUGERIDA

1. Associação Brasileira de Psiquiatria. Diretrizes para um modelo de atenção integral em saúde mental no Brasil; 2014.
2. Conselho Federal de Medicina (CFM)/Conselho Regional de Medicina do Estado de São Paulo (CREMESP). Demografia médica no Brasil, vol. 1. Relatório de pesquisa; 2011.
3. Lucchesi M. Estudo da viabilidade da implantação de uma unidade psiquiátrica em um hospital geral. Tese apresentada à Faculdade de Medicina da Universidade de São Paulo para a obtenção de título de Doutor em Ciências – Medicina Preventiva; 2008.
4. World Health Organization. Mental health atlas (Brazil data); 2005.

2
Função, limites e dificuldades para o não psiquiatra no tratamento de pacientes com transtornos mentais

Rodrigo Díaz Olmos
Gustavo Diniz Ferreira Gusso

Há inúmeras evidências epidemiológicas da associação de transtornos psiquiátricos com doenças clínicas e vice-versa, como: 50% dos pacientes têm diagnósticos clínicos e psiquiátricos, ou 25 a 40% dos pacientes na atenção primária têm transtornos psiquiátricos, ou ainda, 50% dos pacientes com transtornos mentais crônicos apresentam condições clínicas significativas. Embora esses dados sejam importantes, são lugar comum da maioria dos textos que pretendem discutir a interface da psiquiatria com a medicina interna (clínica médica) e com a medicina de família e comunidade (clínica geral nos países desenvolvidos). É fato que na perspectiva da racionalidade médica ocidental, ambas as disciplinas (psiquiatria e medicina interna) partem de uma mesma visão de mundo, o que faz com que as dificuldades na interação entre elas fiquem muito mais no âmbito da dinâmica de trabalho e do papel que cada uma desempenha no cuidado dos pacientes do que, propriamente, no campo da epistemologia. Se, entretanto, considerarmos a prática do médico generalista da aten-

ção primária (no Brasil conhecido como médico de família e comunidade), as dificuldades na interação e na compreensão do sofrimento humano entre as disciplinas (psiquiatria e medicina de família) assumem dimensões mais amplas e complexas, que remontam à questão do reducionismo dualista cartesiano, o que torna a interação entre esses profissionais, no âmbito da atenção primária, mais difícil.

A interface entre os transtornos mentais e as doenças clínicas pode ser entendida sob vários aspectos. O primeiro seria o da superação do reducionismo e do dualismo cartesiano corpo-mente. Por essa abordagem não haveria transtornos mentais *versus* transtornos orgânicos (problemas clínicos), o sofrimento humano poderia se expressar de várias maneiras. Essa abordagem atualmente encontra eco nas medicinas alternativas e são, de certa forma, relegadas a um *status* subalterno no ambiente dominado pela racionalidade médica cartesiana, visão já questionada por Espinosa, contemporâneo de Descartes, que defendia a unidade corpo-mente e Deus-Natureza.

Capítulo 2 – Função, limites e dificuldades para o não psiquiatra no tratamento de pacientes com transtornos mentais **7**

A segunda forma de compreender essa interface seria aquela em que transtornos mentais e condições clínicas teriam etiologias, fisiopatologias e tratamentos distintos. Seria a concepção biomédica tradicional na qual observamos a centralidade (e a reificação) da doença como modelo explicativo para as várias formas de sofrimento. Essa concepção tem base firme nas ciências biológicas, mobiliza muitos recursos tecnológicos e tem relativo sucesso ao explicar mecanismos de doenças e no desenvolvimento de novos tratamentos farmacológicos com base nessas explicações. A psiquiatria e a medicina interna estariam inseridas nesta forma de compreender a questão. Por fim, haveria uma terceira forma de compreender essa interface, aquela que entenderia a questão do sofrimento humano de forma mais integral (ainda ligada à tradição racionalista ocidental, embora crítica da redução da racionalidade à razão instrumental). Essa perspectiva, que coloca a razão instrumental ao lado da razão comunicativa, englobaria aspectos culturais, socioeconômicos, psicológicos, comportamentais, ocupacionais e ambientais, sem esquecer o papel dos aspectos genéticos e biológicos, e sem deixar de lançar mão de intervenções biomédicas quando necessárias, mas deslocando a centralidade do cuidado da doença para o processo de adoecer e para a pessoa doente, observando as peculiaridades do cenário de prática em que o cuidado é ofertado, numa perspectiva originalmente denominada biopsicossocial. Esse termo, proposto por Engel no final da década de 1970, como um modelo alternativo à biomedicina, embora fundamental para uma compreensão integral do sofrimento e do cuidado, vem sendo utilizado de maneira pejorativa e carregado de preconceitos, de forma que utilizaremos a expressão "modelo integral" ao invés de "modelo biopsicossocial".

A relação que se estabelece entre as distintas equipes de saúde, a comunicação adequada entre elas, a corresponsabilidade no cuidado e o conhecimento e entendimento sobre o que motivou a solicitação do acompanhamento conjunto (interconsulta) são questões fundamentais na interação entre diferentes profissionais no cuidado integral de pessoas com problemas de saúde mais complexos. A decisão de solicitar uma interconsulta para a equipe de saúde mental não é determinada simplesmente pelo grau de transtorno mental do doente; muitas vezes quando a equipe clínica solicita uma interconsulta psiquiátrica, ela também revela posturas e reações sobre si mesma, sobre a equipe de enfermagem, sobre a interação equipe médica-paciente (ou relação médico-paciente) e sobre a própria instituição em que ocorre. Esses aspectos, além da diferença fundamental já mencionada entre conceitos e modelos utilizados entre as diferentes especialidades médicas, podem influenciar negativamente a concretização da interconsulta, a interação entre a equipe clínica e de saúde mental e a integralidade do cuidado. Dessa forma, a interconsulta psiquiátrica no hospital geral requer preparo e treinamento especiais para que o interconsultor possa beneficiar paciente, clínico, equipe e a relação entre eles.

A ideia do hospital geral como local ideal para internação de pessoas com transtornos mentais suscitou o estabelecimento de equipes de saúde mental nos hospitais gerais. Esse movimento vem ocorrendo nas últimas décadas e tem se dado de várias formas. Uma das maneiras mais adequadas e mais bem-sucedidas de inserção da psiquiatria no hospital geral é a chamada psiquiatria de ligação (*consultation-liaison psychiatry*). A origem desse movimento talvez remonte à primeira unidade de psiquiatria criada por Mosher em 1902 no Albany

Hospital, em Nova York, mas possivelmente a filosofia da psiquiatria de ligação contemporânea tenha surgido em 1913, quando entrou em funcionamento a clínica psiquiátrica Henry Phipps no Johns Hopkins Hospital, cujo diretor, Adolf Meyer, já naquela época, considerava essencial a articulação entre clínica médica e psiquiatria numa perspectiva integral (biopsicossocial).

Há basicamente dois modelos de interconsulta psiquiátrica: a psiquiatria de ligação, já descrita, na qual a interação e participação da equipe de saúde mental no cuidado dos doentes em conjunto com a equipe clínica é mais intensa, próxima e salutar, levando a um cuidado integral e efetivo; e a consultoria psiquiátrica, na qual o psiquiatra tem uma atuação mais episódica, muitas vezes dissociada da equipe de saúde responsável diretamente pelo cuidado, assumindo, dessa forma uma postura muito mais reducionista, e menos permeável a intervenções interdisciplinares ou que levem em conta aspectos circunstanciais e singulares de cada situação específica.

Dessa forma, no âmbito da atenção hospitalar (enfermaria, pronto-socorro, unidade de terapia intensiva e ambulatório) em serviços que não dispõem de psiquiatria de ligação, fica claro que uma das grandes dificuldades dos clínicos (internistas) no tratamento de pacientes com multimorbidades (problemas clínicos e transtornos mentais ou reações psíquicas à internação e/ou à doença) é justamente a falta de comunicação adequada com a unidade ou equipe psiquiátrica. Idealmente, como já mencionado, a unidade psiquiátrica deveria integrar a equipe de saúde do hospital geral e não ser uma unidade isolada que está apenas fisicamente no hospital geral, sob risco de perda da interdisciplinaridade, longitudinalidade e integralidade do cuidado.

Outra dificuldade são problemas estruturais nos hospitais gerais e falta de experiência da equipe de saúde. Alguns hospitais não estão habituados nem preparados para receber casos com risco de auto e heteroagressão e agitação psicomotora, além de muitas vezes estarem superlotados, transformando pacientes com sofrimento psíquico em um "ônus" para uma equipe já assoberbada com "casos de doenças reais", num exemplo explícito da força do modelo biomédico reducionista de doença. Na mesma linha de raciocínio, há certo preconceito por parte das equipes de saúde dos hospitais gerais no cuidado de pacientes com transtornos mentais, mesmo nas situações em que coexistam comorbidades clínicas que justifiquem a internação. Outro problema que pode complicar a interface da clínica com a psiquiatria é a falta de serviços intermediários (p. ex., internação-dia) ou mesmo ambulatoriais que consigam atender em tempo hábil casos em que a internação poderia não ser a melhor opção, gerando desconforto entre clínicos e psiquiatras.

Ambulatorialmente (mas ainda no cenário do hospital geral), também não há a interdisciplinaridade que deveria ocorrer. A "conversa" entre os psiquiatras e clínicos (internistas) geralmente é precária e, muitas vezes, os encaminhamentos aos clínicos tem por única finalidade descartar quadro orgânico que possa explicar as alterações psiquiátricas e, de forma inversa, os encaminhamentos aos psiquiatras, muitas vezes, têm como objetivo "livrar-se" de um paciente difícil, ou pelo menos, "livrar-se" de queixas difíceis de abordar no cenário de um ambulatório de medicina interna hospitalar.

Já no âmbito da Atenção Primária à Saúde (APS), teoricamente o primeiro contato das pessoas com o sistema de saúde, os problemas da interface psiquiatra-médico de família e comunidade (MFC) são de ordem

Capítulo 2 – Função, limites e dificuldades para o não psiquiatra no tratamento de pacientes com transtornos mentais

epistemológica, pois as visões de mundo e, portanto, de concepções de saúde/doença do psiquiatra (e de outros especialistas em geral, incluindo os especialistas em medicina interna) e do médico de família são distintas. O MFC tem uma formação mais integral e menos biomédica e medicalizadora. A concepção de "causalidade" dos ditos "transtornos mentais" para os generalistas também é um pouco distinta da psiquiatria, que tem como um dos fundamentos o desequilíbrio de neurotransmissores. Essas diferenças nas concepções de causalidade têm relação com uma série de questões, dentre as quais podemos destacar a baixa probabilidade pré-teste de doenças mentais graves na atenção primária e a alta prevalência de problemas cujas causas são multifatoriais e muito relacionadas a determinantes sociais, culturais, psicodinâmicos e de relações de trabalho. Essa especificidade no olhar é representada pela Classificação Internacional de Atenção Primária (CIAP), que distingue claramente sintomas (ponto de vista do paciente) de doenças (ponto de vista do profissional da saúde) em todos os capítulos, inclusive no capítulo de problemas mentais. É considerada boa prática médica colocar o sintoma quando não há um diagnóstico (doença) estabelecido, conceito denominado "sintoma como diagnóstico". Essa prática é recomendada e realizada de forma ativa, não sendo um marcador da falta de treinamento ou da incapacidade de realizar diagnósticos mais específicos. A seção de doenças do CIAP é menos "granulada", ou seja, os diagnósticos usados no ambiente de atenção primária não necessitam ser tão específicos porque essa busca incessante por um detalhamento do diagnóstico pode produzir mais falsos-positivos e sobrediagnósticos, e, portanto, mais riscos que benefícios nesse ambiente (cenário em que as probabilidades pré-teste de doenças graves são

baixas em comparação a outros cenários como o hospital ou os ambulatórios especializados). Para exemplificar, na CIAP os transtornos depressivos estão em um único código (P76) e os transtornos afetivos em outro (P73). Essa é a classificação oficial utilizada na atenção primária à saúde na maioria dos países europeus com sistema de saúde público universal, como Portugal, Espanha, Holanda, Dinamarca e Noruega. Além disso, o *Manual Diagnóstico e Estatístico de Transtornos Mentais* (DSM) não é o instrumento recomendado para uso na APS porque foi desenvolvido por especialistas que atuam em outro local do sistema, ou seja, ambientes onde estão pacientes mais graves. As ferramentas diagnósticas devem ser desenvolvidas em ambientes semelhantes aos que serão utilizadas para se atingir o máximo de validade externa e minimizar sobrediagnósticos e iatrogenias. Dessa forma, mesmo estudos que demonstram a prevalência de transtornos mentais comuns na APS são questionáveis a depender do protocolo e da definição de transtornos mentais comuns. utilizada, assim como também são discutíveis estudos que tentam medir a incidência de falsos-negativos e subdiagnósticos). O que é chamado de transtorno mental comum pode receber apenas a denominação de um sintoma pelo médico de família. Essa diferença de abordagem implica, às vezes, conflito com acusações de excesso de falsos-negativos ou subdiagnóstico na atenção primária. Para além da situação atual da APS no Brasil (muitas vezes, de fato, pouco qualificada, assim como grande parte dos especialistas fora de grandes centros acadêmicos), especialistas entendem a medicina de família ou a APS como um campo pouco qualificado ao "não diagnosticar precocemente doenças". A simples utilização de outra classificação, mesmo por psiquiatras, faz com que a prevalência de hiperatividade na França seja muito menor que nos Estados Unidos.

Parte dessa forma distinta de concepção de doença se deve ao fato de o MFC ser o primeiro contato das pessoas com o sistema de saúde, o que faz com que, como já mencionado, a probabilidade de encontrarem transtornos graves definidos por parâmetros biomédicos de qualquer natureza (orgânicos ou mentais) seja muito menor. Essa baixa probabilidade pré-teste resulta na redução do valor preditivo do teste (p. ex., os critérios diagnósticos do DSM), de acordo com o teorema de Bayes. A baixa prevalência (probabilidade pré-teste) de doenças graves na população geral faz com que a função de filtro da APS seja absolutamente necessária para se construir um sistema de saúde integral, racional, efetivo e universal. Este filtro, realizado por meio do uso de ferramentas apropriadas para esse ambiente, permite aumentar o valor preditivo positivo da psiquiatria (e de outros especialistas), colocando "o paciente correto com o especialista correto no momento correto".

Há uma série de evidências, como já ressaltado, de que o médico de família subdiagnostica transtornos mentais na APS. No caso da depressão, por exemplo, seu reconhecimento fica abaixo dos 50% de acordo com alguns estudos. O interessante é que também existem vários estudos mostrando que o não reconhecimento da depressão na APS não afeta os desfechos. Um estudo holandês mostrou que apenas 36% dos pacientes deprimidos pelos critérios do DSM-IV foram reconhecidos pelos médicos de família, entretanto, em avaliações aos 6, 12 e 39 meses, a comparação entre os pacientes deprimidos reconhecidos e os não reconhecidos pelos médicos de família não mostrou diferenças quanto à gravidade de sintomas depressivos e ao funcionamento

mental. Além disso, os 36% dos pacientes deprimidos reconhecidos apresentavam sintomas mais graves e mais sintomas depressivos que os não reconhecidos. Estes fatos, aliados a evidências de que a magnitude dos efeitos dos medicamentos antidepressivos tem relação com a gravidade da depressão (mínimos ou inexistentes para depressões leves a moderadas) faz com que talvez o "subdiagnóstico" dos médicos de família seja, na verdade, um indicador de qualidade assistencial, custo-efetividade e proteção contra iatrogenias e medicalização.

Assim, a APS é um local onde a medicina centrada na pessoa, ou seja, a compreensão das expectativas, medos e alteração de funções dos pacientes, é essencial para se obter sucesso e onde, muitas vezes, especialistas focais e suas ferramentas diagnósticas podem causar mais malefício que benefício, incluindo aumento da mortalidade, principalmente se sua atividade não for mediada pelo médico de família. Essas considerações não têm a finalidade de minimizar ou menosprezar a importância dos médicos especialistas em geral e dos psiquiatras em particular, mas apenas de alertar uma questão central para o funcionamento adequado de um sistema de saúde, a saber, a atuação em níveis de atenção, com cada profissional atuando no local correto de acordo com sua formação

Nos países que têm sistemas públicos e universais de saúde, em que a atenção primária é estruturante do sistema, a maioria dos pacientes com sintomas relacionados à esfera psíquica (ou transtornos mentais) é seguida pelos generalistas (médicos de família, clínicos gerais ou *general practitioners*), sem mediação de um psiquiatra. Entretanto, mesmo nesses locais têm havido alguma pressão para que a psiquiatria faça parte da APS, muitas vezes embasada nos já citados estudos mostrando subdiagnós-

Capítulo 2 – Função, limites e dificuldades para o não psiquiatra no tratamento de pacientes com transtornos mentais **11**

tico e subtratamento (farmacológico) de transtornos mentais na APS (sem psiquiatra) e que a presença do psiquiatra seria necessária para melhorar o prognóstico dos doentes. Todavia, vale ressaltar, como já mencionado, que esses estudos são feitos com base em ferramentas diagnósticas produzidas por especialistas em outro cenário de prática (com probabilidades pré-teste e gravidade diferentes da APS) e pela padronização diagnóstica dos DSM, sabidamente medicalizadora. Além disso, sabe-se que os médicos de família utilizam como referencial para início, escolha e monitoramento dos tratamentos, o funcionamento geral e o bem-estar dos pacientes numa abordagem mais funcional que sintomática, fato que pode enviesar a análise de estudos na APS nos quais o diagnóstico é feito por ferramentas que utilizam predominantemente uma abordagem sintomática. Por fim, os estudos apenas apontam o subdiagnóstico e o subtratamento, sem mencionar um dos grandes problemas que assolam a biomedicina instrumental contemporânea, a saber: os excessos de diagnóstico e tratamento (sobrediagnóstico e o sobretratamento).

É inegável, todavia, que a saúde mental é fundamental nos cuidados de saúde primários, o que fez com que a Organização Mundial da Saúde publicasse um documento em 1990 enfatizando que "nenhum serviço de saúde está completo sem a atenção às necessidades de saúde mental das populações"[20]. O médico de família atende pessoas com uma diversidade de problemas e queixas. Alguns estudos mostram que uma pessoa traz, em média, cinco ou mais queixas para serem resolvidas e que, em cerca de 60% das vezes, o principal motivo de procura de atendimento é um problema relacionado à saúde mental. Isso faz com que o médico de família tenha que adquirir instrumentos e protocolos específicos para

uma abordagem efetiva em saúde mental. Os protocolos do médico de família devem começar sempre do sintoma e, então, partir para o diagnóstico. Por exemplo, apenas a minoria das pessoas que se queixam de timidez tem fobia social e o mesmo ocorre com mau comportamento ou mau desempenho escolar e hiperatividade. Dessa forma, os protocolos que incluem fobia social e hiperatividade devem ser, respectivamente, os de timidez e de mau desempenho escolar/mau comportamento.

O médico de família dispõe de quatro padrões de manejo para pessoas com problemas de saúde mental:

1. Maneja sozinho a situação.
2. Continua prestando cuidados integrais e coordenados com o apoio matricial ou por meio de consulta compartilhada com um profissional da saúde mental.
3. Encaminha a pessoa a um psiquiatra ou serviço de saúde mental para uma interconsulta.
4. Encaminha a pessoa a um psiquiatra ou serviço de saúde mental para que este faça o acompanhamento ambulatorial ou hospitalar, se necessário.

É provável que a maioria dos médicos de família com boa formação utilize esses quatro padrões de manejo, a depender da situação. O segundo e terceiro padrões dependem da organização dos serviços de forma a possibilitar essa interação mais próxima, muitas vezes com a presença de outros profissionais de saúde, nos moldes da psiquiatria de ligação do hospital geral, proporcionando um cuidado mais integral e efetivo, modelo este que tem sido chamado, principalmente nos Estados Unidos, de cuidado colaborativo multidisciplinar (*multidisciplinar collaborative care model*). Todavia, mesmo essas novas formas de organização dos serviços só lograrão êxito caso a interação e a comunicação dos diferentes profissionais se dê de forma ampla e integral.

BIBLIOGRAFIA SUGERIDA

1. Albuquerque MAC, Dias LC. Abordagem em saúde mental pelo médico de família. In: Gusso G, Lopes JMC (eds.). Tratado de medicina de família e comunidade: princípios, formação e prática. Porto Alegre: Artmed; 2012.
2. Damásio A. Em busca de Espinosa: prazer e dor na ciência dos sentimentos. São Paulo: Companhia das Letras; 2004.
3. Damásio AR. O erro de Descartes. São Paulo: Companhia das Letras; 1996.
4. Engel GL. The need for a new medical model: a challenge for biomedicine. Science. 1977; 196(4286): 129-36.
5. Fortes S, Villano LAB, Lopes CS. Nosological profile and prevalence of common mental disorders of patients seen at the Family Health Program (FHP) units in Petrópolis, Rio de Janeiro. Rev Bras Psiquiatr. 2008;30(1):32-7.
6. Frances A. Saving normal: an insider's revolt against out-of-control psychiatric diagnosis, DSM-5, Big Pharma, and the medicalization of ordinary life. New York: HarperCollins; 2013.
7. Gilbody S, Bower P, Fletcher J, Richards D, Sutton AJ. Collaborative care for depression: a cumulative meta-analysis and review of longer-term outcomes. Arch Intern Med. 2006;166:2314-21.
8. Habermas J. The theory of communicative action. vol. 2. Lifeworld and system: a critique of functionalist reason. Boston: Beacon Press; 1987.
9. Kathol R, Steven M, Saravay SM, Lobo A, Ormel J. Epidemiologic trends and costs of fragmentation. Med Clin N Am. 2006;90:549-72.
10. Lamberts H, Magruder K, Pincus HA, Kathol R, Okkes IM. The classification of mental disorders in primary care. A guide through a difficult terrain. Int J Psych Med. 1998;28:159-75.
11. Lamberts H, Wood M, Hofmans-Okkes IM (eds). The international classification of primary care in the european community: with multi-language layer. Oxford: Oxford University Press; 1993.
12. Lucassen P, van Boven K. Sintoma como diagnóstico. In: Gusso G, Lopes JM (eds.). Tratado de medicina de família e comunidade: princípios, formação e prática. Porto Alegre: Artmed; 2012.
13. Nascimento AL, Andrade MG, Assed AMP, Brasil MAA. Um modelo para o parecer psiquiátrico no hospital geral. J Bras Psiquiatr. 2006;55(2):102-7.
14. Nogueira-Martins LA, Botega NJ. Interconsulta psiquiátrica no Brasil: desenvolvimentos recentes. Revista ABP-APAL. 1998;20(3):105-11.
15. Oliveira S, Pires Z, Santos N. Um ano de psiquiatria de ligação num hospital geral. Rev Serv Psi Hosp Fernando Fonseca. 2008;5(1-2):15-29.
16. Ortun V, Gervas J. Fundamentos y eficiencia de la atención medica primaria. Med Clin (Barc). 1996;106:97-102.
17. Saraiva SAL, Zepeda J. Princípios do apoio matricial. In: Gusso G, Lopes JM (eds.). Tratado de medicina de família e comunidade: princípios, formação e prática. Porto Alegre: Artmed; 2012.
18. Shi L, Macinko J, Starfield B, Wulu J, Regan J, Politzer R. The relationship between primary care, income inequality, and mortality in US States, 1980-1995. J Am Board Fam Pract. 2003;16(5):412-22.
19. Stewart M, Brown JB, Weston WW, McWhinney IR, McWilliam CL, Freeman TR. Medicina centrada na pessoa: transformando o método clínico, 2. ed. Porto Alegre: Artmed; 2010.
20. The introduction of a mental health component into primary health care. Geneva: World Health Organization; 1990. Disponível em <http://www.who.int/mental_health/media/en/40.pdf>.
21. Wedge M. A disease called childhood: Why ADHD became an american epidemic. New York: Avery Books; 2015
22. Welsh HG, Schwartz LM, Woloshin S. Overdiagnosed: making people sick in the pursuit of health. Boston: Beacon Press; 2011.
23. World Organization of National Colleges, Academies, and Academic Associations of General Practitioners/Family Physicians Classificação Internacional de Atenção Primária (CIAP 2)/Elaborada pelo Comitê Internacional de Classificação da WONCA (Associations of General Practitioners/Family Physicians). Classificação internacional de atenção primária (CIAP 2), 2. ed. Florianópolis: Sociedade Brasileira de Medicina de Família e Comunidade; 2009.

Psicologia da saúde, psicologia hospitalar e análise do comportamento

3

Maria Martha Costa Hübner
Paulo Abreu
Adsson Magalhães
Andrea Callonere
Camila Reis
Luiza Hübner

INTRODUÇÃO

Os avanços tecnológicos têm permitido a observação e a compreensão de fenômenos importantes como nunca antes. O conhecimento da ciência psicológica tem tido grande papel no entendimento de questões atuais e na promoção da saúde. Segundo a Organização Mundial da Saúde (OMS), saúde é definida como completo bem-estar físico, mental e social. Partindo desse pressuposto, o entendimento da interação entre as variáveis físicas, psicológicas e sociais, bem como sua relação na promoção da saúde, têm sido objetos de estudo da área do conhecimento psicológico denominada psicologia da saúde. A psicologia da saúde é mais bem definida por ser:

> Um conjunto de contribuições educacionais, científicas e profissionais da disciplina da psicologia para a promoção e manutenção da saúde, a prevenção e o tratamento de doenças, a identificação da etiologia e diagnóstico dos correlatos de saúde, doença e funções relacionadas, e a análise e aprimoramento do sistema e regulamentação da saúde. (Matarazzo, 1980)

Depreende-se dessa definição que os indivíduos atendidos por psicólogos da saúde não precisam ter necessariamente distúrbios psicológicos, mas antes problemas ligados à saúde física. Os indivíduos atendidos apresentam um problema orgânico relacionado a aspectos comportamentais ou emocionais. Tanto o problema orgânico quanto os aspectos comportamentais/emocionais podem ser causa ou consequência dessa relação.

A psicologia da saúde promove a saúde nos três níveis de intervenção (primário, secundário e terciário), normalmente integrado a uma equipe multidisciplinar de enfermeiros, médicos, fisioterapeutas, nutricionistas e terapeutas ocupacionais. Para isso, conhecimentos de outras áreas, uma boa comunicação com outros profissionais e o desenvolvimento de propostas interdisciplinares são a base para a atuação do psicólogo nesse contexto.

Um dos campos mais especializados de atuação dentro da psicologia da saúde é a psicologia hospitalar. Nesse recorte, a atuação do psicólogo está voltada, no geral, para os níveis secundário e terciário de saúde, em geral de recuperação da saúde. De modo diferente do trabalho tradicional da psicologia clínica, mas semelhante ao do psicólogo da saúde, o intuito do psicólogo hospitalar é realizar um trabalho pontual, centrado na questão que favorece ou desfavorece a saúde do paciente naquele momento. O psicólogo clínico trabalha em uma situação protegida para que a generalização dos ganhos para o ambiente natural ocorra. Já o psicólogo hospitalar trabalha no próprio contexto em que o comportamento ocorre, seja no leito, no ambulatório ou na interação com a equipe ou mesmo com outros pacientes e familiares.

Trabalhando em total parceria com a equipe de saúde, o psicólogo hospitalar realiza intervenções que colaborem com o objetivo central, seja ele a reabilitação da saúde, a adesão ao tratamento, a prevenção de novos episódios ou a adaptação a um novo contexto, dentre outras questões. As intervenções podem ser voltadas ao paciente em si, bem como ao manejo da equipe em relação à pessoa que está recebendo o tratamento. Também contemplam mudanças no ambiente físico que favoreçam o quadro clínico, por promoverem uma estimulação mais adequada.

Para visualizar o trabalho do psicólogo hospitalar, considera-se o seguinte exemplo: uma paciente internada no setor de ginecologia, que permanece na fila à espera de um procedimento cirúrgico de histerectomia parcial. Estando esta paciente bastante ansiosa por medo da anestesia, em consequência apresenta uma pressão arterial elevada, o que a impede de realizar a cirurgia. Com isso, acaba ficando mais dias internada no hospital. Nesse cenário, o psicólogo hospitalar pode intervir de forma pontual para

diminuir a ansiedade ao ponto em que a estimulação orgânica que ela causa, na interação com outros fatores, não provoque mais atrasos na realização de sua cirurgia. Considere ainda a situação do paciente oncológico que necessita amputar uma perna. Embora ele entenda as circunstâncias explicadas pelo médico que levaram a equipe a decidir por essa conduta, isso não torna mais fácil lidar com a situação. Aqui, mais uma vez, a intervenção de um psicólogo mostra-se fundamental. Avalie, agora, um paciente que se depara com uma intervenção nutricional voltada para a melhora dos sintomas relacionados a uma doença específica. Nessa proposta de saúde, a nutricionista clínica salienta a importância de diminuir a ingestão de alguns alimentos e aumentar a de outros. Embora o paciente entenda a importância de fazer esses ajustes, seu estilo de vida, bem como suas preferências pessoais, tornarão a aplicação daquele programa nutricional quase impossível. Nesse exemplo, o psicólogo hospitalar pode propor ajustes e dar orientações para viabilizar essa proposta nutricional.

São inúmeras as possibilidades que o psicólogo hospitalar tem para promover a saúde dentro da equipe multidisciplinar. Para isso, uma das possibilidades de visão de homem e de intervenção sobre os fenômenos humanos é a ciência da análise do comportamento. Em termos simples, trata-se da abordagem da psicologia que busca entender o homem por meio da análise da sua interação com o ambiente (físico e social). É uma área do conhecimento que inclui investigação conceitual, empírica e aplicada do comportamento. Baseia-se no modelo darwinista de seleção por consequências, em que se entende que o comportamento é produto de três níveis: filogenético (que diz respeito às características da espécie, neste caso, a genética humana),

Capítulo 3 – Psicologia da saúde, psicologia hospitalar e análise do comportamento **15**

ontogenético (que se refere à história de vida de cada organismo, cuja interação com o ambiente foi favorecendo a aquisição de alguns comportamentos e não a de outros) e cultural (que contempla as variáveis atuantes sobre o comportamento, oriundas do grupo ou da sociedade em que o indivíduo está inserido).

Sob a ótica da análise do comportamento, a atuação do psicólogo é baseada em evidências oriundas de pesquisas básicas e aplicadas. Em face disso, as intervenções revelam-se, geralmente, mais fáceis de serem compreendidas e muitas vezes replicadas pela equipe multidisciplinar.

Retornando agora aos exemplos anteriores, no caso da intervenção com a paciente de ginecologia, uma possibilidade de atuação do psicólogo hospitalar, cuja abordagem é a análise do comportamento, é atuar no manejo dos estímulos ambientais que controlam o comportamento da paciente. Ensinar a paciente a ficar sob controle de outros estímulos fará com que o estado final, denominado ansiedade, diminua ou desvaneça. Além disso, o psicólogo pode ajudar essa paciente a desenvolver novas habilidades de manejo da situação na atual conjectura, bem como habilidades que visam anular ou diminuir a ansiedade quando esta já estiver instalada. Por exemplo, aplicam-se técnicas de relaxamento, que ajudam o organismo a responder de modo incompatível ao estado de ansiedade.

Em relação ao paciente que tem que amputar a perna, uma possibilidade de atuação é entender quais fatores da interação filogenética, ontogenética e cultural estão em associação com o ambiente do paciente, mantendo os comportamentos que, naquele momento, são considerados problemáticos diante da intervenção que a equipe de saúde precisa adotar. Pode-se avaliar, junto ao paciente, o que a perda do membro impacta em sua vida e, com base nisso, estipular estratégias de adaptação que visarão, dentre outras, a novas formas de interagir com o seu ambiente que possam proporcionar consequências similares às que ele tinha com as duas pernas. Uma avaliação precisa possibilitar uma atuação que mude a forma do paciente se comportar e sentir em relação àquela situação.

Por fim, uma possibilidade de atuação do psicólogo com o paciente que deverá, pelo bem de sua saúde, adotar novos hábitos alimentares é ajudá-lo a desenvolver, entre outros aspectos, um repertório de autocontrole que, dito de maneira simples, ajudará o paciente a ficar sob controle das consequências de longo prazo da dieta prescrita e não sob controle das consequências imediatas de seus hábitos alimentares atuais. Nesse caso, o psicólogo hospitalar pode intervir diretamente em locais onde os problemas ocorrem, por exemplo, no restaurante ou na lanchonete do hospital, junto ao paciente.

De fato, são inúmeras as possibilidades de intervenção e atuação do psicólogo hospitalar, analista do comportamento, junto a uma equipe multidisciplinar. Pensando no ser humano interagindo com o seu ambiente nos três níveis de seleção comportamental, é fundamental a aquisição dos conhecimentos da psicologia comportamental para a compreensão das questões atuais em saúde e intervenção sobre elas. Essa inserção permite considerar o indivíduo como um todo e abre caminho para melhores opções e possibilidades em promoção, tratamento e reabilitação da saúde.

Na inserção do profissional da psicologia no hospital geral, são diversas as demandas que as equipes trazem (desde transtornos do humor e de ansiedade, dentre outros, até transtornos de aprendizagem e autismo, só para citar alguns exemplos).

Na inserção no ambiente especializado, em enfermarias que contam com equipe multidisciplinar de médicos, enfermeiros, técnicos de enfermagem, psicólogos comportamentais, psicólogos psicodinâmicos, terapeutas ocupacionais, professores e voluntários que trabalham com artes, animais, além de contadores de estórias e animadores, para as crianças internadas, as inserções são diversas.

Além do trabalho direto junto ao paciente, podem ser oferecidos à equipe cursos de capacitação e complementação, com o objetivo de fundamentá-los para as orientações no contexto da enfermaria, facilitando exemplos adaptados às funções específicas da enfermagem. Ações similares podem ser ofertadas aos familiares dos internados, visando ensiná-los a melhorar a qualidade da interação, começando por compreender e enfrentar (*coping*) as dificuldades inerentes em se ter um familiar com transtornos/déficits e excessos comportamentais graves, até a compreensão e a aplicação dos primeiros princípios elementares de manejo do comportamento. O trabalho dos psicólogos analistas do comportamento nessa equipe, além de ministrar esses cursos, é desenvolver *in loco* a interação acompanhante-internado, com o objetivo de trabalhar o manejo familiar e a manutenção e a aplicação dos conceitos aprendidos no curso.

O psicólogo ainda pode manejar as relações da equipe com os pacientes e seus responsáveis, por meio de orientações pontuais sobre como lidar com cada paciente, auxiliando na aplicação de regras consistentes nas rotinas da enfermaria, avaliação e modelagem do manejo comportamental, ao mesmo tempo em que verifica a aplicação dos conceitos aprendidos no curso pela equipe de enfermagem e pelos familiares.

É essencial a participação nas reuniões com a equipe multidisciplinar, com o objetivo de interligar os diferentes saberes para ajustar as intervenções, buscando condutas consistentes da equipe em prol de cada paciente. Essa participação em equipe multidisciplinar é essencial para o sucesso do programa, uma vez que diferentes linguagens, oriundas de diversas abordagens da psicologia e da psiquiatria, são "traduzidas" no decorrer das reuniões, bem como obtêm-se compreensões recíprocas dos procedimentos aplicados, além de possibilitar que todo o trabalho esteja coerente com a coordenação geral do setor.

A ATUAÇÃO DO PSICÓLOGO PESQUISADOR NO HOSPITAL

Entre as diversas possibilidades de atuação do psicólogo, em especial o analista do comportamento, no ambiente hospitalar, deve-se destacar também o desenvolvimento de pesquisas empíricas. Skinner (1995) já ressaltava que "os principais problemas enfrentados hoje pelo mundo só poderão ser resolvidos se melhorarmos nossa compreensão do comportamento humano" (p. 8).

Sabe-se que, desde o início, a prática do psicólogo em ambiente hospitalar costumava ser a repetição do trabalho de consultório. A prática tradicional e o trabalho não diretivo dos psicólogos em hospitais impediram a adequada inserção desse profissional nesse contexto, visto que a medicina é uma ciência baseada no conhecimento pautado em evidências.

Em consonância com os princípios da experimentação, a análise do comportamento (AC) mantém uma postura investigativa em toda a sua aplicação. Mesmo havendo uma distinção entre a realização de pesquisas e a prestação de serviços, o hospital-escola é um ambiente de pesquisa aplicada no qual as intervenções devem servir sempre para a resolução de doenças, a promoção de saúde e a produção de conhecimento.

A pesquisa em AC tem por objetivo, em médio e longo prazos, sustentar a prática, baseando-a em evidências. No artigo mais citado sobre prática baseada em evidências, "Evidence-based practice in clinical psychology: what it is, why it matters, what you need to know", Spring (2007) chama a atenção para o fato de que a psicologia foi uma das últimas disciplinas de cuidados da saúde a adotar essa prática, que consiste em uma abordagem transdisciplinar, visando melhorar a prestação de contas para as práticas da saúde e promover a aprendizagem ao longo da vida.

Os psicólogos podem se relacionar com a pesquisa de três formas: a) como pesquisadores, podem projetar, conduzir, analisar e relatar pesquisas, contribuindo diretamente para a criação de evidências; b) como revisores sistemáticos, podem localizar, avaliar e sintetizar a pesquisa para evidenciar o estado da arte aos usuários; c) como consumidores de pesquisa, podem acessar evidências de pesquisa, avaliar a sua qualidade e relevância para o seu contexto e integrar a pesquisa em sua tomada de decisão prática.

Portanto, ao ser inserido nesse meio, o analista do comportamento é capaz de desenvolver um trabalho de pesquisa orientado para um diagnóstico comportamental que permita aos profissionais da equipe a comprovação da eficácia dos procedimentos terapêuticos utilizados, por meio de um delineamento de pesquisa, como será exemplificado a seguir.

PROGRAMAS COMPORTAMENTAIS DE ORIENTAÇÃO DE PAIS

A indicação de programas de treinamento de pais, diante das queixas relacionadas aos filhos, está em consonância com os princípios da análise do comportamento, ao atentar para os aspectos contextuais, determinantes e mantenedores dos comportamentos de pais e filhos, como alvos de intervenção.

Programas de treinamento comportamental de pais ajudam as famílias a lidarem com problemas comportamentais dos filhos, de forma preventiva e promovendo o autoconhecimento dos pais sobre as contingências que controlam seus próprios comportamentos. Ao conseguir analisar as variáveis das quais seus próprios comportamentos são função, os pais ficam aptos a modificá-los e surge a possibilidade de uma nova configuração como modelo familiar positivo para as próximas gerações.

Programas de orientação de pais podem ensinar estratégias de prevenção, que funcionam melhor quanto mais cedo se aplicarem a famílias com filhos ainda crianças. O comportamento parental, que pressupõe pais presentes, pode ser aprendido e praticado em diferentes momentos e, com isso, trazer sucesso na educação de filhos, ensinando-os autonomia e confiança.

O desenvolvimento de estudos nesse sentido mostram que desenvolver o processo de prática baseada em evidências possibilita aos psicólogos a criação de melhores tratamentos no futuro. Esse aperfeiçoamento se reflete em uma contribuição teórica para o campo da AC, além de proporcionar um serviço de melhor qualidade para a comunidade que é usuária da terapia comportamental, de orientação de pais e, em geral, da análise aplicada nos contextos hospitalares.

BIBLIOGRAFIA SUGERIDA

1. Abreu PR, Cardoso LRD. Multideterminação do comportamento alimentar em humanos: um estudo de caso. Psicologia: Teoria e Pesquisa. 2008; 24:355-60.

18 Parte I – Aspectos gerais

2. Capucho PHFV, Hübner MMC, Wielesnka RC, Delitti M, Oshiro CKB, Berta T. Behavior therapy: FAP measures of efficacy and relation with performances in sacle of anxiety and humor. In: Proceedings of 39th Annual Convention of Association for Behavior Analysis International, Minneapolis. 2013; 39:142.
3. Castro EK de, Bornholdt E. Psicologia da saúde x psicologia hospitalar: definições e possibilidades de inserção profissional. Psicologia: Ciência e Profissão. 2004;24(3):48-57.
4. Gomide PIC. Inventário de estilos parentais, IEP. Modelo teórico, manual de aplicação, apuração e interpretação. Petrópolis: Vozes; 2006.
5. Gorayeb R. Psicologia da saúde no Brasil. Psicologia: Teoria e Pesquisa. 2010;26:115-22.
6. Gorayeb R, Guerrelhas F. Sistematização da prática psicológica em ambientes médicos. Revista Brasileira de Terapia Comportamental e Cognitiva. 2003;1:11-9.
7. Hübner MMC, Marinotti M (orgs.). Análise do comportamento para a educação: contribuições recentes. São Paulo: ESEtec; 2004. p.19-21.
8. Hübner MMC, Fráguas Jr R, Magalhães A, Vale PHF, Delitti M, Wielenska R. Avaliação da eficácia da terapia comportamental. In: Souza SR, Haydu VB (orgs.). Psicologia comportamental aplicada. v. 4. Londrina: EDUEL; 2014.
9. Johnston JM, Pennypacker HS. Strategies and tactics of behavioral research. 2.ed. New Jersey: Lawrence Erlbaum; 1993.
10. Kohlenberg RJ, Tsai M. Psicoterapia analítica funcional: criando relações terapêuticas intensas e curativas. Santo André: ESETec; 2001.
11. Lipp MEN. Inventário de sintomas de estresse para adultos de Lipp. ISSL. São Paulo: Casa do Psicólogo; 1998.
12. Luna SV. O terapeuta é um cientista? In: Banaco RA (org). Sobre comportamento e cognição. v.1. Aspectos teóricos, metodológicos e de formação em análise do comportamento e terapia cognitiva. Santo André: ESETec; 1997. p.299-307.

13. Magalhães A, Treu K, Hübner MMC. Evaluating efficacy of behavior analytic therapy in adults. In: Proceedings of 41st Annual Convention of Association for Behavior Analysis International, San Antonio; 2015.
14. Marinho ML. Intervenção clínica comportamental com famílias. In: Silvares EFM (org.). Estudos de caso de psicologia clínica comportamental infantil. v.1. 7.ed. São Paulo: Papirus; 2013. p.139-74.
15. Martin GL. Modificação de comportamento: o que é e como fazer. 8.ed. São Paulo: Roca; 2009.
16. Matarazzo JD. Behavioral health and behavioral medicine: frontiers for a new heath psychology. American Psychologist. 1980;35:807-17.
17. Moreira MB, Medeiros CA. Princípios básicos de análise do comportamento. Porto Alegre: Artmed; 2007.
18. Pereira MEM, Marinotti M, Luna SV. O compromisso do professor com a aprendizagem do aluno. Contribuições da análise do comportamento; 2008.
19. Rocha MM, Brandão MZS. A importância do autoconhecimento dos pais na análise e modificação de suas interações com os filhos. In: Delitti M (org.). A prática da análise comportamental. v. 2. São Paulo: ESETec; 1997. p.137-46.
20. Skinner BF. Ciência e comportamento humano (1953). 11.ed. São Paulo: Martins Fontes; 2007.
21. Skinner BF. Sobre o behaviorismo. São Paulo: Cultrix; 1995.
22. Spring B. Evidence-based practice in clinical psychology: what it is, why it matters, what you need to know. Journal of Clinical Psychology. 2007;63:611-31.
23. Straub RO. Psicologia da saúde. Porto Alegre: Artmed; 2005.
24. Weber LND, Dessen MA (orgs.). Pesquisando a família. Instrumentos para coleta e análise de dados. 2. ed. Curitiba: Juruá; 2011.
25. Weber LND, Salvador AP, Brandenburg O. Programa de qualidade na interação familiar. Manual para aplicadores. 2.ed. Curitiba: Juruá; 2011.

Função, limites e desafios da atuação do assistente social no manejo de pacientes com transtornos mentais

4

Marília Rita Ribeiro Zalaf
Nancy Mieko Igarashi

SERVIÇO SOCIAL – UM BREVE HISTÓRICO

Ao se falar em serviço social não é raro encontrar quem, ainda hoje, associe a profissão à ajuda, caridade e o assistente social ao profissional capacitado (ou responsável) para "resolver os problemas". Essa visão é historicamente justificada, uma vez que o serviço social, originariamente, esteve ligado à filantropia, com ações das damas da caridade (Europa, século XVIII) e da Igreja Católica.

No início do século XX, a profissão começou a ser pensada "cientificamente", estabelecendo diferenças conceituais e técnicas entre o assistencialismo enquanto caridade e filantropia e o serviço social enquanto profissão.

No Brasil, a profissão foi legitimada na década de 1930 quando o Estado passou a intervir de forma mais incisiva nos conflitos sociais existentes. De um lado, a população empobrecida, os operários e os trabalhadores rurais, que eram submetidos a condições precárias de trabalho e de sobrevivência e, de outro, os donos dos latifúndios e proprietários das primeiras indústrias, que buscavam meios, junto ao Estado, para se desenvolverem e progredirem economicamente. A desigualdade tamanha fez com que surgissem vários movimentos sociais nos quais o Estado foi chamado a intervir para manter a "ordem social". Esse foi o cenário que propiciou a legitimação e a profissionalização do serviço social brasileiro.

Criada para atender aos interesses do Estado dando assistência à população mais empobrecida, com uma visão higienista e voltada para os interesses da classe dominante, a profissão passou a receber influência dos Estados Unidos e da Europa, países onde esta era mais desenvolvida. Foram criadas as primeiras faculdades de serviço social no Brasil e, aos poucos, os assistentes sociais começaram a questionar a própria profissão. Objeto e objetivo do trabalho precisavam ser revistos, assim como os fundamentos, os propósitos e a metodologia, numa constante reflexão nascida da prática e levada aos bancos da academia.

Somado aos demais movimentos sociais que eclodiram na década de 1960, o serviço social vivenciou uma profunda "crise de identidade" que culminou com o Movimento de Reconceituação, marco fundamental na história da profissão.

A partir desse processo de contínua crítica e revisão interna, ocorreram mudanças na metodologia de trabalho, na forma de entender e intervir nas problemáticas vivenciadas pelos sujeitos que recorriam ao assistente social, e outras áreas começaram a ser desenvolvidas, como administração, planejamento e pesquisa.

O serviço social, ao mesmo tempo em que se desenvolvia enquanto profissão, foi, aos poucos, ganhando espaço e reconhecimento nos meios acadêmico e no mundo do trabalho.

DO QUE TRATA O SERVIÇO SOCIAL?

O serviço social é uma profissão que tem por objeto de trabalho as diferentes manifestações daquilo que se entende por questão social*. De um modo bastante simples, pode-se dizer que o serviço social é a profissão que lida com as pessoas e, em especial, com as dificuldades por elas apresentadas em relação à vida e à sobrevivência: situação de pobreza, vulnerabilidade social, exclusão, abandono, violência, desemprego, dificuldade de acesso a serviços públicos, entre outros.

---

* Existe uma ampla discussão sobre a questão social, que pode ser mais bem explorada em referências como *O debate contemporâneo sobre questão social e serviço social*, de Ana E. Mota; entretanto, para fins de breve esclarecimento, entende-se que as situações de pobreza, desigualdade, exclusão social, abandono, violência, desemprego e subemprego, precariedade dos serviços públicos, dificuldade de acesso a políticas públicas, desrespeito a direitos constitucionais e humanos são reflexos de uma única questão social: a exploração e a concentração de riquezas próprias do sistema capitalista.

Apesar de o assistente social ser o profissional capacitado a trabalhar com essas temáticas, muitas vezes se espera que ele seja capaz de também resolvê-las. Nesse sentido, um primeiro aspecto a ser pontuado é que as problemáticas postas pelos sujeitos ao assistente social, em sua grande maioria, são reflexos ou "sintomas" de uma questão maior, intangível ao profissional. Em outras palavras, grande parte daquilo que comumente se chama de "problemas sociais" é de origem estrutural, ou seja, decorre da forma como a sociedade se organiza. A lógica que orienta o mundo pós-moderno é fundada em um modelo macroeconômico que implica acumulação de riqueza por meio de exploração, competição, "sobrevivência do mais apto" e consequente exclusão, ou, melhor dizendo, inclusão daqueles que não respondem satisfatoriamente ao sistema, em uma grande reserva de mão de obra e de necessitados.

Se essa é a forma como a sociedade capitalista atual se organiza, se as situações de pobreza e vulnerabilidade social são consequências quase inevitáveis desse sistema, se o assistente social, que é o profissional capacitado para tratar dessas questões, não possui os meios para solucioná-las, então, para que o serviço social?

O que o serviço social visa ao lidar com situações dessa natureza é buscar, junto ao usuário, sua família, comunidade, rede de apoio e poder público, alternativas para enfrentar, individual e coletivamente, as condições desfavoráveis às quais aquele sujeito se vê submetido. Nessa direção, a mediação com outros profissionais, serviços e equipamentos sociais de diferentes políticas públicas é imprescindível.

Um segundo aspecto importante a ser considerado é que as demandas postas ao assistente social estão diretamente ligadas ao contexto e à realidade de vida dos usuários atendidos e não, necessariamente, ao tipo de serviço prestado pela instituição.

Independentemente da política social na qual esteja trabalhando (habitação, segurança pública, saúde, educação etc.), as dificuldades apresentadas pelos sujeitos refletem seu contexto social, condições de vida e, em última análise, a presença maior ou menor do Estado na efetividade das políticas públicas.

É importante que se busque desenvolver uma visão ampliada, contextualizada e crítica para que não se incorra no erro de culpabilizar o indivíduo, responsabilizando-o pela sua condição de vida. Na verdade, o sujeito personifica uma realidade que não lhe é exclusiva.

É fundamental que o assistente social não perca a visão totalitária das demandas apresentadas individualmente pelos usuários, pois, do contrário, há um grande risco de se limitar a ações pontuais, paliativas, "curativistas" e assistencialistas, voltadas à "reformulação do caráter" e ao "moralismo", práticas que já foram muito fortes no histórico da profissão.

Após contextualizar brevemente o serviço social como profissão e descrever seu campo de atuação, pretende-se trazer algumas reflexões sobre a intervenção na área de saúde mental.

O SERVIÇO SOCIAL E A SAÚDE MENTAL

O serviço social como já dito anteriormente busca a democratização do acesso às unidades e aos serviços; universalidade e integralidade no atendimento; acesso democrático às informações; e atendimento humanizado, interdisciplinar e de qualidade. Fundamenta-se em princípios como a intersetorialidade (articulação entre políticas sociais de diferentes áreas), a participação social e a interdisciplinarida-

de, que pautam o projeto ético-político da profissão.

As ações do assistente social na saúde compreendem: atendimento direto aos usuários/famílias; participação em equipes multi e interdisciplinares; atividades em grupos; reuniões com usuários, famílias e equipes; planejamento e avaliação do serviço e da instituição; atividades de gestão e assessoria; supervisão de estágio e residências multiprofissionais; além de participação em movimentos sociais, conselhos de saúde, entre outros.

Entre as políticas que orientam o trabalho do assistente social no contexto dos serviços de saúde mental, destacam-se:

- Política Nacional de Assistência Social, que estabelece o Sistema Único de Assistência Social (SUAS) implantado em 2003 por meio da Lei Orgânica n. 8.742, que trata da universalização da proteção social de todos os cidadãos brasileiros, rompendo definitivamente com o paradigma do assistencialismo. Para o SUAS, a assistência social é uma política pública responsável por trabalhar com direitos sociais a serem assegurados a todos os cidadãos brasileiros, independentemente de renda, e respeitando as diversidades regionais do país.
- Sistema Único de Saúde (SUS); estabelecido na Constituição Federal de 1988, que concebe a saúde como uma política social não contributiva, de direito universal. Regulamentado pela Lei n. 8.080/1990, representa um grande avanço decorrente dos movimentos sociais na luta pelo direito à saúde e das Conferências Nacionais de Saúde.
- A Lei Federal n. 10.213 de 6 de abril de 2001, que estabelece não só os direitos, mas também a proteção das pessoas com transtornos mentais e a organiza-

ção do modelo assistencial na área da saúde, significa um importante avanço no estabelecimento de novos paradigmas e diretrizes na política de atenção em saúde mental.

Tanto o SUS como o SUAS têm suas ações voltadas para a realidade brasileira, em que as condições de vida (e de saúde em seu entendimento mais amplo) são resultados de condições coletivas de vida que incluem consumo, alimentação, moradia, assistência médica, escolaridade e empregabilidade, que determinam condições favoráveis ou desfavoráveis de vida, saúde e sobrevivência.

Atualmente, sabe-se que muitos quadros de saúde mental são intensificados por conta das condições sociais (trabalho, desemprego, família, renda, violência) às quais o indivíduo está submetido.

Na área de saúde mental, o serviço social encontra vasto campo de atuação. Uma primeira questão que muitas vezes se apresenta como problemática a ser trabalhada é o aspecto cultural que se manifesta em estigma e preconceitos sobre doenças mentais e sobre as profissões, principalmente psicologia e psiquiatria. Ainda é bastante comum perceber nas pessoas uma resistência a buscar tratamento por não reconhecer a doença, ou ainda por vergonha/preconceito de ser atendido por "médicos de loucos". Esse estereótipo, muitas vezes, interfere diretamente na possibilidade de reconhecimento das próprias limitações e necessidades na busca por tratamento e possível melhora. Ao se deparar com situações dessa natureza, o assistente social busca desmistificar o campo da saúde mental, situando-a em um contexto mais amplo de saúde pública, esclarecendo ao usuário o aspecto cultural dos preconceitos e buscando construir formas para o melhor entendi-

mento e enfrentamento das questões postas, sendo a saúde mental uma delas.

Nos casos em que se constata a resistência do usuário quanto à aceitação da necessidade de acompanhamento especializado ou mesmo a dificuldade de aderir ao tratamento, o assistente social pode intervir buscando elucidar com o usuário e, se possível, com os próprios profissionais quais aspectos estão contribuindo para aquela condição. Muitas vezes, componentes externos como recurso para transporte, acessibilidade, dificuldade de liberação pelo empregador ou outros compromissos sociais podem interferir concretamente na adesão ao tratamento e precisam ser considerados no processo de acompanhamento do sujeito na instituição.

Para compreender o contexto de vida do usuário, o assistente social dispõe de alguns instrumentais, sendo os mais utilizados entrevista e visita domiciliar. O objetivo desses instrumentos não é investigar, mas, sim, conhecer o sujeito que está atendendo, sua história de vida, a forma como vive, condições habitacionais, composição e dinâmica familiar, rede de suporte social, os equipamentos dos quais se utiliza, organização da vida cotidiana (trabalho, escola, bairro etc.). Muitas vezes, a visita domiciliar revela aspectos que dificilmente seriam apreendidos em uma entrevista, não por intenção do usuário de negar sua realidade, mas porque o olhar do profissional, além de técnico, é um olhar externo capaz de perceber elementos já naturalizados na visão de quem vive determinado contexto diariamente. Todo esse conhecimento tem por finalidade ampliar o entendimento sobre quem é o usuário e quais as possibilidades a serem trabalhadas no decorrer do atendimento.

É fato que a saúde mental interfere invariavelmente no campo social. Os descon-

Capítulo 4 – Função, limites e desafios da atuação do assistente social no manejo de pacientes com transtornos mentais **23**

fortos mentais, sejam eles mais graves ou menos graves, incidem na qualidade de vida e nas condições de produção (trabalho) e reprodução social (família, sociedade, amigos, lazer). Por outro lado, as condições de vida também interferem na saúde mental: condição de moradia, sentimento de insegurança, instabilidade no emprego, precárias condições de trabalho, gerenciamento do lar, cuidado dos filhos, família, perda de pessoas importantes, crenças religiosas, conflitos familiares, violência urbana e doméstica, entre outros, são componentes que podem influenciar a qualidade da saúde mental. Assim, compreender esses diferentes aspectos e poder apresentá-los à equipe, resguardando o sigilo ético-profissional, contribui para um entendimento mais amplo sobre o sujeito e, não raro, implica construção de alternativas para condução do caso a serem discutidas pela equipe interdisciplinar junto ao usuário, garantindo, sempre que possível, a autonomia deste em seu processo terapêutico.

Tendo em vista que as situações apresentadas pelos usuários são complexas e multifatoriais, é fundamental que o assistente social desenvolva seu trabalho em articulação com a rede de recursos interinstitucional e intersetorial, articulando diferentes serviços de uma mesma política e também políticas sociais de diferentes áreas, conforme a necessidade.

Entre os serviços de saúde mental, uma área que tem se desenvolvido nos últimos tempos é a atenção à dependência de substâncias psicoativas, principalmente álcool e outras drogas. Nas últimas décadas, a questão passou a ser entendida pelo Estado como um problema de saúde pública e não mais como questão de polícia (que ainda persiste no interior de algumas famílias, em setores da sociedade e, o que é mais grave, em muitos profissionais de saúde). In-

dependentemente da área de formação, muitos profissionais ainda mantêm uma concepção moralista e discriminatória acerca do paciente dependente químico, visão que se reflete na dificuldade de oferecer acolhimento, escuta qualificada, tratamento e encaminhamentos necessários àquele usuário.

Na área da dependência química, uma experiência significativa tem sido o atendimento e o acompanhamento a usuários de álcool e outras drogas em uma universidade pública com um serviço cuja principal estratégia é o acolhimento. As finalidades do acolhimento são ampliar e facilitar o acesso aos serviços existentes, agregando resolutividade na intervenção; desenvolver ações de promoção, prevenção e assistência em um esforço para estabelecer adesão do usuário ao serviço de saúde, promovendo o vínculo e, ao mesmo tempo, o compromisso institucional para com os usuários. Sem a necessidade de agendamento prévio, o serviço recebe alunos, funcionários e docentes da universidade, que, por meio de procura espontânea ou encaminhamento, buscam orientação e tratamento. A equipe responsável pelo acolhimento é composta por assistentes sociais, enfermeiros e psicólogos. Assim que o usuário chega, um dos profissionais realiza o acolhimento, em que, por meio de escuta qualificada daquilo que motivou a procura, busca identificar quais as situações que necessitam ser trabalhadas considerando as dimensões subjetivas, biológicas e sociais do processo saúde-doença. Durante o acolhimento, o profissional estabelece relação de vínculo com o usuário e decide, em conjunto, quais os encaminhamentos necessários para a atenção adequada à realidade apresentada, utilizando-se de recursos do próprio serviço e, quando necessário, da rede externa. Nesse serviço, o assistente social, além do acolhimento, realiza também triagem, acompanhamento, visitas domiciliares, encaminhamento para a rede, contato permanente com a rede de referência, com os equipamentos sociais, e demais recursos existentes; participa de reuniões técnicas multiprofissionais e interdisciplinares; e ainda promove ações preventivas em eventos institucionais.

Diante dessa experiência, é possível constatar que um serviço de atendimento de saúde mental deve ter estratégias de apoio e sustentação, discussão compartilhada com os membros da equipe e, principalmente, participação dos usuários, seja por meio de maior entendimento sobre a saúde e os determinantes sociais que podem estar interferindo em sua qualidade de vida, seja em seu processo de tratamento.

A estratégia de acolhimento vem possibilitando minimizar duas grandes dificuldades: o acesso aos serviços e a adesão ao tratamento por parte dos usuários. Percebe-se que a participação ativa dos usuários pode apontar para uma importante metodologia de trabalho em saúde mental.

DESAFIOS DO SERVIÇO SOCIAL EM SAÚDE MENTAL

Dos desafios postos ao serviço social, em especial na área da saúde mental, destaca-se a formação profissional. Nas diretrizes gerais para o curso de serviço social (ABEPSS/1996) estão previstas disciplinas obrigatórias como psicologia e políticas sociais. Não há referência a uma política de saúde mental propriamente dita (mesmo porque a formação é generalista), apesar da existência de espaços como oficinas e do próprio estágio curricular que podem permitir uma maior aproximação com o tema.

Verifica-se a necessidade de maior discussão e aprofundamento de estudos sobre os fundamentos teóricos da profissão e o subjetivismo verificado na prática cotidiana. Essa lacuna na formação profissional tem levado muitos assistentes sociais a buscar especialização na área de saúde mental, geralmente oferecida por profissionais ou instituições ligadas às áreas da psicologia e da psiquiatria. Como consequência, acabam por incorporar conceitos de outras áreas em sua prática cotidiana e diversos questionamentos já foram feitos a esse respeito, como também sobre as práticas terapêuticas e serviço social clínico[**]. É importante que se avance na discussão e que haja um construto teórico que sustente, sob a ótica do projeto ético-político do serviço social, esse importante campo de atuação profissional.

Outro desafio é estabelecer os limites de atuação do serviço social e suas especificidades. Apesar dos grandes progressos nessa área, percebe-se que em muitos serviços o assistente social é chamado a assumir funções que não estão relacionadas à sua formação, seja por falta de recursos humanos, por afinidade ou coleguismo, ou ainda por falta de clareza ao próprio profissional. Esse é um tema bastante polêmico porque, se, de um lado, há profissionais que "fazem tudo", há outros que, em nome da identidade profissional, criticam e rejeitam todas as funções que não são descritas como atribuições específicas do assistente social, tornando-se o "nada faz".

Não menos importante que os desafios citados anteriormente, ressalta-se a insuficiência de equipamentos e de serviços públicos na área de saúde mental enfrentada pelos assistentes sociais e também por pro-

---

[**] Sobre esse tema, ver Parecer Jurídico n. 16/2008 CFESS, disponível em http://www.cfess.org.br/arquivos/parecerjuridico1608.pdf.

Capítulo 4 – Função, limites e desafios da atuação do assistente social no manejo de pacientes com transtornos mentais

fissionais da saúde e de outras áreas. As Unidades Básicas de Saúde, por exemplo, ao verificarem a necessidade de acompanhamento especializado em saúde mental, nem sempre conseguem assegurar ao usuário o devido agendamento por falta de vaga. Percebe-se que o processo de desospitalizaçao decorrente da reforma psiquiátrica ocorreu em um ritmo mais acelerado que a construção de serviços alternativos. Ainda há muito que se avançar nesse sentido para suprir a deficiência de profissionais e serviços para que se efetivem os pressupostos da Política Nacional de Saúde Mental.

Dentro da vasta gama de ações necessárias, algumas vezes impraticáveis por conta dos limites institucionais, é frequente o sentimento de impotência, o que constitui outro importante desafio para a profissão. Para além das expectativas nele depositadas pelo usuário, pelos colegas de trabalho e até por ele mesmo, é imprescindível que o profissional tenha consciência de que o limite é, em última instância, estrutural, não se configurando em incompetência pessoal.

Quando esses limites são contrapostos no decorrer do atendimento, é recomendado que o assistente social exponha claramente quais são, o que pode e o que não pode ser realizado, quais os limites da instituição e do próprio profissional, se for o caso, para que o usuário participe da discussão, assim como dos direcionamentos possíveis.

As dificuldades de lidar com a impotência, as situações de gravidade e urgência de algumas demandas, as condições de trabalho e relações profissionais são alguns dos temas que têm levado muitos assistentes sociais a buscar suporte técnico e terapêutico como assessoria técnica – para discussão de casos, metodologias, formas de intervenção, visando aprimorar a prática – como o suporte terapêutico – para tratar dos aspectos subjetivos e dos impactos emocionais que o trabalho impõe ao profissional diariamente.

BIBLIOGRAFIA SUGERIDA

1. Amarante P. Saúde mental e atenção psicossocial. 2. ed. Rio de Janeiro: Fiocruz; 2008.
2. Egry EY. Saúde coletiva: construindo um novo método em enfermagem. São Paulo: Ícone; 1996.
3. Conselho Federal de Serviço Social. Código de ética profissional dos assistentes sociais. Brasília: CFESS; 1993.
4. Conselho Federal de Serviço Social. Parâmetros para a atuação de assistentes sociais na política de saúde. Brasília: CFESS; 2010.
5. Conselho Federal de Serviço Social; Associação Brasileira de Ensino e Pesquisa em Serviço Social. Serviço social: direitos sociais e competências profissionais. Brasília: CFESS/ABEPSS; 2009.
6. Iamamoto MV. Serviço social em tempo de capital fetiche: capital financeiro, trabalho e questão social, 3. ed. São Paulo: Cortez; 2008.
7. Ministério da Saúde. Reforma da psiquiatria e política de saúde mental no Brasil. Brasília: Ministério da Saúde; 2005. Disponível em: http://bvsms. saude.gov.br/bvs/publicacoes/Relatorio15_anos_ Caracas.pdf.
8. Vasconcelos AM. A prática do serviço social: cotidiano, formação e alternativas na área da saúde. 4. ed. São Paulo: Cortez; 2007.
9. Vasconcelos EM. Saúde mental e serviço social: o desafio da subjetividade e da interdisciplinaridade. São Paulo: Cortez; 2000.
10. Zalaf MRR. Reconhecimento e enfrentamento de necessidades de estudantes com uso problemático de drogas em moradia estudantil. São Paulo: Escola de Enfermagem da Universidade de São Paulo; 2012.

5 Função, limites e dificuldades da atuação do enfermeiro no manejo de pacientes com transtornos mentais

Elisabete Finzch Sportello
Márcia de Souza Campos
Marina Hideko Anabuki
Jouce Gabriela de Almeida

INTRODUÇÃO

Por conta da complexidade do tema e da especificidade da atuação do enfermeiro em razão do *setting*, este capítulo foi estruturado em dois tópicos. O primeiro tópico, relativo ao enfermeiro no hospital geral, foi desenvolvido pelas enfermeiras Elisabete Finzch Sportello, Márcia de Souza Campos e Marina Hideko Anabuki, que trabalham no Hospital Universitário da USP. O segundo tópico, relativo ao enfermeiro em unidade psiquiátrica, foi desenvolvido pela enfermeira Jouce Gabriela de Almeida, que trabalha no Laboratório de Neurociências LIM-27, do Serviço de Educação Permanente da Divisão de Enfermagem do Instituto de Psiquiatria do HCFMUSP.

ATUAÇÃO DO ENFERMEIRO NO MANEJO DE PACIENTES COM TRANSTORNOS MENTAIS NO HOSPITAL GERAL

Após a reforma psiquiátrica, concomitante com a diminuição dos leitos em hospitais psiquiátricos e a proporção entre equipes especializadas para o tratamento dos pacientes com transtornos mentais, estes estão, cada vez mais, sendo tratados nos hospitais gerais.

O trabalho em equipe dos profissionais de saúde é necessário, e os programas de saúde desenvolvidos por meio das políticas públicas, como o centro de atenção psicossocial (CAPS), o hospital-dia (HD), a emergência psiquiátrica em pronto-socorro geral e a unidade psiquiátrica em hospital geral (UPHG), são instrumentos facilitadores para o tratamento dos pacientes com transtornos mentais. Assim, as equipes de saúde treinadas, entrosadas, com comunicação eficaz e visão crítica são essenciais para o acolhimento desses pacientes e se destacam no sucesso do tratamento.

Os profissionais de saúde do hospital geral tratam dos transtornos mentais comuns, que são estatisticamente os transtornos que mais acometem a população geral e que devem ser atendidos nesses hospitais por profissionais não especialistas. Os transtornos mais comuns são: dependências e abuso do álcool e nicotina, transtornos de

Capítulo 5 – Função, limites e dificuldades da atuação do enfermeiro no manejo de pacientes com transtornos mentais **27**

humor com agressividades, transtornos ansiosos e tentativas de suicídio.

Atualmente, os enfermeiros que cuidam de pacientes com transtornos mentais em hospitais gerais se preocupam com as necessidades dos pacientes e com as ações de enfermagem. Pautam seus conhecimentos dentro da prática baseada em evidências e buscam favorecer uma assistência holística e de qualidade, sem restringir-se aos paradigmas biologicistas. No entanto, ainda percebem a dificuldade de inserir o paciente que manifesta alteração da saúde mental na assistência, muitas vezes por falta de vaga especializada ou por falta de profissional especializado para dar sequência ao tratamento, e em alguns serviços de saúde o enfermeiro ainda é submetido ao trabalho exclusivamente administrativo.

O cuidar exige dedicação, conhecimento técnico e científico. A mudança de atitude dos enfermeiros diante das manifestações relacionadas aos transtornos mentais só será superada quando for dispensada maior atenção à formação desses profissionais, visto que essas mudanças de atitudes prescindem do conhecimento e da aquisição de habilidades.

O enfermeiro precisa conhecer os princípios do relacionamento terapêutico e dominar a comunicação terapêutica. Devem-se contemplar os aspectos psicossociais, culturais, espirituais e intelectuais, pois são fundamentais na interação com o paciente e sua família. Assim, o cuidado se torna humanista e competente.

É fundamental para a equipe de enfermagem a prática alicerçada no conhecimento, por meio do ensino e da pesquisa, o contato com os alunos, os pacientes, a família e as diferentes equipes de saúde. Estes são fatores que agregam valor e motivam todos os envolvidos para uma prática assistencial integrada e de qualidade.

No entanto, deve haver a disponibilidade da equipe de saúde, tanto para o desenvolvimento de suas competências e saberes práticos, dentro da dinamicidade que envolve o tratamento do doente, como para a disseminação desses conhecimentos.

Nessa perspectiva, a atuação dos enfermeiros diante de pacientes com transtornos mentais comuns torna-se menos desafiadora, visto que diariamente esses pacientes procuram os serviços de saúde, de modo que fazem parte do cotidiano da assistência hospitalar.

A assistência prestada em prontos-socorros, ambulatórios, enfermarias ou mesmo nas unidades de terapia intensiva tem como foco a integralidade, com atenção ao paciente, sua família e a comunidade em que vivem. A presença da enfermagem prestando cuidados durante 24 horas possibilita identificar outras manifestações além das queixas primárias. Muitas vezes, encontram-se com pacientes chorosos, irritados e tristes, e normalmente essas manifestações são entendidas como expressão do processo do adoecimento, quando na verdade necessitam de um olhar ampliado para o planejamento do cuidar.

Os enfermeiros pautam sua assistência no processo de enfermagem, conforme as filosofias de cada instituição e a regulamentação dos órgãos competentes. O processo de enfermagem em saúde mental e psiquiátrica é a estrutura que oferece o embasamento científico para assegurar a qualidade da prática do enfermeiro especialista.

Os diagnósticos de enfermagem são fundamentais para o planejamento das intervenções e o alcance dos resultados esperados. Dentro dos processos de enfermagem, todos os dados sociodemográficos e os eventos de saúde são coletados por meio de entrevistas e pela observação do comportamento do paciente e de sua família. Essas informações subsidiam o planejamento da assistência. Os dados coletados dão suporte para elencar os diagnósticos de enfermagem e planejar as intervenções e as atividades, tudo de acordo com os resultados esperados, com base no raciocínio clínico do enfermeiro. Toda a assistência deve ser avaliada e registrada em prontuário.

A adoção de classificações ao processo de enfermagem é um movimento importante gerado pela necessidade da padronização de linguagem, reunindo símbolos que a enfermagem usa para representar possíveis diagnósticos, intervenções ou resultados. Existem várias terminologias para atender a interesses específicos, entre elas a Classificação de Diagnósticos de Enfermagem – *North American Nursing Diagnosis Association – International* (NANDA-I), Classificação das Intervenções de Enfermagem – *Nursing Interventions Classification* (NIC) e a Classificação dos Resultados de Enfermagem – *Nursing Outcomes Classification* (NOC).

Na tentativa de integrar essas classificações, foi desenvolvida uma estrutura taxonômica comum denominada taxonomia NNN da prática de enfermagem, seguindo uma hierarquia de domínios, classes e diagnósticos. Assim, são preconizados os domínios funcional, fisiológico, psicossocial e ambiental, as classes e as intervenções. Na psiquiatria, destaca-se o domínio psicossocial, que é comum para pacientes com manifestações de transtornos mentais, permitindo adotar as intervenções terapêuticas dentro de uma ou mais classes (comportamento, comunicação, enfrentamento, emocional, conhecimento, papéis e relacionamento e autopercepção) que compõem um conjunto de diagnósticos, intervenções terapêuticas e resultados pertinentes ao atendimento das necessidades assistenciais aos pacientes com manifestações de transtornos mentais.

O processo de enfermagem fundamentado na taxonomia NNN possibilita identificar o sofrimento mental, englobando as dimensões psicológicas, físicas e socioculturais com base em uma assistência voltada para o indivíduo inserido num espaço social e que se transforma de acordo com os acontecimentos vivenciados por ele dentro da sociedade.

O enfermeiro é o profissional que mais tempo permanece com o paciente e a família, sendo o mais indicado para estabelecer limites e orientá-los com relação aos seus direitos e suas responsabilidades relativas ao tratamento, sempre visando à segurança de todos. O limite a ser utilizado em qualquer tipo de serviço de atendimento à saúde deve ser estabelecido de forma adequada e flexível e nunca ter caráter punitivo.

Compartilhando o mesmo espaço terapêutico, o paciente com transtorno mental, junto a outros pacientes acometidos por diversas doenças e, com a equipe que o assiste, tem a oportunidade de ser inserido e tratado de maneira igualitária, sem preconceitos, num espaço de inclusão, respeito e ética profissional. A assistência centrada na família, com acesso aos recursos terapêuticos e diagnósticos, contribui para diminuir o tempo de hospitalização e facilitar a reinserção do paciente em sua comunidade/sociedade.

Entretanto, um fator limitante no tratamento desses pacientes nos hospitais gerais está relacionado aos recursos físicos, que não priorizam áreas de segurança específicas, bem como áreas de lazer, de atividades físicas internas e externas ou espaços com ambientes agradáveis, tanto para os pacientes como para os familiares. Nesse sentido, os profissionais de saúde ficam em alerta, priorizam a vaga em apartamento, para maior privacidade e tranquilidade do paciente.

Destaca-se ainda o limite do tratamento dos pacientes com transtornos mentais graves nos hospitais gerais que não possuem equipe interdisciplinar especializada ou não dispõem de leitos psiquiátricos e que devem ser encaminhados para hospitais referenciados.

O acolhimento do paciente psiquiátrico no pronto-socorro é desafiador. O curto espaço de tempo que os pacientes permanecem no pronto-socorro, a inadequação de espaços físicos e a falta de profissionais em número e especialidades são dificultadores para que se desenvolva uma assistência psicossocial integral e interdisciplinar.

Ter um paciente em surto psiquiátrico, dependendo de conduta adequada, geralmente relacionada à necessidade de internação e ao ajuste de drogas psicotrópicas, gera conflito e angústia aos envolvidos no cuidar.

O paciente com algum tipo de transtorno mental demanda muito de quem cuida dele. Na equipe de enfermagem é comum um sentimento de ansiedade e estresse. Deve-se ter a sensibilidade de cuidar daqueles que cuidam, pois os trabalhadores da área da saúde são vulneráveis ao desenvolvimento de transtornos mentais leves.

Os ambulatórios específicos, como os CAPS, são importantes espaços de integração das equipes para recuperação, promoção da saúde e prevenção de novos agravos e/ou internações. O tratamento do paciente no CAPS dependerá do comprometimento psíquico, da duração do projeto terapêutico estabelecido e da rede de apoio familiar e social.

Nos hospitais gerais, o atendimento ambulatorial faz parte da extensão do tratamento do paciente. Em geral, aguardar por uma consulta gera expectativa, pois além de garantir a terapêutica medicamentosa é o momento do paciente e de sua família verbalizarem suas necessidades e dúvidas.

É fato que alguns pacientes não comparecem à consulta, perdem receitas médicas ou requisições de exames e comparecem fora dos horários agendados, deixam de seguir as orientações, descompensam-se e necessitam de atendimento no pronto-socorro. Faz parte da assistência de enfermagem desenvolver o acolhimento, orientar os pacientes e seus familiares com relação a normas, rotinas, direitos e responsabilidades, bem como utilizar estratégias para o autocuidado e a adesão ao tratamento.

Uma atividade específica dos ambulatórios é a terapia interdisciplinar antitabagismo. Nela, o enfermeiro realiza orientações específicas, participa do grupo de apoio e tratamento e realiza busca ativa dos pacientes tabagistas, que estão internados nas enfermarias e que manifestam desejo ou necessidade de parar de fumar. Além dela, outras atividades são relacionadas a atuações em relação à segurança dos pacientes, como a prevenção de quedas, com especial atenção aos pacientes idosos que são avaliados para detectar sintomas depressivos e suas fragilidades e medo de queda. Essas avaliações são realizadas por meio de escalas de depressão geriátrica – *Geriatric Depression Scale* (gds-15) e de eficiência de quedas (*Falls Efficacy Scale-International* – FES). Os pacientes que apresentam alteração devem ser encaminhados para terapia em grupo com profissionais especialistas, como psicólogos, educadores físicos, terapeutas ocupacionais, entre outros. Também são priorizados programas de acolhimento relacionado ao uso de álcool e outras drogas, conforme as especificidades da instituição e da população atendida.

O tratamento da doença mental é bem definido, mas a grande maioria dos fatores predisponentes para o transtorno mental ainda depende de melhores políticas sociais no país. O enfermeiro é integrante da equipe de saúde, devendo participar ativamente dos movimentos e das transformações da assistência ao paciente psiquiátrico e também manter-se atualizado dentro das melhores práticas assistenciais, de ensino e pesquisa.

Assim, a atuação do enfermeiro na assistência aos pacientes com transtornos mentais não é pautada apenas em limites e dificuldades, mas sim nas suas potencialidades e possibilidades de uma enfermagem de excelência e humanizada.

ATUAÇÃO DO ENFERMEIRO NO MANEJO DE PACIENTES COM TRANSTORNOS MENTAIS NA UNIDADE PSIQUIÁTRICA

A enfermagem psiquiátrica vem evoluindo gradativamente como a própria psiquiatria. Os cuidados de enfermagem eram voltados apenas para atender as necessidades físicas dentro de confinamentos psiquiátricos, convivendo com a segregação e a exclusão do portador de doença mental.

Com as Conferências de Saúde Mental (I, II e III) e a Lei n. 10.126, de 6 de abril de 2001, que dispõe sobre a proteção e os direitos das pessoas portadoras de transtornos mentais e redireciona o modelo assistencial em saúde mental, a enfermagem psiquiátrica foi redirecionada para diversas áreas de atuação.

A reforma psiquiátrica criou projetos de serviços substitutivos ao hospital psiquiátrico, como os CAPS, residências terapêuticas, leitos psiquiátricos em hospitais gerais, como também ambulatórios especializados e hospital-dia, com o objetivo de incentivar a desinstitucionalização.

O redimensionamento dos serviços ainda não deu conta das necessidades dos portadores de transtornos mentais, mesmo com projetos de interatividade como o matricia-

mento em saúde mental. A demanda de pacientes é muito maior do que a criação dos serviços existentes e de profissionais especializados na área.

Os locais de atuação da enfermagem psiquiátrica também foram ampliados, abrangendo áreas de pesquisa e ensino. Além da assistência, a equipe de enfermagem tem recursos e formação para atuar com segurança e qualidade nesses diversos locais de atendimento, da atenção primária até a reintegração social.

Para isso, os enfermeiros devem ter uma visão sistêmica e um pensamento crítico da realidade e da própria atuação, capacitando assim sua equipe para um atendimento qualificado e humanizado ao portador de transtornos mentais, utilizando os recursos terapêuticos e a assistência de enfermagem especializada.

RECURSOS TERAPÊUTICOS UTILIZADOS PELA EQUIPE DE ENFERMAGEM PSIQUIÁTRICA

Independentemente do local de atuação do enfermeiro, tanto na área hospitalar como em centros de atenção psicossocial, os recursos terapêuticos são instrumentos necessários para uma assistência especializada em saúde mental.

Oferecimento de apoio

- Oferecer apoio, permanecendo ao lado do paciente, demonstrando preocupação e interesse pelo seu problema e que está sempre disponível para ajudá-lo.
- Ser empático, colocando-se no lugar do paciente em risco e da família assistida, focando no respeito e na dignidade da pessoa, por meio de uma avaliação adequada e do tratamento para alívio dos sintomas, além de proporcionar suporte psicossocial.

Capítulo 5 – Função, limites e dificuldades da atuação do enfermeiro no manejo de pacientes com transtornos mentais **31**

- Ajudar a ressaltar suas características sadias, valorizando seus progressos e sucessos.
- Evitar desencadear a tensão e a ansiedade.
- Ser sincero; não prometer nada que não possa cumprir.
- Inspirar segurança e confiança para o estabelecimento de vínculos.
- Ajudar na expressão de sentimentos e pensamentos.
- Utilizar a comunicação terapêutica.

Colocação de limites

É uma medida terapêutica empregada para quem utiliza manipulações, testes, transgressões de normas e regras. A equipe interdisciplinar deve manter conduta uniforme, estabelecer rotinas e regras para a melhor condução da assistência.

Comunicação terapêutica

As técnicas de comunicação terapêutica são a expressão, a clarificação e a validação. A expressão tem por objetivo estimular a pessoa a se comunicar: o enfermeiro pode permanecer em silêncio, ouvir de forma tranquila, usar frases curtas e objetivas, com uma linguagem clara e simples; fazer uma pergunta por vez e aguardar a resposta; chamar o paciente pelo nome e tocá-lo delicadamente, em seguida identificar-se para o paciente; verbalizar aceitação, utilizar frases incompletas e repetir as últimas palavras. A técnica de clarificação serve para esclarecer o que o paciente quer dizer, o seu entendimento sobre o tratamento, as orientações, para isso usa-se fazer comparações e esclarecer termos incomuns, técnicos utilizados por profissionais. E, por fim, a validação é a checagem e o resumo do entendimento.

Ambiente terapêutico

O ambiente abrange desde o local, estrutura física, iluminação, ventilação, limpeza, até a relação das pessoas envolvidas: equipe interdisciplinar, pacientes e familiares. Deve ter uma aparência tranquila, segura, limpa, sem muito ruídos, com privacidade.

Deixar o ambiente o mais próximo possível da sua vida diária, como liberar a entrada de travesseiros, algo que traga ao paciente conforto e segurança.

Enfim, o ambiente terapêutico é o local adequado onde a pessoa assistida sinta-se acolhida durante a sua permanência e que aconteça um aprendizado bilateral (paciente × familiar × profissional).

A assistência de enfermagem deve ser individualizada de acordo com as necessidades de cada paciente. Um quadro de agitação psicomotora pode desestruturar todo o ambiente, daí a necessidade de avaliar e supervisionar cada caso junto com a equipe interdisciplinar.

As atividades terapêuticas também devem ser voltadas às necessidades individuais, mesmo que em grupo, proporcionando assim cuidado qualificado e humanizado.

Observação de comportamento

Observar o comportamento do paciente assistido é mais do que procurar sinais e sintomas da doença, é observar, além de aspectos orgânicos e psíquicos, suas relações interpessoais, familiares, sua comunicação verbal e não verbal (o modo como fala, deambula, gesticula), seu grau de dependência em relação às atividades de vida diária, seus sentimentos, emoções e comportamento (medo ou ansiedade, desejo ou aversão, indiferença ou interesse).

O enfermeiro deve evitar rótulos, como de queixoso, manipulador, irritado e cha-

ASSISTÊNCIA DE ENFERMAGEM EM SAÚDE MENTAL E PSIQUIÁTRICA

to. A observação deve ser isenta de julgamentos e descrita da maneira mais fidedigna possível.

Para uma assistência adequada, a implantação dos protocolos é de suma importância, mas a sequência das ações e o *feedback* dos resultados à equipe envolvida fazem a mudança da cultura de qualidade e segurança na assistência.

Os protocolos específicos de segurança na psiquiatria também devem ser priorizados e indicadores de assistência medidos e monitorados para implantação de ações voltadas a melhorias dos processos de gestão e qualidade no atendimento.

Risco de suicídio

- Observação contínua e rigorosa, porém discreta.
- Quarto com janelas travadas ou com grades.
- Remoção de objetos potencialmente perigosos (tesouras, vidros, talheres etc.).
- Deixar o paciente falar sobre as suas ideias.
- Se tiver internado, acamar com outro paciente e próximo ao posto de enfermagem.

Risco de fuga

Orientar sobre a importância e a necessidade da internação, objetivo e finalidade do tratamento, adequação das medicações em uso, adequação do ambiente familiar, intervenção da assistência em outras pessoas da família.

Comportamento necessitando de contenção física (mecânica)

Risco de hetero ou autoagressividade

A contenção física é um procedimento usado na psiquiatria, com pacientes com alto risco de hetero ou autoagressividade, visto que a restrição de movimentos é o último recurso para controlar condutas violentas – ameaçadoras e de alto risco para o paciente e a terceiros, mas há momentos em que é necessária. O paciente em tratamento em estabelecimento psiquiátrico só deve ser submetido à contenção física por prescrição médica. O Conselho Regional de Enfermagem de São Paulo orienta que o enfermeiro pode prescrever contenção física, se houver um protocolo compartilhado autorizando a contenção.

- Aspectos técnicos: o número necessário para conter um paciente são cinco pessoas devidamente treinadas; jogos de faixas de contenção seguras e cama baixa em quarto privativo.
- Cuidados específicos na contenção mecânica: manter observação contínua; verificar sinais vitais; hidratar rigorosamente; verificar perfusão periférica; higienizar sempre que necessário; manter cuidado com a força no manejo da contenção, probabilidade de fraturas e escoriações da pele.
- Desorientação auto e alopsíquica: orientar sempre quanto ao tempo e ao lugar e, se necessário, quanto à própria identidade da pessoa. Deixar relógios, calendários, objetos e músicas, para facilitar a orientação, usar linguagem clara, frases curtas e objetivas, tom de voz audível sem gritar, chamar pelo nome, mantendo o tratamento como a

Capítulo 5 – Função, limites e dificuldades da atuação do enfermeiro no manejo de pacientes com transtornos mentais **33**

pessoa gosta de ser chamada (senhor, professor, doutor). Repetir as orientações quantas vezes for necessário.

- Alteração do humor (depressão, irritabilidade, agitação e inquietação): manter conduta uniforme e serena; não assumir atitudes desafiadoras, contenção de espaço físico. Levar para atividades que tenham gasto de energia, atividades individuais. Utilizar técnicas de relaxamento e respiração. Rodiziar cuidadores e familiares para não tornar cansativo, já em ambiente hospitalar, rodiziar a equipe de enfermagem. Administrar medicamentos prescritos para os problemas comportamentais, observando, anotando e comunicando ao médico efeitos colaterais e sinais de toxicidade.

- Isolamento e retraimento social: reduzir o isolamento e proporcionar alternativas por meio da integração social. Proporcionar alternância entre a atitude passiva de vítima, para a ativa independente.

Falta de adesão ao tratamento

Má adesão ao tratamento em razão dos efeitos colaterais dos medicamentos, tanto no curto prazo: náuseas, diarreias, vômitos, fala pastosa, tremores acentuados, dificuldade para deambular, sonolência matinal, boca seca, vertigem, visão turva, espasmos musculares, como no longo prazo: sobrepeso, apatia e déficit cognitivo. Falta de interesse em atividades e a apatia que leva o indivíduo a permanecer em isolamento e sem a manutenção de atividade de vida diária.

CONSIDERAÇÕES FINAIS

O grande desafio na formação do enfermeiro e dos técnicos/auxiliares de enfermagem é que superem o domínio teórico-prático exigido pelo mercado de trabalho e se tornem agentes inovadores e transformadores da realidade. Uma realidade carente de profissionais de saúde com qualificação e diversificação, pois a atuação não deve ser apenas curativa, mas sim preventiva e reabilitadora.

A qualificação da enfermagem vai desde a sua formação, por isso o currículo deve ser integrado, agregando a teoria e a prática, com base na busca de competências voltadas a mobilizar diferentes recursos para solucionar os problemas da prática profissional, com a combinação das capacidades cognitivas, atitudinais e psicomotoras para realizar uma ação.

Portanto, deve-se investir em componentes curriculares estruturados fundamentados nos conhecimentos técnico-científicos, éticos, políticos e educacionais, além de investir na qualidade do cuidar em enfermagem, conscientizando o profissional como integrante da equipe de saúde.

A equipe de enfermagem na área de saúde mental e psiquiátrica deve saber reconhecer os recursos oferecidos de atendimento, nas três áreas primária, secundária e terciária, como também as dificuldades encontradas e a falta de serviços especializados, como hospitais psiquiátricos de referência; enfim, ter uma visão criticorreflexiva em relação à realidade social na qual está inserida, realizando um trabalho que atenda efetivamente às necessidades de saúde da população.

BIBLIOGRAFIA SUGERIDA

1. Almeida AO, Almeida AS. Confiabilidade da versão brasileira da escala de depressão em geriatria (GDS) versão reduzida. Arq Neuropsiquiatr. 1999;57(2-B):421-6.
2. Brasil. Lei n. 10.216, de 6 de abril de 2001. Dispõe sobre a proteção e os direitos das pessoas portadoras de transtornos mentais e redireciona o modelo assis-

tencial em saúde mental. Disponível em: <http://www.planalto.gov.br/ccivil_03/leis/leis_2001/l10216.htm>.

3. Brasil, Ministério da Saúde. Secretaria de Assistência à Saúde. Conselho Nacional de Saúde. Sistema Único de Saúde. Relatório Final da III Conferência Nacional de Saúde Mental. Brasília, 2002. Disponível em: <http://conselho.saude.gov.br/biblioteca/relatorios/saude_mental.pdf>.

4. Bulechek GM, Butcher HK, Dochterman JM. Nursing Interventions Classification (NIC). 5. ed. St Louis: Mosby; 2008.

5. Conselho Regional de Enfermagem – COREN-SP/DIR. Decisão n. 008, de 1999. Dispõe sobre a Sistematização da Assistência de Enfermagem – SAE – nas instituições do Estado de São Paulo. São Paulo (Brasil). COREN-SP; 1991.

6. Dochterman JM, Jones DA, Hahn K. Unifying Nursing Languages: The Harmonization of NANDA, NIC, and NOC. Int J Nurs Terminol Classif. 2004; 15:34.

7. Hildebrandt LM, Alencastre MB. A inserção da psiquiatria no hospital geral. Rev Gaúcha Enferm. 2001;22(1):167-86.

8. Gaidzinski RR, Soares AVN, Lima AFC, Gutierrez BAO, Cruz DALM, Rogenski NMB. Diagnóstico de enfermagem na prática clínica. Porto Alegre: Artmed; 2008.

9. Macena RF, Capocci PO. Unidade psiquiátrica em hospitais gerais. Rev Enferm Unisa. 2004;5:28-32.

10. Machado AL, Colvero LA. Unidades de internação psiquiátrica em hospital geral: espaços de cuidados e a atuação da equipe de enfermagem. Rev Latino-Am Enfermagem. 2003;11(5):672-7.

11. McCloskey JC, Jones DA. Unifying nursing languages: the harmonization of NANDA, NIC and NOC. Silver Spring: ANA; 2004.

12. Moorhead S, Johnson M, Maas ML, Swanson E. Nursing outcomes classification (NOC). 4. ed. St Louis: Mosby/Elsevier; 2008.

13. North American Nursing Diagnosis Association – International. Nursing diagnoses: classification and definitions 2009-2011. 2. ed. Philadelphia: NANDA International; 2008.

14. Oliveira AGB, Alessi NP. O trabalho de enfermagem em saúde mental: contradições e potencialidades atuais. Rev Latino-Am Enfermagem. 2003; 11(3):333-40.

15. Olschowsky A, Duarte MLC. Saberes dos enfermeiros em uma unidade de internação psiquiátrica de um hospital universitário. Rev Latino-Am Enfermagem. 2007;15(4).

16. Silva SLA, Vieira RA, Arantes P, Dias RC. Avaliação de fragilidade, funcionalidade e medo de cair em idosos atendidos em um serviço ambulatorial de geriatria e gerontologia. Fisioterapia e Pesquisa. 2009;16(2):120-5.

17. Stefanelli MC, Fukuda IMK, Arantes EC (org.). Enfermagem psiquiátrica em suas dimensões assistenciais. Barueri: Manole; 2008. 668 p.

18. Stuart GW, Laraia MT. Enfermagem psiquiátrica: princípios e prática. 6. ed. Porto Alegre: Artmed; 2001.

19. Townsend MC. Enfermagem psiquiátrica: conceitos de cuidados. 3. ed. Rio de Janeiro: Guanabara Koogan; 2002.

20. Vargas D. Atitudes de enfermeiros frente às habilidades de identificação para ajudar o paciente alcoolista. Rev Bras Enferm. 2010;63(2):190-5.

Função, limites e dificuldades da atuação do terapeuta ocupacional no manejo de pacientes com transtornos mentais

6

Alexandra Martini de Oliveira

INTRODUÇÃO

A prática clínica da terapia ocupacional, em saúde mental, encontra-se inserida nos diversos dispositivos resultantes do fechamento de milhares de leitos asilares, especialmente após a reforma psiquiátrica. No Brasil, a reforma psiquiátrica teve como principais objetivos a humanização dos hospitais psiquiátricos, a melhoria das condições de tratamento, o desenvolvimento de novas estratégias de cuidado e, principalmente, a criação de serviços de saúde mental na comunidade. Com a modernização do tratamento psiquiátrico, podem ser identificados diversos dispositivos substitutivos ao sistema asilar, voltados para o tratamento dos transtornos mentais, em seus diferentes níveis de complexidade, sendo eles: prontos-socorros psiquiátricos, hospitais gerais com leitos psiquiátricos e hospitais psiquiátricos (ambos com propostas de internação de curta permanência para quadros agudos, complexos e graves), centros de atenção psicossociais (CAPS) tipos I, II e III, infantil (CAPSi) e para tratamento de

álcool e drogas (CAPSad), centros de convivência e cooperativa (CECCOS), unidades básicas de saúde, com o Programa de Saúde da Família (PSF) e serviços residenciais terapêuticos (SRT).

Recentemente, os terapeutas ocupacionais vêm buscando se instrumentalizar e se adequar aos atuais contextos e às novas propostas de tratamento psiquiátrico, que avançaram muito em termos do tratamento clínico, bem como em relação aos dispositivos disponíveis na rede.

Nesse contexto, a clínica da terapia ocupacional passou a buscar práticas (métodos e técnicas) terapêuticas baseadas em evidências, no intuito de alcançar resultados mais eficazes, considerando os diversos níveis de tratamento dentro do modelo atual de tratamento (prevenção, tratamento, reabilitação, promoção de saúde e inclusão social) e sempre com uma visão ampla e individualizada do planejamento terapêutico.

Sendo assim, o terapeuta ocupacional em saúde mental deve ter como objetivo principal avaliar os aspectos funcionais do indivíduo (capacidade de realizar atividades) e intervir neles, favorecendo capacidades e habilidades individuais (desempenho ocupacional), bem como avaliar os aspectos sociais e ocupacionais relacionados a questões mais amplas e intervir em sua atuação, como a inserção na comunidade, por meio de atividades de trabalho e lazer. Neste capítulo, serão descritas as possíveis abordagens de terapia ocupacional, úteis para todos os contextos de tratamento psiquiátrico.

O CONCEITO DE FUNCIONALIDADE

Em 2001, a Organização Mundial da Saúde (OMS) aprovou um sistema de classificação definitivo para o entendimento da funcionalidade e da incapacidade humana: a Classificação Internacional de Funcionalidade, Incapacidade e Saúde (CIF).

De acordo com a CIF, a incapacidade e a funcionalidade são vistas como resultados de interações entre estados de saúde (doenças, distúrbios e lesões) e fatores contextuais. Entre os contextuais, estão os fatores ambientais externos (p. ex., atitudes sociais, características arquitetônicas, estruturas legais e sociais, bem como clima, terreno e assim por diante); e os fatores pessoais incluem gênero, idade, estilo de vida, condição social, educação, profissão, experiências passadas e presentes, padrão de comportamento geral, caráter e outros fatores que influenciam a maneira como a incapacidade é experimentada pelo indivíduo. Portanto, a capacidade funcional é um indicador de como um indivíduo realiza atividades da vida diária, em seu cotidiano, e o que uma pessoa é capaz de fazer em seu ambiente habitual.

Dois tipos principais de atividades, em termos de habilidades, são medidas por escalas de avaliação funcional: as atividades básicas de vida diária (ABVD) e as atividades instrumentais da vida diária (AIVD). As atividades básicas estão ligadas ao autocuidado do indivíduo, como alimentar-se, banhar-se e vestir-se. Já as atividades instrumentais englobam tarefas mais complexas, muitas vezes relacionadas à participação social do sujeito, como realizar compras, atender ao telefone e utilizar meios de transporte.

Nesse contexto, os instrumentos de avaliação funcional vêm sendo amplamente utilizados para auxiliar a identificação de falhas no desempenho e de déficits funcionais, aspectos que devem ser considerados o objeto principal da intervenção em terapia ocupacional em saúde mental.

INSTRUMENTOS DE AVALIAÇÃO NA PRÁTICA CLÍNICA EM SAÚDE MENTAL

Em 2011, foi publicada a Resolução COFFITO n. 408, que disciplina a atividade do terapeuta ocupacional no exercício da especialidade profissional em terapia ocupacional em saúde mental. Nessa resolução, dentre as várias atribuições determinadas ao terapeuta ocupacional especialista em saúde mental, destacam-se: a) realizar avaliação ocupacional dos componentes perceptocognitivos, psicossociais, psicomotores, psicoafetivos e sensoperceptivos no desempenho ocupacional; avaliar os fatores pessoais e os ambientais que, em conjunto, determinam a situação real da vida (contextos); b) avaliar as restrições sociais, atitudinais e as do ambiente; realizar avaliação da função cotidiana em saúde mental; avaliar AVD e AIVD; e c) atribuir diagnóstico do desempenho ocupacional e da função cotidiana em saúde mental; realizar diagnóstico diferencial e contextual.

Atualmente, a importância do embasamento científico nas intervenções (uso de práticas baseadas em evidências) e a necessidade do uso de instrumentos de avaliação na prática clínica são amplamente discutidas e, por sua vez, vêm modificando a rotina de inúmeros terapeutas ocupacionas em saúde mental.

Instrumentos de avaliação funcional

De acordo com Novelli & Canon, o processo de avaliação funcional pode ser realizado nas seguintes perspectivas: a do indivíduo (autorrelato); a do familiar e/ou do cuidador e a observação ecológica do desempenho.

O questionário de atividades funcionais de Pfeffer (PFAQ) é um instrumento de avaliação funcional amplamente utilizado por diversos profissionais da saúde, inclusive terapeutas ocupacionais. O PFAQ, traduzido e adaptado, é uma escala composta por dez itens que avaliam a funcionalidade por meio do nível de independência para realização das AIVD. O escore mínimo é 0, e o máximo é 30. Quanto mais pontos, maior é a dependência do paciente, sendo considerada a presença de prejuízo funcional a partir de um escore de 3. O PFAQ é aplicado junto ao cuidador, com perguntas relacionadas ao idoso.

Outro instrumento de avaliação da funcionalidade bastante utilizado por terapeutas ocupacionais é a Medida de Desempenho Ocupacional Canadense (MDOC). Esta avaliação é uma entrevista semiestruturada subjetiva (por meio de perguntas) utilizada para identificar mudanças na autopercepção do paciente em seu desempenho ocupacional ao longo do tempo.

A MDOC identifica problemas nas três áreas de desempenho ocupacional (atividades de autocuidado, atividades relacionadas à produtividade e atividades de lazer) e quantifica prioridades, desempenho e satisfação relativos a esses problemas. No Bra-

sil, esse instrumento foi validado em idosos com comprometimento cognitivo leve (CCL) e mostrou ser bastante útil para a autopercepção de problemas no desempenho ocupacional e na funcionalidade.

Outro instrumento de avaliação que vem sendo utilizado por terapeutas ocupacionais no Brasil é o Inventário de Vida Independente (ILSS-Br – *Independent Life Skills Scale*). Este inventário é bastante amplo e possui 86 itens que avaliam a vida cotidiana, em termos de frequência com que os indivíduos realizam inúmeras atividades, das mais básicas como alimentação e autocuidado até as atividades mais complexas como atividades domésticas, preparo e armazenamento de alimentos, saúde, lazer, administração do dinheiro, transporte e emprego. Os escores variam de 0 a 4, em que 0 representa menor autonomia e 4 indica quando o indivíduo realiza atividades com total autonomia. Entretanto, esse instrumento deve ser aplicado indiretamente, por meio de um familiar ou cuidador.

Nesse sentido, as informações obtidas podem apresentar um viés comum em escalas indiretas. No intuito de cancelar o efeito desse viés, Martini et al. adaptaram a versão original do ILSS-Br e desenvolveram uma versão que deve ser respondida pelo próprio paciente, tipo um autorrelato. Para desenvolver o ILSS-P (versão do paciente), foram selecionados 51 itens para avaliar as atividades da vida cotidiana. Além disso, 10 itens complementares foram adicionados em diferentes áreas e 9 itens foram inseridos para contemplar a impressão do entrevistador sobre a higiene e a aparência do paciente, totalizando 70 itens agrupados em dez domínios: higiene pessoal (12 itens), aparência e vestuário (9 itens), cuidado com os objetos pessoais (6 itens), preparo dos alimentos (7 itens), saúde (7 itens), administração do dinheiro (5 itens), transporte

(5 itens), lazer (12 itens), emprego (4 itens) e manutenção do trabalho (3 itens).

Entretanto, todos os instumentos descritos anteriormente avaliam a funcionalidade por meio do autorrelato ou do relato do cuidador e/ou familiar e, portanto, dependem da memória para a obtenção das respostas.

Nesse sentido, muitos terapeutas ocupacionais e neuropsicólogos têm desenvolvido instrumentos de avaliação funcional objetivos, capazes de simular atividades cotidianas, e que podem ser utilizados na prática clínica e em pesquisas.

Esses instrumentos são denominados testes "ecológicos". Estes testes aproximam-se de situações cotidianas do indivíduo, simulando tarefas e situações rotineiras. Esse tipo de avaliação fornece informações detalhadas sobre como o idoso está realizando as atividades de vida diária, de maneira objetiva e direta, sem que haja necessidade de um relato de uma outra pessoa, portanto os resultados obtidos por meio desses testes são menos influenciados por algum tipo de viés.

No Brasil, Bressan et al. adaptaram a escala de Pfeffer e criaram uma versão prática, em que o indivíduo realiza as tarefas diante do entrevistador. Nesse estudo, Bressan et al. avaliaram 72 pacientes com diferentes perfis de demência, por meio da versão indireta do PFAQ e essas informações foram comparadas ao desempenho objetivo do paciente em uma versão prática do PFAQ, na qual o paciente era solicitado a realizar as atividades previstas no questionário. Os resultados indicaram diferenças significativas entre as informações fornecidas pelo cuidador e o desempenho do paciente, sugerindo que os cuidadores muitas vezes subestimam sua capacidade funcional.

Além da versão prática da escala de Pfeffer, também está disponível a versão brasileira da Avaliação Direta do *Status* Funcional (DAFS), que foi traduzida, adaptada e validada para o uso em idosos por Pereira et al. A DAFS é um instrumento capaz de avaliar diretamente a funcionalidade de um indivíduo, fornecendo informações importantes sobre a magnitude do prejuízo em cada domínio funcional. É uma avaliação composta por seis domínios, sendo eles: orientação temporal, comunicação (usar o telefone, preparar uma carta para postar); habilidade para lidar com dinheiro (identificar moeda corrente, contar moeda corrente, preencher um cheque, calcular o saldo e calcular troco corretamente); habilidades para fazer compras (recordar uma lista de produtos, reconhecer uma lista de produtos e selecionar itens de supermercado de uma lista escrita); vestir-se; cuidar da própria higiene e alimentação. Em todos esses subtestes, o indivíduo que está sendo avaliado realiza a atividade diante de um entrevistador.

INTERVENÇÕES DE TERAPIA OCUPACIONAL EM SAÚDE MENTAL

Recentemente, a terapia ocupacional em saúde mental tem desenvolvido métodos e técnicas por meio de programas de intervenção, com enfoques diversos: cognitivos, perceptivos, sensoriais, funcionais, laboratoriais, sociais, entre outros. Serão descritos a seguir alguns métodos que podem ser utilizados por terapeutas ocupacionais em saúde mental.

Terapia ocupacional e o referencial cognitivo-funcional

Indivíduos que apresentam problemas crônicos de saúde e problemas cognitivos apresentam limitações no seu desempenho nas atividades de vida diária, pois elas requerem que o indivíduo formule objetivos, planeje como alcançá-los e execute o que planejou. Para a reabilitação de indivíduos com transtornos mentais, que apresentam déficits cognitivos e funcionais graves, algumas abordagens cognitivas funcionais podem ser utilizadas, dentre elas, o método de atividade dirigida ou *Occupational Goal Intervention* (OGI) baseado no modelo de retreinamento cognitivo. O objetivo geral do retreinamento cognitivo é ampliar a capacidade do indivíduo de processar a informação e ser capaz de generalizar essas capacidades para o desempenho de atividades com um propósito. No modelo de retreinamento cognitivo, espera-se que o treinamento apoie a habilidade da pessoa de buscar sistematicamente informações relevantes, bem como aumentar a capacidade em registrar e utilizar as informações por meio das estratégias que devem ser generalizadas para a realização de qualquer outra atividade.

O método OGI de terapia ocupacional é baseado no método GMT (*goal management training*) e foi desenvolvido por Katz e Keren. O método GMT propõe a elaboração por escrito de uma lista de metas que constituem uma tarefa. No método OGI, o indivíduo também utiliza uma lista de etapas e metas a serem seguidas para a realização de uma tarefa, mas além disso, no método, o indivíduo executa a tarefa juntamente com o terapeuta e em seguida se autoavalia, em termos de eficácia de seu desempenho. O principal objetivo do OGI é a melhora das funções executivas, que são consideradas funções cognitivas superiores, dada a complexidade e importância para o desempenho de qualquer atividade cotidiana. No método OGI, são utilizadas as fichas e o indivíduo aprende uma estratégia fundamental: "pare e pense" (antes de agir). Dessa forma, espera-se que o indiví-

duo possa controlar impulsos e planejar as atividade no seu dia a dia.

Terapia ocupacional dinâmica

No Brasil, a principal pesquisadora que criou e vem estudando e aprimorando o método dinâmico é Benetton. Com uma visão bastante clínica da terapia ocupacional, a autora desenvolveu a teoria do método dinâmico de terapia ocupacional e também a técnica de trilhas associativas, baseada no método anterior. No método dinâmico de Benetton, o instrumento terapêutico da terapia ocupacional são as atividades responsáveis por intermediar a realidade interna vivida pelo indivíduo e a realidade externa. Com a técnica das trilhas associativas, o terapeuta ocupacional pode descrever o processo dinâmico da tríade terapeuta-paciente-atividade, ou seja, o terapeuta descreve um caminho (a trilha) com base na associação entre a realidade interna e externa, durante a realização das atividades. Benetton desenvolve seu método com formulações teórico-práticas, fornecendo subsídios teóricos para uma prática clínica da terapia ocupacional.

Emprego assistido e terapia ocupacional: a inserção social por meio do trabalho

O emprego assistido (EA) é uma forma de reabilitação profissional que auxilia indivíduos com transtornos mentais graves na obtenção de um emprego no mercado competitivo.

No EA, os profissionais da área da reabilitação, principalmente terapeutas ocupacionais, trabalham simultaneamente com os indivíduos participantes do programa e empregadores, com o objetivo de obter e manter o paciente no emprego do mercado de trabalho competitivo. Cook et al. verificaram que, quando os profissionais de saúde mental atuam juntos, em equipes multidisciplinares, em um mesmo local, utilizam um registro de caso unificado e reunem-se regularmente, os participantes apresentam maior probabilidade de permanecer trabalhando.

De acordo com Burton et al., o programa de EA é realizado de acordo com as seguintes etapas:

1. Avaliação inicial: discussão com o indivíduo sobre habilidades de trabalho, experiências pregressas de trabalho, objetivos e preferências atuais relacionadas ao trabalho.
2. Busca por emprego: realização de tarefas relacionadas à busca por um emprego, como criação de currículo, preenchimento de formulários e treinamento para preparação de entrevistas.
3. Suporte por período de tempo indeterminado: apoio e treinamento oferecido por um especialista em reabilitação profissional, que verifica aspectos relacionados a situações estressoras e presença de sintomas.

De acordo com vários estudos, a reabilitação profissional, além de favorecer a inclusão do indivíduo no mercado de trabalho, também pode proporcionar melhora de diversos aspectos de seu quadro clínico, incluindo adesão ao tratamento, redução dos sintomas e melhora do *status* funcional, da autoestima e da qualidade de vida subjetiva.

CONSIDERAÇÕES FINAIS

No Brasil, uma das maiores dificuldades para a atuação do terapeuta ocupacional está relacionada à escassez de trabalhos publicados voltados para a prática clínica. Entretanto, apesar desse contexto, existem evidências científicas disponíveis na literatura internacional que podem instrumentalizar o profissional por meio de métodos e técnicas úteis para diferentes contextos de tratamento e modalidades de serviços psiquiátricos.

BIBLIOGRAFIA SUGERIDA

1. American Occupational Therapy Association (AOTA). Uniform terminology for occupational therapy. Am J Occup Ther. 1994;48(11).
2. Bandeira M, Lima LA, Gonçalves S. Qualidades psicométricas no papel da escala de habilidades de vida independente de pacientes psiquiátricos (ILSS-BR): fidedignidade do teste e do reteste. Rev Psiquiatr Clín. 2003;30(4):121-25.
3. Baum CM, Connor LT, Morrison T, Hahn M, Dromerick AW, Edwards DF. Reliability, validity, and clinical utility of the executive function performance test: a measure of executive function in a sample of people with stroke. Am J Occup Ther. 2008;62(4): 446-55.
4. Benetton MJ. Trilhas associativas: ampliando recursos na clínica da terapia ocupacional. São Paulo: CETO e Diagrama & Texto; 1999.
5. Bio DS. Reabilitação vocacional e suas implicações no funcionamento cognitivo de pacientes esquizofrênicos. (Dissertação.) São Paulo: Faculdade de Medicina da Universidade de São Paulo; 2010.
6. Bond GR. Supported employment: evidence for an evidence-based practice. Psychiatr Rehabil J. 2004; 27(4):345-59.
7. Bressan LA, Vale FAC, Speciali JG. The daily life of patients with dementia, a comparative study between the information provided by the care giver and direct patient assessment. Dement Neuropsychol. 2007;1(3):288-2.
8. Burton CZ, Vella L, Twamley EW. Supported employment for individuals with severe mental illness. In: Söderback I. International handbook of occupational therapy interventions. New York: Springer Press; 2009.
9. Chaves GFS, Oliveira AM, Forlenza OV, Nunes PV. Escalas de avaliação para terapia. Rev Ter Ocup Univ São Paulo. 2010;21(3):240-6.
10. Centro Colaborador da Organização Mundial da Saúde para a Família de Classificação Internacionais em Português. Classificação internacional de funcionalidade, incapacidade e saúde (CIF). São Paulo: Universidade de São Paulo, 2008.

Capítulo 6 – Função, limites e dificuldades da atuação do terapeuta ocupacional **41**

11. Cook JA, Lehman AF, Drake R, McFarlane WR, Gold PB, Leff HS, et al. Integration of psychiatric and vocational services: a multisite randomized, controlled trail of supported employment. Am J Psychiatry. 2005;162:1948-56.

12. Farias N, Buchalla CM. Classificação internacional de funcionalidade, incapacidade e saúde da Organização Mundial da Saúde: conceitos, usos e perspectivas. Rev Bras Epidemiol. 2005;8(2):187-93.

13. Jacinto AF. Alterações cognitivas em pacientes idosos atendidos em ambulatório geral de clínica médica [tese]. São Paulo: Faculdade de Medicina; 2008.

14. Juns AG, Lancman S. O trabalho interdisciplinar no CAPS e a especificidade do trabalho do terapeuta ocupacional. Revista de Terapia Ocupacional da Universidade de São Paulo. 2011;22(1):27-35.

15. Hartman-Maeir A, Harel H, Katz N. Kettle test: a brief measure of cognitive functional performance. Reliability and valdity in stroke rehabilitation. Am J Occup Ther. 2009;63(5):592-9.

16. Katz N, Keren N. Effectiveness of occupational goal intervention for clients with schizophrenia. Am J Occup Ther. 2011;65(3):287-96.

17. Law M, Baptiste S, Carswell A, McColl MA, Polatajko HJ, Pollock N. Canadian occupational performance measure. 4. ed. Ottawa: CAOT Publications ACE; 2005.

18. Lezak MD, Howienson DB, Loring DW. Neuropsychological assessment. New York: Oxford University Press; 2004.

19. Loewenstein DA, Bates CB. The direct assessment of functional status revised (DAFS-R). Manual for administration and scoring. Neuropsychological Laboratories. Miami Beach: Mount Sinai Medical Center, The Wien Center for Alzheimer's Disease and Memory Disorders; 2006.

20. Mângia EF, Nicácio F. "De volta para casa": reconhecendo o direito de viver fora dos manicômios.

Revista de Terapia Ocupacional da Universidade de São Paulo. 2003;14(3):i-ii.

21. Martini LC, Attux C, Bressan RA, Mari JJ. Adaptação cultural, validade e confiabilidade da versão brasileira do Inventário de Habilidades de Vida Independente: versão do paciente (ILSS-BR/P), na esquizofrenia. Rev Psiquiatr Clín. [online.] 2012; 39(1):12-8.

22. Morato GG, Lussi IAO. A prática do terapeuta ocupacional em iniciativas de geração de trabalho e renda: contribuição dos fundamentos da profissão e das dimensões da categoria trabalho. Revista de Terapia Ocupacional da Universidade de São Paulo. 2015;26(1):66-73.

23. Muramoto MT, Mângia EF. A sustentabilidade da vida cotidiana: um estudo das redes sociais de usuários de serviço de saúde mental no município de Santo André (SP, Brasil). Ciênc Saúde Coletiva [online]. 2011;16(4):2165-177.

24. Novelli MMPC, Canon MB. Avaliação da funcionalidade nos programas de reabilitação cognitiva. In: Gomes JA (org.). Reabilitação neuropsicológica: abordagem interdisciplinar e modelos conceituais na prática clínica. Porto Alegre: Artmed; 2012. p.95-105.

25. Pereira FS, Oliveira AM, Diniz BSO, Forlenza OV, Yassuda MS. Cross-cultural adaptation, reliability and validity of the DAFS-R in a sample of Brazilian older adults. Archives of Clinical Neuropsychology. 2010;25:335-43.

26. Vizzotto ADB. Estudo piloto randomizado e controlado para avaliar a eficácia da terapia ocupacional na reabilitação de funções executivas em pacientes com esquizofrenia refratária [Dissertação.] São Paulo: Universidade de São Paulo, Faculdade de Medicina; 2013 Acesso em: 19.06.15. Disponível em: http://www.teses.usp.br/teses/disponiveis/5/5142/tde-13012014-141709/.

7 Importância do diagnóstico em psiquiatria

Eduardo de Castro Humes

O termo *diagnóstikós*, de origem grega, é formado pelas partes *dia*, que remete a separação de uma parte da outra, e *gnosis*, que significa percepção, conhecimento. Seu significado remete à descrição de construtos humanos na tentativa de explicar alterações observadas, isto é, são cunhados a partir de grupamentos de comportamentos, sinais ou sintomas. Apesar de usualmente esse termo estar associado a quadros patológicos, o diagnóstico também pode estar associado a uma situação normal, como um trabalho de parto, ou à avaliação de funcionamento social e laborativo, por exemplo.

O conceito de diagnosticado está intimamente associado ao conceito de doença (alteração objetivamente reconhecível e evidenciável, de etiologia conhecida, que leve a um sofrimento do paciente), síndrome (conjunto de sintomas que estão ligados a diversas entidades mórbidas) e transtorno (sinais ou sintomas clinicamente reconhecíveis, relacionados a sofrimento pessoal ou na interação interpessoal). Mas a utilidade do diagnóstico em psiquiatria não se dá, assim como em outras áreas médicas, somente com o reconhecimento de um conjunto de sintomas e a indicação de condutas mais adequadas (investigação clínica, tratamentos), há ainda implicações legais, em pesquisas científicas, hipóteses explicativas e no prognóstico do paciente.

Classicamente, a maneira pela qual um diagnóstico de doença em medicina é estabelecido idealmente é baseada no processo patológico envolvido, como o diagnóstico de tuberculose, encefalopatia de Wernick ou da neurolues. Outros modelos ainda possíveis são o agrupamento por resposta ao tratamento ou pela evolução natural do quadro. A primeira tem como principal crítica a ausência de tratamentos específicos, além do fato de que mais de uma estratégia pode ser efetiva para cada enfermidade. A segunda é criticada pela diversidade de evoluções clínicas que uma mesma doença pode apresentar e pela necessidade de se observar a evolução dos pacientes ao longo de algum período de tempo sem intervenções antes de iniciar qualquer tratamento. Em psiquiatria, em razão do estado atual do conhecimento médico, uma minoria dos quadros patológicos pode ser explicada por sua fisiopatologia, sendo então agrupadas por sintomatologia, dentro do modelo de transtornos mentais.

BREVE HISTÓRICO DO DIAGNÓSTICO EM PSIQUIATRIA

Os primeiros relatos de alterações comportamentais datam dos tempos gregos, quando foi inicialmente descrita a histeria. A partir do século XIX, começaram as primeiras descrições sistemáticas de quadros com alteração comportamental, com a descrição da paralisia geral progressiva (aracnoidite crônica) em 1822, e das três síndromes clássicas de Pinel (monomania, mania e demência).

Kraepelin e Kahlbaum modificaram o pensamento dominante na Europa do século XIX ao propor que diversos quadros nosológicos psicóticos poderiam ser diferenciados pelas suas apresentações e suas evoluções clínicas e iniciarem uma nova sistematização. Essa proposta foi baseada em uma classificação categorial: ou o paciente era portador de psicose maníaco-depressiva, ou era portador de *dementia praecox*. Nesse momento, os sintomas eram definidos de maneira muito abrangente, inespecífica. O aprendizado era baseado estritamente no contato com os mestres, o diagnóstico era baseado nesse contato e na reprodução de padrões das entrevistas com os pacientes, ficando sujeito a compreensões específicas e opiniões pessoais desses mestres. Assim, tanto ocorriam diagnósticos localmente reconhecidos, como o *délire chronique* e o *bouffée délirante*, para os franceses, como diferenças locais nos diagnósticos, como exemplificado por estudos comparando os Estados Unidos e a Inglaterra na década de 1950.

Kurt Schneider, reconhecendo a baixa confiabilidade dos sintomas descritos para conceituar a esquizofrenia, propôs um método de classificação de transtornos baseado em sintomas indispensáveis para sua descrição, para ele considerados como característicos, e sintomas incompatíveis com este; portanto, um método de diagnóstico operacional.

A partir da década de 1950, ocorreu um grande questionamento das doenças mentais e do diagnóstico psiquiátrico. Ao mesmo tempo que alguns autores buscavam associações entre lesão estrutural ou alterações da fisiologia com o surgimento do processo patológico, outros propunham que a doença mental teria substrato ideológico ou político, baseados inclusive no mau uso deste, como na antiga União Soviética, onde era usado como uma ferramenta da perseguição política.

Recentemente, em razão da necessidade de critérios diagnósticos universais para o desenvolvimento de novas formas terapêuticas, progressos na compreensão do adoecimento psiquiátrico, das neurociências e da própria comunicação entre os profissionais, um novo movimento, denominado nos Estados Unidos neokraepelinismo, iniciou um processo de aperfeiçoamento do diagnóstico psiquiátrico. Partindo dos critérios de Saint Louis e do RDC (*Research Diagnostic Criteria*), foram criados novos critérios diagnósticos operacionais da American Psychiatric Association, o *Manual Diagnóstico e Estatístico de Transtornos Mentais* (DSM), e a Classificação Internacional de Doenças e Problemas Relacionados de Saúde (CID), editada pela Organização Mundial da Saúde. Em 2013, foi lançado pela American Psychiatric Association o DSM-5, e o CID-11 está em fase final de elaboração.

CONFIABILIDADE E VALIDAÇÃO

O diagnóstico psiquiátrico pode ser pouco confiável, isto é, com frequência, dois médicos examinando o mesmo paciente não o formulam da mesma maneira, com diferentes possíveis fontes de interferências (Tabela 1).

Tabela 1 Aspectos que modificam a formulação diagnóstica

Relacionadas ao médico	Relacionadas a elementos que compõem o método diagnóstico
• Diferentes concepções teóricas • Experiência pessoal • Aspectos transferenciais • Diferenças sociais entre o médico e o paciente	• Técnicas de entrevista • Percepções dos sintomas • Pesos atribuídos a sintomas e história do paciente • Pesos atribuídos aos sistemas de classificação

Estudos de confiabilidade das décadas de 1950 e 1960 apresentavam baixos índices (cerca de 50%), mas estudos mais recentes, posteriores ao DSM-III, e entrevistas estruturadas apresentaram maiores taxas de confiabilidade (cerca de 80%), principalmente quando são avaliados transtornos mentais orgânicos ou psicóticos.

Outra limitação do diagnóstico psiquiátrico é a validade, isto é, se a categoria utilizada realmente identifica o fenômeno em questão; se este é diferenciável em relação a outros de sua classe, com aspectos específicos de prognóstico; e se é possível utilizar o diagnóstico de maneira prática no planejamento do tratamento do paciente. As síndromes psiquiátricas foram constituídas clinicamente, em especial as grandes síndromes psiquiátricas, ou por meio de análise de conglomerados (*cluster analysis*).

Outro aspecto muitas vezes erroneamente alardeado é a resposta ao tratamento. Trata-se de um critério muito falho, uma vez que os tratamentos psiquiátricos não são específicos e são baixas as taxas de cura ou melhora.

Um tópico cuja menção é muito importante e que deriva da criação de diagnósticos a partir de *cluster* de sintomas é a diferenciação entre sintomas de uma determinada entidade e os critérios diagnósticos. Os critérios são um conjunto menor de sintomas que apresentam um papel importante no diagnóstico e em sua diferenciação; são um pequeno subgrupo dos sintomas que podem estar presentes em uma determinada síndrome.

HIERARQUIZAÇÃO DE DIAGNÓSTICOS

Um aspecto frequentemente evocado é a hierarquização do diagnóstico psiquiátrico em relação do diagnóstico clínico, como no caso de comorbidades entre depressão e insuficiência cardíaca congestiva, em que a fatigabilidade, por exemplo, pode ser sintoma de ambas as doenças.

Muitas vezes, na prática clínica, os sintomas permitem a formulação de dois diagnósticos diferentes para um mesmo quadro clínico, entretanto, normalmente opta-se por encarar os sintomas como parte de uma doença única que possa explicar os sintomas como um todo, em vez de fa-

Tabela 2 Abordagens para uso de critérios diagnósticos em pacientes portadores de comorbidades clínicas

	Excludente	Inferente	Substitutiva	Includente
Características	Retirar sintomas explicáveis pela comorbidade	Inferir a causalidade	Substituir o critério por outro sintoma	Usar o critério independentemente de comorbidade
Uso	Pesquisa clínica	Prática clínica diária	Prática clínica diária	Prática clínica diária (principal)
Limitação	Risco de falsos-negativos	Baixa confiabilidade e ausência de replicação	Não validação	Risco de falsos-positivos

Capítulo 7 – Importância do diagnóstico em psiquiatria **45**

zer diferentes diagnósticos para um mesmo paciente. Por exemplo, em uma paciente que apresenta sintomatologia depressiva associada a sintomas obsessivos e anorexia grave, opta-se por compreender o caso como uma paciente com episódio depressivo com sintomas associados do espectro obsessivo e perda de peso significativa, em vez de diagnosticar episódio depressivo, além de transtorno obsessivo-compulsivo e anorexia nervosa.

DIAGNÓSTICO MULTIAXIAL

Um grande avanço no diagnóstico psiquiátrico foi a criação de classificações multiaxiais, que proporcionam uma visão global do paciente, articulando diversos parâmetros do funcionamento do paciente e da doença.

Cada eixo apresenta uma independência relativa dos demais, podendo ser tipológico ou dimensional. Os eixos mais comumente utilizados são: síndrome psiquiátrica, personalidade e nível intelectual, doenças físicas, estressores psicossociais e função adaptativa – alguns autores ainda citam etiologia e curso e evolução da doença.

CATEGORIAS E DIMENSÕES

Tradicionalmente, em medicina, tende-se a utilizar diagnósticos categoriais, em que o paciente está ou não doente, dentro de agrupamentos fechados de sintomas. Essa prática gera uma divisão entre as categorias diferentes: de saúde e doença, de normalidade e subnormalidade. Uma de suas principais vantagens é que, por determinar diagnósticos unitários, permite a determinação de condutas específicas de diagnóstico, isto é, se o conjunto de sintomas permite o diagnóstico de um transtorno X ou Y, pode-se indicar este ou aquele tratamento, além de sua facilidade para formar conceitos e descrições.

Atualmente, uma das principais discussões envolvendo diagnósticos psiquiátricos é a mudança de uma classificação categorial para uma classificação dimensional, em que o paciente pode apresentar alguns sintomas em diversas categorias e não são criados limites artificiais. Assim, há pacientes que apresentam poucos sintomas, estando no limite da normalidade, ou no limite entre dois transtornos, como esquizofrenia e transtornos afetivos.

CLASSIFICAÇÕES ATUAIS

Apesar da existência de classificações locais, atualmente dois sistemas são os mais utilizados: a CID e o DSM. Suas edições mais recentes, o DSM-5 e a CID-11 (que ainda está em finalização), são estruturadas de maneira que os diagnósticos sejam cor-

Tabela 3 Comparação entre as diferentes abordagens diagnósticas	
Vantagens do diagnóstico categorial	**Vantagens do diagnóstico dimensional**
Familiaridade para profissionais psiquiatras ou não	Sintomas típicos e atípicos são contemplados
O conceito envolvido é similar ao utilizado em outras áreas da medicina	Transmite maior número de informações, permitindo utilização dos dados em pesquisas
Facilidade de se estabelecer as condutas	Não restringe o diagnóstico a preencher ou não os critérios operacionais, evitando criar falsos limites saúde/doença
	Permite o resgate de similaridades entre populações em diferentes *clusters* sintomatológicos

relatos. Essas classificações geralmente são categoriais e hierárquicas, embora possibilitem múltiplos diagnósticos para o mesmo paciente. Ambas permitem múltiplos diagnósticos (sendo que se deve indicar um principal) e classificação quanto a gravidade (leve, moderado, grave), curso (remissão parcial ou total) ou outros especificadores.

O uso de critérios operacionais significa que o diagnóstico não é somente codificado por sintomas necessários para o diagnóstico. Geralmente, há os critérios maiores, cuja presença é obrigatória, associados a uma lista de critérios menores, nem sempre presentes, e transtornos que devem ser excluídos.

Classificação Internacional de Doenças e Problemas Relacionados de Saúde (CID)

Atualmente em sua décima edição, sendo que os critérios da décima primeira edição estão sendo estruturados, a CID é uma classificação que tem como objetivo ser um instrumento internacional de comunicação, educação e pesquisa, e permitir estatísticas internacionais sobre morbimortalidade, sendo projetada de maneira que expansões possam ser feitas sem uma alteração de toda a classificação. Essa classificação foi realizada para todas as áreas da medicina, sendo que as patologias psiquiátricas foram agrupadas sob o índice "F", na décima edição, e a maioria das categorias tem critérios para a prática clínica e para pesquisa.

Manual Diagnóstico e Estatístico de Transtornos Mentais (DSM)

É formado por critérios operacionais de todos os diagnósticos ali constantes, conforme discutido por grupos de trabalho designados pela American Psychiatric Association. Portanto, apresenta importante influência da escola de psiquiatria americana. A partir da terceira versão, apresentou um distanciamento em relação ao modelo psicanalítico que dominou suas primeiras versões.

Entre as principais críticas às versões mais recentes, incluindo sua quinta versão, estão o aumento do número dos diagnósticos, o que favorece o maior número de diagnósticos de casos normais, "patologizando" comportamentos normais (como superdiagnóstico de transtorno de déficit de atenção e hiperatividade com o estabelecimento de diagnóstico mesmo com sintomas de surgimento tardio, maior abrangência de sintomas para transtornos relacionados ao uso de substâncias e transtorno explosivo intermitente).

Novas classificações

A principal iniciativa em curso é o *Research Domain Criteria Initiative* (RDoC), capitaneado pelo National Institute of Mental Health (NIMH) norte-americano. Sua proposta é o desenvolvimento de novas maneiras de classificar os transtornos mentais, com base em aspectos dimensionais e marcadores neurobiológicos. As dimensões propostas no RDoC não se limitam à gravidade dos sintomas, e abrangem um amplo espectro entre o comportamento percebido como normal e patológico.

Essa abordagem se baseia na percepção do transtorno mental como um intricado retrato de traços que em extremos estão associados ao adoecimento, como em hipertensão, diabete e outros modelos clínicos. Inicialmente, uma medida deve ser estabelecida, com claros pontos de corte entre o normal e o disfuncional, eventualmente com diferentes graus de disfunção. Os graus de comprometimento podem estar associados a diferentes intervenções, inclusive quadros subsindrômicos, comportamentos de risco e pródromos.

ENTREVISTAS PADRONIZADAS

A coleta de dados por meio de entrevistas psiquiátricas pode ser feita com entrevistas abertas, em que o médico deve ser isento, evitando intervir na entrevista e favorecendo a expressão do paciente livremente. Por sua vez, entrevistas semiestruturadas devem ser realizadas por entrevistadores aptos e seguem um roteiro predefinido de campos a serem avaliados. Há, ainda, as entrevistas estruturadas, em que o entrevistador (médico ou leigo) deve seguir uma sequência específica de perguntas, lendo-as, sem interpretações, visando assegurar a confiabilidade e a validade do diagnóstico, a partir de classificações como o DSM e o CID.

É importante diferenciar as entrevistas padronizadas diagnósticas de escalas para determinação de sintomas clínicos. Entrevistas diagnósticas, como o SCID (*Structured Clinical Interview*), o SCAN (*Schedules for Clinical Assessment in Neuropsychiatry*), o CIDI (*Composite International Diagnostic Interview*) e o DIS (*Diagnostic Interview Schedule*), podem ser utilizadas em pesquisas clínicas para estabelecer o diagnóstico e para acompanhar a evolução dos sintomas. Escalas de sintomas, como as escalas de depressão de Beck, a *Montgomery-Asberg Depression Rating Scale* (MADRS) e a de Hamilton, são desenvolvidas para registrar a evolução de sintomas específicos de transtornos mentais e monitorizar a resposta ao tratamento, mas não permitem realizar o diagnóstico.

BIBLIOGRAFIA SUGERIDA

1. Akiskal HS, Pinto O. The evolving bipolar spectrum: prototipes I, II, III, and IV. Psychiatr Clin North Am. 1999;22(3):517-34, vii.
2. Benvenuti A, Miniati M, Callari A, Giorgi Mariani M, Mauri M, Dell'Osso L. Mood spectrum model: evidence reconsidered in the light of DSM-5. World J Psychiatry. 2015;5(1):126-37.
3. Castro-Rodríguez JI, Olariu E, Garnier-Lacueva C, Martín-López LM, Pérez-Solà V, Alonso J, et al.; INSAyD Investigators. Diagnostic accuracy and adequacy of treatment of depressive and anxiety disorders: a comparison of primary care and specialized care patients. J Affect Disord. 2014;172C:462-71.
4. Cooper D. Psychiatry and anti-psychiatry. London: Tavistok, 1961.
5. Cooper JE, Kendell RE, Gurland BJ, et al. Psychiatric diagnosis in New York and London. Maudsley monograph 20. London: Oxford University Press; 1972.
6. Davidsen AS, Fosgerau CF. What is depression? Psychiatrists' and GPs' experiences of diagnosis and the diagnostic process. Int J Qual Stud Health Well-being. 2014;9:24866.
7. Dell'Aglio JC Jr, Basso LA, Argimon II, Arteche A. Systematic review of the prevalence of bipolar disorder and bipolar spectrum disorders in population-based studies. Trends Psychiatry Psychother. 2013;35(2):99-105.
8. Feighner JP, Robins E, Guze SB, Woodruff RA Jr, Winokur G, Munoz R. Diagnostic criteria for use in psychiatric research. Arch Gen Psychiatry. 1972; 26(1):57-63.
9. Kendell RE. The principles of classification in relation to mental disease. In: Sheperd M, Zangwill OL (eds.). Handbook of psychiatry 1: general psychopathology. Cambrige: Cambrige University; 1983.
10. Pichot P. Diagnosis and classification of mental disorders in French-speaking countries: background, current views and comparison with other nomenclatures. Psychol Med. 1982;12(3):475-92.
11. Robins LN, Cottler LB. Making a structured psychiatric diagnostic interview faithful to the nomenclature. Am J Epidemiol. 2004;160(8):808-13.
12. Spitzer RL, Endicott J. Medical and mental disorder: proposed definition and criteria. In: Spintzer RL, Klein DR (eds.). Critical issues in psychiatric diagnosis. New York: Raven Press; 1978.
13. Stein DJ. Advances in the neurobiology of obsessive-compulsive disorder. Implications for conceptualizing putative obsessive-compulsive and spectrum disorders. Psychiatr Clin N Am. 2000;23(3):545-62.
14. Szasz T. The myth of mental illness. New York: Hoeber; 1961.
15. US National Institute of Mental Health. NIMH Strategic plan for research. 2015 [online].
16. Wakefield JC. DSM-5, psychiatric epidemiology and the false positives problem. Epidemiol Psychiatr Sci. 2015;13:1-9.
17. Woo YS, Shim IH, Wang HR, Song HR, Jun TY, Bahk WM. A diagnosis of bipolar spectrum disorder predicts diagnostic conversion from unipolar depression to bipolar disorder: a 5-year retrospective study. J Affect Disord. 2015;174:83-8.

8 Escalas, entrevistas e sua utilidade no paciente com condição médica não psiquiátrica

Antonio Reis de Sá Junior
Yuan-Pang Wang

O termo transtorno mental abrange uma ampla gama de condições na psiquiatria, incluindo transtorno psicótico grave (como esquizofrenia) e transtorno mental comum (principalmente transtornos depressivos e ansiosos), sendo o transtorno mental comum responsável por 90% das morbidades mentais na comunidade e no contexto médico. Para todas as categorias de transtornos mentais, os objetivos da atenção médica são a melhoria da saúde e do funcionamento social com redução da mortalidade por suicídio e da disfunção causada por doenças físicas.

Medidas de apoio ao diagnóstico e ao tratamento das mais diversas patologias são rotineiramente adotadas em medicina. Por exemplo, a medida da pressão arterial é o elemento-chave para o estabelecimento do diagnóstico e do controle da hipertensão arterial sistêmica e sem o uso de um esfigmomanômetro ela seria uma tarefa difícil. Para mensurar a alteração na pressão sanguínea por meio do tratamento, é necessário medir, pelo menos, duas vezes para identificarmos o padrão de resposta à intervenção proposta. A avaliação psicopatológica dos transtornos mentais não segue um caminho de tanta objetividade, mas precisamos mensurar mais de uma vez e com a diferença de pontuação podemos ou não identificar alterações significativas na clínica dos pacientes. As estratégias para mensurar os resultados dos cuidados ou intervenções em termos de sintomas, funcionamento, bem-estar subjetivo ou qualidade de vida, do ponto de vista do paciente, incluem a aplicação de escalas e entrevistas, entre outros métodos de avaliação.

As incertezas da medicina diagnóstica são o alvo dos instrumentos médicos, cada vez mais sofisticados. Na tarefa de visualizar e analisar o corpo, os novos exames complementares assumiram um papel estratégico na prática clínica. Enquanto, por um lado, as novas tecnologias tentam encontrar marcadores corporais que tenham significado clínico no apoio diagnóstico, por outro lado, algumas queixas não têm nenhuma evidência com a qual possa ser estabelecida uma base física. Muitos pacientes chegam aos médicos com queixas

Capítulo 8 – Escalas, entrevistas e sua utilidade no paciente com condição médica não psiquiátrica **49**

que não se enquadram com precisão dentro dos parâmetros necessários para um diagnóstico previamente definido. A ciência médica tem constantemente progredido e o conhecimento adquirido tem servido de base para organização de uma ampla constelação de sintomas, dos mais vagos até os descritos com precisão, que refletem o sofrimento dos pacientes, muitas vezes com o apoio de exames laboratoriais e de imagem. Transtornos mentais continuam a estar entre as doenças mais controvertidas, em parte pela falta de estratégias laboratoriais que fundamentem as queixas dos pacientes ou alterações de comportamento. A psiquiatria sempre esbarrou na questão da reprodutibilidade das avaliações realizadas por diferentes profissionais. Justamente pela:

- Subjetividade dos sintomas;
- Orientação do avaliador;
- Sintomas médicos que mimetizam os sintomas psiquiátricos.

Assim, temos três fatores que interferem nessa equação:

- Paciente;
- Médico ou avaliador; e
- As características da doença médica.

Sintomas como ansiedade, depressão, psicose ou rebaixamento do nível de consciência podem confundir o clínico, pois os transtornos mentais não possuem sintomas que sejam patognomônicos com uma condição clínica e esses sintomas podem estar presentes em uma considerável diversidade de doenças.

Há uma alta prevalência de transtornos mentais comuns entre os pacientes de clínica geral que estão associados com morbidade substancial, disfunção e consideráveis gastos para o sistema de saúde. Como

consequência, o médico generalista desempenha um papel fundamental na garantia de que os pacientes com transtornos mentais sejam reconhecidos e tratados de forma otimizada. A literatura sugere que uma considerável proporção de pacientes irá passar despercebida ou será diagnosticada de forma inadequada e, em alguns casos, incorretamente tratados por seus médicos. O baixo reconhecimento diagnóstico e tratamento inadequado dos transtornos psiquiátricos na clínica geral não são causados apenas pela falta de habilidade e conhecimento clínico em saúde mental, mas também se deve à falta de ferramentas de apoio ao diagnóstico e às dificuldades estruturais próprias de cada serviço. Portanto, há um interesse crescente na investigação, não só para explorar formas de melhorar o desempenho clínico, mas também para obter uma melhor compreensão da gama de questões que os médicos são confrontados rotineiramente ao tentar identificar e gerenciar transtornos mentais nas mais diversas especialidades médicas.

O objetivo do uso de escalas e entrevistas na saúde mental é aumentar a qualidade e eficiência dos processos de avaliação em ambientes de pesquisa e de prática clínica. A questão geral que tem sido perseguida é: quantos e quais indicadores são ideais para avaliar uma população específica em uma determinada situação? A ideia geral é que a medição positiva dos resultados em pesquisa e prática clínica depende, por um lado, da distribuição do resultado (p. ex., a propagação de sofrimento psíquico; epidemiologia) e, por outro lado, da qualidade da medição dos indicadores escolhidos e com que precisão eles representam os resultados alcançados (p. ex., o quanto foram adequadamente escolhidos os itens de uma escala combinados para a gama de sofrimento psicológico na população-alvo).

As escalas de avaliação em saúde mental fornecem informações sobre um amplo espectro de variáveis incluindo ansiedade, depressão, mania, psicose, abuso de substâncias, indicadores de risco de suicídio, impulsividade/agressão, nível funcional, qualidade de vida, avaliação geral em saúde mental, percepção e movimentos involuntários. Além disso, existem escalas voltadas para públicos específicos como o geriátrico e o infantil. De um modo geral, pode-se encontrar informações estratégicas sobre as escalas em monografias que fornecem: uma ampla visão da escala, orientando aplicações gerais, propriedades psicométricas, tempo de execução da escala, direitos autorais e referências com estudos representativos utilizando a escala em suas específicas indicações.

As escalas de rastreamento são compostas por uma lista de questões para identificar sintomas e síndromes na população geral e podem ser divididas em escalas de autoavaliação, nas quais não existe necessidade de apoio para o seu preenchimento ou escalas de observador, em que um entrevistador, previamente treinado, pergunta e registra a pontuação de cada item respondido pelo indivíduo avaliado. De modo geral, essas escalas apresentam uma pontuação de corte para delimitar quando a presença de sintomas passa a indicar um provável transtorno mental. Muitas vezes, em países ou regiões pouco desenvolvidos, os usuários dessas escalas têm dificuldade de leitura, sendo necessário que um entrevistador leia as perguntas aos pacientes em contextos de saúde.

Existem circunstâncias na pesquisa ou na prática clínica em que são necessários modelos específicos de instrumentos para rastrear sintomas psiquiátricos. Nessas situações, deve-se ter em mente que os resultados da avaliação terão limitações próprias da qualidade das informações coletadas. Na Figura 1, são apresentados alguns modelos de escalas de avaliação psicopatológica usando o transtorno depressivo como exemplo:

As entrevistas servem para fazer um diagnóstico psiquiátrico; muitas vezes, elas estão ancoradas em um sistema de classificação como os critérios da Associação Psi-

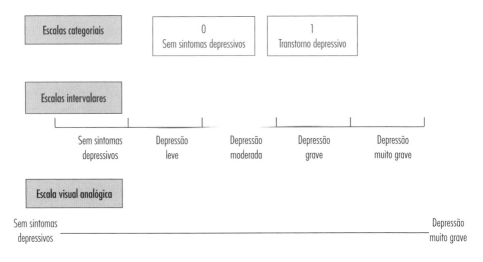

Figura 1 Modelos de escalas de avaliação psicopatológica.

quiátrica Americana, o *Manual Diagnóstico e Estatístico de Transtornos Mentais* (DSM) ou a Classificação Internacional de Doenças (CID). Considerando o grau de "padronização" das entrevistas, elas podem ser: estruturadas, semiestruturadas e não estruturadas (ou livres).

Uma entrevista totalmente estruturada tem como base o uso de um roteiro sistematizado e pouco flexível como ferramenta de coleta de informações. O objetivo é garantir que as mesmas perguntas sejam feitas da mesma forma a todas as pessoas avaliadas. Um exemplo da entrevista totalmente estruturada é a *Composite International Diagnostic Interview* (CIDI), em que entrevistadores leigos treinados podem conduzir a investigação diagnóstica. Na entrevista semiestruturada, o entrevistador também segue um roteiro com perguntas padronizadas, mas o entrevistador deve usar o seu julgamento clínico para avaliar a presença de um determinado sintoma psiquiátrico. São exemplos de entrevistas semiestruturadas o *Schedule for Affective Disorders and Schizophrenia* (SADS), a *Structured Clinical Interview for DSM* (SCID) ou a *Mini International Neuropsychiatric Interview* (M.I.N.I.). A aplicação das entrevistas estruturadas e semiestruturadas deve ser precedida de treinamento e calibração. A cobertura sistemática de áreas importantes de psicopatologia e a sua relativa reprodutibilidade faz com que as entrevistas padronizadas sejam consideradas o padrão ouro em situação de pesquisa. Por outro lado, as entrevistas não estruturadas seguem um roteiro mais aberto, pautando-se pela flexibilidade e pela busca do significado, o que permite ao entrevistador explorar a concepção do entrevistado de forma livre. O paciente pode responder perguntas dentro da sua própria estrutura de referências e o entrevistador deve ter bastante experiência

clínica. Uma grande desvantagem das entrevistas livres é a omissão de áreas importantes da psicopatologia, por meio do fluxo não padronizado da entrevista.

Entrevistas altamente estruturadas tornaram-se o padrão ouro na definição de diagnóstico em psiquiatria, sobretudo na investigação, mas também, cada vez mais, no trabalho em clínicas diversas. A literatura sobre a entrevista psiquiátrica geralmente lida com comparações da eficácia relativa (graus de sensibilidade e especificidade) e confiabilidade de determinadas abordagens nas entrevistas. Em geral, essas discussões não conseguem resolver o problema teórico mais abrangente: qual é a forma mais adequada de obter informações para um diagnóstico em psiquiatria?

Os instrumentos psicométricos de rastreio, como as escalas de avaliação psicopatológica, se sobrepõem de forma imperfeita aos critérios dos manuais diagnósticos psiquiátricos oficiais. Dessa forma, um instrumento mais robusto pode ser adicionado como critério padrão com o objetivo de melhorar a validade das avaliações. Prováveis pacientes podem ser rastreados na comunidade com o uso de instrumentos como escalas de autoavaliação e aqueles considerados com sintomatologia preocupante devem ser novamente avaliados com instrumentos diagnósticos mais precisos.

O objetivo de uma avaliação psiquiátrica é descrever as queixas do paciente, incluindo as características que possam indicar a existência de alterações psicopatológicas preocupantes, ou seja, aquelas que resultam em critérios para uma determinada classificação diagnóstica, pensando no tratamento, na metodologia de pesquisas ou ainda para outras decisões clínicas.

Qualquer ferramenta de apoio ao diagnóstico em saúde mental, para ser considerada adequada para uso rotineiro na mensuração de resultados, deve ter uma breve aplicação, ser compreensível, de fácil execução e boa aceitação pelos usuários. Além disso, devem gerar informações confiáveis, válidas e sensíveis às alterações. Ou seja, essas ferramentas não devem indicar variações significativas na pontuação quando não ocorreram modificações clínicas no paciente, e, com isso, medir o que elas pretendem medir e, por outro lado, mostrar alteração na pontuação quando houver mudança clínica. Ao trabalharmos com instrumentos de avaliação em saúde mental, também devemos nos preocupar com algumas características específicas que incluem considerações culturais, custos, e em especial as suas propriedades psicométricas. Portanto, para que os clínicos, pesquisadores ou profissionais de saúde mental adotem o uso de ferramentas de apoio ao diagnóstico é fundamental verificar como foram avaliados os testes de confiabilidade, validade, sensibilidade e especificidade desse instrumento.

Várias teorias de medição e modelos de análise estatística são utilizadas na formatação de testes psicométricos. A aplicação da análise estatística em psicometria permite confirmar a validade dos testes, sendo esta entendida como a consistência nos resultados dos testes e entre os indivíduos, em diferentes populações e ao longo do tempo. Muitos tipos diferentes de validade podem ser testados, incluindo a validade de conteúdo, validade de construção, e validade de critério, para citar apenas algumas. Entender os conceitos estatísticos e as teorias de medida – como a teoria clássica dos testes, teoria de resposta ao item, análise fatorial e escalonamento multidimensional – não é necessário para o seu adequado uso em pesquisa e prática clínica. No entanto, uma compreensão básica dos testes psicométricos modernos predominantes e seus

princípios pode ser importante ao selecionar uma ferramenta de apoio diagnóstico em saúde mental.

A psicometria é um campo de estudo que envolve teoria e técnica de medição dos eventos psicológicos. Uma parte do seu espectro de interesse está preocupada com a medida objetiva de características humanas, como habilidades e conhecimentos, atitudes, traços de personalidade e desempenho escolar. Por exemplo, alguns pesquisadores em avaliações psicométricas têm, até agora, se dedicado à construção e validação de instrumentos de avaliação, como escalas e testes, sempre preocupados com desenvolvimento de pesquisas estatísticas sobre a teoria de medição. Como resultado, a investigação psicométrica envolve duas tarefas principais: a construção de instrumentos; e o desenvolvimento de procedimentos para a medição.

No contexto da atenção primária, os transtornos mentais devem receber grande destaque. A ocorrência da maioria dos sintomas psiquiátricos, mesmo aqueles que em conjunto não caracterizem um transtorno, quando identificada, é conduzida quase inteiramente na atenção primária. Pode-se afirmar que, nesses pacientes com uma condição primária não psiquiátrica, existe um grande potencial para melhorar a qualidade do atendimento e dos resultados de rastreio de condições associadas ao sofrimento psíquico. Deve-se identificar essas situações, em que é possível indicar intervenções que beneficiem a maioria dos pacientes, propicie melhor condição de qualidade de vida e de produtividade econômica.

Para um clínico, que não trabalha rotineiramente com saúde mental, pode ser uma tarefa particularmente difícil identificar sintomas de transtornos mentais, pois esses pacientes relatam sintomas físicos e somáticos que nem sempre são descritos com precisão ou não são reconhecidos como relevantes no contexto do paciente. A presença de sintomas depressivos ou ansiosos pode representar um desafio para o clínico (podem ser primários, secundários à doença ou ao uso de medicamentos, ou comórbidos). Apesar dos grandes avanços no diagnóstico e classificação dos transtornos psiquiátricos e da crescente evolução das estratégias de educação médica continuada dos profissionais que atuam na saúde pública e privada, muitos transtornos mentais permanecem sem ser detectados ou recebem tratamento inadequado. Por exemplo, discriminar a fadiga no contexto médico pode ser um desafio para o clínico. Outros sintomas como ansiedade e depressão também devem entrar sempre no diagnóstico diferencial.

As estratégias para avaliar as intervenções ou para acompanhamento clínico em saúde mental da população têm evoluído e ampliado o seu campo de aplicação de forma confiável dentro dos limites que a subjetividade do ser humano permite. As ferramentas de rastreio e escalas de classificação na Tabela 1 podem ser usadas para ajudar a medir os sintomas e/ou medir o progresso após intervenções.

Tabela 1 Descrição de algumas das principais entrevistas e escalas utilizadas na prática clínica em saúde mental

Indicação	Entrevista	Critério diagnóstico
Apoio diagnóstico em pesquisa e prática clínica	*Structured Clinical Interview for Psychiatric Diagnosis* (SCID)	DSM
	Composite International Diagnostic Interview (CIDI)	DSM e CID
	Mini International Neuropsychiatric Interview (MINI)	DSM e CID
Indicação	**Escala**	**Aplicação**
Depressão	*Montgomery-Asberg Depression Rating Scale* (MADRS)	Entrevistador
	Beck Depression Inventory-II (BDI-II)	Autoavaliação
	Hamilton (HAM-D)	Entrevistador
Mania	*Young Mania Rating Scale* (YMRS)	Entrevistador
	Mood Disorder Questionnaire (MDQ)	Autoavaliação
Esquizofrenia	*Brief Psychiatric Rating Scale* (BPRS)	Entrevistador
	Positive and Negative Syndrome Scale (PANSS)	Entrevistador
Rastrear TMC	*Self-Reporting Questionnaire* (SRQ-20)	Autoavaliação
	General Health Questionnaire (GHQ-12)	Autoavaliação
	Kessler Psychological Distress Scale (K6/K10)	Autoavaliação
Ansiedade	*Hamilton Anxiety Scale* (HAM-A)	Entrevistador
	Beck Anxiety Inventory (BAI)	Autoavaliação
	Hospital Anxiety Depression Scale (HADS)	Autoavaliação
TOC	*Yale-Brown Obsessive Compulsive Scale* (Y-BOCS)	Entrevistador
	Obsessive-Compulsive Inventory (OCI)	Autoavaliação

TOC: transtorno obsessivo-compulsivo ; TMC: transtorno mental comum.

BIBLIOGRAFIA SUGERIDA

1. Gil AC. Métodos e técnicas de pesquisa social, 6. ed. São Paulo: Atlas; 2008.
2. Kaplan RM, Saccuzzo DP. Psychological testing: principles, applications, and issues, 8. ed. Belmont: Wadsworth, Cengage Learning; 2010.
3. May T. Pesquisa social: questões, métodos e processos. Porto Alegre: Artmed; 2004.
4. Miller PR, Dasher R, Collins R, Griffiths P, Brown F. Inpatient diagnostic assessments: 1. Accuracy of structured vs. unstructured interviews. Psychiatry Res. 2001;105(3):255-64.
5. Myers K, Winters NC. Ten-year review of rating scales. I: overview of scale functioning, psychometric properties, and selection. J Am Acad Child Adolesc Psychiatry. 2002;41(2):114-22.
6. Nordgaard J, Sass LA, Parnas J. The psychiatric interview: validity, structure, and subjectivity. Eur Arch Psychiatry Clin Neurosci. 2013;263(4):353-64.
7. Sharp LK, Lipsky MS. Screening for depression across the lifespan: A review of measures for use in primary care settings. Am Fam Physician. 2002;66:1001-8.

Parte II

Grandes síndromes psiquiátricas

EDITOR
Renério Fráguas Júnior

Depressão 9

Eduardo de Castro Humes

CONCEITO

Ao contrário da crença popular, compartilhada inclusive por alguns médicos, depressão não é sinônimo de tristeza, inclusive alguns pacientes com quadros depressivos podem não apresentar tristeza como um sintoma. A depressão é caracterizada por uma síndrome com sintomas afetivos, cognitivos e fisiológicos, com presença de um conjunto variável de sintomas. Os sintomas cardinais são tristeza, na maior parte do dia, na maioria dos dias, e alteração da capacidade de sentir prazer em atividades antes prazerosas (anedonia). Essa síndrome pode estar presente de maneira isolada, episódio de depressão, de maneira crônica e persistente, como depressão recorrente, ou associada a outros transtornos mentais, como episódios secundários a uso de substâncias, episódios depressivos em portadores de transtorno bipolar do humor ou esquizofrenia, por exemplo.

EPIDEMIOLOGIA

A prevalência de sintomas depressivos ao longo da vida é extremamente elevada, motivo pelo qual algumas pessoas leigas afirmam que todos sentem depressão em algum momento da vida. Entretanto, a prevalência ao longo da vida de pelo menos um episódio depressivo, isto é, pelo menos um período sustentado de tempo (pelo menos 15 dias) em que os sintomas estão presentes de maneira suficiente para o diagnóstico, é estimada entre 15 e 21%. Mulheres apresentam um risco mais elevado para o desenvolvimento de depressão, entre 1,5 e 3 vezes superior ao de homens. Os sintomas podem se iniciar em qualquer momento da vida, com pico de incidência de primeiro episódio entre 20 e 30 anos de idade.

A prevalência de depressão na população anualmente é estimada entre 5 e 9%. Alguns contextos, em especial os de atenção médica, estão especialmente associados à maior prevalência de depressão, conforme mostra o Quadro 1.

O curso geralmente não é autolimitado, podendo haver períodos com maior ou menor sintomatologia quando não adequadamente abordado, sendo raros os casos de remissão espontânea. A expressiva presença de depressão não diagnosticada ou adequadamente tratada, estimadas em 50 a 60% e

Quadro 1 Prevalência de depressão em diferentes contextos

	%
População geral	5-9
Pacientes ambulatoriais na atenção primária	8-20
Pacientes ambulatoriais gerais	10-20
Pacientes que procuram unidades de emergência	15-20
Pacientes internados em unidade geral	20-50

30 a 85%, variando respectivamente em função do contexto de atenção de saúde, está associada a maiores custos para o sistema de saúde, envolvendo busca de serviços por queixas não medicamente explicáveis, piores taxas de adesão a tratamentos ambulatoriais, tempos de internação mais prolongada, maior risco para eventos cardiovasculares e cerebrovasculares, entre outros.

FISIOPATOLOGIA

A depressão, conforme discutido anteriormente, é uma síndrome psiquiátrica. Ela apresenta uma etiologia multifatorial, com papéis centrais de genética, ambientais, impacto do temperamento e história de vida. Até o *Manual Diagnóstico e Estatístico de Transtornos Mentais – 3ª edição (DSM-3)*, as depressões eram divididas entre depressões endógenas, que teriam alta carga biológica e que seriam secundárias a causas biológicas e as depressões reativas, que teriam menor impacto de vulnerabilidades biológicas e maior impacto de vulnerabilidades ambientais. Contudo, os marcadores biológicos investigados nas últimas décadas sugerem que essa diferenciação não é adequada, sendo observados achados de marcadores biológicos similares entre pacientes com depressões reativas e endógenas.

Entre os principais marcadores biológicos estão variabilidade cardíaca, índices de adesividade plaquetária, codificações genéticas de receptores serotoninérgicos, medidas de neuroimagem, dosagens hormonais, de segundo-mensageiros intracelulares e de neurotransmissores.

O modelo da associação da emergência de sintomas depressivos a alterações de neurotransmissores, em especial a serotonina, foi amplamente investigado diante da associação entre o uso de medicações antidepressivas e da melhora dos sintomas. Apesar de muito difundido, não apresenta sustentação na literatura, uma vez que a compreensão das vias serotoninérgicas de maneira independente da rede neuronal é equivocada.

QUADRO CLÍNICO

A depressão, como síndrome, é caracterizada por sintomas centrais, tristeza, que deve estar presente na maior parte do dia, na maioria dos dias, e alteração da capacidade hedônica, capacidade de sentir prazer em coisas antes prazerosas (anedonia). Outros sintomas podem ser utilizados como critérios diagnósticos, que variam conforme a classificação diagnóstica utilizada. Entretanto, os sintomas relatados além dos presentes nos critérios diagnósticos são diversos, incluindo sintomas físicos (em especial sintomatologia dolorosa, disfunções gastrointestinais, tontura e palpitações), de ansiedade, sintomas obsessivo-compulsivos, sintomas psicóticos, alteração na capacidade de formular planos para o futuro, restrição de campo vivencial, por exemplo.

A depressão pode ocorrer como episódio isolado, como doença crônica (distimia ou transtorno depressivo recorrente), como quadro recorrente ou associada a outros transtornos mentais, como esquizofrenia. O risco para recorrência dos sintomas está intimamente ligado ao número de episódios prévios e à qualidade do tratamento ministrado.

A caracterização dos quadros (Quadro 2) é feita pelas suas apresentações clínicas. Os critérios de gravidade levam em conta o impacto no funcionamento global do paciente, bem como a necessidade de internação, a presença de sintomas psicóticos (quando presentes, os quadros são considerados graves) e o risco de suicídio. Rudimentarmente, pode-se dizer que quadros leves apresentam sofrimento significativo, porém sem prejuízo marcante ao funcionamento, e em quadros moderados o desempenho (profissional, acadêmico ou doméstico) é impactado claramente e nos casos graves há a incapacitação funcional.

Caracterização da depressão

Os sintomas para o diagnóstico de episódio depressivo estão apresentados no Quadro 3. Os critérios diagnósticos para transtorno depressivo persistente são descritos no Quadro 4. O transtorno depressivo recorrente é assim codificado para pacientes que apresentaram pelo menos dois episódios prévios de depressão.

DIAGNÓSTICO

O diagnóstico de depressão é estabelecido pela entrevista clínica com o paciente. O uso de exames laboratoriais geralmente é indicado para a avaliação de condições mais prevalentes que podem modificar a apresentação do quadro e a resposta à terapia medicamentosa. Geralmente, são solicitados hemograma completo e função tireoidiana, podendo ser complementada pela dosagem de vitamina B12 e ácido fólico, cujas carências podem, além de mimetizar sintomas depressivos, prejudicar a resposta ao antidepressivo.

A investigação mais detalhada, incluindo exames laboratoriais, métodos gráficos e exames de imagem, geralmente se restringe à investigação quadros de instalação não usual, como início abrupto de sintomas, presença de sintomas psicóticos e primeiro episódio depressivo após os 60 anos de idade.

Quadro 2 Tipos de depressão

- Depressão melancólica: caracterizada pela perda de prazer em todas ou quase todas as atividades ou falta de reação a atividades usualmente agradáveis associados a melancolia, falta de apetite, insônia terminal e piora dos sintomas pela manhã, sentimentos de culpa excessiva ou inapropriada
- Depressão atípica: caracterizada pela reatividade do humor, isto é, a melhora com estímulos positivos, associada a aumento do apetite significativo, hipersonia, sensação de peso nas pernas e nos braços, padrão duradouro de sensibilidade à rejeição social
- Depressão ansiosa
- Depressão com sintomas psicóticos: caracterizada pela presença de delírios ou alucinações
- Depressão mista: caracterizada pela presença de sintomas de quadros maníacos
- Depressão sazonal: caracterizada pela presença de, pelo menos em 2 anos seguidos, uma relação temporal com um período específico do ano e o início dos sintomas do TDM ocorrendo a remissão total em outro período específico do ano
- Depressão no período próximo ao parto: caracterizada por início dos sintomas de humor durante a gravidez ou nas primeiras 4 semanas após o parto
- Depressão catatônica

60 Parte II – Grandes síndromes psiquiátricas

Quadro 3 Critérios do DSM-5 para episódio depressivo

A. Cinco ou mais dos sintomas seguintes presentes por pelo menos 2 semanas e que representam mudanças no funcionamento prévio do indivíduo; pelo menos um dos sintomas é tristeza ou anedonia:
1. Humor deprimido na maioria dos dias, quase todos os dias
2. Anedonia: acentuada diminuição do prazer ou interesse em todas ou quase todas as atividades na maior parte do dia, em quase todos os dias
3. Perda ou ganho de peso acentuado sem estar em dieta ou aumento ou diminuição de apetite quase todos os dias
4. Insônia ou hipersonia em quase todos os dias
5. Agitação ou retardo psicomotor em quase todos os dias (observável por outros)
6. Fadiga e perda de energia em quase todos os dias
7. Sentimento de inutilidade ou culpa excessiva ou inadequada (que pode ser delirante), em quase todos os dias
8. Capacidade diminuída de pensar ou concentrar-se ou indecisão, em quase todos os dias
9. Pensamentos de morte recorrentes (não apenas medo de morrer), ideação suicida recorrente com ou sem um plano específico ou tentativa de suicídio

B. Os sintomas causam sofrimento clinicamente significativo ou prejuízo no funcionamento social, ocupacional ou em outras áreas importantes da vida do indivíduo

C. Os sintomas não se devem aos efeitos fisiológicos diretos de uma substância (p. ex., droga) ou outra condição médica

D. A ocorrência de episódio depressivo maior não é mais bem explicada por transtorno esquizoafetivo, esquizofrenia, transtorno delirante ou outro transtorno especificado ou não do espectro esquizofrênico e outros transtornos psicóticos

E. Não houve nenhum episódio de mania ou hipomania anterior

Observações:
1. Os critérios de A-C representam um episódio depressivo maior.
2. Respostas a uma perda significativa (luto, perda financeira, perda por um desastre natural, uma grave doença médica ou invalidez) podem incluir sentimentos de tristeza intensa, reflexão excessiva sobre perda, insônia, falta de apetite e perda de peso observado no critério A, que pode assemelhar-se a um episódio depressivo. Embora esses sintomas possam ser compreensíveis ou considerados apropriados para a perda, a presença de um episódio depressivo maior em adição a uma resposta normal a uma perda significativa deve também ser considerada cuidadosamente. Essa decisão, inevitavelmente, requer o exercício de julgamento clínico baseado na história do indivíduo e as normas culturais para a expressão de angústia no contexto de perda.

Diagnósticos diferenciais

O diagnóstico diferencial da depressão (Quadro 5) inclui diversos transtornos mentais e alguns quadros clínicos bastante prevalentes.

PRINCÍPIOS DO TRATAMENTO

Após a definição do diagnóstico de depressão, a avaliação de riscos deve ser realizada de maneira rotineira. Entre os principais riscos associados à depressão, estão risco de autoagressividade e heteroagressividade, além de riscos associados à alteração ponderal.

A avaliação do risco de autoagressividade normalmente é focada na avaliação do risco de suicídio. Muitos profissionais temem abordar esse risco, por acreditar que podem levar o paciente a pensar em suicídio, entretanto essa crença não se baseia em

Capítulo 9 – Depressão **61**

Quadro 4 Critérios do DSM-5 para transtorno depressivo persistente

A. Humor deprimido na maior parte do dia, na maioria dos dias, indicado por relato subjetivo ou por observação feita por outras pessoas, pelo período mínimo de 2 anos (obs.: em crianças e adolescentes, o humor pode ser irritável, com duração mínima de 1 ano)

B. Presença, enquanto deprimido, de duas (ou mais) das seguintes características:
   1. Apetite reduzido ou alimentação excessiva
   2. Insônia ou hipersonia
   3. Baixa energia ou fadiga
   4. Baixa autoestima
   5. Concentração fraca ou dificuldade de tomar decisões
   6. Sentimentos de desesperança

C. Durante o período de 2 anos (1 ano para crianças ou adolescentes) de perturbação, o indivíduo jamais esteve sem os sintomas dos Critérios A e B por mais de 2 meses

D. Os critérios para um transtorno depressivo maior podem estar continuamente presentes por 2 anos

E. Jamais houve um episódio maníaco ou um episódio hipomaníaco e jamais foram satisfeitos os critérios para transtorno ciclotímico

F. A perturbação não é mais bem explicada por um transtorno esquizoafetivo persistente, esquizofrenia, transtorno delirante, outro transtorno do espectro da esquizofrenia e outro transtorno psicótico especificado ou transtorno do espectro da esquizofrenia e outro transtorno psicótico não especificado

G. Os sintomas não se devem aos efeitos fisiológicos de uma substância ou a outra condição médica

H. Os sintomas causam sofrimento clinicamente significativo ou prejuízo no funcionamento social, profissional ou em outras áreas importantes da vida do indivíduo

Obs.: como os critérios para um episódio depressivo maior incluem quatro sintomas que estão ausentes da lista de sintomas para transtorno depressivo persistente, um número muito limitado de indivíduos terá sintomas depressivos que persistiram por mais de 2 anos, mas não irá satisfazer os critérios para transtorno depressivo persistente.

Caso tenham sido satisfeitos todos os critérios para um episódio depressivo maior em algum momento durante o episódio atual da doença, tais indivíduos devem receber diagnóstico de transtorno depressivo maior. Caso contrário, o diagnóstico de outro transtorno depressivo especificado ou transtorno depressivo não especificado é justificado.

Especificadores:
Com síndrome distímica pura;
Com episódio depressivo maior persistente;
Com episódios depressivos maiores intermitentes, com episódio atual;
Com episódios depressivos maiores intermitentes, sem episódio atual.

---

evidências e muitas vezes o paciente que está considerando o autoextermínio se sente aliviado quando encontra um momento em que pode falar de sua dor, contextualizando esse pensamento no seu processo de adoecimento e quando explicado que é um processo comumente observado em pacientes deprimidos. Pacientes com história pessoal de tentativas de suicídio apresentam maior risco, e maiores taxas de sucesso estão associadas a gênero masculino, viver só e presença proeminente de sentimentos de desesperança.

Os riscos associados à alteração ponderal devem ser considerados tanto no contexto de aumento de peso como no de

Quadro 5 Principais diagnósticos diferenciais de depressão

- Transtorno afetivo bipolar
- Transtorno disfórico perimenstrual
- Transtorno de ajustamento
- Quadros cognitivos, como demências
- Transtornos ansiosos, em especial de ansiedade generalizada e pânico
- Transtornos de personalidade, em especial histeriônico e emocionalmente instável
- Sequela de lesão de SNC, como transtorno mental orgânico pós-AVC ou pós-TCE
- Transtornos mentais relacionados a substâncias psicoativas (em especial abstinência de cocaína e intoxicação por depressores)
- Doenças da tireoide, em especial que cursem com hipotireoidismo
- Anemias importantes
- Quadros de carências nutricionais importantes
- Síndromes paraneoplásicas
- Infecções de SNC
- Secundário a substâncias, como reserpina, metildopa, imunomoduladores (em especial corticosteroides e interferona)

aumento do risco para eventos cardiovasculares, mas, em especial, para riscos associados a redução de peso e eventual risco de realimentação.

O objetivo de tratamento é a remissão total dos sintomas, isto é, a ausência total de sintomas, com a retomada dos níveis de funcionamento anterior do paciente e não apenas alívio parcial dos sintomas. Após a remissão total, um período variável de manutenção da medicação, na dose que ocorreu a remissão dos sintomas, deverá ser observado. A duração do tratamento varia principalmente em função do tempo para a resposta ao antidepressivo, número de episódios prévios e gravidade do quadro atual. Assim, casos de primeiro episódio depressivo leves a moderados, com boa resposta ao tratamento, sem antecedentes de risco, geralmente têm a medicação mantida na fase de manutenção por 6 meses a 1 ano. Em segundos episódios de depressão, o tratamento mínimo preconizado é de 2 anos de manutenção e para depressão recorrente, diante do risco elevado de recorrência, é preconizada a manutenção crônica da medicação.

O manejo do quadro depressivo, via de regra, ocorre segundo um tripé: tratamento biológico (farmacológico ou não), psicoterapia e recomendação de atividade física. Primeiros episódios de leve intensidade de sintomas e impacto no funcionamento global podem excepcionalmente ser manejados sem a prescrição de tratamentos biológicos. Outras atividades complementares, como meditação e acupuntura, apresentam menor corpo de evidência de eficácia, isoladamente ou como potencialização.

Manejo não medicamentoso

O tratamento psicoterápico apresenta maior evidência de eficácia para técnicas de psicoterapia geralmente agrupadas como comportamentais-cognitivas, que incluem, por exemplo, a terapia interpessoal. Entretanto, outras linhas teóricas muitas vezes são igualmente indicadas para o manejo de quadros depressivos.

A atividade física deve ser incentivada, em especial a aeróbica. A regularidade da atividade, de pelo menos três vezes por semana, e a duração de 30 a 60 minutos com intensidade moderada estão associadas à melhor resposta em relação à intensidade da atividade, mas treinos de força também parecem ser eficazes.

Entre as atividades complementares mais frequentemente preconizadas, vem surgindo grande corpo de evidência para técnicas de meditação, em especial de *mindfulness*. As limitações de execução de estudos placebo-controlados restringem a realização de estudos, apresentando alguma evidência para o uso isoladamente ou como potencialização.

Outras formas de tratamentos biológicos, como eletroconvulsoterapia, e técnicas de neuromodulação não invasiva, como a estimulação transcraniana por corrente contínua (ETCC) e a estimulação magnética transcraniana (EMT), podem ser prescritas, apresentando bom perfil de segurança clínica, mas em função de custos, dificuldade ao acesso e preconceito muitas vezes não são utilizadas como primeira escolha.

Manejo medicamentoso

O manejo medicamentoso do quadro depressivo geralmente está centrado na prescrição de antidepressivos. A preferência por inibidores da recaptura de serotonina em quadros leves a moderados é baseada no fato de que essas medicações apresentam um perfil de maior tolerabilidade em relação a outras classes de antidepressivos e menor custo, apesar de menor eficácia antidepressiva. Quadros graves geralmente são medicados com inibidores mistos de noradrenalina e serotonina ou tricíclicos, apesar de eventualmente também ocorrer a prescrição de IRSS.

Em geral, a medicação inicialmente não apresenta resposta adequada. No início, deve-se considerar se o tempo adequado transcorreu antes de realizar um ajuste medicamentoso (o período mínimo para resposta geralmente observado é entre 2 e 8 semanas). A conduta inicial, se houver persistência dos sintomas, é a otimização do antidepressivo prescrito; antes de considerar a troca de antidepressivos, devem-se examinar as causas mais comuns de falha do tratamento: falhas na administração (uso irregular ou subdoses), duração do curso de tratamento inadequado e doses máximas utilizadas inadequadas. Caso o paciente não apresente remissão dos sintomas com a dose máxima da medicação inicial, a troca de antidepressivo, com curso por tempo adequado, deve ser considerada.

Em caso de falência de pelo menos dois antidepressivos administrados isoladamente, estratégias de potencialização podem ser consideradas, em especial com a associação de antidepressivos com mecanismos de ação complementares. A potencialização com lítio, hormônios tireoidianos, antipsicóticos atípicos e estimulantes geralmente é feita apenas pelo psiquiatra após cursos adequados de tratamento.

O uso de benzodiazepínicos é classicamente associado a quadros de insônia ou sintomas ansiosos associados à depressão, quando são prescritos como sintomáticos. Os benzodiazepínicos devem ser utilizados como sintomáticos ou por cursos curtos, idealmente menos de 3 meses.

O uso de antipsicóticos geralmente é restrito a pacientes com depressões associadas a sintomas psicóticos. A indicação da manutenção do antipsicótico varia, geralmente sendo mantido enquanto sintomas depressivos, mesmo que residuais, estejam presentes.

PAPEL DO PSIQUIATRA

O manejo do quadro depressivo, diante de sua alta prevalência, não é restrito ao médico especialista. Considerando a rede de atendimento em psiquiatria um especialista finito, cabe em especial na rede pública de atendimento ao médico psiquiatra o manejo de quadros de maior complexidade ou que não apresentam resposta ao tratamento inicial. O papel de educação, em especial em psiquiatria de ligação, deve ser exercido nos diversos contextos, favorecendo a melhor identificação de quadros e adequado manejo, farmacológico e não farmacológico.

CONSIDERAÇÕES FINAIS

Quadro caracterizado por uma constelação de sintomas, não sendo suficiente ou necessária apenas a presença de tristeza para seu diagnóstico.

- Quadro altamente prevalente e com importante impacto.
- Altas taxas de subdiagnóstico e tratamento inadequado.
- Altas taxas de pacientes internados, idosos e graves.
- Doença multifatorial.
- O objetivo do tratamento é a remissão total dos sintomas.
- Tratamento não farmacológico baseado principalmente em atividade física e psicoterapia.
- O tratamento biológico usual é baseado na prescrição de antidepressivos.

BIBLIOGRAFIA SUGERIDA

1. American Psychiatric Association. Practice guideline for the treatment of patients with major depressive disorder. 3. ed. American Psychiatric Association. 2010. Disponível em: <http://www.psychiatryonline.org/pb/assets/raw/sitewide/practice_guidelines/guidelines/mdd.pdf>.

2. American Psychiatric Association. Diagnostic and statistical manual of mental disorders (DSM-5). 5.ed. Washington: American Psychiatric Publishing; 2013.
3. Botega NJ, Furlaneto L, Fráguas Junior R. Depressão. In: Botega NJ. Prática psiquiátrica no hospital geral: interconsulta e emergência. 3. ed. Porto Alegre: Artmed; 2012.
4. Carmen VM, Helena AL. Lifetime prevalence, age and gender distribution and age-of-onset of psychiatric disorders in the São Paulo Metropolitan area, Brazil: results from the São Paulo Megacity Mental Health Survey. Rev Bras Psiquiatr. 2012;34(3):249-260.
5. Cepoiu M, McCusker J, Cole MG, Sewitch M, Belzile E, Ciampi A. Recognition of depression by non-psychiatric physicians: a systematic literature review and meta-analysis. Journal of General Internal Medicine. 2007;23(1):25-36.
6. Kamioka H, Tsutani K, Yamada M, Park H, Okuizumi H, Tsuruoka K, et al. Effectiveness of music therapy: a summary of systematic reviews based on randomized controlled trials of music interventions. Patient Prefer Adherence. 2014;8:727-54.
7. Kupfer DJ. Long-term treatment of depression. J Clin Psychiatry. 1991;52(Suppl):28-34.
8. Papakostas GI. The efficacy, tolerability, and safety of contemporary antidepressants. J Clin Psychiatry. 2010;7(1 Suppl E1):e03.
9. Scarr E, Millan MJ, Bahn S, Bertolino A, Turck CW, Kapur S, et al. Biomarkers for psychiatry: the journey from fantasy to fact, a report of the 2013 CINP Think Tank. Int J Neuropsychopharmacol. 2015; 18(10):pii:pyv042.
10. Schmitt A, Malchow B, Hasan A, Falkai P. The impact of environmental factors in severe psychiatric disorders. Front Neurosci. 2014;8:19.
11. Shiozawa P, Fregni F, Benseñor IM, Lotufo PA, Berlim MT, Daskalakis JZ, et al. Transcranial direct current stimulation for major depression: an updated systematic review and meta-analysis. Int J Neuropsychopharmacol. 2014;17(9):1443-52.
12. Silveira H, Moraes H, Oliveira N, Coutinho ES, Laks J, Deslandes A. Physical exercise and clinically depressed patients: a systematic review and meta-analysis. Neuropsychobiology. 2013;67(2):61-8.
13. Williams JW, Gierisch JM, McDuffie J, Strauss JL, Nagi A. Evidence-based synthesis program. Washington, DC: Health Services and Research and Development Service, Department of Veterans Affairs. An overview of complementary and alternative medicine therapies for anxiety and depressive disorders: supplement to efficacy of complementary and alternative medicine therapies for posttraumatic stress disorder. 2011. [Internet]. Disponível em: <http://www.ncbi.nlm.nih.gov/books/NBK82787>.

Transtorno bipolar do humor 10

Rodrigo da Silva Dias
Beny Lafer

CONCEITO

O transtorno bipolar do humor (TBH) é uma doença crônica e grave caracterizada por alternância de episódios depressivos, com ou sem sintomas psicóticos, e episódios de hipomania ou mania, com ou sem sintomas psicóticos. Esses episódios costumam ser seguidos por períodos de eutimia (humor sem polarização, equilibrado). O TBH é classificado em três subtipos, segundo o *Manual Diagnóstico e Estatístico de Transtornos Mentais*, 5ª edição (DSM-5):

- TBH tipo I, ,que compreende os casos nos quais ocorrem manias, hipomanias e depressões;
- TBH tipo II, que compreende os casos nos quais ocorrem hipomanias e depressões;
- TBH sem outra especificação nos casos em que encontramos as oscilações do humor, mas essas não satisfazem os critérios para episódios do DSM-5.

EPIDEMIOLOGIA

O TBH tipo I apresenta prevalência ao longo da vida de cerca de 1% e o TBH tipo II de, aproximadamente, 1,1% em amostras populacionais americana e brasileira. Cerca de 50 a 60% dos adultos com diagnóstico de TBH apresentaram o início dos sintomas de alteração do humor aos 19 anos ou menos. A doença pode, em casos específicos, começar na infância e adolescência, assim como em idades mais avançadas.

POSSÍVEIS MECANISMOS FISIOPATOLÓGICOS

O TBH, como outros transtornos mentais, apresenta uma complexa trama de fatores associados a sua etiologia e fisiopatologia. Partindo dos estudos genéticos, observam-se taxas de concordância entre gêmeos monozigóticos, que varia de 30 a 90%, com uma herdabilidade aproximada de 90%, segundo os últimos estudos. Os estudos de família sugerem ainda que parentes de primeiro grau de portadores de TBH têm aproximadamente 9% de risco de apresentar o transtorno, quase dez vezes o da população geral. Esses estudos, além de confirmarem uma herança poligênica complexa no TBH, identificaram alterações genéticas específicas em atividades metabólicas celulares, trocas iônicas, desenvolvimento de sinapses, regulação de mielinização, neurotransmissão, neuroplasticidade, resiliência e apoptose. Os resultados dos estudos de neuroimagem levam a uma proposta da existência de alterações em um circuito neuroanatômico para o TBH que envolve o corpo estriado, o tálamo e o córtex pré-frontal, além da participação de estruturas límbicas (como a amídala e o hipocampo) e cerebelo. A integridade dos circuitos frontal-subcortical e pré-frontal-límbico e as redes envolvendo as regiões frontal-gânglios da base tálamo-cerebelar associadas a alterações da substância branca são observadas desde os primeiros estágios de desenvolvimento do TBH. Há um efeito acumulativo dessas alterações relacionado ao tempo de evolução e número de episódios do humor.

Outras alterações fisiológicas também são observadas no TBH, direta ou indiretamente relacionadas ao SNC. A seguir são citadas as que apresentam maior evidência na literatura:

- sistema endocrinológico: hiperatividade do sistema nervoso simpático, alterações no eixo hipotálamo-hipofisário-adrenal, com maior liberação de hormônio adrenocorticotrófico, elevação de glicocorticoides, na supressão da secreção do TSH, levando a uma menor ativação de tiroxina em triiodotiroxina;
- alterações do ritmo circadiano: resposta alterada aos estímulos luminosos, balanço de melatonina e cortisol que compromete a eficiência do sono de modo global;
- alterações inflamatórias: alterações dos níveis de citocinas inflamatórias IL-4, IL-6, fator de necrose tumoral (TNF) e

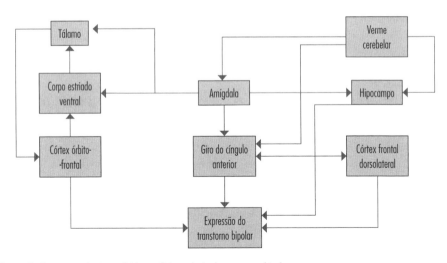

Figura 1 Circuitos cerebrais envolvidos na fisiopatologia do transtorno bipolar.
Fonte: Adaptada de Strakowski et al., 2005.

o fator neurotrófico derivado do cérebro (BDNF). O BDNF tem sido a neurotrofina com maior evidência na patofisiologia do TBH, pois além de atuar na resiliência neuronal, influenciaria a regulação de serotonina, ácido gama-aminobutírico (GABA), especialmente no córtex e hipocampo;

- alterações de vias moleculares intracelulares (vias canôninas): GSK-3 envolvida na apoptose, BCL-2 e betacatenina envolvidas na regulação do ritmo circadiano e via WNT na modulação de resposta ao lítio, valproato e antipsicóticos atípicos.

No conjunto, esses fatores influenciam os sistemas monoaminérgicos, glutamatérgicos, a neuroplasticidade, o neurotrofismo e funcionamento neuronal. O impacto sobre as diversas estruturas cerebrais é ratificado pela observação de déficits cognitivos com comprometimento da memória, da atenção, do aprendizado, da velocidade psicomotora, da regulação emocional e da resposta ao estresse. Em especial, disfunções relacionadas aos circuitos frontoestriatais levando a dificuldades na adaptação psicossocial. Essas alterações podem ser persistentes e estariam ligadas ao dano cerebral ocorrido nos episódios. Fatores externos relacionados ao ambiente podem exacerbar as alterações fisiopatológicas descritas. Entre eles, pode-se citar crises de relacionamentos pessoais, pós-parto, alterações de fuso horário, entre outras.

QUADRO CLÍNICO

Os episódios do humor no transtorno bipolar variam entre depressão e mania, e em ambos observam-se alterações do humor, psicomotricidade, cognição e funções vegetativas. Podem estar acompanhados ou não de sintomas psicóticos. Quando há a concomitância de sintomatologia de depressão e mania, o episódio é denominado *estado misto*. Não há um padrão específico de alternância de episódios, sendo possível que o humor se altere de um polo para outro sem necessariamente passar por um período de eutimia. A duração dos episódios também pode variar bastante.

Depressão

O humor e os pensamentos na depressão podem apresentar: tristeza, melancolia, irritabilidade, disforia, baixa tolerância às frustrações do dia a dia, pessimismo, desesperança, angústia e ansiedade. O sofrimento emocional e psicológico pode ser referido como mais intenso que uma dor física e levar a apatia. Um sintoma importante é a anedonia, na qual há perda do prazer e interesse em atividades, pessoas e eventos. Nos casos com retardo psicomotor, as queixas são de sensação de perda de energia, dificuldade para realizar atividades, falta de iniciativa, indecisão, dificuldades para comer, lavar-se ou vestir-se. Nos casos mais graves, os pacientes relatam que o corpo está tão pesado que são incapazes de realizar atividades ("paralisia em chumbo"), podendo chegar a um estado catatônico. Nos casos de depressão com agitação psicomotora, os pacientes apresentam-se inquietos, podendo alternar com retardo psicomotor. O pensamento do paciente deprimido apresenta lentificação significativa, com queixas cognitivas de diminuição da concentração, memória e atenção. O conteúdo de pensamento é pessimista, com medos irracionais, culpa excessiva, menos-valia e ruminações de atos passados, que podem adquirir um caráter obsessivo. Em casos graves, o paciente pode apresentar delírios de ruína, culpa, hipocondria ou delírios niilistas. As queixas somáticas mais comuns são as alterações de sono (insônia ou hipersônia), apetite (diminuição ou aumento), com perda ou ganho de peso. Relatos de piora matinal e despertar precoce são comuns. Além disso, dores em geral, sintomas físicos de ansiedade (taquicardia, tremor, sudorese, aumento da frequência urinária) e diminuição da libido também são queixas frequentes. Os quadros depressivos podem ser caracterizados em diversos subtipos, sendo listados abaixo três dos subtipos mais frequentes:

- melancólico: anedonia absoluta, humor não reativo a estímulos, insônia terminal, piora matutina, diminuição do apetite, perda de peso e retardo psicomotor;
- atípico: humor reativo, extrema sensibilidade a rejeição interpessoal, aumento do apetite e peso, hipersônia e paralisia em chumbo;
- psicótico: depressão acompanhada da ocorrência de sintomas psicóticos (delírios ou alucinações) que podem ou não ser congruentes com o humor.

Episódios maníacos

O humor na mania se caracteriza por apresentar grandiosidade, exaltação, elação e/ou irritabilidade. As alterações cognitivas que podem estar presentes são: fuga de ideias, aceleração do pensamento, diminuição da concentração, distratibilidade, confusão, pressão de discurso e pensamento arborizado. Os sintomas psicóticos, quando presentes, geralmente são de natureza expansiva e grandiosa, podem ser de temática religiosa, de poder e, às vezes, persecutórios. Tanto os episódios quanto os sintomas podem ser breves, flutuantes e inconstantes. Os pacientes em mania ainda apresentam insônia ou necessidade diminuída de sono, com hiperatividade acompanhada

por pressão de discurso, verborragia e hipersexualidade. Os quadros hipomaníacos podem passar despercebidos, pois são caracterizados por sintomas semelhantes aos dos quadros maníacos, mas com menor gravidade, sem sintomas psicóticos e menores prejuízos funcionais, não exigindo a hospitalização do paciente.

Estados mistos

Os episódios mistos são complexos, heterogêneos, de difícil diagnóstico, mas muito frequentes no curso do TBH. A sua definição mais ampla consiste na presença simultânea de sintomas maníacos na vigência de um quadro depressivo, sintomas depressivos na vigência de um episódio de mania ou ocorrência de um episódio depressivo e maníaco ao mesmo tempo (DSM-5). Os estados mistos são caracterizados por apresentarem mais: disforia, irritabilidade, hipersensibilidade a luz e sons, impulsividade, tensão interior, ansiedade, maior risco de suicídio, abuso de substâncias, sintomas psicóticos e agitação psicomotora.

Ciclagem rápida

A ciclagem rápida caracteriza-se pela ocorrência de quatro ou mais episódios da doença em um período de 12 meses. Geralmente está associada a uso de antidepressivos e uso abusivo de álcool e outras substâncias. No nível terciário de atendimento correspondem a 12 a 24% dos pacientes, na sua maioria mulheres.

Suicídio

Os pacientes com TBH apresentam taxas de 10 a 15% de suicídios completos e entre 20 e 55% já apresentaram ao menos uma tentativa de suicídio ao longo da vida. As taxas de suicídio são mais altas quando comparadas com outros transtornos psiquiátricos. Em relação à população geral, os pacientes com TBH apresentam risco 28 vezes maior de comportamento suicida, com taxas de suicídio de 390/100.000 por ano e com risco ao longo da vida de 23,4%. A relação entre tentativa de suicídio e suicídio completo no TBH é 5:1 contra 15:1 na população geral, indicando que esses pacientes tendem a usar métodos mais violentos e letais.

Comorbidades

As comorbidades psiquiátricas no TBH são extremamente frequentes, estima-se que cerca de 65% dos pacientes com TBH apresentam pelo menos uma comorbidade e um quarto deles apresenta três ou mais diagnósticos psiquiátricos. As comorbidades mais frequentes são: abuso e dependência de álcool e outras substâncias, transtornos ansiosos, transtornos alimentares e, mais recentemente, tem-se levantado a questão da comorbidade entre TBH e transtorno de déficit de atenção e hiperatividade (TDAH). O transtorno de personalidade *borderline* é bem comum entre os pacientes com diagnóstico de TBH II. De modo geral, a presença de comorbidades confere maior gravidade, sendo refletida por um menor tempo em eutimia, maior refratariedade ao tratamento, maior número de internações e taxa de suicídio.

Comorbidades clínicas também estão associadas ao TBH, as mais frequentes seriam patologias cardiovasculares, a síndrome metabólica e enxaquecas. Estas seriam um dos fatores que reduzem a expectativa de vida dos pacientes com TBH, que, em geral, morrem 9 anos mais cedo que a população geral.

CRITÉRIOS DIAGNÓSTICOS E CLASSIFICAÇÃO

O diagnóstico do TBH não é difícil de ser feito quando o paciente apresenta um episódio de mania. Contudo, ele se torna mais desafiador nos casos em que o paciente apresenta episódios de depressão recorrente, sendo fundamental que se pesquisem nesses casos sinais de mania e hipomania, especialmente entre os pacientes com história familiar de TBH e presença de sintomas psicóticos. Cerca de 70% dos pacientes recebem um outro diagnóstico antes do diagnóstico de TBH, e cerca de 33% demoram até dez anos para receber o diagnóstico correto. Situações especiais ocorrem entre as mulheres com TBH tipo II, que apresentam depressão puerperal, com cerca de 54% recebendo um diagnóstico tardio. Instrumentos que auxiliem a investigação de sintomas de mania podem ser úteis, especialmente o *Mood Disorder Questionnaire*, que apresenta uma versão em português.

A classificação do TBH é feita por dois sistemas classificatórios diferentes. A Classificação Internacional das Doenças (CID-10) da Organização Mundial da Saúde e o DSM-5 da Associação Americana de Psiquiatria. Em ambos o TBH é caracterizado pela presença de episódios hipomaníacos ou maníacos, nos quais o indivíduo apresenta elevação do humor e aumento de energia e de atividade física e mental. O DSM-5 divide os transtornos bipolares em:

- Tipo I, caracterizado pela presença de episódio maníaco;
- Tipo II, caracterizado pela alternância de episódios hipomaníacos e depressivos; transtorno ciclotímico, no qual sintomas de elevação de humor se alternam com sintomas depressivos sem, contudo, preencher critérios para episódio;
- TBH sem outra especificação.

Já a CID-10 exige a presença de pelo menos dois episódios maníacos para o diagnóstico de transtorno bipolar, incluindo o TBH tipo II no item outros transtornos bipolares, sem esclarecer exatamente a sua definição, e localiza a ciclotimia no grupo dos transtornos persistentes do humor – e não como subtipo de transtorno bipolar. No DSM-5, os episódios mistos deixam de ser um subtipo de episódio de humor, e passam a ser um especificador do episódio do humor maníaco ou depressivo com características mistas. Por exemplo, um paciente com um episódio depressivo que apresenta sintomas de mania, mas não preenche critérios para mania passa a ser classificado como episódio depressivo com características mistas.

DIAGNÓSTICOS DIFERENCIAIS

Depressão unipolar × depressão bipolar

Essa diferenciação na prática clínica não é algo fácil de se fazer. Algumas características do quadro e da história do paciente

Tabela 1 Tratamento farmacológico do transtorno bipolar do humor

MEDICAMENTO		MANIA / HIPOMANIA	DEPRESSÃO	ESTADOS MISTOS
Lítio		Monoterapia + Valproato + Antipsicóticos atípicos + Valproato/antipsicóticos atípicos	Monoterapia + Valproato + Valproato/ISRS + Valproato/bupropiona	+ Valproato/ antipsicóticos atípicos
Valproato		Monoterapia + Lítio + Antipsicóticos atípicos + Lítio/antipsicóticos atípicos	+ Lítio + ISRS	Monoterapia + antipsicóticos atípicos
Carbamazepina		Monoterapia + Lítio + Antipsicóticos atípicos + Lítio/antipsicóticos atípicos		Monoterapia + antipsicóticos atípicos
Lamotrigina			Monoterapia	
Antipsicóticos de primeira geração	Haloperidol	Monoterapia + Valproato + Lítio + Lítio/valproato		
	Clorpromazina	Monoterapia + Valproato + Lítio + Lítio/valproato		

Capítulo 10 – Transtorno bipolar do humor **71**

podem sugerir que se trate de um episódio depressivo bipolar. No TBH, os quadros depressivos apresentam maior retardo psicomotor, sintomas atípicos (aumento de apetite, aumento de sono) e sintomas psicóticos, têm idade de início mais precoce e episódios mais frequentes, com início abrupto e história familiar positiva para TB.

TBH × esquizofrenia

Enquanto os pacientes com TBH sempre apresentam alterações do humor concomitante aos sintomas psicóticos, os pacientes com esquizofrenia nem sempre as têm. Os sintomas psicóticos no TBH, de modo geral, são congruentes com o humor, enquanto na esquizofrenia eles não têm essa relação. Na esquizofrenia, com a evolução dos casos, observa-se ainda um maior prejuízo afetivo, cognitivo e social.

TRATAMENTO

Os objetivos principais do tratamento do TBH são voltados para a remissão dos episódios agudos (depressão, mania e esta-

MANUTENÇÃO	DOSE	EFEITOS COLATERAIS
Monoterapia + Valproato; + lamotrigina; + antipsicóticos atípicos (aripiprazol, olanzapina, quetiapina, risperidona, ziprasidona); + valproato/quetiapina; + valproato/risperidona	900-1.800 mg/dia Nível sérico terapêutico: 0,6-12 mEq/mL	Poliúria, tremor, ganho de peso, hipotireoidismo, náuseas, vômitos, pliúria, fezes amolecidas, polidipsia, acne, psoríase, *diabetes insipidus*, queda da função renal
Monoterapia + Lítio; + antipsicóticos atípicos (aripiprazol, olanzapina, quetiapina, risperidona, ziprasidona); + lítio/quetiapina; + lítio/risperidona	500-2.500 mg/dia 20-60 mg/kg/dia Nível sérico terapêutico: 50-120 µg/mL	Ganho de peso, sonolência, sintomas gastrointestinais, comprometimento da memória; tremores, nistagmo, polineuropatia periférica leve, hiponatremia, alopecia
Monoterapia	400-1.600 mg/dia Nível sérico terapêutico: 5-12 µg/mL	Diplopia, vista turva, fadiga, sedação, náuseas, tonturas, nistagmo, ataxia, polineuropatia periférica leve, hiponatremia, leucopenia
Monoterapia com efeito limitado para prevenção de mania	50-400 mg/dia	*Rash* cutâneo: síndrome de Stevens-Johnson, interação com outros medicamentos
	5-30 mg/dia	Sintomas extrapiramidais, síndrome neuroléptica maligna, tremores, dificuldades para urinar, dificuldades para falar e engolir, vertigens
	100-500 mg/dia	Sintomas extrapiramidais, vertigens, náuseas, hipotensão postural, *rash* cutâneo, ganho de peso, boca seca

(continua)

Parte II – Grandes síndromes psiquiátricas

Tabela 1 Tratamento farmacológico do transtorno bipolar do humor (*continuação*)

MEDICAMENTO		MANIA / HIPOMANIA	DEPRESSÃO	ESTADOS MISTOS
Antipsicóticos de segunda geração	Asenapina	Monoterapia + Valproato + Lítio + Lítio/valproato		
	Aripiprazol	Monoterapia + Valproato + Lítio + Lítio/valproato		Monoterapia
	Olanzapina	Monoterapia + Valproato + Lítio + Lítio/valproato	Monoterapia + ISRS	Monoterapia
	Paliperidona	Monoterapia		
	Quetiapina	Monoterapia + Valproato + Lítio + Lítio/valproato	Monoterapia	
	Risperidona	Monoterapia + Valproato + Lítio + Lítio/valproato		Monoterapia
	Ziprasidona	Monoterapia + Valproato + Lítio + Lítio/valproato		
Antidepressivos	Fluoxetina		+ Olanzapina + Lítio + Valproato + Lítio/valproato	
	Bupropiona		+ Lítio + Valproato + Lítio/valproato	
	Paroxetina		+ Lítio + Valproato + Lítio/valproato	

Capítulo 10 — Transtorno bipolar do humor

MANUTENÇÃO	DOSE	EFEITOS COLATERAIS
	5-10 mg, 12 em 12 h/dia,	Sonolência, ganho de peso, aumento do apetite, lentidão, sintomas extrapiramidais
Monoterapia	15-30 mg/dia	Sonolência, acatisia, insônia, náusea, cefaleia
Monoterapia	5-20 mg/dia	Ganho de peso, sonolência, diabetes, hiperlipidemia, aumento de colesterol e triglicérides
	3-12 mg/dia	Sintomas extrapiramidais, aumento de prolactina, ganho de peso
Monoterapia	300-800 mg/dia	Ganho de peso, sonolência, diabetes, hiperlipidemia, aumento de colesterol e triglicérides, aumento de prolactina
Monoterapia	1-6 mg/dia	Sintomas extrapiramidais, aumento de prolactina, ganho de peso
	120-160 mg/dia	Sintomas extrapiramidais, aumento de prolactina, ganho de peso, aumento de intervalo QT
	20-80 mg/dia	Inquietação, perdas de apetite e peso transitórias, aumento do risco de sangramento, hiponatremia, indução de mania e estado mistos
	150-300 mg/dia	Ansiedade, boca seca, arritmia, inquietação, dificuldades para dormir, tremores, convulsões, perda de peso, hepatotoxicidade, indução de mania e estado mistos
	20-50 mg/dia	Indução de mania e estado mistos

dos mistos) e na profilaxia da recorrência (estabilização). O tratamento de forma geral é feito ambulatorialmente. Internações são necessárias quando há risco de suicídio, falta de crítica, não adesão ao tratamento, comportamento francamente desorganizado ou auto/heteroagressividade.

Tratamento medicamentoso

O tratamento atual dos TBH apresenta evidência de maior estabilidade quando se incluem os estabilizadores do humor (lítio, valproato, lamotrigina e carbamazepina) e os antipsicóticos de segunda geração (aripripazol, asenapina, olanzapina, risperidona, ziprasidona). As diversas combinações entre esses agentes, segundo o episódio do humor, as doses terapêuticas dos principais fármacos e seus respectivos efeitos colaterais estão descritos na Tabela 1, de acordo com as principais diretrizes de tratamento do TBH. Uma especial consideração deve ser feita quanto ao uso de antidepressivos no tratamento do TBH. Estes apresentam um potencial risco de induzirem episódios de mania, mistos e ciclagem rápida. Mesmo sua eficácia é discutida. Sendo assim, sugere-se o uso de antidepressivo na associação com estabilizadores do humor ou antipsicóticos de segunda geração.

Tratamento não medicamentoso

No que se refere às intervenções psicossociais, é fundamental a abordagem psicoeducacional, na qual o paciente e seus familiares recebem informações sobre a doença e o tratamento, são orientados quanto à detecção precoce de sinais prodrômicos e aprendem a manter rotinas saudáveis. A psicoeducação pode reduzir em até 50% o número de recaídas e reduz o impacto da doença no paciente e em seu núcleo de re-

lacionamentos. Além disso, aumenta a adesão ao tratamento profilático.

As abordagens psicoterápicas cognitivo-comportamental, interpessoal e de ritmo social são as que apresentam maior evidência de eficácia no tratamento do TB, sempre associadas ao tratamento farmacológico. O papel de cada uma dessas técnicas psicoterápicas vem merecendo estudos, tanto para as fases agudas como na profilaxia, para que possam ser empregadas com mais efetividade no tratamento dos portadores de TB. Os estudos sugerem que as características individuais de cada paciente devem ser levadas em conta na escolha de qual abordagem de tratamento psicoterápica deve ser escolhida.

A eletroconvulsoterapia (ECT) está indicada na mania refratária e é tratamento de primeira escolha em depressões com estupor grave ou alto risco de suicídio, além de ser opção de primeira linha nas depressões psicóticas.

PAPEL DO PSIQUIATRA

Por conta de sua complexidade, o TBH exige a atenção de um psiquiatra de modo mais próximo. Muitas vezes, o diagnóstico não ocorre de modo imediato, principalmente nos casos que se iniciam por episódios depressivos, ou que apresentem quadros de hipomania que podem passar despercebidos. Orienta-se que de modo geral os episódios agudos devam ser seguidos por psiquiatras.

CONSIDERAÇÕES FINAIS

O TBH apresenta-se como um transtorno psiquiátrico crônico, complexo, incapacitante, de etiologia multifatorial e um delicado manejo farmacológico. Por conta dessas características, profissionais de saúde não especializados em saúde mental devem estar atentos ao diagnóstico e identificação do estado de humor do paciente. Sendo indicado que o acompanhamento clínico deve ser feito por um psiquiatra.

BIBLIOGRAFIA SUGERIDA

1. Abreu LN, Lafer B, Baca-Garcia E, Oquendo MA. Suicidal ideation and suicide attempts in bipolar disorder type I: an update for the clinician. Rev Bras Psiquiatr. 2009;31:271-280.
2. American Psychiatric Association. Manual diagnóstico e estatístico de transtornos mentais, 5.ed. (DSM-5). Porto Alegre: Artmed; 2014.
3. Crump C, Sundquist K, Winkleby MA, Sundquist J. Comorbidities and mortality in bipolar disorder: a Swedish national cohort study. JAMA Psychiatry. 2013 Sep;70(9):931-9.
4. Goodwin FK, Jamison KR. Doença maníaco-depressiva. Transtorno bipolar e depressão recorrente, 2. ed. Porto Alegre: Artmed; 2010.
5. Hirschfeld RM, Lewis L, Vornik LA. Perceptions and impact of bipolar disorder: how far have we really come? Results of the National Depressive and Manic-depressive Association 2000 survey of individuals with bipolar disorder. J Clin Psychiatry. 2003;64:161-174.
6. Lafer B, Almeida KM, de Abreu LN, Amaral JA. Transtorno bipolar. In: Miguel EC, Gentil V, Gattaz WF. Clínica psiquiátrica, 1. ed. Barueri: Manole; 2011. p. 711-31.
7. Maletic V, Raison C. Integrated neurobiology of bipolar disorder. Front Psychiatry. 2014;5:98.
8. McElroy SL, Altshuler LL, Suppes T, Keck PE, Frye MA, Denicoff KD, et al. Axis I psychiatric comorbidity and its relationship to historical illness variables in 288 patients with bipolar disorder. Am J Psychiatry. 2001;158:420-26.
9. Merikangas KR, Akiskal HS, Angst J, Greenberg PE, Hirschfeld RM, Petukhova M, et al. Lifetime and 12-month prevalence of bipolar spectrum disorder in the National Comorbidity Survey replication. Arch Gen Psychiatry. 2007;64(5):543-52.
10. Moreno DH. Quadro clínico dos subtipos do espectro bipolar. In: Moreno RA, Moreno DH (eds.). Da psicose maníaco-depressiva ao espectro bipolar, 2. ed. São Paulo: Segmento Farma; 2008. p. 147-76.
11. NICE (National Institute for Health and Care Excellence). Bipolar disorder: The management of bipolar disorder in adults, children and adolescents, in primary and secondary care. Disponível em: <http://www.nice.org.uk/guidance/cg185>.
12. Organização Mundial de Saúde (OMS). Classificação de Transtornos Mentais e de Comportamento da CID-10: descrições clínicas e diretrizes diagnósticas. Tradução de Dorgival Caetano. Porto Alegre: Artes Médicas; 1993.
13. Pacchiarotti I, Bond DJ, Baldessarini RJ, Nolen WA, Grunze H, Licht RW, Post RM. The International Society for Bipolar Disorders (ISBD) task force report on antidepressant use inbipolar disorders. Am J Psychiatry. 2013;170(11):1249-62.
14. Reinares M, Sánchez-Moreno J, Fountoulakis KN. Psychosocial interventions in bipolar disorder: what, for whom, and when. J Affect Disord. 2014;156:46-55.
15. Sharma V, Xie B, Campbell MK, Penava D, Hampson E, Mazmanian D, Pope CJ. A prospective study of diagnostic conversion of major depressive disorder to bipolar disorder inpregnancy and postpartum. Bipolar Disord. 2014;16(1):16-21.
16. Poon SH, Sim K, Sum MY, Kuswanto CN, Baldessarini RJ. Evidence-based options for treatment-resistant adult bipolar disorder patients. Bipolar Disord. 2012;14(6):573-84.
17. de Sousa Gurgel W, Rebouças DB, Negreiros de Matos KJ, Carneiro AH, Gomes de Matos e Souza F; Affective Disorders Study Group. Brazilian portuguese validation of mood disorder questionnaire. Compr Psychiatry. 2012;53(3):308-12.
18. Strakowski SM, Delbello MP, Adler CM. The functional neuroanatomy of bipolar disorder: a review of neuroimaging findings. Mol Psychiatry. 2005;10(1):105-16.
19. Swann AC, Lafer B, Perugi G, Frye MA, Bauer M, Bahk WM. Bipolar mixed states: an international society for bipolar disorders task force report of symptom structure, course of illness, and diagnosis. Am J Psychiatry. 2013;170(1):31-42.
20. Yatham LN, Kennedy SH, Parikh SV, Schaffer A, Beaulieu S, Alda M, et al. Canadian Network for Mood and Anxiety Treatments (CANMAT) and International Society for Bipolar Disorders (ISBD) collaborative update of CANMAT guidelines for the management of patients with bipolar disorder: update 2013. Bipolar Disord. 2013;15(1):1-44.

11 Transtornos ansiosos

Álvaro Cabral Araújo
Felipe Corchs
Francisco Lotufo Neto

CONCEITO

Ansiedade é o nome dado a uma experiência subjetiva universal do ser humano em situações de perigo ou risco de desfechos negativos das mais diversas naturezas. É um conjunto de reações comportamentais, fisiológicas, cognitivas percebida pelo sujeito que está numa situação aversiva. Outras reações emocionais a situações de risco, perigo e estresse, como o medo e o pânico, tendem a ser vistas como relacionadas, ou da mesma "família" da ansiedade. Todos esses sentimentos e emoções são não apenas normais, mas adaptativos e necessários à sobrevivência e a um melhor desempenho.

Nos casos em que a ansiedade está relacionada a prejuízo funcional e/ou sofrimento excessivo, repetitivo ou persistente, torna-se um evento sobre o qual a intervenção de um profissional de saúde pode ser benéfica. Nesses casos, o fenômeno é descrito como transtorno de ansiedade e é classificado de acordo com seu tipo específico, conforme descrito adiante.

Pessoas com transtornos de ansiedade fazem maior uso de serviços médicos. Apesar disso, é extremamente comum que médicos não psiquiatras não suspeitem do diagnóstico, acabando por não tratar ou encaminhar o paciente, ou então iniciarem um tratamento inadequado com benzodiazepínicos, por exemplo.

As consequências da falta de diagnóstico e tratamento adequado, além do prolongamento desnecessário do prejuízo e sofrimento, vão desde agravamento e cronificação dos casos até aumento da morbi mortalidade médica em geral.

EPIDEMIOLOGIA

Os transtornos ansiosos estão em primeiro lugar entre os mais prevalentes diagnósticos psiquiátricos, constituindo o principal problema de saúde mental das regiões urbanas brasileiras (9,6 a 17,6%). São, também, os que mais apresentam demanda potencial para os serviços de saúde. A prevalência dos transtornos ansiosos em serviços primários de saúde está entre 26,7 e 39,6% do total dos pacientes atendidos.

POSSÍVEIS MECANISMOS FISIOPATOLÓGICOS

Os transtornos de ansiedade são categorizados com base na descrição sindrômica de cada quadro, ainda com pouco conhecimento sobre a etiopatogenia específica de cada um. Evidências apontam para etiologias multifatoriais, envolvendo (epi) genética, ontogenia e aspectos socioculturais, determinando diferentes padrões neurobiológicos e comportamentais de respostas a ameaças. O envolvimento de diversas estruturas do sistema límbico, especialmente as relacionadas aos sistemas de defesa, tem sido identificado nos transtornos abordados no presente capítulo. Pesquisas básicas sugerem a existência de um *continuum* de respostas a ameaças em razão de sua possibilidade de ocorrência. Quando a ameaça é potencial, ainda distante, respostas de verificação de risco acompanhadas de sentimentos como ansiedade, apreensão e antecipação entram em jogo e estruturas cerebrais mais recentes na escala evolutiva, como o sistema septo-hipocampal, núcleos da base e regiões corticais são recrutadas. Conforme o risco se torna mais próximo, iminente, estruturas cerebrais mais primitivas, como a substância cinzenta periaquedutal e o hipotálamo, são recrutadas e as respostas se tornam mais intensas, acompanhadas de sentimentos de medo e pânico. Em todos esses casos existe importante envolvimento de amídala e conexões. Pesquisas com população clínica sugerem similaridade neurobiológica do transtorno de ansiedade generalizada (TAG) e transtorno obsessivo-compulsivo (TOC) com o padrão descrito para ameaças potenciais e do transtorno do pânico, transtorno do estresse pós-traumático (TEPT) e fobias com o descrito para ameaças iminentes.

Uma vez detectado o risco, diversos sistemas do organismo são ativados no sentido de colocar o organismo num estado global de preparação para a contingência ameaçadora em curso. As primeiras respostas, mais imediatas, se dão por neurotransmissão. Existem evidências do envolvimento de todos os neurotransmissores nos transtornos de ansiedade, mas destaca-se a importância da serotonina (5HT) e GABA, importantes na modulação das respostas a estímulos aversivos e geralmente envolvidos nos tratamentos farmacológicos dos transtornos de ansiedade.

Respostas mais lentas e duradouras ocorrem com a ativação neuroendócrina, sobretudo do eixo hipotálamo-hipófise-adrenal. A ação de hormônios como o cortisol tem a função de manutenção do estado global de preparação para o risco em longo prazo, bem como da recuperação após interrupção da ameaça. Têm-se demonstrado que esses sistemas também estão amplamente envolvidos nos transtornos de ansiedade.

QUADRO CLÍNICO

Os transtornos de ansiedade incluem transtornos que compartilham características de medo e ansiedade excessivos, os quais se manifestam por meio de sintomas somáticos, psíquicos e comportamentais.

As manifestações somáticas mais frequentes de uma ansiedade patológica incluem sintomas resultantes da ativação do sistema nervoso autônomo, como taquicardia, hiperventilação, midríase, piloereção, sudorese e urgência em defecar ou urinar. Tontura, sensação de desmaio, tremores, parestesias, sensação de sufocamento, dores e contraturas musculares também são queixas comuns.

Parte II – Grandes síndromes psiquiátricas

Quadro 1 Transtornos de ansiedade

	DSM-5	CID
Transtorno de ansiedade de separação	309.21	F93.0
Mutismo seletivo	313.23	F94.0
Fobia específica	300.29	F40.2
Transtorno de ansiedade social (fobia social)	300.23	F40.10
Transtorno de pânico	300.01	F41.0
Agorafobia	300.22	F40.00
Transtorno de ansiedade generalizada	300.02	F41.1
Transtorno de ansiedade decorrente de outra condição médica	293.84	F06.4
Outro transtorno de ansiedade especificado	300.09	F41.8
Transtorno de ansiedade não especificado	300.00	F41.9

Os sintomas psíquicos mais relatados são tensão, nervosismo, apreensão, mal-estar indefinido, insegurança, dificuldade de concentração e memória, sensação de estranheza, de que as coisas ao redor estão irreais etc. O comportamento da pessoa ansiosa é caracterizado por inquietação, sobressaltos e hipervigilância. Pode haver preocupação com ordem, perfeccionismo ou comportamento evitativo. Observam-se respostas voltadas a reduzir riscos e proporcionar maior sensação de controle e segurança.

A ansiedade pode ser diagnosticada como patológica quando causa sofrimento clinicamente significativo, ou prejuízo no funcionamento social, profissional ou em outras áreas importantes da vida do indivíduo. As situações ou estímulos que desencadeiam sintomas, as manifestações abruptas ou insidiosas, o número e a intensidade dos sintomas, bem como o curso agudo ou crônico, são variáveis que diferenciam os diversos diagnósticos classificados como transtornos de ansiedade.

DIAGNÓSTICO

O Quadro 1 lista os diagnósticos que compõem o capítulo de Transtornos de Ansiedade do DSM-5 – a mais recente versão do *Manual Diagnóstico e Estatístico de Transtornos Mentais* da Associação Americana de Psiquiatria. Embora a atual classificação separe o TOC e os transtornos relacionados a trauma e a estressores dos demais transtornos de ansiedade, esses diagnósticos também serão abordados no presente capítulo.

Alguns quadros ansiosos podem se manifestar muito cedo na história do indivíduo, como nos casos de transtorno de ansiedade de separação e mutismo seletivo. Embora esses diagnósticos fossem exclusivos da infância e adolescência o DSM-5 aceita que os sintomas tenham início em indivíduos com mais de 18 anos. O transtorno de ansiedade de separação é caracterizado por medo e ansiedade impróprios e excessivos, envolvendo a separação daqueles com quem o indivíduo tem apego. Evidencia-se preocupação excessiva e persistente com a possibilidade de afastamento e sofrimento excessivo quando ele ocorre. No mutismo seletivo observa-se um fracasso persistente para falar em situações sociais específicas nas quais existe a expectativa para tal, embora o indivíduo seja capaz de falar adequadamente em outras situações.

As fobias são medos persistentes e excessivos de determinados estímulos, desproporcionais em relação ao perigo real imposto pelo objeto ou situação temidos. O indivíduo evita ativamente aquilo que teme, apresenta intensa ansiedade e sofrimento diante da possibilidade de se deparar com tal estímulo (ansiedade antecipatória) e em caso de exposição a ele experimenta medo e sofrimento que podem assumir as características de uma crise de pânico. São os transtornos ansiosos mais comuns, com prevalências de até 16% em indivíduos com mais de 65 anos.

Uma característica essencial da fobia específica é que o medo ou a ansiedade está circunscrito à presença de uma situação ou objeto específico que pode ser denominado estímulo fóbico. De acordo com esse estímulo, o quadro pode receber um dos seguintes especificadores: *animal, ambiente natural, sangue-injeção-ferimentos, situacional* ou *outro*. Vale destacar e discorrer sobre alguns exemplos interessantes e relevantes aos demais profissionais da área de saúde:

- Fobia de sangue-injeção-ferimentos: algum desconforto à visão de sangue, ferimentos ou grandes deformidades físicas é normal, mas o quadro pode ser reconhecido como patológico quando causa prejuízos funcionais e sofrimento significativo. Como forma de evitação, indivíduos fóbicos podem se recusar a realizar exames e procedimentos médicos ou odontológicos, resultando em potenciais agravos à saúde. Enquanto a maioria dos transtornos ansiosos desencadeia reações autonômicas adrenérgicas, a fobia de sangue-injeção-ferimentos costuma desencadear uma reação vagal que pode levar à perda de consciência. Observa-se uma resposta bifásica de frequência cardíaca e pres-

são arterial (PA), caracterizada por uma fase inicial com aumento de frequência cardíaca e pressão arterial, seguida por queda importante de pulso e pressão, acompanhada de sudorese, palidez, náuseas e, frequentemente, síncope. Em casos raros e graves pode haver períodos de assistolia e convulsões. Outras peculiaridades dessa fobia são o caráter familiar e a não predominância em mulheres.

- Fobias de doenças: o indivíduo manifesta medo e preocupações exageradas com o risco de ter ou desenvolver uma doença específica. Isso pode resultar em comportamentos de esquiva em relação a reportagens, conversas, hospitais ou qualquer outra situação que o confronte com a doença temida. As doenças mais classicamente temidas são as estigmatizadas pela sociedade, como a sífilis, câncer ou a aids. Quando o medo de adoecer não se restringe a uma doença específica, falamos em hipocondria ou, pela nova nomenclatura, transtorno de ansiedade de doença.

O transtorno de ansiedade de doença não é classificado como um transtorno de ansiedade pelo DSM-5, mas é caracterizado por uma preocupação excessiva e desproporcional em ter ou contrair uma doença grave. Embora alguns sintomas somáticos possam estar presentes, eles são de intensidade apenas leve. Observa-se um alto nível de ansiedade com relação à saúde, e o indivíduo pode responder com busca excessiva de cuidados ou uma evitação mal adaptativa deles.

A preocupação relacionada a doença pode ser um sintoma de outro transtorno mental, como transtorno de ansiedade generalizada, depressão (sobretudo em idosos), transtorno obsessivo-compulsivo, transtorno dismórfico corporal e outros. Realizar um diagnóstico diferencial é importante, visto que o tratamento de cada condição pode ser consideravelmente diferente.

O transtorno dismórfico corporal é evidenciado por uma queixa persistente de um defeito corporal específico, que não é notado por outros. Os portadores escondem-se atrás de roupas, óculos escuros e outros artifícios. As queixas mais comuns são problemas na face (cicatrizes, pintas, pelos, deformidades), defeitos no pênis ou seios, odores nas axilas, nos genitais ou no ânus e mau hálito. Ela adquire às vezes a dimensão de um delírio ou pode fazer parte da constelação de sintomas da esquizofrenia ou outras psicoses. Com muita frequência as pessoas procuram cirurgiões plásticos e dermatologistas.

O transtorno de ansiedade social (fobia social) é caracterizado por medo ou ansiedade acentuados acerca de uma ou mais situações em que o indivíduo é exposto a possível avaliação por outras pessoas. Medo de comportar-se de modo embaraçoso ou humilhante. As situações mais comumente descritas são: participar de festas ou reuniões, ser apresentado a alguém, iniciar ou manter conversas, falar com pessoas em posição de autoridade, receber visitas em casa, ser observado durante alguma atividade (comer, beber, falar, escrever, votar, usar o telefone), ser objeto de brincadeiras ou gozação e usar banheiro público. O indivíduo teme ser avaliado negativamente pelos demais e teme demonstrar sinais de ansiedade como ruborizar, tremer, transpirar, tropeçar nas palavras etc. As situações sociais são evitadas ou suportadas com intenso medo e ansiedade, que podem culminar em um ataque de pânico. A experiência clínica sugere que comer ou tremer em público podem ser mais desconfortáveis nos idosos do que falar em público, por conta do uso de dentaduras e presença de tremores nesses pacientes.

O transtorno de pânico é uma síndrome caracterizada por ataques de pânico recorrentes, e pelo menos alguns desses ataques devem ocorrer de forma inesperada, ou seja, em situações em que não era esperado que a pessoa tivesse uma reação de medo ou ansiedade intensos. Em razão da experiência aversiva das crises, o quadro evolui com apreensão ou preocupação persistente acerca do risco de apresentar novas crises, bem como com as possíveis consequências negativas da crise (medo de perder o controle, ter um ataque cardíaco ou enlouquecer). Observam-se ainda mudanças desadaptativas do comportamento, como a evitação de atividades ou situações nas quais o indivíduo acredita que poderá ter um novo ataque de pânico. Desmoralização e sintomas depressivos acessórios podem também acompanhar o quadro. Deve-se sempre investigar depressão, doenças cardiovasculares, gastrointestinais ou pulmonares crônicas, função tireoidiana e, em alguns casos, feocromocitoma.

O ataque de pânico é um surto abrupto de medo intenso ou desconforto intenso que alcança um pico em poucos minutos. O DSM-5 exige a presença de quatro ou mais dos seguintes sintomas: palpitações, coração acelerado, taquicardia; sudorese; tremores ou abalos; sensação de falta de ar ou sufocamento; sensação de asfixia; dor ou desconforto torácico; náusea ou desconforto abdominal; sensação de tontura, instabilidade, vertigem ou desmaio; calafrios ou ondas de calor; parestesias (anestesia ou sensação de formigamento); desrealização (sensação de irrealidade) ou despersonalização (sensação de estar distanciado de si mesmo); medo de perder o controle ou "enlouquecer"; medo de morrer. A crise geralmente passa em 20 a 40 minutos e é seguida de sensação de cansaço, fraqueza e pernas bambas. Podem ocorrer em qualquer local, contexto, ou hora, até mesmo durante o sono. O ataque de pânico não é um transtorno, mas um quadro clínico que pode estar presente em diversos transtornos mentais. Por essa razão, a atual classificação permite que ele seja usado como um especificador, ou seja, é possível assinalar que um paciente sofre de um determinado transtorno mental "com ataques de pânico".

A agorafobia é caracterizada por medo e ansiedade diante de ambientes e situações em que o indivíduo sinta que não é capaz de escapar para um lugar que considere seguro ou em que acredite que não conseguirá obter ajuda no caso de passar mal com sintomas de ansiedade semelhantes ao pânico. As situações mais comuns incluem: utilizar transporte coletivo como ônibus e trens ou automóveis em congestionamentos; estar em espaços abertos como praças e mercados; estar em locais fechados como teatros e cinemas; estar em uma fila ou entre uma multidão; e sair de casa sozinho ou ficar desacompanhado. A agorafobia pode ser diagnosticada como um transtorno independente, mas em caso de comorbidade com transtorno do pânico é comum que o indivíduo sinta medo e ansiedade ao estar em locais onde ocorreram ataques de pânico prévios. A evitação desses ambientes causa prejuízos e limitações para o indivíduo, que em casos graves pode não ser capaz de sair de casa ou precisar de companhia para fazê-lo.

No transtorno de ansiedade generalizada o indivíduo apresenta ansiedade excessiva, apreensão e preocupações acerca de diversos eventos ou atividades cotidianas (trabalho, escola, finanças, relacionamentos etc.) durante a maior parte do tempo. A preocupação é desgastante, desproporcional e de difícil controle, sendo muito di-

fícil afastá-la por meio da distração. Existe comprometimento no desempenho em áreas importantes da vida do indivíduo. É frequente que o quadro seja acompanhado de sintomas autonômicos como taquicardia, taquidispneia, sensação de pressão no peito, sudorese fria, parestesias, entre outros, além de queixas álgicas, como cefaleia e dores musculares. O quadro é associado a inquietação, cansaço ou fadiga, dificuldade de concentração, irritabilidade, tensão muscular e distúrbios do sono, como dificuldade para adormecer, insônia ou sono pouco reparador. O quadro é crônico e flutuante, sendo rara a remissão espontânea.

O TOC é caracterizado pela ocorrência de pensamentos obsessivos e comportamentos compulsivos (podendo haver quadros em que apenas um dos dois esteja presente) que consomem tempo ou causam sofrimento e prejuízo funcional. Os pensamentos obsessivos são ideias, imagens ou impulsos espontâneos repetitivos, persistentes, intrusivos e indesejáveis, que causam ansiedade e sofrimento significativos. O conteúdo pode envolver temas como dúvida, contaminação, violência e obscenidade. O indivíduo luta para ignorar ou suprir esses pensamentos ou tenta neutralizá-los por meio de outros pensamentos (atos mentais) ou comportamentos compulsivos.

As compulsões são comportamentos ou atos mentais repetitivos que o indivíduo se sente impulsionado a fazer em resposta a uma obsessão ou regra que deve ser rigidamente cumprida (por autoimposição). O objetivo é prevenir ou reduzir a ansiedade e o sofrimento ou evitar algum evento ou situação temida. Os comportamentos ou atos mentais não estão realisticamente relacionados com o que se pretende neutralizar ou evitar, ou são claramente excessivos. A crítica sobre os sintomas varia de um indivíduo para o outro e pode estar plenamente preservada, pouco preservada ou até mesmo ausente nos casos em que as crenças se tornam delirantes.

No DSM-5 o diagnóstico de TEPT foi movido para um capítulo destinado aos transtornos relacionados ao trauma e estresse. O TEPT acomete cerca de 10% dos indivíduos que são expostos a um evento traumático como morte ou ameaça, ferimentos graves ou violência sexual, vivenciando diretamente a situação, testemunhando-a ou sabendo que ela ocorreu com alguém que seja afetivamente próximo. Os sintomas podem surgir logo após o trauma ou demorar muitos meses para se manifestar (TEPT com início tardio). No entanto, os critérios requerem que o indivíduo tenha passado pela experiência traumática há no mínimo 1 mês do diagnóstico. Após sofrer o trauma, a pessoa desenvolve sintomas sistematicamente divididos em quatro grupos:

- Reexperimentação – passa a reviver o trauma por meio de memórias ruins, pesadelos, lembranças angustiantes.
- Evitação – esforça-se para evitar situações, pessoas, locais, pensamentos e sentimentos relacionados ao evento traumático.
- Alterações negativas persistentes em cognição e humor – desenvolve alterações como negativismo, culpa, vergonha, sensação de afastamento e de incapacidade de sentir-se bem.
- Excitabilidade aumentada – torna-se muito alerta e reativo, irritado, explosivo, assustado, desconcentrado, dormindo mal.

Quando o indivíduo apresenta sintomas que geram prejuízos, perduram por mais de 72 horas, mas desaparecem espontaneamente passado menos de 1 mês do trauma, falamos em transtorno de estresse agudo.

DIAGNÓSTICOS DIFERENCIAIS

As síndromes ansiosas e os sintomas físicos nelas observados podem estar relacionados a diversas condições clínicas e outros transtornos mentais, bem como aos efeitos fisiológicos de fármacos e drogas de abuso. Muitas condições médicas podem se manifestar por meio de sintomas de ansiedade ou mesmo mimetizar os quadros já descritos, como é o caso do hipertireoidismo. A presença de uma doença física (especialmente grave, estigmatizante ou de prognóstico ruim) pode produzir reação ansiosa ao estresse, assim como a ansiedade pode piorar a evolução de várias condições clínicas, como hipertensão arterial e arritmias. Além disso, o uso de medicamentos para tratar inúmeras condições médicas pode causar ou agravar a ansiedade. Exemplos de medicamentos que podem produzir ansiedade são: estimulantes e inibidores de apetite, hormônios da tireoide e esteroides, antipsicóticos, antidepressivos. Além disso, interrupção brusca de remédios para dormir e calmantes deve ser lembrada.

Ansiedade frequentemente coexiste com depressão e pacientes deprimidos têm sintomas menos intensos de ansiedade generalizada. Sintomas ansiosos em idosos deprimidos estão associados com maior déficit cognitivo, menor aceitação da doença e aumento do tempo de tratamento, quando comparados a idosos deprimidos sem ansiedade. Outros transtornos psiquiátricos, como transtorno afetivo bipolar, podem se parecer fenomenologicamente com a ansiedade e devem ser considerados como diagnósticos diferenciais. Abuso e dependência de álcool e abstinência são, também, grandes geradores de ansiedade patológica.

Diante do que foi descrito, destaca-se a necessidade de realizar anamnese adequada, exame físico e exames subsidiários que

TRATAMENTO MEDICAMENTOSO

Em geral, é aceito que, à exceção das fobias específicas que não respondem bem ao tratamento medicamentoso com antidepressivos, o tratamento dos transtornos de ansiedade pode ser feito com medicamentos e/ou com psicoterapias empiricamente validadas para cada transtorno em questão, entre as quais se destacam as psicoterapias cognitivo-comportamental e interpessoal.

O tratamento medicamentoso de eleição para os transtornos de ansiedade são os inibidores seletivos de recaptura da serotonina (ISRS). No geral, outras classes de antidepressivos com ação serotonérgica e alguns com ação noradrenérgica têm eficácia clínica comparável à dos ISRS. O que faz dos ISRS a primeira opção no tratamento medicamentoso dos transtornos de ansiedade é sua tolerabilidade, por ter menos efeitos colaterais que outras classes de antidepressivos, e sua segurança, uma vez que menos efeitos adversos graves e mortalidade é relatada com essa classe de drogas. Entretanto, evidências sólidas também apoiam o uso de inibidores da recaptura da serotonina e noradrenalina, antidepressivos tricíclicos, inibidores da monoaminoxidase e outras classes de antidepressivos, como a mirtazapina.

Costuma-se iniciar o tratamento com um ISRS em dose baixa e aumenta-se progressivamente a critério clínico. Por exemplo, sertralina (25 até 200 mg), fluoxetina (10 até 80 mg). Clomipramina ou imipramina também podem ser utilizadas. É frequente que pacientes com transtorno do pânico sejam hipersensíveis aos efeitos dos antidepressivos, sendo indicado início com metade ou até um quarto da dose inicial para outros transtornos. Já no TOC, é frequente a necessidade de doses altas e grandes períodos de espera para que alguma melhora seja observada.

Benzodiazepínicos podem ser temporariamente associados no caso de "piora inicial" ou para alívio mais imediato dos sintomas. Deve-se lembrar do risco de dependência.

TRATAMENTO NÃO MEDICAMENTOSO

Existem técnicas e abordagens psicoterápicas empiricamente validadas para cada transtorno em questão, entre as quais destacam-se as psicoterapias cognitivo-comportamental e interpessoal. A psicoeducação, que visa educar o paciente e sua família sobre o transtorno em questão, é importante para tranquilizar e gerar um bom vínculo terapêutico, além de ajudar muito na adesão terapêutica, no acompanhamento da medicação em longo prazo e na compreensão das intervenções psicoterápicas.

Orientações iniciais:

- Educar sobre as síndromes ansiosas, a reação de luta e fuga, visando ao entendimento de que os sintomas são desconfortáveis, mas não trarão as consequências catastróficas que a pessoa imagina. Ensinar técnicas de relaxamento ou meditação e principalmente a prática de respiração diafragmática. No caso de formigamentos, tonturas e sensação de irrealidade por respiração muito ofegante, ensinar a respirar devagar o próprio ar em uma sacola plástica.

O tratamento das fobias é feito por meio de técnicas de exposição. Por meio delas ocorre diminuição dos sintomas ansiosos e habituação à situação fóbica.

PAPEL DO PSIQUIATRA

É papel do psiquiatra trabalhar em parceria com outras disciplinas, promovendo esclarecimentos sobre os transtornos de ansiedade, investindo em medidas preventivas e de promoção de saúde mental. O profissional também deve fomentar a aplicação de medidas psicoeducativas que têm papel central na adesão a qualquer proposta terapêutica. Médicos generalistas devem estar capacitados para identificar quadros de ansiedade patológica e proceder com as primeiras medidas terapêuticas; a farmacoterapia pode ser introduzida por clínicos que se sintam capacitados para isso. Pacientes graves, não respondedores e de difícil manejo deverão ser encaminhados a um especialista.

CONSIDERAÇÕES FINAIS

Transtornos ansiosos acometem um grande número de indivíduos, causam sofrimento e prejuízos, e podem estar relacionados a condições clínicas gerais, outros transtornos psiquiátricos e efeito de substâncias. Indivíduos acometidos por uma ansiedade patológica tendem a buscar atendimento em serviços de saúde e, infelizmente, é comum que não recebam tratamento adequado. É fundamental que os profissionais de saúde estejam habilitados a identificar tais casos, acolher o paciente e intervir dentro de suas áreas de atuação para que o caso receba as melhores intervenções terapêuticas (fármaco e psicoterápicas) baseadas em evidências.

BIBLIOGRAFIA SUGERIDA

1. American Psychiatry Association. Diagnostic and statistical manual of mental disorders – DSM-5. 5. ed. Washington: American Psychiatric Association; 2013.
2. Berger O, McNiel DE, Binder RL. PTSD as a criminal defense: a review of the law. J Am Acad Psychiatry Law. 2012;40(4):509-21.
3. Cornelius LR, Van der Klink JJL, Groothoff JW, Brouwer S. Prognostic factors of long term disability due to mental disorders: A systematic review. J Occup Rehabil. 2011;21(2):259-74.
4. Fernandes S, Leite E, Vieira F, Costa Santos J. O anunciado DSM-5: que implicações em psiquiatria forense? Acta Medica Portuguesa. 2014;27(1):126-34.
5. Gaughwin P. Psychiatry's problem child: PTSD in the forensic context (part 1). Australas Psychiatry. 2008;16(2):104-8.
6. Gaughwin P. Psychiatry's problem child: PTSD in the forensic context (part 2). Australas Psychiatry. 2008;16(2):109-13.
7. Gentil V, Lotufo-Neto F, Bernik MA. Pânico, fobias e obsessões. São Paulo: Edusp; 1997.
8. Henderson M, Harvey SB, Overland S, Mykletun A, Hotopf M. Work and common psychiatric disorders. J R Soc Med. 2011;104(5):198-207.
9. Hetem LAB, Graeff FG. Ansiedade e transtornos de ansiedade. Rio de Janeiro: Científica Nacional; 1997.
10. Ito LM. Terapia cognitivo-comportamental para transtornos psiquiátricos. Porto Alegre: Artes Médicas; 1998.
11. Noordik E, Van der Klink JJ, Klingen EF, Niewenhuijsen K, Van Dick FJH. Exposure in vivo containing interventions to improve work functioning of workers with anxiety disorders: A systematic Review. BMC Public Health. 2010;10:598. Disponível em: <http://www.biomedcentral.com/content/pdf/1471-2458-10-598.pdf>. Acesso em 2 de abril de 2014.
12. Sreenivasan S, Garrick T, McGuire J, Smee DE, Dow D, Woehl D. Critical concerns in Irak/Afghanistan war veteran. Forensic interface: combat related postdeployment criminal violence. J Am Acad Psychiatry Law. 2013;41(2):263-73.

Reações à doença e à hospitalização, transtornos relacionados ao estresse, trauma e luto

12

Arthur Hirschfeld Danila
Márcia Morikawa

CONCEITO

A prática da medicina moderna passou a incluir maiores possibilidades terapêuticas, com melhores recursos extra-hospitalares, visando à permanência e ao convívio do indivíduo o mais próximo da sociedade. No entanto, também é verdade que a população tem envelhecido, e com isso são maiores as chances de pacientes e seus familiares entrarem em contato com o processo de adoecimento, o prolongamento da vida, e tudo que dele decorre, sendo a hospitalização uma das possíveis consequências mais prováveis do cuidado médico contemporâneo. Paciente, familiares e amigos reagem de formas distintas ao adoecimento, mobilizando pensamentos e comportamentos que podem gerar profundo sofrimento, o que será abordado neste capítulo.

O estresse é um dos processos possivelmente desencadeados diante do adoecimento, hospitalização ou de um trauma, e compreende respostas adaptativas do indivíduo às demandas ambientais. Além das condições aversivas, mais comumente relacionadas ao estresse, situações aparentemente desprovidas de estresse também podem se revelar importantes estressores quando feita uma análise mais cuidadosa.

Diante de um evento estressante ou traumático, indivíduos podem cursar com sintomatologia variável, configurando um espectro dos transtornos pós-traumáticos e relacionados ao estresse. Em um contínuo de intensidade e duração dos sintomas, configuram as reações agudas ao estresse – de duração de horas a dias – seguidas pelo transtorno de estresse agudo, transtorno de estresse pós-traumático e modificações persistentes da personalidade. A apresentação clínica parece variar em razão da ocorrência de eventos traumáticos prévios e características do trauma. Destes, os fatores pós--traumáticos são os principais fatores de risco, destacando-se, entre eles, falta de suporte social e restrições adicionais no período em questão.

O luto é o sentimento de pesar ou tristeza decorrente da morte de uma pessoa próxima, ou tristeza profunda causada por grande calamidade, dor, mágoa e/ou aflição. A reação de luto pode ocorrer pela perda de um ente querido, por uma separação abrupta ou pelo adoecimento do indivíduo. As pessoas enlutadas podem experimentar sintomas semelhantes aos de um transtorno depressivo, mas há predominância de sentimentos de vazio e perda. Os pacientes veem seu humor entristecido como normal, como parte do processo de aceitação à perda que tiveram. Alguns buscam ajuda profissional para atenuação dos sintomas que os incomodam mais, como perda de apetite ou insônia.

EPIDEMIOLOGIA

A quinta edição do *Manual Diagnóstico e Estatístico de Transtornos Mentais* (DSM-5) agrupa os transtornos relacionados ao trauma e ao estresse em um novo capítulo. Esse capítulo visa incluir muitos pacientes que apresentam quadros nos quais predominam outros sintomas além do padrão fóbico-ansioso tradicional, como anedonia, irritabilidade, agressividade, comportamento autodestrutivo, ocorrência de *flashbacks* e quadros dissociativos. Os transtornos agrupados nesse capítulo são apresentados na Tabela 1.

Tabela 1 Transtornos relacionados ao trauma e ao estresse

Transtornos ocorridos na infância e adolescência	Transtornos ocorridos na idade adulta
· Transtorno de apego reativo	· Transtorno de estresse agudo (TEA)
· Transtorno de engajamento social desinibido	· Transtorno de estresse pós-traumático (TEPT)
	· Transtornos de ajustamento

A prevalência ao longo da vida dos transtornos relacionados ao estresse é variável, chegando – na população norte-americana em geral – a 7,8% para o diagnóstico de TEPT.

O luto envolve múltiplos fatores que podem dificultar a sua elaboração: perdas múltiplas (morte de várias pessoas da mesma família), perdas invertidas (filhos e netos que morrem antes de pais e avós), presença de corpos mutilados, desaparecimento de corpos e cenas de violência. Existem algumas variáveis que podem agir como facilitadores ou afetar adversamente os processos de luto das famílias. Franco (2008) descreve fatores que podem interferir significativamente no processo de morte e luto:

- Natureza e significados relacionados com a perda;
- Qualidade da relação que se finda;
- Papel que a pessoa, à morte, ocupava no sistema familiar/social;
- Recursos de enfrentamento do enlutado;
- Experiências prévias com morte e perda;
- Fundamentos culturais e religiosos do enlutado;
- Idade do enlutado e da pessoa à morte;
- Questões não resolvidas entre a pessoa e o enlutado;
- Percepção individual sobre o quanto foi realizado em vida;
- Perdas secundárias, circunstâncias da terminalidade.
- Algumas populações são mais vulneráveis ao desenvolvimento do luto patológico, entre elas:
  - mulheres que perdem seus filhos;
  - pessoas idosas, principalmente quando perdem seus filhos adultos.

MECANISMOS FISIOPATOLÓGICOS

Eventos estressores graves podem induzir diversas alterações orgânicas e comportamentais, por meio de mecanismos de aprendizagem, extinção, sensibilização e reatividade. Não se sabe ao certo o papel de cada uma das alterações neurobiológicas, mas um dos sistemas orgânicos mais envolvidos nas respostas ao estresse é o do eixo hipotálamo-hipófise-adrenal (HHA), com consequente elevação frequente do cortisol em resposta a estressores. Sistemas de neurotransmissão também estão alterados, interagindo de forma complexa, sobretudo os que envolvem a noradrenalina (hiperatividade simpática sustentada, hiperexcitabilidade e reexperimentação), dopamina (que medeia a recompensa e o reforçamento de determinados eventos) e serotonina (sistema mais estudado, modula amplamente respostas a estímulos aversivos). Os sistemas glutamatérgico, gerando hiperexcitabilidade, e gabaérgico, com seu efeito inibitório sobre o *corticotrophin-releasing factor* e à noradrenalina, também estão possivelmente envolvidos, promovendo respostas e memórias prolongadas duradouras e intensas a estímulos estressores. Ainda, pode haver redução volumétrica e hipoatividade do hipocampo, estrutura correlacionada à contextualização das respostas condicionadas aos estressores, e hiperatividade da amídala, responsável pelo condicionamento de estímulos aversivos.

QUADRO CLÍNICO

A reação ao adoecimento e ao luto foram objetos de estudo de Kübler-Ross (1996), na década de 1970, enquanto trabalhava com pacientes terminais nos Estados Unidos. Ela desenvolveu a teoria da elaboração do luto, que leva seu nome, na qual organiza cronologicamente em cinco fases as reações mais frequentes dos pacientes:

- Negação: é geralmente a primeira fase a ser vivida, em que o paciente não aceita seu adoecer e se recusa a acreditar na doença e na equipe. Tal comportamento é compreensível e, muitas vezes, precede outros mecanismos de defesa menos rudimentares;
- Raiva: quando já não é mais possível negar a doença, o indivíduo é tomado pelo sentimento de revolta, de injustiça, com marcada irritação e agressividade. Por vezes, pode apresentar comportamento opositor e desafiador, o que gera grande contratransferência na equipe assistencial, que se vê impotente diante do doente, pois nada do que é feito ou oferecido parece ser suficiente para aplacar sua raiva;
- Barganha: uma vez assimilada a doença, o paciente passa a tentar "negociar" condições para aceitar o papel de doente, a possibilidade de morte. É frequente que comece a fazer promessas e apresentar outros pensamentos mágicos de cura, para barganhar sua sobrevida ou a qualidade de vida, com Deus e outras entidades sobrenaturais;
- Depressão: por fim, o paciente começa a experimentar a tristeza por si e por sua situação. Encontra-se mais introspectivo, elaborando o luto por todas as situações vividas e não vividas. Pode ficar mais isolado;
- Aceitação: é a fase de maior tranquilidade, pois há uma resignação pela condição apresentada e pelo desfecho que se impõe. Nem sempre é alcançada por todos os pacientes, e apresenta sofrimento bem menor do que os vividos nas fases anteriores.

CRITÉRIOS DIAGNÓSTICOS

Transtorno de ajustamento

Trata-se do desenvolvimento de sintomas emocionais ou comportamentais em resposta a um ou mais estressores identificáveis, ocorrendo até 3 meses após sua ocorrência. É uma condição comum, com prevalência entre 11 e 32% a depender da população estudada. É necessária a presença de pelo menos um dos seguintes sintomas:

- Reação desproporcional para a intensidade ou a gravidade do estressor, levando em consideração o contexto sociocultural e o contexto externo.
- Prejuízo social, ocupacional ou de outras áreas importantes de funcionamento.

Tais sintomas não devem preencher critérios para outro transtorno mental nem corresponder à exacerbação de um transtorno mental preexistente. Também não devem estar associados às situações de luto normal e, uma vez cessado o evento estressor e suas consequências, os sintomas não devem persistir por período > 6 meses.

Transtorno de estresse agudo (TEA)

Ocorre após exposição direta ou séria ameaça de morte, injúria grave ou violação sexual a uma ou mais das seguintes maneiras:

- Experiência direta dos eventos traumáticos.
- Testemunho pessoal da ocorrência de tais eventos com outra pessoa.
- Descoberta de que tais eventos ocorreram com pessoas íntimas, como familiares e amigos próximos.
- Exposição repetitiva ou extrema a detalhes aversivos relacionados aos eventos traumáticos (policiais, peritos etc.).

Nesses casos, observam-se pelo menos nove dos fatores a seguir, que se iniciam e duram 3 dias a 4 semanas após o evento:

- Memórias intrusivas, recorrentes e involuntárias sobre o evento traumático.
- Pesadelos recorrentes nos quais o conteúdo sonhado está relacionado ao evento.
- Reações dissociativas, como *flashbacks*, nas quais o indivíduo sente ou age como se o evento estivesse recorrendo.
- Reações psicológicas prolongadas ou intensas em resposta a acontecimentos internos ou externos que remetam à situação.
- Incapacidade persistente de vivenciar emoções positivas.
- Desrealização ou despersonalização (alteração do senso de realidade do ambiente que cerca o indivíduo ou de si próprio).
- Incapacidade de rememorar um aspecto importante relacionado ao evento estressor (amnésia dissociativa).
- Esforço para evitação de memórias ou pensamentos estressantes relacionados ao evento.
- Esforço para evitar contato com fatores externos que lembrem o evento, como encontrar pessoas, locais, objetos etc.
- Alteração do sono.
- Irritabilidade ou crises de explosão com desencadeantes ausentes ou desproporcionais.
- Hipervigilância.
- Problemas de concentração.
- Reação reflexa exagerada.

Transtorno de estresse pós-traumático (TEPT)

Ocorre nas mesmas situações descritas no transtorno de estresse agudo, porém deve ter duração ≥ 1 mês e deve somar-se a pelo menos um dos sintomas a seguir, correspondentes a alterações negativas da cognição e de humor, associados ao evento traumático:

- Incapacidade de rememorar um aspecto importante relacionado ao evento estressor (amnésia dissociativa).
- Ideias pessimistas e exageradas sobre si mesmo e sobre outros, como "não se pode confiar em ninguém", "o mundo está muito perigoso".
- Ideias distorcidas e persistentes sobre a causa ou as consequências do evento.
- Estado emocional persistentemente negativo.
- Diminuição do interesse e da participação em atividades significativas.
- Sentimentos de estranhamento ou "desligamento afetivo" relacionados a outros.
- Inabilidade persistente de experimentar sentimentos positivos.

Luto patológico

O tempo de duração do luto varia conforme a cultura do povo. A quarta edição do *Manual Diagnóstico e Estatístico de Transtornos Mentais* (DSM-IV) instituía o tempo máximo de persistência do luto normal como 2 meses. Já em sua quinta edição (DSM-5) esse critério diagnóstico foi excluído, pois a maioria dos médicos e estudiosos sobre o luto considera sua duração normal de até 1 a 2 anos.

Quando os sintomas apresentados são compatíveis com os critérios diagnósticos de depressão maior, uma avaliação mais criteriosa deve ser feita, como a presença de humor deprimido persistente e incapacidade de vivenciar momentos felizes e/ou prazerosos. No luto, a autoestima geralmente está preservada, enquanto na depressão maior são frequentes os pensamentos de baixa autoestima e fracasso. Quando há pensamentos sobre morte, no luto normal, em geral, estão relacionados ao falecido e à ideia de "juntar-se" ao morto; já no transtorno depressivo maior a pessoa deprimida tem ideias de autoextermínio, por causa de sintomas de incapacidade, ideias de menos valia ou fracasso. Os sintomas de tristeza associados à perda terão diminuição progressiva, à medida que o tempo vai passando, e não devem contemplar a gravidade dos sintomas apresentados no transtorno depressivo maior. Quando há sintomas cardinais da depressão maior na apresentação do luto, este é considerado patológico, com necessidade de tratamento com as mesmas medidas terapêuticas utilizadas no transtorno depressivo maior.

DIAGNÓSTICOS DIFERENCIAIS

É importante ressaltar que eventos traumáticos podem se superpor a outros transtornos psiquiátricos. É muito prevalente a associação de transtornos de adaptação, TEA, TEPT ou luto patológico a uso/abuso de substâncias, quadros depressivos crônicos que podem ser reagudizados, transtornos de ansiedade, pânico, entre outros transtornos do humor. O bom senso clínico para elaboração de árvores diagnósticas diferenciais será fundamental na condução de cada caso.

TRATAMENTO MEDICAMENTOSO

O tratamento medicamentoso para o TEA é ainda pouco consistente do ponto de vista científico. Já para o TEPT, as evidências são mais robustas para o uso de antidepressivos, sendo os inibidores seletivos de recaptura de serotonina (ISRS) a primeira linha de escolha, com base em sua segurança e tolerabilidade. Antidepressivos inibidores não seletivos duais ou tricíclicos são possibilidades previstas por diretrizes. Há evidências menos sólidas para o uso de IMAO, mirtazapina, trazodona e bupropiona. Antipsicóticos, especialmente os atípicos, vêm sendo estudados como potencializadores dos efeitos dos antidepressivos no TEPT. O uso de anticonvulsivantes não está estabelecido, devendo ser usado em casos especiais, em que há comorbidade com outros transtornos, o que acontece em 80 a 85% dos casos. Vale destacar que o uso de benzodiazepínicos apresentou eficácia comparável ao uso de placebo nesses transtornos, devendo ser feito com cautela e por tempo limitado, dados os riscos de abuso e dependência, e com potencial iatrogênico no longo prazo, provavelmente em razão da inibição da resposta do eixo HHA ao estresse.

Para os transtornos de ajustamento podem ser prescritos benzodiazepínicos, e para o luto patológico há evidência que suporte a prescrição de ISRS, uma vez que a maior comorbidade desse transtorno é a depressão.

Outros tratamentos, como a eletroconvulsoterapia (ECT) e a estimulação magnética transcraniana (EMT), estão se mostrando eficazes; no entanto, acabam sendo reservados para casos específicos.

TRATAMENTO NÃO MEDICAMENTOSO

Entre os princípios que guiam intervenções que visem proteger o paciente traumatizado e garantir a evolução "natural" do quadro no longo prazo, estão o conjunto de práticas chamado de "primeiro socorro psicológico", descrito por Forbes (2009):

- Monitoramento do quadro;
- Encorajamento;
- Reengajamento às rotinas (com bom senso);
- Uso de suporte social, familiar e espiritual;
- Garantias das necessidades básicas (p. ex., segurança e abrigo)
- Reavaliação na terceira semana.

Para os casos de luto patológico, Parkes (1998) preconiza acompanhamento psicoterápico com foco na expressão do pesar e superação de fixações ou bloqueios. Rando (1992-1993) afirma que alguns processos são importantes para a elaboração do luto, entre eles:

- Reconhecer o luto;
- Reagir à separação;
- Recolher e revivenciar as experiências com a pessoa perdida;
- Abandonar ou se desligar de relações antigas;
- Reajustar-se a uma nova situação;
- Reinvestir energia em novas relações.

A melhor maneira de propiciar a elaboração do luto é estar junto à pessoa e estabelecer um vínculo de apoio, e cabe à equipe assistencial inteira definir a forma de realizá-lo. Como sugestões, estão:

- Estimular ajuda mútua entre os familiares;
- Estimular suporte nas redes sociais, igrejas, clubes, grupos de arte etc.;
- Aconselhamento individual e/ou familiar;
- Grupo de apoio;
- Psicoterapia individual e/ou familiar;
- Acompanhamento multiprofissional, se disponível.

PAPEL DO PSIQUIATRA

É importante reconhecer que sentimentos de perda e de luto podem ser despertados na equipe de saúde. Tais sentimentos de contratransferência podem prejudicar o acolhimento e o auxílio, gerando distanciamento da equipe, que não se vê capaz de lidar com o luto ou a morte e acaba evitando o contato ou encaminhando rapidamente o paciente. Muitas vezes, com a rotina, pode vir a indiferença à dor da pessoa, com consequente incapacidade de sentir a sua dor, mantendo o foco nas doenças e não nas pessoas, o que cria uma relação fria e distante. É comum a inabilidade dos profissionais de saúde em enfrentar a morte, e principalmente em lidar com questões não biológicas, buscando fugir do vínculo e mantendo uma relação exclusivamente técnica e distante. O psiquiatra pode ser o profissional a buscar o engajamento e a sensibilização dos membros da equipe assistencial ao paciente, de forma a propiciar o olhar humano e acolhedor para o indivíduo enlutado, fortalecendo o processo de luto e suas demandas.

CONSIDERAÇÕES FINAIS

O adoecimento, a hospitalização ou os eventos traumatizantes podem evoluir para condições psiquiátricas específicas que podem ser aglutinadas nos chamados transtornos do "espectro pós-traumático". Entre eles estão o transtorno de estresse agudo e o transtorno de estresse pós-traumático. Esses transtornos cursam com alterações na neuroanatomia cerebral, nos sistemas neuroendócrinos e de neurotransmissão sináptica e, por conseguinte, no desenvolvi-

mento neuropsicológico. Interações múltiplas e complexas definirão a resposta de cada indivíduo exposto a uma experiência traumática, por meio de variáveis genéticas, biológicas e psicossociais, determinando a extensão da evolução para um quadro psiquiátrico. Nesses casos, recomenda-se tratamento psiquiátrico e psicológico precoce visando um melhor prognóstico.

BIBLIOGRAFIA SUGERIDA

1. American Psychiatric Association. Highlights of changes from DSM-IV-TR to DSM-5. Washington: American Psychiatric Association; 2013.
2. American Psychiatric Association. The diagnostic and statistical manual of mental disorders: DSM-5, 5. ed. Washington: American Psychiatric Association; 2013.
3. Forbes D, Wolfgang B, Cooper J, Creamer M, Barton D. Post-traumatic stress disorder: best practice GP guidelines. Australian Family Physician. 2009;38(3):106-11.
4. Forlenza OV, Miguel EC. Compêndio de clínica psiquiátrica. Barueri: Manole; 2013.
5. Franco MHP. Luto em cuidados paliativos. In: Cuidado paliativo. São Paulo: Cremesp; 2008.
6. Kübler-Ross E. Sobre a morte e o morrer. São Paulo: Martins Fontes; 1996.
7. Miguel EC, Gentil Filho V, Gattaz WF. Clínica psiquiátrica. Barueri: Manole; 2011.
8. Parkes CM. Luto: estudo sobre a perda na vida adulta. São Paulo: Summus; 1998.
9. Rando T. The increasing prevalence of complicated mourning: the onslaught is just beginning. Omega: Journal of Death and Dying. 1992/1993;26:43-59.

13 Transtornos psicóticos

Paulo Clemente Sallet

INTRODUÇÃO

Em termos gerais, psicose pode ser definida como uma alteração no contato com a realidade; em outras palavras, quando crenças, percepções, autoconsciência ou juízo crítico destoam de parâmetros socialmente compartilhados. Segundo o *Manual Diagnóstico e Estatístico de Transtornos Mentais*, 5ª edição (DSM-5), as psicoses podem ser definidas por alterações em um ou mais dos seguintes cinco domínios: delírios (crenças fixas que, apesar de dissonantes da realidade, não são passíveis de mudança de opinião mesmo diante de evidências em contrário); alucinações (experiências perceptivas, em qualquer dos sistemas sensoriais, na ausência de estímulo externo, p. ex., ouvir ruídos, vozes, visões, sensações corporais etc.); pensamento (discurso) desorganizado (comprometimento das associações lógicas do pensamento, ou seja, sintomas que interferem no curso formal do pensamento, de modo que início, meio e fim de uma sentença encontram-se logicamente alterados, a ponto de dificultar compreensão em níveis variáveis); comportamento motor anormal ou grosseiramente desorganizado (alterações de comportamento motor dirigidas a um fim, podendo variar de trejeitos infantis até agitação psicomotora, envolvendo também os chamados sintomas catatônicos [estereotipias, negativismo, posturas, mutismo, excitação, etc.]); sintomas negativos característicos da esquizofrenia – redução da expressão emocional (embotamento afetivo), avolição (redução da motivação para atividade dirigida a um fim), alogia (empobrecimento do discurso), anedonia (reduzida capacidade em sentir prazer nas atividades que normalmente o produzem) e isolamento social.

Os transtornos psicóticos atribuíveis aos transtornos primariamente psiquiátricos (espectro esquizofrênico e transtornos de humor) são um diagnóstico de exclusão, na medida em que diversas condições clínicas, como doenças médicas e causas tóxicas, podem se apresentar com sintomas psicóticos. Nesse sentido, um diagnóstico diferencial cuidadoso deve evitar que sintomas psicóticos decorrentes de condições clínicas (secundários) sejam equivocadamente atribuídos a transtornos primariamente psiquiátricos (primários), conforme mostra a Figura 1.

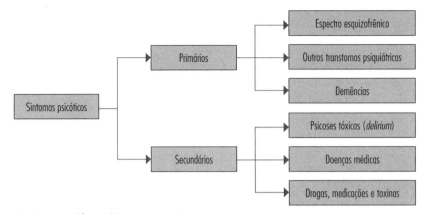

Figura 1 Diagnóstico diferencial de sintomas psicóticos.

Entre as causas de sintomas psicóticos secundários, os quadros demenciais e o *delirium* são abordados nos respectivos capítulos. Aqui, serão abordados os sintomas psicóticos secundários a doenças médicas e a abuso de substâncias. Deve-se, contudo, ter presente que os sintomas psicóticos frequentemente resultam de *delirium*, embora nesta condição os fatores cognitivos dominem o quadro. Por exemplo: estima-se que, entre outros sintomas neuropsiquiátricos, 40% dos pacientes com demência de Alzheimer apresentem sintomas psicóticos. Especialmente as demências com corpúsculos de Lewy, considerada a terceira causa mais frequente de demências, cursam com sintomas psicóticos: alucinações visuais (78%), equívocos no reconhecimento de pessoas (56%) e delírios (25%).

ORIENTAÇÕES AO DIAGNÓSTICO

Embora alguns sintomas sejam sugestivos de etiologia "orgânica" (p. ex., alucinações visuais, ausência de sintomas schneiderianos de primeira ordem, flutuações do sensório), o diagnóstico diferencial entre psicoses primárias e secundárias com base na psicopatologia pode ser enganoso.

Sob o ponto de vista clínico, manifestações consideradas atípicas com relação a idade de aparecimento, tipo de sintomas, resposta ao tratamento e curso da doença podem alertar para a existência de causas orgânicas na origem dos sintomas. Outros aspectos relevantes são a associação temporal e a plausibilidade biológica de uma condição clínica ou tóxica explicar o surgimento de sintomas psicóticos. Além disso, a situação clínica e epidemiológica deve orientar a investigação diagnóstica laboratorial para causas mais prováveis. Por exemplo, um paciente de idade avançada, evoluindo de internação recente para tratamento de broncopneumonia, apresentando alucinações visuais e confusão, sugere com maior probabilidade a existência de *delirium* no contexto de abstinência alcoólica; por outro lado, um paciente jovem com história de transtorno de personalidade que chega agitado ao pronto-socorro, no final de semana, deve ser investigado para provável abuso/intoxicação por substâncias. Contudo, nem sempre é possível estabelecer diagnóstico diferencial de modo inequívoco em um primeiro momento. Freudenreich alerta para equívocos frequentes que devem ser evitados:

94 Parte II – Grandes síndromes psiquiátricas

- Deixar de reconhecer quadros de *delirium* (psicose tóxica).
- Atribuir causalidade a achados laboratoriais e de instrumentos diagnósticos incidentais.
- Solicitar exames indiscriminadamente, sem considerar um procedimento mais racional.
- Negligenciar história médica pregressa e história familiar, bem como o exame físico (sinais vitais).
- Negligenciar a impressão diagnóstica inicial de um transtorno psiquiátrico primário.

INVESTIGAÇÃO LABORATORIAL E INSTRUMENTAL DIAGNÓSTICA

História psiquiátrica e exame físico criteriosos são de fundamental importância, especialmente no que se refere ao exame neurológico e à parte cognitiva do exame do estado mental. As flutuações do estado mental, características dos quadros de *delirium*, podem não ser perceptíveis em apenas uma avaliação, necessitando de avaliações longitudinais da cognição.

Quanto aos exames solicitados para *screening* clínico, não há consenso absoluto sobre quais testes ou exames deveriam ser solicitados rotineiramente. Exceto por exames que serão importantes para verificar segurança no tratamento farmacológico (p. ex., hemograma completo, função hepática e renal), os demais exames devem ser solicitados com base em:

- Sensibilidade e especificidade do teste.
- Prevalência da doença.
- Coerência com a compreensão fisiopatológica das manifestações clínicas observadas e com os achados iniciais. Por exemplo, se há suspeita de sífilis terciária por exposição obtida na his-

tória, em áreas de maior suscetibilidade epidemiológica, o teste mais indicado será o FTA-ABs específico, já que o VDRL mostra baixa sensibilidade na neurossífilis. No caso de forte suspeita clínica, o diagnóstico deve ser ativamente buscado por meio de testes sensíveis ou, se de baixa sensibilidade, de sua repetição (p. ex., EEG seriados se forte suspeita de alteração eletrofisiológica). Por outro lado, a existência de achados positivos não necessariamente implica relação de causalidade (p. ex., *screening* urinário positivo para *cannabis* não necessariamente a coloca como fator causal; tampouco achados inespecíficos de TC ou RM implicam necessariamente relação causal).

Uma sugestão de *screening* laboratorial inicial pode ser vista no Quadro 1.

Quadro 1 *Screening* para psicoses secundárias

Screening geral:
- Hemograma completo, glicemia, eletrólitos, função hepática, função renal, *screening* urinário para drogas, VHS, anticorpos antinucleares
- Considerar neuroimagem com TC ou RM (se história pregressa sugerir alterações [p. ex., TCE] ou se houver alteração ao exame neurológico)

Screening de exclusão específica:
- TSH + T4L, vitamina B12 + folato, ceruloplasmina (doença de Wilson), anti-HIV, FTA-ABs

Demais exames, quando clinicamente indicados:
- EEG
- Raio X de tórax, punção lombar, urocultura, hemocultura, gasometria arterial
- Cortisol sérico
- Pesquisa de toxinas
- Nível sérico de medicações
- Testes genéticos

Fonte: adaptado de Freundenreich, 2010.

PSICOSES DECORRENTES DE CONDIÇÕES CLÍNICAS

Doenças endócrinas

Tireoide: hiper ou hipotireoidismo podem estar associados com psicose. Neoplasias produtoras de hormônios esteroides: glândula suprarrenal (síndrome de Cushing) ou outros tecidos (p. ex., síndrome de Cushing ectópica decorrente de câncer pulmonar de pequenas células) podem levar a quadros de psicose refratária.

Insulinomas: podem produzir uma ampla gama de sintomas psiquiátricos, entre os quais estados confusionais e alterações comportamentais que podem mimetizar psicose.

Feocromocitoma: embora raro, pode produzir estados de ansiedade psicótica.

Doenças metabólicas

Porfiria intermitente: crises agudas de porfiria intermitente podem provocar sintomas psicóticos, em geral associadas com queixas abdominais (cólica, constipação) e neuropatia motora periférica. A porfiria constitui doença autossômica dominante relacionada à síntese do grupo heme, resultando de defeito na função da enzima porfobilinogênio desaminase, que por sua vez leva ao acúmulo de porfobilinogênio desaminase (PBGD) e ácido aminolevulínico (ALA), ambos precursores da porfirina. O diagnóstico pode ser feito com base em excesso de PBGD e ALA na urina e/ou redução da atividade da enzima PBGD dosada em eritrócitos.

Podem surgir sintomas psicóticos também em doenças raras do armazenamento, como doença de Tay-Sachs (gangliosidose GM2 tipo 1 – doença neurodegenerativa, autossômica recessiva) e doença de Nie-

mann-Pick tipo C (neurodegenerativa, autossômica recessiva) com variante de início no adulto.

Doenças autoimunes

- Lúpus eritematoso sistêmico: uma minoria de pacientes pode apresentar comprometimento do sistema nervoso central (SNC), caracterizado por psicose e convulsões (aproximadamente 11% dos casos). A psicose pode resultar também do uso de corticosteroides.
- Encefalopatia de Hashimoto: associada com tireoidite autoimune, pode provocar episódios recorrentes de psicose.
- Encefalite límbica paraneoplásica: pode cursar com psicose.
- Encefalite por anticorpos antirreceptor NMDA: pode estar associada com neoplasia ovariana em mulheres jovens que se apresentam com psicose, alterações da psicomotricidade e convulsões. Recentemente, foram encontrados dois casos com manifestações iniciais sugestivas de catatonia.

Infecções

Malária cerebral, toxoplasmose, neurocisticercose e doença do sono (endêmica na África) podem produzir psicose.

Infecção por HIV e neurossífilis podem se manifestar como psicoses e deveriam ser suspeitadas em todos os casos de psicose. A neuroborreliose (doença de Lyme – infecção transmitida por carrapato, endêmica em algumas áreas do Brasil) também pode produzir sintomas psicóticos.

Encefalites virais (p. ex., herpes simples) podem apresentar sintomas psicóticos, que quando dominam a clínica podem levar o paciente a serviços de emergência psiquiátrica.

Narcolepsia

Sonolência diurna, cataplexia (atonia muscular súbita provocando queda), apneia do sono e alucinações hipnagógicas (alucinações e ilusões visuais e auditivas ao adormecer) podem ocorrer na narcolepsia. Em alguns pacientes, pode haver experiências diurnas semelhantes à psicose. O tratamento com psicoestimulantes pode agravar tais sintomas.

Epilepsias/convulsões

Especialmente as epilepsias de lobo temporal podem estar associadas com psicose. Os fenômenos psicóticos associados à epilepsia podem ocorrer durante as fases ictais, pós-ictais ou interictais. Psicoses ictais podem ocorrer no contexto de estados epilépticos parciais complexos ou de ausência. As psicoses pós-ictais costumam surgir logo após as crises convulsivas, durando alguns dias ou semanas, podendo mais raramente tornar-se crônicas. As psicoses interictais de modo característico surgem após cerca de uma década em quadros epilépticos tratados de modo errático ou refratários ao tratamento, em geral caracterizadas por afeto disfórico associado a sintomas psicóticos semelhantes à esquizofrenia. Supõe-se que, quanto mais precoce o surgimento de psicoses interictais associadas à epilepsia, tão mais provável seja a existência de vulnerabilidade individual à psicose. As suspeitas de convulsão ou epilepsia devem ser ativamente investigadas por meio de EEG seriados ou vídeo-EEG durante as crises, pois a sensibilidade de um EEG interictal de rotina é relativamente baixa. As epilepsias de lobo frontal podem ser difíceis de ser identificadas, mas uma história de início e término abruptos de automatismos motores bizarros e vocalizações é bastante sugestiva.

Lesões ocupando espaço cerebral

Tumores cerebrais, primários ou secundários, podem se manifestar inicialmente com psicose. Pacientes idosos, presença de cefaleia, convulsões ou outros sintomas neurológicos devem alertar para essa possibilidade. A localização em região temporal provavelmente aumenta a probabilidade de sintomas psicóticos, mas às vezes é difícil atribuir causalidade a achados incidentais, como cistos e malformações vasculares.

Aumento da pressão intracraniana, como na hidrocefalia de pressão normal, também pode estar associado a sintomas psicóticos.

Acidentes vasculares cerebrais (AVC)

Raramente, podem se apresentar com sintomas psicóticos decorrentes da lesão direta ou de convulsões secundárias. O início súbito de alucinações visuais complexas deve alertar para a possibilidade de duas lesões: alucinose peduncular causada por lesões focais do tronco cerebral (pedúnculo) ou síndrome de Charles Bonnet decorrente de infarto occipital.

Traumatismo cranioencefálico (TCE)

História de TCE é fator de risco para o desenvolvimento de quadros psicóticos semelhantes à esquizofrenia, que em geral surgem insidiosamente anos após a lesão e se caracterizam por síndrome paranoide alucinatória. Os fatores de risco mais comuns para o surgimento de tais quadros são a gravidade da lesão traumática (deduzida com base na quantia de tempo sob alteração da consciência) e a história familiar de psicose.

Doenças desmielinizantes

As doenças desmielinizantes podem causar sintomas psicóticos por conta da desconexão de regiões cerebrais críticas.

A esclerose múltipla (EM), mais comum entre as doenças desmielinizantes, pode estar associada com sintomas psicóticos, embora isso não ocorra na maioria dos casos. Leucodistrofias genéticas, como leucodistrofia metacromática (LDM – doença recessiva autossômica que causa deficiência de enzima lisossômica) e adrenoleucodistrofia (ALD – ligada ao cromossomo X, resulta do acúmulo de ácidos graxos de cadeia longa em decorrência da deficiência de oxidação peroxissômica), estão associadas com sintomas psicóticos numa proporção de até 50% dos casos. Embora as leucodistrofias hereditárias sejam em geral diagnosticadas na infância por conta do curso clínico agressivo, com sintomas sistêmicos e neurológicos, os casos de início na vida adulta podem se apresentar predominantemente com sintomas psiquiátricos. O diagnóstico é sugerido por alterações na RM, associado com declínio cognitivo progressivo, sintomas neurológicos focais, como convulsões e neuropatia, e outros achados sistêmicos (p. ex., insuficiência adrenal em pacientes com ALD).

Transtornos dos gânglios basais

Embora raras, as doenças hereditárias dos gânglios basais podem estar associadas com sintomas psicóticos.

- Doença de Wilson: alteração no metabolismo do cobre, que leva à deposição de cobre no fígado e núcleos lenticulares (degeneração hepatolenticular). O diagnóstico precoce pode prevenir lesões irreversíveis e pode ser feito por meio de análise do cobre urinário de 24 horas e níveis de ceroloplasmina sérica em pacientes com sintomas psicóticos que apresentem alteração hepática. Alguns pacientes podem apresentar anéis corneanos (anéis de Kayser-Fleischer) detectáveis por exame de lâmpada de fenda.

- Doença de Huntington: autossômica dominante, tem o diagnóstico facilitado pela história familiar na maioria dos pacientes. Os sintomas psicóticos podem anteceder os sintomas motores (coreia), retardando seu diagnóstico. O diagnóstico é feito por meio de testagem genética (expansão de triplets CAG no gene denominado huntingtina).

- Doença de Fahr: calcificação idiopática dos gânglios basais, com padrão de herança dominante, provavelmente envolvendo múltiplos genes, caracterizada por deposição anormal de cálcio em áreas do cérebro relacionadas ao controle do movimento. As calcificações podem ser visualizadas por meio de TC de crânio em gânglios basais e no córtex cerebral. Os sintomas incluem deterioração da fala e da função motora, convulsões, cefaleia, prejuízo na acuidade visual e demência, podendo ocorrer sintomas psicóticos. Contudo, calcificações de gânglios basais podem constituir achado incidental nos exames de TC.

- Doença de Parkinson: os pacientes podem apresentar alucinações, em geral visuais, associadas com a gravidade da doença e quadros demenciais, como também devidas ao tratamento com levodopa.

Deficiências nutricionais

Deficiência de vitamina B12 pode estar associada com sintomas psiquiátricos, incluindo-se psicose, e deveria ser investigada regularmente, especialmente em populações de risco (p. ex., pacientes bariátricos).

Deficiência de tiamina pode levar à síndrome de Wernicke (ataxia, confusão e nistagmo), devendo ser suspeitada especialmente na dependência alcoólica.

Deficiência de niacina (pelagra), uma condição atualmente rara que pode cursar com sintomas psicóticos, dermatite, diarreia e estomatite/glossite.

Psicoses devidas ao uso de medicamentos ou substâncias

Embora diversas toxinas, drogas de abuso e medicamentos possam causar sintomas psicóticos, nem sempre é fácil demonstrar sua associação causal. Em certos casos, como na relação entre o abuso de *cannabis* e o transtorno psicótico, é provável que haja predisposição genética para esquizofrenia. Na história psiquiátrica, é importante saber sobre toda e qualquer substância, prescrita ou não, que o paciente possa ter utilizado, bem como de aspectos ocupacionais que possam sugerir contato com toxinas ambientais. Especial atenção deve ser dada a pacientes fisiculturistas, população em que o abuso de anabolizantes esteroides é prática frequente.

Toxinas ambientais possivelmente envolvidas na origem de sintomas psicóticos são monóxido de carbono, organofosforados e metais pesados, especialmente arsênico, manganês, mercúrio e tálio.

Álcool e sedativos benzodiazepínicos podem produzir sintomas psicóticos durante intoxicação, abstinência e na vigência de *delirium tremens*. Além disso, quadros psicóticos persistentes caracterizados por alucinose e ciúme patológico podem ocorrer em etilistas crônicos.

Drogas estimulantes (p. ex., cocaína e anfetaminas) e psicotomiméticas (p. ex., LSD, cogumelos alucinógenos e fenciclidina) também são causas de sintomas psicóticos.

O diagnóstico deve ser buscado com base na clínica e em aspectos epidemiológicos envolvendo regiões de uso frequente e grupo etário. *Screening* urinário pode identificar drogas de uso mais frequente.

Quadro 2 Medicamentos associados com psicose

Frequentemente implicados:
- Corticosteroides
- Estimulantes (p. ex., cocaína, anfetaminas)
- Drogas dopaminérgicas (p.ex., amantadina, L-dopa)
- Interferona
- Anticolinérgicos (p. ex., prometazina)

Outras substâncias:
- Drogas cardiovasculares (p. ex., antiarrítmicos, digoxina)
- Anestésicos (p. ex., fenciclidina)
- Drogas antimaláricas (p. ex., mefloquina)
- Drogas antituberculose (p. ex., D-cicloserina, etambutol, isoniazida)
- Antibióticos (p. ex., ciprofloxacina)
- Antivirais (p. ex., medicações anti-HIV [efavirenz], aciclovir)
- Anticonvulsivantes em altas doses
- Antineoplásicos (p. ex., ifosfamida)
- Simpatomiméticos (incluindo-se preparações anorexígenas, como efedra)
- Analgésicos (p. ex., opioides [meperidina, pentazocina], indometacina)
- Miscelâneos: baclofeno, cafeína, dissulfiram, ciclosporina

Fonte: adaptado de Freudenreich, 2010.

BIBLIOGRAFIA SUGERIDA

1. American Psychiatric Association. Diagnostic and statistical manual of mental disorders. 5. ed. Washington: APA, 2013.
2. De Ronchi D, Bellini F, Cremante G, Ujkaj M, Tarricone I, Selleri R, et al. Psychopathology of first-episode psychosis in HIV-positive persons in com-

parison to first-episode schizophrenia: a neglected issue. AIDS Care. 2006;18:872-878.

3. Freudenreich O. Differential diagnosis of psychotic symptoms: Medical "mimics". Psychiatric Times. 2010;56-61.

4. Freudenreich O. Secondary schizophrenia. In: Psychotic disorders. Philadelphia: Lippincott Williams & Wilkins; 2008. p.37-45.

5. Freudenreich O, Schulz SC, Goff DC. Initial medical work-up of first-episode psychosis: a conceptual review. Early Intervent Psychiatry. 2009;31:10-18.

6. Hyde TM, Lewis SW. Schizophrenia. 2. ed. In: Hirsch SR, Weinberger DR (eds.). Oxford: Blackwell Science, 2003.

7. Johnstone EC, Cooling NJ, Frith CD, Crow TJ, Owens DG. Phenomenology of organic and functional psychoses and the overlap between them. Br J Psychiatry. 1988;153:770-6.

8. Moore DP, Puri BK. Psychiatry. An evidence-based text. Chap. 37. Organic disorders; 2010. p.541.

9. Testa A, Giannuzzi R, Sollazzo F, Petrongolo L, Bernardini L, Dain S. Psychiatric emergencies (part II): psychiatric disorders coexisting with organic diseases. Eur Rev Med Pharmacol Sci. 2013;17(1Suppl):65-85.

14 Demências: doença de Alzheimer

Florindo Stella
Márcia Radanovic
Orestes Vicente Forlenza

CONCEITO

Disfunções persistentes e progressivas de memória episódica, ainda que tenham aparentemente pouco impacto em atividades complexas da vida diária, podem representar uma condição clínica de natureza neurodegenerativa, particularmente doença de Alzheimer (DA).

O diagnóstico precoce das alterações de memória e de outros processos neuropsiquiátricos compatíveis com DA significa uma chance de tratamento com maior eficácia do que uma conduta iniciada tardiamente. Assim, é plausível que se considere o esquecimento incipiente, porém persistente e progressivo, como uma condição que merece a atenção do clínico, uma vez que ele pode evidenciar um estágio prodrômico da DA em curso.

EPIDEMIOLOGIA

Com prevalência em torno de 60% dos casos, a DA é a forma mais prevalente de demência, designada pelo *Manual Diag-*
nóstico e Estatístico de Transtornos Mentais, 5ª edição (DSM-5) como transtorno neurocognitivo maior. Na população acima dos 65 anos, sua prevalência situa-se em 8%, com taxas progressivamente maiores com o avançar da idade, fato que evidencia a associação de DA com o envelhecimento. No início, o indivíduo apresenta alterações compatíveis com comprometimento cognitivo leve (CCL), que é uma condição em que o indivíduo tem alterações leves de memória, ou de outras funções cognitivas, sem impacto relevante em suas atividades complexas de vida diária. Estima-se que o CCL atinja em torno de 7,7 a 15% da população idosa, com os valores mais elevados entre os sujeitos acima dos 75 anos e com menos escolaridade. A incidência anual chega a 76,8 por 1.000 idosos, e aproximadamente metade dos sujeitos com CCL inclui-se no subtipo amnéstico. A importância clínica de se investigar o CCL se dá pelo risco de progressão para DA. Em torno de 10 a 12% dos idosos com CCL progridem para DA, enquanto em idosos cognitivamente preservados essa conversão restringe-se a 1 ou 2%.

MECANISMOS FISIOPATOLÓGICOS

A fisiopatologia da DA caracteriza-se por dois mecanismos cruciais: deposição, no parênquima cerebral, do peptídeo β-amiloide (βA) e formação de emaranhados neurofibrilares (ENF). A deposição de βA decorre da clivagem da proteína precursora de amiloide (APP), presente na membrana celular, pela β-secretase e pela γ-secretase e não, como seria a via normal, pela α-secretase. A clivagem "errática" da APP resulta na formação de placas amiloides que se depositam externamente aos neurônios, com degeneração subsequente das sinapses e comprometimento da interconexão neuronal. Concomitantemente, observa-se a formação de ENF por conta da hiperfosforilação da proteína tau, cujo mecanismo ocorre dentro dos neurônios. A proteína tau tem o papel de manter a arquitetura dos microtúbulos através dos quais transitam os nutrientes celulares e os neurotransmissores requeridos para a interconexão dos neurônios. Ao ser hiperfosforilada, a proteína tau desloca-se do microtúbulo, formando filamentos helicoidais pareados que, na sequência, constituem os ENF. Em decorrência desse processo, os microtúbulos desabam, impedindo o fluxo de nutrientes e de neurotransmissores.

Na DA, os ENF determinam, inicialmente, a morte neuronal nas regiões mesiais do lobo temporal, fenômeno que se expressa pela atrofia do hipocampo e do córtex entorrinal, e do declínio da atividade colinérgica nas interconexões que envolvem essas estruturas. Nos estágios iniciais da DA, a deterioração clínica do paciente correlaciona-se diretamente com a atrofia dessas regiões. Com o avanço da doença, outras áreas corticais e subcorticais são acometidas, e os sintomas clínicos tornam-se progressivamente mais intensos.

QUADRO CLÍNICO

Há uma deterioração persistente e progressiva da cognição e da capacidade para a realização das atividades da vida cotidiana. As alterações iniciais compreendem o declínio de memória episódica (eventos autobiográficos, dar recados, aprender novas informações e se lembrar de eventos futuros) e de memória semântica (significado dos conteúdos armazenados, dos acontecimentos, de um aniversário). Outras manifestações caracterizam-se pelas alterações de linguagem (dificuldade de nomeação de objetos, empobrecimento do léxico e da compreensão semântica), apraxia (dificuldade de execução do movimento voluntário de maneira organizada e harmônica), comprometimento da visuoespacialidade (dificuldade de estabelecer relações entre os objetos no ambiente), agnosia (comprometimento da capacidade de reconhecimento de lugares, pessoas, situações), desorientação temporal (não saber datas, períodos do dia, mês, ano), desorientação espacial (não saber trajetos, voltar para casa), distúrbios da atenção concentrada (dificuldade de manter-se conectado com uma fonte estimuladora) e alterações das funções executivas (dificuldade de planejamento, organização, abstração, controle inibitório e de monitorar o pensamento e as ações). O paciente passa a ter dificuldade para desempenhar as atividades instrumentais de vida diária, como viajar sozinho, tomar decisões relacionadas ao trabalho ou à aposentadoria, lidar com as finanças ou com os próprios negócios. Com a progressão da doença, as habilidades instrumentais vão sendo deletadas e o paciente acaba por perdê-las, praticamente por completo. Torna-se dependente para banho, alimentação e demais cuidados pessoais básicos.

Do ponto de vista neuropsiquiátrico, depressão, ansiedade, alterações do sono e apatia são sintomas comuns nos estágios iniciais. Podem ocorrer episódios de agitação, agressividade, delírios e alucinações. Com a deterioração global do paciente, a apatia torna-se intensa e há a emergência proeminente de episódios de irritabilidade, perambulação noturna, agitação, agressividade, desorganização do comportamento alimentar, impulsividade e desinibição. Na fase grave, a identificação de sintomas depressivos muitas vezes torna-se uma tarefa difícil em razão da dificuldade do paciente de comunicar seu estado subjetivo. Contudo, determinadas reações comportamentais e expressão facial podem sugerir sofrimento emocional e depressão.

CRITÉRIOS DIAGNÓSTICOS

O primeiro passo para a efetuação do diagnóstico consiste na caracterização detalhada da história clínica: como surgiram as alterações cognitivas e funcionais e como elas têm evoluído. Avaliação neuropsicológica é uma estratégia que permite o aprofundamento da investigação da atividade cognitiva global e da funcionalidade do paciente.

A neuroimagem é necessária. A ressonância nuclear magnética (RNM) evidencia atrofia bilateralmente das regiões mesiais do lobo temporal, principalmente de hipocampo, córtex entorrinal e amígdala, bem como atrofia parietal. Associado à clínica, esse recurso propicia uma assertividade bastante elevada de diagnóstico e, por isso, seu uso é altamente recomendado. O SPECT, que avalia a perfusão sanguínea cerebral diminuída em regiões temporoparietais, e sobretudo o FDG-PET, que evidencia hipometabolismo da glicose nessas mesmas regiões, são técnicas de muita utilidade para o diagnóstico da doença em suas fases iniciais. Técnicas de neuroimagem molecular, que utilizam traçadores de amiloide cerebral e da proteína tau, têm sido intensamente investigadas, com expectativa promissora para o auxílio no diagnóstico precoce da doença.

A análise de biomarcadores liquóricos constitui uma estratégia que virtualmente confirma, *in vivo*, a hipótese clínica. O exame do liquor do paciente com DA, mesmo na fase prodrômica, caracteriza-se por:

- Redução do peptídeo amiloide (βA) porque esse componente patológico é retido no parênquima cerebral.
- Aumento da proteína tau total por conta, principalmente, da elevação da proteína tau hiperfosforilada, fenômeno que indica degeneração neuronal.

Há perspectiva favorável de que, no futuro, esse procedimento seja introduzido na rotina de avaliação como um recurso decisivo de diagnóstico nas fases precoces da doença. Em um percentual relativamente pequeno de casos, ocorre a DA pré-senil, de ocorrência antes dos 65 ou 60 anos, com forte base genética. Observam-se mutações nos genes responsáveis pela codificação da proteína precursora de amiloide (APP), localizados no cromossomo 21, e nos genes que estabelecem a atividade da pressenilina 1 (PSEN1) e pressenilina 2 (PSEN2) – responsáveis pela atividade da γ-secretase. Essas mutações determinam a DA de etiologia genética.

Recomendações quanto ao aumento da acurácia do diagnóstico

Recentemente, um grupo de especialistas recomendou a adoção de um conjunto de critérios – clínicos e neurobiológicos –

para o aumento da acurácia do diagnóstico da DA *in vivo* (Tabela 1).

DIAGNÓSTICOS DIFERENCIAIS

No início do quadro, o diagnóstico da DA pode ser confundido com outras condições clínicas. Depressão com alterações cognitivas tende a mimetizar um quadro de DA, sobretudo quando há disfunções amnésticas. A recuperação das funções cognitivas com a remissão da depressão descarta, pelo menos nesse contexto, um quadro de demência. Declínio cognitivo e funcional abrupto, na vigência de um evento cerebrovascular, com sinais neurológicos focais, sugere demência vascular. Flutuação da atenção ou do nível de consciência, acompanhada de alucinações visuais bem caracterizadas e sinais parkinsonianos, é compatível com o diagnóstico de demência com corpúsculos de Lewy. Quadros que se iniciam antes dos 60 anos, com alterações de comportamento do tipo desinibição, impulsividade, agressividade ou apatia, e que progridem rapidamente, são indicativos de degeneração lobar frontotemporal – variante comportamental, historicamente conhecida como demência frontotemporal. Quadros como carência de vitaminas, principalmente B12 e ácido fólico, e disfunções da tireoide tendem a deflagrar declínio cognitivo. Faz-se necessário, ainda, diferenciar a DA de um quadro

Tabela 1 Critérios de diagnóstico da doença de Alzheimer	
Critérios do diagnóstico da doença de Alzheimer típica: marcadores clínicos e fisiopatológicos	
A) Fenótipo clínico específico	· Declínio gradual e progressivo de memória episódica nos últimos 6 meses, com evidência de síndrome amnéstica hipocâmpica (dificuldade de recuperação de nova informação, mesmo com pistas)
B) Evidência patológica da DA	· Redução, no liquor, das concentrações do peptídeo β-amiloide e elevação das concentrações da proteína tau total e tau hiperfosforilada · Retenção aumentada do traçador de β-amiloide (PiB-PET, florbetapir) no parênquima cerebral · Mutação autossômica da DA (PSEN1, PSEN2, ou APP)
Critérios de exclusão	
A) História	· Início abrupto · Ocorrência precoce de distúrbios da marcha, crises convulsivas ou mudanças comportamentais
B) Características clínicas	· Sinais neurológicos focais · Sinais extrapiramidais precoces · Alucinações precoces · Flutuações cognitivas
C) Outras condições clínicas	· Demência não Alzheimer · Depressão maior · Doença cerebrovascular · Condições tóxicas, inflamatórias e metabólicas · Neuroimagem com sinais de infecção ou vasculopatia

Fonte: Adaptada de Dubois et al., 2014.

de *delirium* no qual o paciente apresenta confusão mental aguda e que interfere na cognição global.

TRATAMENTO MEDICAMENTOSO

Até o presente, as intervenções farmacológicas instituídas para o tratamento de pacientes com DA propiciam a atenuação do declínio clínico, mas não modificam substancialmente o curso da doença. O tratamento visa melhorar a qualidade de vida do paciente e reduzir a velocidade do declínio clínico. Como consequência, há diminuição do sofrimento emocional e da carga de trabalho dos familiares e cuidadores.

As drogas recomendadas para o tratamento da DA são os anticolinesterásicos e o antiglutamatérgico memantina. Embora com algumas particularidades, o mecanismo de ação dos anticolinesterásicos, basicamente, implica a inibição da degradação da acetilcolina na fenda sináptica, fenômeno que promove um maior aporte colinérgico necessário para a mediação da atividade cognitiva. Há três drogas com essa função farmacodinâmica: donepezila, galantamina e rivastigmina.

A donepezila (Eranz®) é um inibidor da acetilcolinesterase metabolizado pelo grupo enzimático hepático 2D6 e 3A4 do citocromo P450. Deve-se iniciar o tratamento com 5 mg, de preferência depois do café da manhã e, após 4 semanas, é preciso elevar a dose para 10 mg em uma tomada.

Além de inibir a acetilcolinesterase, a galantamina (Reminyl ER®) exerce uma estimulação em receptores colinérgicos nicotínicos por meio da sua ligação a um sítio alostérico do receptor. Recomenda-se iniciar o tratamento com uma cápsula de 8 mg após o café da manhã e, a cada 4 semanas, elevar a dose sucessivamente a 16 mg e 24 mg. O metabolismo da droga é efetuado pelos grupos enzimáticos hepáticos 2D6 e 3A4 do citocromo P450.

A rivastigmina (Exelon®), além da ação na acetilcolinesterase, inibe a butirilcolinesterase, também responsável pela depleção da acetilcolina. O metabolismo dessa droga processa-se principalmente via hidrólise mediada pela colinesterase, com o envolvimento mínimo das enzimas hepáticas do citocromo P450. O tratamento deve ser iniciado com 1,5 mg depois do café da manhã e 1,5 mg depois do jantar. A titulação deve seguir gradativamente até 12 mg (em duas doses de 6 mg). Existem, ainda, solução oral e a modalidade transdérmica (Exelon Patch®). O adesivo transdérmico tem liberação prolongada, de 24 horas, e necessita ser substituído a cada dia. Há adesivos de 5 cm² (com liberação de 4,6 mg), 10 cm² (9,5 mg) e 15 cm² (13,3 mg). Recomenda-se uma titulação gradativa até a dose diária correspondente ao adesivo de 15 cm².

A eficácia e a tolerabilidade dos anticolinesterásicos, via de regra, são semelhantes. Contudo, por conta da peculiaridade biológica e clínica de cada paciente, quando uma droga não propicia benefícios, uma eventual substituição por outra pode trazer resultados favoráveis. Os efeitos adversos que merecem preocupação constante por parte do clínico são náuseas e vômitos persistentes, anorexia e emagrecimento, além de bradicardia com risco de síncope, e acúmulo de líquidos nos pulmões com risco de pneumonia.

A memantina é indicada para pacientes nos estágios moderado e grave da doença, e deve ser acrescida ao tratamento com a manutenção do anticolinesterásico em uso. É um antagonista dos receptores N-metil-D-aspartato e modula os efeitos da elevação patológica do glutamato. A memantina é minimamente metabolizada por hidroxilase, sendo excretada via renal em sua forma inalterada. Prescreve-se o uso do medicamento em duas tomadas diárias (após o café da manhã e após o jantar), inicialmente, com meio comprimido de 10 mg e com titulação gradativa, a cada 2 ou 3 semanas, até 20 mg ao dia. Há boa tolerabilidade da substância, e os efeitos adversos, mais comumente gastrointestinais, tendem a ser leves e transitórios.

Novas drogas em investigação

Há um volume crescente de estudos em andamento na tentativa de se desenhar uma droga capaz de modificar e, preferencialmente, interromper o curso da doença. Esses compostos têm sido direcionados à depuração das placas amiloides cerebrais ou ao bloqueio de sua instalação, e à interrupção da formação de emaranhados neurofibrilares.

TRATAMENTO NÃO MEDICAMENTOSO

Intervenções multidisciplinares, como suporte para o tratamento farmacológico, são estratégias alternativas de grande utilidade na abordagem clínica do paciente. Programas de exercício físico multimodal, predominantemente aeróbio, proporcionam benefícios para a atividade cognitiva, sobretudo aquelas relacionadas com funções frontais, como atenção concentrada e memória de trabalho. Também há o desempenho mais efetivo das atividades de vida diária que dependem do processamento atencional e da memorização de comandos. Com exercício físico, ainda, observa-se redução dos sintomas neuropsiquiátricos, em especial, de agitação, irritabilidade, ansiedade e distúrbios do sono.

Estimulação cognitiva, terapia ocupacional, arteterapia e intervenções psicológicas específicas com foco na organização dos comportamentos e na preservação das capacidades do paciente para o desempenho das atividades de vida diária, entre outras estratégias de manejo, são recomendadas.

Têm sido enfatizados, ainda, os benefícios das *medical foods*, como souvanaid, axona e cerefolin NAC. Esses nutrientes são adjuvantes do tratamento e visam reduzir o estresse oxidativo, aumentar o aporte energético para a atividade dos neurônios, manter a integridade da membrana neuronal e melhorar as funções sinápticas. A Tabela 2 resume as estratégias de intervenção.

PAPEL DO PSIQUIATRA

Com o envelhecimento da população, praticamente todo clínico é solicitado a diagnosticar e tratar pacientes com DA. Assim, a compreensão da evolução clínica, o entendimento da avaliação neuropsicológica, dos exames laboratoriais e de neuroimagem, bem como a clareza do diagnóstico, são fundamentais. Efetuar o manejo farmacológico com anticolinesterásicos e memantina constitui um procedimento imprescindível.

Pacientes que apresentem sintomas neuropsiquiátricos resistentes ao tratamento com anticolinesterásico e memantina, como episódios psicóticos ou agitação intensa, podem necessitar de intervenções específicas. Na vigência de alterações de comportamento, a primeira estratégia consiste na identificação e resolução de condições médicas gerais que causem *delirium* (confusão mental aguda), como desidratação, alterações glicêmicas, hematoma subdural, processo inflamatório, febre, distúrbios cardíacos, dispneia, obstipação intestinal, retenção ou infecção urinária, efeitos de interação de medicamentos etc. O manejo do ambiente, o estabelecimento de relações interpessoais adequadas e a supressão de eventos estres-

Tabela 2 Tratamento do paciente com doença de Alzheimer

Atenuação da curva de declínio clínico

Medicamentos disponíveis	Mecanismo de ação
· Donepezila, galantamina, rivastigmina	· Anticolinesterásicos
· Memantina	· Antiglutamatérgico

Drogas modificadoras do curso da doença

Drogas em investigação	Mecanismo de ação
· Imunoterapia anti-βA e anti-tau	· Interrupção da cascata amiloidogênica e degenerativa
· Lítio	· Inibição da enzima GSK3β

Intervenção não farmacológica

Tipo	Finalidade
· Terapia ocupacional, estimulação cognitiva e funcional, arteterapia, atividade física	· Preservação da atividade cognitiva e funcional e redução dos distúrbios de comportamento

Medical foods

Componentes	Mecanismo de ação
· Souvenaid, axona, cerefolin NAC	· Redução do estresse oxidativo, ação adjuvante na manutenção da integridade neuronal e da atividade sináptica

santes são outras medidas efetivas na abordagem dos distúrbios neuropsiquiátricos.

Após a exclusão de uma condição médica geral subjacente aos distúrbios de comportamento, do ponto de vista farmacológico, a manutenção dos anticolinesterásicos e da memantina auxilia no controle e na prevenção dos distúrbios de comportamento. Se necessário, o clínico deve adicionar medicações específicas. Os antidepressivos contribuem para melhorar depressão, agitação leve ou moderada, ansiedade, irritabilidade e distúrbios do sono. Obviamente, a escolha do antidepressivo depende do perfil neuropsiquiátrico específico que o paciente apresenta. Tricíclicos não constituem a primeira escolha por causa dos efeitos anticolinérgicos centrais e periféricos. Os benzodiazepínicos, a rigor, devem ser evitados por conta da sedação excessiva com risco de quedas e fraturas. Quando imprescindíveis, há a necessidade de monitoramento rigoroso dos efeitos sedativos. Os anticonvulsivantes são opções para pacientes com dificuldade de controlar os impulsos ou com episódios frequentes de labilidade emocional. Quando o paciente demonstra agitação intensa ou agressividade, sobretudo na ocorrência de delírios e alucinações, muito provavelmente necessitará de um antipsicótico. Convém escolher um atípico. Sempre deve-se observar o potencial de risco cerebrovascular associado a essa classe de medicamentos. Cabe enfatizar que o uso de antipsicóticos deve ser transitório e nas doses menores possíveis, até o desaparecimento dos sintomas psicóticos, de agressividade ou agitação clinicamente relevantes. Com a melhora, recomenda-se a redução da dose e suspensão do medicamento.

CONSIDERAÇÕES FINAIS

A DA representa a etiologia mais prevalente de demência. O tratamento visa atenuar a curva de declínio clínico. Não há, ainda, intervenções definitivas que promovam a modificação do curso da doença ou impeçam sua deflagração. O tratamento disponível é sintomático. No entanto, propicia benefícios à cognição, funcionalidade e controle dos sintomas comportamentais. Intervenções não farmacológicas são recomendadas e devem ser adicionadas ao tratamento farmacológico.

Atualmente são intensas as investigações com o propósito de se estabelecerem estratégias de mudança do curso da doença e com a finalidade de se prevenir a instalação do processo neurodegenerativo.

O estilo de vida saudável e o controle sistemático dos riscos cerebrovasculares contribuem decisivamente para retardar a instalação da demência e reduzir a gravidade do processo neurodegenerativo.

BIBLIOGRAFIA SUGERIDA

1. Dubois B, Feldman HH, Jacova C, Hampel H, Molinuevo JL, Blennow K. Advancing research diagnostic criteria for Alzheimer's disease: the IWG-2 criteria. Lancet Neurol. 2014;613(6):614-29.
2. Forlenza OV, Diniz BS, Radanovic M, Santos FS, Talib LL, Gattaz WF. Disease-modifying properties of long-term lithium treatment for amnestic mild cognitive impairment: randomized controlled trial. Br J Psychiatry. 2011;198:351-6.
3. Forlenza OV, Radanovic M, Aprahamian I (eds). Neuropsiquiatria geriátrica, 2. ed. São Paulo/SP: Atheneu; 2014. 608p.
4. Maust DT, Kim HM, Seyfried LS, Chiang C, Kavanagh J, Schneider LS, Kales HC. Antipsychotics, other psychotropics, and the risk of death in patients with dementia: number needed to Harm. JAMA Psychiatry. 2015. [Epub ahead of print].
5. Sperling R, Mormino E, Johnson K. The evolution of preclinical Alzheimer's disease: implications for prevention trials. Neuron. 2014;84(3):608-22.

15 Demências não Alzheimer

Márcia Radanovic
Florindo Stella
Orestes Vicente Forlenza

DEMÊNCIA VASCULAR

Conceito

Atualmente, o termo demência vascular (DV) é usado para definir o grau mais extremo de um espectro de alterações cognitivas mais abrangentes, o comprometimento cognitivo vascular (CCV). Esse conceito define uma síndrome clínica em que há evidência de ocorrência de acidente vascular encefálico (AVE) ou lesão vascular cerebral subclínica e prejuízo de pelo menos um domínio cognitivo. Assim, o conceito engloba pacientes com alterações mínimas (CCV leve) até quadros demenciais instalados (DV).

Epidemiologia

A DV é a segunda causa mais frequente de demência no mundo, sendo suplantada apenas pela doença de Alzheimer (DA). A prevalência estimada da DV é de 0,6 a 2,1% em indivíduos com mais de 60 anos, de acordo com a região estudada (Tabela 1).

Tabela 1 Prevalência da DV em várias regiões do mundo

Região	Prevalência de DV
Europa Ocidental	1,6%
América do Norte	1,5%
China	1,2%
Egito	1,2%
Índia	1,2%
Brasil	0,9%

DV: demência vascular.

Mecanismos fisiopatológicos

A fisiopatologia da DV está diretamente relacionada à existência de doença cerebrovascular (DCV). Infartos aterotrombóticos ou embólicos, bem como hemorragias cerebrais, levam a perda de tecido cortical e substância branca subcortical, o que ocasiona perdas cognitivas cumulativas. Os principais fatores de risco para a DV são: idade, sexo masculino, baixo nível educacional, presença de doenças cardiovasculares (HAS, doença coronariana, ICC com baixo débito, aumento de homocisteína, proteína C-reativa e interleucina-6), presença de doenças metabólicas (diabete melito tipo II, hiperinsulinemia, síndrome metabólica, obesidade).

Quadro clínico

Por conta da heterogeneidade das formas de apresentação de infartos e hemorragias no cérebro, a DV é classificada clinicamente de acordo com o local de ocorrência do AVE, bem como de sua distribuição predominante (cortical/subcortical). De acordo com Román (2002), a DV classifica-se clinicamente em:

- Demência multi-infartos: corticais e subcorticais.
- Demência por infarto único estratégico: hipocampo, prosencéfalo basal, giro angular, tálamo, núcleo caudado, territórios de ACA, ACP.
- Demência por doença de pequenos vasos: subcortical (doença de Biswanger, infartos lacunares, CADASIL) ou córtico-subcortical (angiopatia hipertensiva e aterosclerótica, angiopatia amiloide, vasculites, oclusões venosas).
- Demência por hipoperfusão: encefalopatia anóxica.
- Demência hemorrágica: hematoma cerebral, hematoma subdural crônico, hemorragia subaracnoide.
- Combinação das anteriores.

DV tipo subcortical

Nos quadros em que predomina a lesão de pequenos vasos, levando a isquemias subcorticais, os locais mais acometidos são os núcleos da base (especialmente o núcleo caudado), a cápsula interna e o tálamo, além da substância branca periventricular. As-

sim, ocorre a interrupção de circuitos frontoestriatais e/ou talamocorticais, ocasionando sintomas como apatia, disfunção executiva, alterações atencionais, sintomas depressivos, desinibição.

DV tipo cortical

Nos quadros em que há predominância de doença de grandes vasos, com áreas mais extensas de lesão cortical, o quadro clínico é definido de forma mais direta pelo local da lesão; lesões em lobo frontal provocam afasia e apraxia, apatia e síndromes frontais de desinibição. Lesões hipocampais e do prosencéfalo basal causam amnésia. As lesões parietais levam a alterações visuoespaciais, construcionais, alexia e agrafia.

Critérios diagnósticos

O CCV leve pode ser classificado em quatro tipos: amnéstico, amnéstico com múltiplos domínios, não amnéstico, não amnéstico com múltiplos domínios, de acordo com as funções cognitivas acometidas. Nesses casos, as atividades instrumentais e de vida diária podem ser normais ou levemente comprometidas (desde que o comprometimento funcional não possa ser atribuído exclusivamente a déficit motor ou sensitivo). O quadro de CCV leve pode apresentar melhora ou reversão, de acordo com os seguintes fatores: recuperação pós- -AVE, compensação clínica de doenças relacionadas (ICC, HAS, DM etc.) ou remissão de quadro depressivo associado. A progressão do CCV leve para DV está associada à gravidade da DCV de base, bem como à eficácia das intervenções que visam evitar novos eventos cerebrovasculares.

Já para a DV, os critérios diagnósticos baseiam-se em:

- Presença de demência: declínio das funções cognitivas em relação a um estado prévio, com déficit em 2 ou mais domínios, afetando atividades de vida diária. A avaliação cognitiva deve incluir o exame da atenção/funções executivas, memória, linguagem e funções visuoespaciais.
- Presença de déficits nas atividades instrumentais e de vida diária que não possam ser atribuídos exclusivamente à existência de déficits motores ou sensitivos.
- Exclusão de *delirium* e uso de drogas (álcool inclusive) nos 3 meses que antecedem o diagnóstico.

A Tabela 2 expõe os critérios diagnósticos para DV provável e possível, de acordo com a American Heart Association (AHA) American Stroke Association (ASA).

Diagnósticos diferenciais

O principal diagnóstico diferencial da DV é com outras formas de demência de etiologia neurodegenerativa. Quadros em que predominam o déficit amnéstico devem ser diferenciados da DA em sua forma senil. Quadros em que predominam alterações disexecutivas, de comportamento, devem ser diferenciados da demência frontotemporal (DFT), variante comportamental. Quando há acometimento precoce e predominante da linguagem, deve-se considerar a diferenciação com a DA em sua forma pré-senil e afasia progressiva primária (APP). É importante lembrar que muito frequentemente o clínico pode se deparar com casos de "demência mista", ou seja, aqueles em que há mais de uma etiologia responsável pela demência; em geral, trata-se de associação entre uma doença neurodegenerativa com doença cerebrovascular, sendo a mais frequente a coexistência de DA com DV.

Tratamento medicamentoso

Os anticolinesterásicos também são indicados para tratamento da DV. Entre os vários disponíveis, os que se comprovaram mais eficazes foram a donepezila (classe IIa, nível de evidência A) e a galantamina (especialmente nas formas de demência mista DA/DV) (classe IIa, nível de evidência A).

Controle dos fatores de risco cardiovasculares comprovadamente efetivos para evitar a progressão da demência incluem:

- Tratamento da hipertensão arterial, tanto em pacientes com AVE (classe I, nível de evidência B) como nas lesões ateroscleróticas de pequenos vasos (classe IIa, nível de evidência B).
- Adoção da "dieta mediterrânea" (classe IIb, nível de evidência B).

Tabela 2 Critérios diagnósticos para demência vascular (DV) provável e possível (AHA-ASA, 2011)

Critério	DV provável	DV possível
Prejuízo cognitivo	Presente	Presente
Evidência de DCV em neuroimagem	Presente	Presente
Relação temporal clara entre: · evento vascular e início dos sintomas cognitivos ou · gravidade dos sintomas e evidência de DCV subcortical difusa	Presente	Ausente

DCV: doença cerebrovascular.

- Atividade física aeróbica (classe IIb, nível de evidência B).

No entanto, ainda não está bem estabelecido o benefício do uso de antiagregantes plaquetários (classe IIb, nível de evidência B) e do controle de fatores de risco como diabetes/hiperglicemia (classe IIb, nível de evidência C) e dislipidemia (classe IIb, nível de evidência C).

DEMÊNCIA COM CORPOS DE LEWY

Conceito e epidemiologia

A demência com corpos de Lewy (DCL) é a segunda causa mais frequente de demência senil (acima dos 60 anos) de etiologia neurodegenerativa, correspondendo a 15-25% dos casos. Estudos neuropatológicos mostram que essa forma de demência pode estar associada à DA em um grande número de casos (quando se utilizam critérios anatomopatológicos para diagnóstico, esta associação pode ocorrer em até dois terços dos casos).

Mecanismos fisiopatológicos

A DCL é classificada como uma α-sinucleinopatia, sendo atualmente considerada como parte de um *continuum* clínico-patológico que envolve, em um extremo, a doença de Parkinson (DP), com sintomas predominantemente motores e, em outro, a DCL, com sintomas cognitivos presentes já em fases precoces da doença. Na DCL ocorre o acúmulo de corpos de Lewy em substância negra e tronco cerebral (como ocorre também na DP), mas principalmente no córtex cerebral (neocórtex, região do cíngulo anterior e sistema límbico – especialmente em amídala e hipocampo). Os corpos de Lewy são inclusões eosinofílicas encontradas no interior do citoplasma dos neurônios, compostos por duas proteínas: ubiquitina e α-sinucleína.

Quadro clínico

A demência na DCL apresenta um padrão em que predominam o déficit atencional e a disfunção executiva, bem como prejuízo intenso das habilidades visuoespaciais, já na fase inicial da doença. A memória de curto prazo não é acometida tão precoce e gravemente quanto na DA, e seu desempenho em tarefas de recuperação tardia de informação é variável, podendo até ser normal. Sinais motores parkinsonianos espontâneos são o segundo achado mais frequente, aparecendo em 80 a 90% dos pacientes. Predomina o quadro do tipo rígido-acinético (rigidez muscular e bradicinesia), simétrico, sendo o tremor pouco comum.

A flutuação do estado atencional ocorre em 60 a 80% dos pacientes. Os pacientes podem alternar períodos de maior lucidez com outros de sonolência excessiva, não obedecendo a nenhum padrão temporal ou causal específico (não ocorre o fenômeno de agitação crepuscular, como na DA). Alucinações visuais estão presentes em cerca de 50 a 75% dos casos de DCL. Têm caráter recorrente, são imagens bem formadas, geralmente de seres vivos (pessoas pequenas, crianças, animais). A reação dos pacientes em relação às alucinações é variável, podendo envolver perplexidade, medo ou ausência de crítica. O Quadro 1 mostra os critérios diagnósticos para DCL provável e possível.

Diagnósticos diferenciais

O principal diagnóstico diferencial da DCL se faz com a demência da doença de Parkinson (DDP). As duas condições compartilham a maior parte dos achados clíni-

Parte II – Grandes síndromes psiquiátricas

Quadro 1 Critérios diagnósticos para demência com corpos de Lewy (DCL) provável e possível

Característica central: declínio cognitivo progressivo suficiente para interferir na função social ou ocupacional normal. Prejuízo de memória proeminente ou persistente pode não ocorrer necessariamente nos estágios iniciais, mas normalmente aparece com a progressão do quadro. Déficits em testes de atenção, de habilidades frontais-subcorticais e visuoespaciais podem ser especialmente acentuados.

Características principais (quaisquer duas = DCL provável; qualquer uma = DCL possível):
- Flutuação da cognição com variações importantes na atenção e alerta
- Alucinações visuais recorrentes tipicamente bem formadas e detalhadas
- Sinais motores espontâneos de parkinsonismo

Características sugestivas (uma ou mais destas somadas a uma característica central = DCL provável; qualquer uma = DCL possível):
- Desordem comportamental do sono REM
- Hipersensibilidade aos neurolépticos
- Diminuição da captação de dopamina nos gânglios da base (SPECT) ou na cintilografia miocárdica (MIBG)

Características de suporte (comuns na doença, mas apresentando pouca especificidade):
- Quedas e síncope de repetição
- Perdas transitórias de consciência inexplicadas
- Delírios sistematizados
- Alucinações em outras modalidades sensoriais
- Preservação relativa do lobo temporal medial na TC ou RM de crânio
- Sinais de hipoperfusão ou hipometabolismo (SPECT e PET) nas regiões occipitais
- Atividade de ondas lentas acentuadas ao EEG com ondas agudas temporais transitórias

Fonte: Consortium, 2005; McKeith et al., 2005.

---

cos e laboratoriais, o que levou ao estabelecimento da denominada "regra de um ano": se um paciente desenvolve inicialmente parkinsonismo e no período de um ano passa a apresentar também demência, o diagnóstico convencional é DDP; se ocorre o inverso (demência precedendo o parkinsonismo), o diagnóstico é DCL. A flutuação cognitiva apresentada por esses pacientes deve chamar a atenção para a possibilidade de que alterações metabólicas, infecciosas ou uso de drogas estejam provocando um estado confusional agudo (*delirium*).

Como já exposto, a coexistência de patologia DA e DCL em indivíduos com demência é alta. Dessa forma, pode-se encontrar pacientes em que os achados clínicos das duas doenças se sobrepõem; por exemplo, pacientes que apresentam déficit de memória episódica intenso associado a sinais parkinsonianos ou alterações comportamentais muito exuberantes ou precoces ao que seria esperado para um caso de DA "pura".

Outras demências com parkinsonismo incluem a degeneração corticobasal, a paralisia supranuclear progressiva e DFT com parkinsonismo. No entanto, todas essas entidades apresentam peculiaridades clínicas e neurorradiológicas que permitem uma distinção com grau aceitável de acurácia do ponto de vista prático.

Tratamento medicamentoso

O uso de anticolinesterásicos pode beneficiar os pacientes com DCL nos aspectos cognitivos (melhora da atenção) e funcionais, além de atuar na disfunção autonômica. A memantina pode produzir efeitos, embora de forma mais modesta do que o observado na DA. A administração de levodopa/carbidopa ou agonistas dopaminérgicos em teoria pode melhorar a cognição, a apatia e os sintomas motores, mas estudos controlados que demonstrem sua eficácia ainda estão em andamento.

As alucinações, embora muito prevalentes, só requerem tratamento específico se o paciente demonstrar medo ou reações paranoicas. O uso de neurolépticos nesses pacientes é sempre um risco, pois em mais de 50% dos casos existe uma hipersensibilidade a essas drogas, que leva ao desencadeamento ou piora importante e irreversível do parkinsonismo. No entanto, se os sintomas psicóticos e a agitação do paciente não respondem à terapia com anticolinesterásicos, a quetiapina, clozapina ou olanzapina podem ser utilizadas, em doses mínimas (uma regra prática é iniciar com um quarto da dose mínima que seria utilizada em situações-padrão e aumentar muito lentamente, se necessário).

Sintomas depressivos podem ser tratados com inibidores seletivos da receptação de serotonina, em geral bem tolerados nesses pacientes, não sendo necessário ajuste de dose. As alterações de sono REM podem requerer a administração de clonazepam (0,5 mg à noite). Por fim, se as alterações autonômicas que não responderem aos anticolinesterásicos, podem ser tratadas com aumento de sal na dieta, meias compressoras e, eventualmente, uso de fludrocortisona ou midrodina.

DEGENERAÇÃO LOBAR FRONTOTEMPORAL

Conceito

O termo degeneração lobar frontotemporal (DLFT) engloba um conjunto heterogêneo de doenças em que ocorre neurodegeneração predominantemente em lobos frontais e temporais. Os principais subtipos clínicos de DLFT incluem a demência frontotemporal variante comportamental (DFTvc), afasia progressiva primária variante não fluente (APPnf) e afasia progressiva primária variante semântica (APPs). Outras doenças relacionadas à DLFT incluem a DFT associada a esclerose lateral amiotrófica (DFT-ELA), DFT com parkinsonismo ligada ao cromossomo 17 (DFTP-17), degeneração corticobasal e paralisia supranuclear progressiva. Estudos longitudinais recentes demonstram que os pacientes podem sucessivamente apresentar formas sindrômicas diversas à medida que a degeneração progride para diferentes regiões do SNC.

Epidemiologia

As doenças do espectro DLFT são a causa mais comum de demência neurodegenerativa em pacientes abaixo de 60 anos, correspondendo a 10 a 20% do total das demências degenerativas. História familiar positiva ocorre em cerca de 40 a 50% dos casos. A idade de início mais frequente situa-se entre os 45 e 65 anos de idade.

Mecanismos fisiopatológicos

Na DLFT ocorre degeneração focal predominante nas regiões frontais, temporais e ínsula, decorrente da deposição de proteína tau, TDP-43 (*transactive response DNA binding protein* 43kDa) ou FUS (*fused in sarcoma, FUS protein*). Na DFTvc, cerca de 50% dos casos são tau-positivos, e no restante ocorre a deposição de TDP-43. Quase todos os pacientes com APPs são TDP-43 positivos; na APPnf pode haver inclusões de tau ou TDP-43. Do ponto de vista genético,

Parte II – Grandes síndromes psiquiátricas

mais de 50 mutações relacionadas à proteína tau estão associadas com síndromes de DLFT. Entre elas, destacam-se as mutações relacionadas ao gene da progranulina e *microtubule associated protein tau* (MAPT), ambos localizados no cromossomo 17.

Quadro clínico

A alteração de comportamento é a característica predominante na DFTvc. Atualmente, credita-se a maior parte das alterações comportamentais e afetivas dos pacientes com DFTvc a um prejuízo na teoria da mente. Os pacientes apresentam comprometimento marcante do afeto, da empatia e da autopercepção. O acometimento dos lobos frontais leva o paciente a apresentar comportamentos estereotipados e repetitivos (gestos motores ou frases), ritualísticos, perseveração motora e alterações nos hábitos alimentares. Ocorre também distratibilidade, impersistência e comportamento de utilização. O paciente perde o interesse pelo cuidado com sua aparência e pela manutenção dos hábitos de higiene. Uma parcela dos indivíduos com DFTvc apresenta sintomas de hiperatividade, euforia, desinibição social, impulsividade e hipersexualidade, enquanto em outros predominam apatia, inércia e embotamento social. No caso de acometimento de lobos temporais anteriores, pode ocorrer hiperoralidade, muitas vezes assumindo a forma de tabagismo exagerado e compulsão alimentar. Depressão e ansiedade são comuns na DFTvc.

As alterações cognitivas nesta forma de demência incluem importante prejuízo da atenção, das funções executivas (planejamento, solução de problemas, organização, flexibilidade mental), julgamento e abstração. Em contraste com a DA e DCL, as habilidades visuoespaciais são surpreendentemente preservadas nesses pacientes, mesmo em estágios avançados, bem como a memória e a orientação. Alterações da fala e linguagem também estão presentes na DFTvc, e incluem redução da produção espontânea, pensamento concreto, dificuldades de nomeação, fala estereotipada, ecolalia, perseveração e mutismo.

O comportamento social na DFTvc é marcadamente comprometido; os pacientes têm muita dificuldade na identificação de expressões faciais e vocalizações de cunho emocional. O prejuízo do comportamento social é particularmente intenso nos pacientes que apresentam atrofia das regiões orbitofrontais.

Critérios diagnósticos

Os critérios diagnósticos para DFTvc provável e possível estão expostos no Quadro 2.

Diagnósticos diferenciais

Os principais diagnósticos diferenciais da DFTvc são doenças em que ocorrem sintomas psiquiátricos ou lesões orgânicas que afetam de forma predominante o lobo frontal e/ou temporal. Entre as primeiras, destacam-se depressão, esquizofrenia, transtorno afetivo bipolar e parafrenia. Entre as lesões focais de SNC, AVEs, traumatismo cranioencefálico e tumores frontais ou temporais devem ser excluídos. Alcoolismo, neurolues e demência por Aids também devem ser investigados.

Tratamento medicamentoso

Pacientes com DFT apresentam déficit serotoninérgico pré-sináptico; dessa forma, podem se beneficiar do uso de inibidores seletivos de receptação da serotonina. Pa-

Capítulo 15 – Demências não Alzheimer **115**

Quadro 2 Critérios diagnósticos para demência frontotemporal variante comportamental (DFTvc) provável e possível

DFTvc possível: pelo menos três dos seguintes sintomas devem estar presentes de forma persistente ou recorrente
A. Alteração comportamental precoce (um dos seguintes sintomas deve estar presente):
· comportamento social inapropriado
· perda do decoro ou "falta de modos"
· ações impulsivas ou imprudentes
B. Apatia ou inércia precoces (um dos seguintes sintomas deve estar presente):
· apatia
· inércia
C. Perda precoce da compaixão ou empatia (um dos seguintes sintomas deve estar presente):
· resposta diminuída às necessidades e aos sentimentos de outras pessoas
· interesse social, interatividade interpessoal diminuídos
D. Comportamentos perseverativos, estereotipados ou ritualísticos/obsessivos precoces (um dos seguintes sintomas deve estar presente):
· movimentos simples repetitivos
· comportamentos compulsivos ou ritualísticos complexos
· estereotipias na fala
E. Hiperoralidade e alterações alimentares (um dos seguintes sintomas deve estar presente):
· alteração da preferência alimentar
· compulsão alimentar, aumento do consumo de álcool ou cigarros
· exploração oral ou consumo de objetos inapropriados
F. Perfil neuropsicológico (todos os seguintes sintomas devem estar presentes):
· déficits em tarefas executivas
· preservação relativa da memória episódica
· preservação relativa das funções visuoespaciais

DFT provável: todos os sintomas abaixo devem estar presentes:
A. Preenche critérios para DFT possível
B. Apresenta declínio funcional significativo (relatado por cuidador ou documentado por meio da *Clinical Dementia Rating* (CDR) ou Questionário de Atividades Funcionais
C. Exames de neuroimagem consistentes com DFTvc (um dos seguintes achados deve estar presente):
· atrofia frontal e/ou temporal anterior em TC ou RM
· hipoperfusão ou hipometabolismo frontal e/ou temporal anterior em SPECT ou PET

Fonte: Rascovsky et al., 2011.

---

cientes muito agitados e agressivos devem ser medicados com neurolépticos, quando medidas de higiene ambiental se provam ineficazes. O uso de anticolinesterásicos é contraindicado nesses pacientes, por sua inefetividade, e por poderem ocasionar aumento da irritabilidade.

Tratamento não medicamentoso nas demências não Alzheimer

Todas as medidas preconizadas para pacientes com DA podem e devem ser adotadas em pacientes com outras formas de demência, levando-se em conta as suas particularidades. Reabilitação cognitiva e terapia ocupacional são indicadas, embora os resultados sejam bem mais modestos do que os observados na DA, por conta da maior rapidez de evolução das demências não Alzheimer, bem como pela maior frequência e precocidade da ocorrência de sintomas comportamentais. No caso da DFT, terapia fonoaudiológica está indicada desde o início do quadro, especialmente nas formas de afasia progressiva primária.

PAPEL DO PSIQUIATRA NAS DEMÊNCIAS NÃO ALZHEIMER

Além do já exposto na seção doença de Alzheimer, o psiquiatra assume um papel de destaque no diagnóstico das demências não Alzheimer aqui expostas, pelo fato de que os sintomas de alteração de personalidade e comportamento frequentemente predominam e podem ser mais facilmente identificados pelos familiares do que as alterações cognitivas. Além disso, a alta prevalência de sintomas psiquiátricos resistentes nessa população faz com que a experiência do psiquiatra no manejo de drogas antidepressivas e antipsicóticas (bem como de seus efeitos colaterais) contribua para melhorar a qualidade de vida do paciente e de seus familiares/cuidadores.

BIBLIOGRAFIA SUGERIDA

1. Gorelick PB, Scuteri A, Black SE, Decarli C, Greenberg SM, Iadecola C, et al. Vascular contributions to cognitive impairment and dementia: a statement for healthcare professionals from the American Heart Association/American Stroke Association. Stroke. 2011;42:2672-713.
2. Kalaria RN, Maestre GE, Arizaga R, Friedland RP, Galasko D, Hall K, et al., for the World Federation of Neurology Dementia Research Group. Alzheimer's disease and vascular dementia in developing countries: prevalence, management, and risk factors. Lancet Neurology. 2008;7:812-26.
3. McKeith I, Dickson D, Lowe J, Emre M, O'Brien JT, Feldman H, et al. Dementia with Lewy bodies: Diagnosis and management: Third report of the DLB Consortium. Neurology. 2005;65:1863-72.
4. Rascovsky K, Hodges JR, Knopman D, Mendez MF, Kramer JH, Neuhaus J, et al. Sensitivy of revised diagnostic criteria for the behavioural variant of frontotemporal dementia. Brain. 2011;134:2456-77.

Delirium 16

Eduardo de Castro Humes

CONCEITO

O *delirium* também é conhecido como confusão mental, encefalopatia metabólica, psicose tóxica, psicose exógena, síndrome cerebral aguda, estado confusional agudo, psicose infecciosa aguda, reação orgânica aguda, síndrome psico-orgânica aguda, alterações agudas do nível de consciência. Suas primeiras descrições são contemporâneas de Hipócrates. A origem da palavra vem do latim *delirare* (estar fora do lugar, insano, confuso ou fora de si).

Caracteriza-se como uma síndrome neurocomportamental de instalação aguda causada pelo comprometimento transitório da atividade cerebral, invariavelmente secundária a distúrbios sistêmicos.

EPIDEMIOLOGIA

A emergência de sintomas de *delirium* está associada a doenças de maior gravidade e pacientes críticos. Apesar de baixa prevalência na comunidade (1-2%), sua frequência é maior entre idosos (14% em indivíduos com mais de 85 anos na comunidade) e sob regimes de atenção médica.

Pacientes internados:

- Em idosos (internados ou emergências): 25-60%;
- Em unidades de emergência: 10-30%;
- Em unidade geral: 15-25% dos pacientes na admissão, 6-56% durante a evolução da internação;
- Em UTI: 25-30% dos pacientes e 70-87% dos pacientes idosos.

É mais frequente em pacientes em pós-operatórios em clínicas de ortopedia, cirurgia cardiotorácica e neurocirurgia.

Muitas vezes o quadro passa despercebido pela equipe assistencial; por exemplo, o diagnóstico adequado por médicos não psiquiatras ocorre apenas em 30 a 60% dos casos e, utilizando-se a coleta de sintomas de maneira adequada por enfermagem, há elementos suficientes para o diagnóstico de *delirium*: 60 a 90%

Em pacientes que apresentam estes sintomas geralmente ocorre a evolução para internação prolongada. A presença do diagnóstico está associada a maiores taxas de mortalidade, com 25% de risco de morte em 6 meses e 40% em 1 ano, e morbidade, por exemplo, após a alta observa-se ele-

Parte II – Grandes síndromes psiquiátricas

vação do risco de evolução para demência (2 a 6 vezes) e institucionalização.

FISIOPATOLOGIA

Delirium está associado a disfunção generalizada de funções corticais superiores; diversas vias neuronais e mecanismos fisiopatológicos são relacionados a emergência dos sintomas do *delirium*. O principal sistema de neurotransmissores associados é o sistema colinérgico, que apresenta atividade aumentada em quadros de confusão mental. Esta associação ainda está apoiada na relação entre drogas anticolinérgicas e confusão mental. O impacto do sistema colinérgico está relacionado a seu impacto na formação reticular no tronco cerebral.

O hipometabolismo cerebral, relacionado aos sistema GABA, que apresenta hiperatividade na encefalopatia hepática também é um dos mecanismos propostos.

As citocinas e os imunomoduladores, marcadores de ativação do sistema imune, têm ação no SNC e na produção de neurotransmissores, e estão também relacionados à presença de *delirium*. O quadro pode ser desencadeado quando administradas doses suprafisiológicas (IL2, IFN), por exemplo.

Alguns elementos clínicos estão associados a maior risco de evolução para *delirium*, sendo caracterizados como fatores predisponentes ou facilitadores (Quadro 1). Geralmente, o quadro de confusão mental emerge após um evento desencadeante (Quadro 2).

Quadro 1 Fatores predisponentes e facilitadores

Extremos de idades (crianças e idosos)

Prejuízo cognitivo preexistente

Lesões da barreira hematoencefálica

Lesão cerebral

Múltiplos problemas médicos

Imunossupressão

Polifarmácia

Comprometimento sensorial

Privação de sono

Privação sensorial

Imobilidade

Desnutrição

Hipoalbuminemia

Uso de sonda vesical de demora

Antecedente pessoal de *delirium*

Antecedente pessoal de dependência de álcool

Fatores perioperatórios

Quadro 2 Fatores desencadeantes

Infecções (SNC ou sistêmicas)

Doenças autoimunes (SNC ou sistêmicas)

Neoplasias (SNC ou sistêmicas)

Síndrome paraneoplásica

Trauma cranioencefálico

Crise convulsiva

Doença cerebrovascular

Doença cardiovascular

Hipoglicemia

Hipóxia

Doenças endocrinológicas

Doenças metabólicas

Desequilíbrio hidroeletrolítico

Desequilíbrio ácido-base

Insuficiência hepática ou renal

Intoxicação (medicamentosa ou drogas)

Abstinência (drogas, benzodiazepínicos, opioides)

Toxinas

Desregulações térmicas

Queimaduras

Fraturas

Radiação

Procedimentos cirúrgicos (em especial de grande porte)

QUADRO CLÍNICO

O *delirium* apresenta um quadro de apresentação variável, podendo apresentar flutuação do nível de consciência e atenção. Em função dessas alterações, uma grande gama de sintomas pode estar presente, em especial com alteração da psicomotricidade, alterações do humor e da sensopercepção.

A apresentação clínica geralmente é dividida entre quadros hiperativos, nos quais a agitação é mais marcante, e hipoativos, quadros muitas vezes não diagnosticados, uma vez que as alterações estão associadas a maior apatia e passividade dos pacientes.

DIAGNÓSTICO

O diagnóstico é estabelecido pela clínica do paciente, além do diagnóstico dos fatores desencadeantes. O Mini-Mental pode apresentar um papel importante como *screening* de pacientes pelo médico não psiquiatra e pela equipe multiprofissional, favorecendo pelo uso de uma escala prática e mais difundida. Outra escala que pode ser utilizada é o

---

Quadro 3 Critérios do DSM-5

A. Perturbação da atenção (com redução da capacidade de direcionar, focar, sustentar e alternar a atenção) e da consciência (em relação ao ambiente)

B. A perturbação ocorre em um curto período de tempo (usualmente entre algumas horas e poucos dias), correspondendo a uma alteração em relação ao padrão basal de atenção e de consciência, ocorrendo geralmente uma flutuação dos sintomas ao longo do dia

C. Ocorre perturbação de pelo menos uma outra função cognitiva (por exemplo de memória, orientação, linguagem, habilidade visuoespacial ou sensopercepção)

D. As perturbações cognitivas dos critérios A e C não são melhor explicadas por outra alteração cognitiva, ou no contexto de outra alteração da consciência, como coma

E. Existência de evidências, a partir de dados de anamnese ou exames complementares de que a perturbação está relacionada a uma outra condição médica, intoxicação ou abstinência de substâncias, exposição a toxinas ou é secundária a diversas etiologias

Especificações quanto a etiologia:

a. *Delirium* secundário a intoxicação por substâncias;

b. *Delirium* secundário a abstinência de substâncias;

c. *Delirium* induzido por medicamentos (os mais frequentemente associados estão descritos no Quadro 4);

d. *Delirium* secundário a uma condição médica;

e. *Delirium* secundário a multiplas etiologias.

Especificações quanto a curso:

a. Agudo (perdurando por algumas horas ou dias);

b. Persistente (perdurando por semanas ou meses).

Especificações quanto a características clínicas:

a. Hiperativo (aumento da atividade psicomotora, geralmente acompanhado de labilidade do humor, agitação e baixa cooperação com as equipes de saúde);

b. Hipoativo (redução da atividade psicomotora, lentificação e letargia);

c. Misto (a atividade psicomotora apresenta-se preservada, apesar da alteração nos níveis de atenção e consciência, incluindo também indivíduos cujo quadro apresenta flutuação rápida).

DSM-5: *Manual Diagnóstico e Estatístico de Transtornos Mentais,* 5ª edição. Fonte: American Psychiatric Association, 2013.

120 Parte II – Grandes síndromes psiquiátricas

Quadro 4 Medicamentos associados a emergência de *delirium*
Anticolinérgicos e medicamentos com esta ação
Anestésicos
Anfetamínicos
Antialérgicos
Antibióticos
Anticonvulsivantes
Antiespasmóticos
Anti-inflamatórios
Anti-hipertensivos
Antineoplásicos
Antiparkinsonianos
Barbitúricos
Benzodiazepínicos
Digitálicos
Imunomoduladores
Lítio
Opioides
Relaxantes musculares
Simpatomiméticos

CAM (*Confusion Assessment Method*), mas esta escala, apesar de apresentar maior sensibilidade e especificidade, geralmente necessita de treinamento da equipe.

O uso de exames laboratoriais e de imagem geralmente se restringe a investigação de patologias clínicas associadas.

Entre os achados laboratoriais que podemos observar o mais consistente é lentificação difusa do ritmo de base no eletroencefalograma (exceto em casos de *delirium tremens*, quando são observadas ondas rápidas e de baixa voltagem), entretanto este método não é específico ou sensível para o uso diagnóstico regular.

Diagnósticos diferenciais

O diagnóstico diferencial do *delirium* (Quadro 5) inclui diversos transtornos men-

Quadro 5 Diagnósticos diferenciais de *delirium*
Demência, em especial tipo Alzheimer
Outras formas de disfunções cognitivas
Depressão
Reação aguda ao estresse
Psicoses
Transtorno bipolar (em especial estados mistos)
Quadros dissociativos

tais, em especial transtornos neurocognitivos e quadros demenciais, além de fator predisponente para *delirium*.

MANEJO NÃO MEDICAMENTOSO

Após a definição do diagnóstico de *delirium*, o primeiro passo é identificar os fatores desencadeantes e predisponentes, incluindo analgesia em pacientes com quadros dolorosos.

Devemos manejar os fatores desencadeantes e predisponentes, quando possível, além de prover suporte clínico do paciente e intervenções ambientais (Quadro 6).

Restrição física somente deverá ser indicada se inevitável e sem resposta a medicações. A restrição física envolve a necessidade de cuidados em especial com a perfusão de extremidades.

MANEJO MEDICAMENTOSO

Alterações comportamentais, em especial a agitação, deve ser manejada. Classicamente o manejo envolve o uso de antipsicóticos incisivos (em especial o haloperidol), mas diversos autores preconizam o uso de antipsicóticos atípicos (em especial risperidona, olanzapina, ziprasidona, quetiapina), frente ao menor risco de sintomas extrapiramidais.

O manejo medicamentoso envolve evitar o uso de medicamentos relacionados a emergência de *delirium* ou medicações seda-

Capítulo 16 — *Delirium* **121**

Quadro 6 Intervenções ambientais no manejo de *delirium*
Ambiente tranquilo
Controle de estímulos (estabelecer claramente alteração de luz em função de horário do dia)
Facilitar recursos para orientação
Permitir o uso de lentes e equipamentos auditivos
Evitar mudança de localização de leito
Uso de pessoas e/ou objetos conhecidos
Observar risco de queda
Observar risco de suicídio
Observar risco de agressividade
Observar comportamentos desorganizados, como retirada de cateteres
Orientação aos familiares e cuidadores sobre a natureza, evolução e condutas na comorbidade médica

tivas, reavaliação da indicação das medicações em uso, evitando a polifarmácia. O uso de benzodiazepínicos é classicamente associado a quadros de *delirium tremens*, devendo haver cuidado com sua indicação em outras situações, uma vez que pode prejudicar a avaliação e, em alguns casos, a evolução do quadro.

Fisostigmina pode ser utilizada em quadros de confusão mental induzida por anticolinérgicos, assim como a administração regular de vitamina B1 (tiamina) deve ser realizado em pacientes em *delirium tremens*, encefalopatia de Wernicke, etilistas ou outros quadros de desnutrição.

PAPEL DO PSIQUIATRA

O papel do psiquiatra não se resume a consultoria do caso (atuação episódica em função de pedido de outros médicos), mas inclui a orientação da equipe em relação a detecção precoce dos sintomas, além do manejo.

CONSIDERAÇÕES FINAIS

- Quadro agudo reversível de etiologia orgânica caracterizado essencialmente por rebaixamento do nível de consciência e alteração atencional.
- Altas taxas em pacientes internados, idosos e graves.
- Altas taxas de subdiagnóstico.
- Alta morbi-mortalidade.
- Múltiplos fatores desencadeantes.
- Manejo envolve controle dos fatores desencadeantes e predisponentes.
- Utilização de antipsicóticos para organização e controle dos sintomas.

BIBLIOGRAFIA SUGERIDA

1. American Psychiatric Association. Diagnostic and statistical manual of mental disorders: DSM-5. 5th ed. Washington: American Psychiatric Publishing; 2013.
2. Inouye SK, Westendorp RG, Saczynski JS. Delirium in elderly people. Lancet. 2014;383 (9920): 911-22.
3. Lima e Silva LFA, Santos Jr A. Delirium (estado confusional agudo). In: Botega NJ. Prática psiquiátrica no hospital geral: interconsulta e emergência. 3.ed. Porto Alegre: Artmed; 2012.
4. Santos, F.S. Pathophysiological mechanisms of delirium. Rev Psiq Clín. 2005;32(3);104-12.
5. Wacker P, Nunes PV, Cabrita H, Forlenza OV. Post--operative delirium is associated with poor cognitive outcome and dementia. Dement Geriatr Cogn Disord. 2006;21(4):221-7.
6. Wong CL, Holroyd-Leduc J, Simel DL, Straus SE. Does this patient have delirium?: value of bedside instruments. JAMA. 2010;304(7):779-86.
7. Zhang H, Lu Y, Liu M, Zou Z, Wang L, Xu FY, et al. Strategies for prevention of postoperative delirium: a systematic review and meta-analysis of randomized trials. Crit Care. 2013;17(2):R47.
8. Zhang Z, Pan L, Ni H. Impact of delirium on clinical outcome in critically ill patients: a meta-analysis. Gen Hosp Psychiatry. 2013;35(2):105-11.

17 Transtornos de personalidade

Rafael Natel Freire
Daniel Martins de Barros
Gustavo Bonini Castellana

CONCEITO

A personalidade pode ser grosseiramente definida como a forma de ser das pessoas, que se revela principalmente nos relacionamentos interpessoais. Os transtornos de personalidade são distorções nessa forma de ser, e se caracterizam por deficiências na formação do "eu" (*self*), com prejuízo no âmbito da identidade e do autodirecionamento, e deficiência no desenvolvimento de habilidades interpessoais, como empatia e intimidade. Sendo assim, os indivíduos portadores de transtornos de personalidade vivenciam dificuldades de regular suas emoções e de estabelecer relacionamentos íntimos e sólidos, uma vez que lhe faltam recursos que a vida social requer. Todas essas características se apresentam como um padrão de comportamento persistente e estável ao longo do tempo, que dificultam o desenvolvimento do indivíduo em sua plenitude na vida adulta.

O médico generalista se encontra em uma posição privilegiada para avaliar a presença de anormalidades da personalidade no longo prazo, haja vista que elas costumam acompanhar os pacientes ao longo de vários anos.

EPIDEMIOLOGIA

Os estudos sobre os transtornos de personalidade apresentam taxas variáveis de 5 a 20%, com tendência para uma prevalência de 15% da população. Contudo, estima-se que esses dados estejam subdimensionados em virtude da subinvestigação e da baixa procura por atendimento em grande parte dos casos, principalmente nos portadores de determinados subtipos. Tanto que quando a avaliação é feita por meio de escalas esses números aumentam em até cinco vezes. São mais comuns em grupos etários mais jovens (25 a 44 anos) e igualmente distribuídos entre homens e mulheres no geral, embora para alguns subtipos específicos essa distribuição penda para um dos lados. Comumente, quando acessam os serviços de saúde, esses pacientes apresentam queixas que muitas vezes podem ocasionar outros diagnósticos, levando o médico a negligenciar a avaliação da personalidade e seus aspectos. Na maioria dos casos em que o diagnóstico de transtorno de personalidade é negligenciado pelo generalista, o paciente acaba sendo diagnosticado com ansiedade ou depressão neurótica. Quando efetivamente ocorre a presença de estados comórbidos, os transtornos de personalidade acabam por conferir um pior prognóstico a quem os possui, uma vez que afetam o padrão dos sintomas, a resposta ao tratamento e, consequentemente, o desfecho do quadro. Ademais, segundo alguns autores, teriam um papel etiológico em relação à outra condição.

Os pacientes com transtorno de personalidade vivenciam sofrimento bastante intenso, que costuma se estender a todos os seus contatos próximos, configurando uma condição social crítica e que exige uma atenção maior por parte dos serviços de saúde. Tal condição também se traduz em prejuízos laborais e, em alguns casos, complicações legais, como será visto a seguir.

POSSÍVEIS MECANISMOS FISIOPATOLÓGICOS

Estudos genéticos e de neuroimagem sugerem uma interação de traumas e adversidades na primeira infância com fatores genéticos, que atuariam como fatores predisponentes. Em relação às estruturas cerebrais envolvidas, alterações podem ser detectadas, dependendo das funções afetadas em cada transtorno, como planejamento (córtex pré-frontal ventromedial), empatia (córtex pré-frontal ventromedial, junção temporoparietal e polos temporais). Além disso, observam-se alterações volumétricas do corpo caloso, hipocampo e amídalas, além de secreção alterada de glicocorticoides e hiperatividade do sistema noradrenérgico de alerta, o que se correlaciona clinicamente com a dificuldade no

manejo dos afetos e das emoções em alguns desses quadros.

CLASSIFICAÇÃO E QUADRO CLÍNICO

Como mencionado anteriormente, os transtornos podem ser classificados em três agrupamentos (*clusters*), de acordo com características semelhantes compartilhadas. São eles:

- *Cluster* A (esquisito-excêntrica): nesses transtornos, é comum haver padrões de desconfiança em relação ao meio e/ou aos outros, associados a comportamentos evitativos e de ansiedade em situações sociais que prejudicam a capacidade de se relacionar intimamente. É formado pelo transtorno de personalidade esquizoide, transtorno de personalidade esquizotípica e transtorno de personalidade paranoide.
- *Cluster* B (dramático-emotivo): há um padrão global de instabilidade nos relacionamentos, podendo haver excessiva necessidade de atenção e admiração dos outros. É marcado por impulsividade, falta de empatia e violação e desrespeito às regras sociais, prejudicando bastante as pessoas ao redor. Compreende o transtorno de personalidade antissocial, o transtorno de personalidade borderline, o transtorno de personalidade histriônica e o transtorno de personalidade narcisista.
- *Cluster* C (ansioso-medroso): apresentam padrões de inabilidade social, com timidez extrema, alto grau de dependência psicológica e submissão, com excessiva necessidade por cuidado e sentimentos de inadequação, ansiedade e medo. Há também padrões rígidos de preocupação com organização e perfeccionismo. Dele fazem parte o trans-

124 Parte II – Grandes síndromes psiquiátricas

torno de personalidade dependente, o transtorno de personalidade esquiva e o transtorno de personalidade obsessivo-compulsiva (anancástica).

Tabela 1 Classificação dos transtornos de personalidade em agrupamentos (*clusters*)

A	B	C
Esquizoide	Antissocial	Dependente
Esquizotípica	*Borderline*	Esquiva
Paranoide	Histriônica	Obsessivo--compulsiva
	Narcisista	

As duas principais classificações diagnósticas utilizadas em psiquiatria, a 10ª edição da Classificação Internacional de Doenças (CID-10) e a 5ª edição do *Manual Diagnóstico e Estatístico de Transtornos Mentais* (DSM-5) da American Psychiatric Association, apresentam algumas diferenças na descrição dos subtipos, conforme disposto na Tabela 2. O DSM-5 propõe dez categorias, ao passo que a CID-10 lista apenas oito. Embora elas possuam correspondência no DSM-5, há algumas diferenças de denominação. O anancástico equivale ao obsessivo-compulsivo e o ansioso ao esquiva. Os transtornos de personalidade narcisista e esquizotípica não são contemplados pela CID-10.

Transtorno de personalidade paranoide

Caracteriza-se pela desconfiança extrema e infundada em relação aos outros, com a constante sensação de estar sendo engana-

Tabela 2 Diferenças na classificação dos transtornos de personalidade entre CID-10 e DSM-5

CID-10	DSM-5
Paranoide	Paranoide
Esquizoide	Esquizoide
	Esquizotípica
Antissocial	Antissocial
Emocionalmente instável – subtipo impulsivo	
Emocionalmente instável – subtipo *borderline*	*Borderline*
Histriônica	Histriônica
	Narcisista
Ansiosa	Esquiva
Dependente	Dependente
Anancástica	Obsessivo-compulsiva
Modificação duradoura da personalidade após experiência catastrófica	
Modificação duradoura da personalidade após doença psiquiátrica	
Transtorno orgânico da personalidade	Mudança de personalidade decorrente de condições médicas gerais
Outras modificações duradouras da personalidade/transtornos mistos da personalidade e outros transtornos da personalidade	Transtorno da personalidade não especificado de outra forma

Fonte: Organização Mundial da Saúde e American Psychiatric Association.

do ou maltratado ou explorado. Reluta em acreditar nas intenções alheias, podendo enfrentar frequentemente dificuldades nos relacionamentos afetivos por conta das suspeitas quanto à fidelidade do(a) companheiro(a). Interpreta erroneamente acontecimentos benignos e costuma guardar rancor por qualquer deslize do próximo.

Transtorno de personalidade esquizoide

São pacientes que apresentam pouca expressão afetiva e não parecem fazer questão de manter vínculos sociais (incluindo familiares), optando pelo isolamento, porém sem prejuízo do funcionamento nesse contexto. Apresentam hipo(a)bulia persistente, com pouco ou nenhum interesse em manter amizades, relacionamentos afetivos ou mesmo sexuais. Associado ao distanciamento afetivo, há uma certa indiferença a elogios ou críticas.

Transtorno de personalidade esquizotípica

É marcado por um comportamento excêntrico motivado por crenças e condutas bizarras, provocando importante dificuldade de socialização. Por conseguinte, é o mais associado ao risco de desenvolvimento de esquizofrenia. Pode haver desconfiança ou ideação paranoide, mas chamam mais atenção a aparência peculiar, as experiências perceptivas incomuns e os pensamentos e discursos vagos, circunstanciais, metafóricos ou estereotipados. Pode responder melhor a antipsicótico ou intervenções psicossociais, dependendo do subtipo.

Transtorno de personalidade antissocial

São indivíduos cuja característica principal é o desrespeito ao direito dos outros e desprezo por regras sociais, acompanha-

dos por frieza ou indiferença afetiva, irresponsabilidade (com ausência de arrependimento), hostilidade e especial habilidade de manipulação. Pode haver irritabilidade, impulsividade e agressividade. Sua ocorrência tem risco aumentado após transtorno de conduta na infância, principalmente quando há indiferença afetiva, abuso de substâncias e o início é precoce.

Transtorno de personalidade *borderline*

Tem como características principais a instabilidade emocional e a impulsividade que, associadas ao clássico sentimento de vazio, levam a um padrão típico de relacionamento, muito intenso e ao mesmo tempo frágil, marcado por "esforços frenéticos no sentido de evitar um abandono real ou imaginário". Também é típica a recorrência de gestos ou ameaças suicidas, que compõem um comportamento persistentemente automutilante. Ocorre ainda perturbação da identidade e ideação paranoide transitória e relacionada ao estresse ou a graves sintomas dissociativos.

Transtorno de personalidade histriônica

O paciente histriônico é classicamente reconhecido pela sua grande necessidade de atenção, que o leva a apresentar expressões de afeto intenso, carregadas de dramaticidade na maior parte do tempo. Sedutores, dão muita importância à aparência, muitas vezes com comportamento inadequado, sexualmente provocante.

Transtorno de personalidade narcisista

Os indivíduos portadores possuem grande necessidade de admiração, ao ponto de explorar os relacionamentos interpessoais de forma não empática, sentindo inveja ou acreditando ser alvo da inveja alheia. São excessivamente sensíveis à crítica e arrogantes. É mais frequente em homens.

Transtorno de personalidade esquiva

São sujeitos portadores de uma timidez acentuada, que chega a gerar sentimentos de inadequação, rejeição e inferioridade, assemelhando-se à fobia social, com a qual é comum a comorbidade. Reluta a se expor ou mesmo envolver-se intimamente, por medo de passar vergonha.

Transtorno de personalidade dependente

Seus portadores apresentam dificuldades para tomar decisões simples, precisando de apoio constante, com uma quantidade excessiva de conselhos e reasseguramento. Isso leva a uma postura de submissão, com apego excessivo, medo de separação e necessidade importante de ser cuidado.

Transtorno de personalidade obsessiva--compulsiva

São pessoas com preocupação exagerada por regras, organização e controle, de forma inflexível, podendo chegar a afetar a eficiência do trabalho, uma vez que também há relutância em delegar tarefas ou trabalhar em conjunto com outras pessoas. Paralelamente, possuem dificuldade de exprimir e tolerar expressão de afetos.

CRITÉRIOS DIAGNÓSTICOS

Tanto a CID-10 quanto o DSM-5 enfatizam a relevância dos aspectos culturais para a devida consideração do diagnóstico, já que a adaptabilidade do sujeito ao meio apresenta íntima relação com normas sociais, que variam de uma sociedade para outra. Dessa forma, determinado comportamento pode ser avaliado como adaptado em determinadas referências socioculturais, mas não em outras.

Diretrizes diagnósticas da CID-10

Condições não diretamente atribuíveis a lesão ou a doença cerebral flagrante ou a outro transtorno psiquiátrico, satisfazendo pelo menos três dos seguintes critérios:

- Atitudes e condutas marcadamente desarmônicas, envolvendo várias áreas de funcionamento (p. ex., afetividade, excitabilidade, controle de impulsos, modos de percepção e de pensamento, e estilo de relacionamento com os outros).
- O padrão anormal de comportamento é permanente, de longa duração e não limitado a episódios de doença mental.
- O padrão anormal de comportamento é invasivo e claramente mal-adaptativo para uma ampla série de situações pessoais e sociais.
- As manifestações anteriores sempre aparecem durante a infância ou adolescência e continuam pela vida adulta.
- O transtorno leva a angustia pessoal considerável, mas isso pode se tornar aparente apenas tardiamente em seu curso.
- O transtorno é usual, mas não invariavelmente associado a problemas significativos no desempenho ocupacional e social.

Critérios do DSM-5

- Um padrão persistente de experiência interna e comportamento que se desvia acentuadamente das expectativas da cultura do indivíduo. Esse padrão manifesta-se em duas (ou mais) das seguintes áreas:

Capítulo 17 — Transtornos de personalidade **127**

- cognição (i. e., formas de perceber e interpretar a si mesmo, outras pessoas e eventos);
- afetividade (i. e., variação, intensidade, labilidade e adequação da resposta emocional);
- funcionamento interpessoal;
- controle de impulsos.

■ O padrão persistente é inflexível e abrange uma faixa ampla de situações pessoais e sociais.

■ O padrão persistente provoca sofrimento clinicamente significativo e prejuízo no funcionamento social, profissional ou em outras áreas importantes da vida do indivíduo.

■ O padrão é estável e de longa duração, e seu surgimento ocorre pelo menos a partir da adolescência ou do início da fase adulta.

■ O padrão persistente não é mais bem explicado como uma manifestação ou consequência de outro transtorno mental.

■ O padrão persistente não é atribuível aos efeitos fisiológicos de uma substância (p. ex., droga de abuso, medicamento) ou a outra condição médica (p. ex., traumatismo cranioencefálico).

Outro conceito interessante defendido pelo DSM-5 acerca do diagnóstico é a compreensão da existência de um espectro de disfunção da personalidade em contínuo com outros transtornos mentais. Embora esta seja uma tendência nas classificações psiquiátricas, esse diagnóstico continua tendo relevância significativa na clínica médica e psiquiátrica de forma independente dos demais transtornos mentais.

DIAGNÓSTICOS DIFERENCIAIS

Vários sintomas e comportamentos presentes nos pacientes portadores de transtornos de personalidade se sobrepõem àqueles observados em diversos outros transtornos (de humor, fóbico-ansiosos, impulsivos). Além disso, é bastante comum a ocorrência de comorbidades.

A avaliação desses pacientes deve ser cautelosa e atenta para os padrões de comportamento e história de vida, a fim de que se possa fazer uma análise longitudinal dos sintomas e definir melhor o(s) diagnóstico(s).

MANEJO NÃO MEDICAMENTOSO

Apesar de serem identificadas como a principal modalidade de tratamento para os transtornos de personalidade, as intervenções psicossociais ainda carecem de mais estudos que indiquem qual a forma mais eficaz de psicoterapia para cada subtipo de transtorno, possibilitando um tratamento mais específico e individualizado e, consequentemente, mais eficaz.

As linhas de abordagem que mais se destacam são a psicodinâmica e a comportamental. A primeira baseia-se na relação terapêutica e busca uma reflexão sobre os relacionamentos interpessoais. Seu principal modelo é a psicoterapia focada na transferência (psicanálise). A segunda tem como protótipo a terapia dialética comportamental, e tem como objetivos aumentar a motivação do paciente para a mudança, melhorar as habilidades para lidar com os desafios cotidianos, desenvolvimento e generalização de novos comportamentos, estruturação do ambiente e suporte do terapeuta.

MANEJO MEDICAMENTOSO

Estudos controlados sobre intervenções farmacológicas são raros, e concentrados no transtorno de personalidade *borderline*.

Eles focam na agressividade, na instabilidade afetiva e na impulsividade.

A impulsividade e a agressividade têm sido tratadas com o uso de inibidores de recaptação da serotonina, lítio e outros estabilizadores de humor, além de neurolépticos atípicos.

PAPEL DO PSIQUIATRA

Mais importante do que fazer um diagnóstico preciso do subtipo de transtorno de personalidade, é fundamental que o psiquiatra reconheça que, com frequência, os sintomas relatados pelo paciente ao clínico nos ambulatórios e serviços de urgência refletem os traços de sua personalidade. Tal diagnóstico *lato sensu* permite ao clínico um melhor direcionamento desses casos para psicoterapia com profissional adequado, evitando iatrogenias, tais como a prescrição abusiva de psicotrópicos com limitada eficácia no tratamento.

CONSIDERAÇÕES FINAIS

- Inadaptabilidade ao meio.
- Dificuldades de relacionamento interpessoal.
- Início precoce, logo após a formação da personalidade (final da adolescência/início da vida adulta).
- Classificação em grupos (*clusters*) de acordo com determinados padrões de comportamento.
- A utilização de escalas é importante.
- Resistência ao tratamento.
- Manejo envolve modalidades de psicoterapia.

- Tratamento medicamentoso é voltado para os sintomas.

BIBLIOGRAFIA SUGERIDA

1. American Psychiatryc Association. Manual diagnóstico e estatístico de transtornos mentais: DSM-5; tradução: Maria Inês Corrêa Nascimento, et al.; revisão técnica: Aristides Volpato Cordioli, et al. 5. ed. Porto Alegre: Artmed; 2014.
2. Calvo N, Sáez-Francàs N, Valero S, Alegre J, Casas M. Comorbid personality disorders in chronic fatigue syndrome patients: a marker of psychopathological severity. Actas Esp Psiquiatr. 2015;43(2):58-65.
3. Carvalho AF, Nardi AE, Quevedo J. Transtornos psiquiátricos resistentes ao tratamento: diagnóstico e manejo. Porto Alegre: Artmed; 2015.
4. Carver CS, Johnson SL, McCullough ME, Forster DE, Joormann J. Adulthood personality correlates of childhood adversity. Frontiers in Psychology. 2014;1357(5):1-8.
5. Casey PR, Tyrer P. Personality disorder and psychiatric ilness in general practice. British Journal of Psychiatry. 1990;156:261-5.
6. Hayes AM, Yasinski C. Pattern destabilization and emotional processing in cognitive therapy for personality disorders. Frontiers in Psychology. 2015;107(6):1-13.
7. Kaplan H, Sadock B, Grebb J. Compêndio de psiquiatria: ciência, comportamento e psiquiatria clínica, 9. ed. Porto Alegre: Artes Médicas; 1997.
8. Lana F, Sánchez-Gil C, Ferrer L, López-Patón N, Litvan L, Marcos S, et al. Effectiveness of an integrated treatment for severe personality disorders. A 36-month pragmatic follow up. Rev Psiquiatr e Salud Ment (Barc.). 2015;8(1):3-10.
9. Miguel EC, Gentil V, Gattaz WF. Clínica psiquiátrica. Barueri: Manole; 2011.
10. Organização Mundial da Saúde. Classificação de transtornos mentais da CID-10: descrições clínicas e diretrizes diagnósticas. Trad. Dorgival Caetano. Porto Alegre: Artmed; 1993.
11. Scaruffi E, Gambineri A, Cattaneo S, Turra J, Vettor R, Mioni R. Personality and psychiatric disorders in women affected by polycystic ovary syndrome. Frontiers in Endocrinology. 2014;185(5):1-8.

Transtornos alimentares 18

Maria Antônia Simões Rego
Ana Clara Franco Floresi
Eduardo Wagner Aratangy
Alexandre Pinto de Azevedo
Fábio Tápia Salzano
Táki Athanássios Cordás

ANOREXIA NERVOSA

A anorexia nervosa (AN) é um transtorno alimentar (TA) que se caracteriza por perda de peso voluntária e distorção da imagem corporal, acompanhado de medo ou recusa em ganhar peso.

Epidemiologia

A prevalência de AN é estimada entre 0,5 e 1% da população. Cerca de 90% dos pacientes são do sexo feminino e a faixa etária mais atingida é dos 15 aos 25 anos. Em homens, o índice é menor que 0,5 por 100 mil, mas a prevalência do transtorno está aumentando, em especial entre homossexuais. Algumas profissões apresentam maior chance para o desenvolvimento do quadro, em especial aquelas ligadas à estética e ao corpo, como bailarinas, atletas, profissionais da moda, atrizes e atores, estudantes de nutrição, medicina e psicologia.

Etiopatogenia

A etiologia da AN está relacionada a interações de fatores ambientais, psicológicos e fisiológicos. Didaticamente, os principais componentes etiológicos da AN podem ser divididos em três fatores:

- Sexo feminino, história familiar de TA, baixa autoestima, perfeccionismo e dificuldade de expressar emoções seriam fatores predisponentes
- Dietas rigorosas, alterações na dinâmica familiar, expectativas irreais na escola, no trabalho ou na vida pessoal e proximidade da menarca ou surgimento de caracteres sexuais secundários muito precoces em meninas seriam os principais fatores desencadeantes.
- Os fatores mantenedores incluiriam alterações neuroendócrinas decorrentes do estado nutricional alterado, distorção da imagem corporal, distorções cognitivas e práticas purgativas.

Quadro clínico

O quadro inicia-se quase sempre após uma dieta. Inicialmente, são evitados alimentos considerados "engordativos", e progressivamente o paciente passa a restringir sua alimentação, chegando a abolir a ingesta de grupos alimentares e a minimizar o número de refeições. Em geral, o quadro clínico é crônico e associado a sérias complicações clínicas decorrentes da desnutrição e dos métodos compensatórios inadequados (Quadro 1).

Apesar de ocorrida a perda de peso, o paciente continua insatisfeito com o peso ou com algumas partes de seu corpo que, segundo ele, ainda precisam ser reduzidas.

Diagnóstico

O *Manual Diagnóstico e Estatístico de Transtornos Mentais* – 5ª edição (DSM-5), da Associação Americana de Psiquiatria, distingue dois subtipos de AN: compulsão alimentar purgativa, se o paciente apresenta compulsão alimentar ou utiliza métodos como indução de vômitos, abuso de laxantes e/ou diuréticos; e restritiva, se o paciente se utiliza da restrição alimentar para perder peso, que pode estar acompanhada por atividade física excessiva e uso de anorexígenos (inibidores de apetite, hormônios sintéticos, entre outros).

Tanto o DSM-5 quanto a Classificação Estatística Internacional das Doenças Relacionadas à Saúde, em sua 10ª edição (CID-10), reconhecem o baixo peso autoinduzido e perturbações da imagem corporal como critérios necessários ao diagnóstico, a necessidade de amenorreia foi abolida no DSM-5, mas permanece na CID-10 (Quadros 2 e 3).

Comorbidades na anorexia nervosa

A comorbidade é a regra, mais do que uma exceção.

Quadro 1 Complicações clínicas da anorexia nervosa	
Pele e anexos	Pele com aspecto amarelado por hipercarotenemia, pele seca, lanugo, cabelos finos e quebradiços, perda de cabelo
Sistema digestório	Retardo no esvaziamento gástrico, diminuição de peristaltismo intestinal, pancreatite e constipação intestinal, alterações de enzimas hepáticas, lesões esofágicas causadas por vômitos, perda dentária
Sistema circulatório	Bradicardia, diminuição da pressão arterial, arritmias, insuficiência cardíaca, parada cardíaca, hipotensão postural, aumento do intervalo QT, miocardiopatias
Sistema excretor	Edema, cálculo renal, aumento de ureia sérica, poliúria, desidratação
Sistema hematológico	Anemia, leucopenia, trombocitopenia
Sistema reprodutivo	Infertilidade, recém-nascidos com baixo peso, partos prematuros, complicações perinatais
Eletrólitos	Hipocalemia, hiponatremia, hipofosfatemia e hipomagnesemia
Sistema endocrinológico	Amenorreia, diminuição de gonadotrofinas, LH e estrogênios, hipotireoidismo, aumento do hormônio do crescimento, do cortisol e das leptinas
Outras alterações	Hipotermia e intolerância ao frio, convulsões, osteopenia/osteoporose, hipoglicemia, atrofia cerebral, alterações neurocomportamentais

Quadro 2 Critérios diagnósticos para anorexia nervosa (AN) segundo o DSM-5

A – Restrição da ingestão de energia levando a um significante baixo peso corporal no contexto de idade, sexo, trajetória de desenvolvimento e saúde física. Significante baixo peso é definido como menor do que o minimamente normal ou, para crianças e adolescentes, menor do que minimamente esperado

B – Medo intenso do ganho de peso ou de se tornar gordo, ou comportamento persistente que interfere no ganho de peso mesmo com peso inferior

C – Perturbação no modo de vivenciar o peso, tamanho ou forma corporais; excessiva influência do peso ou da forma corporais na maneira de se autoavaliar; negação da gravidade do baixo peso

Especificar subtipo:
· Restritivo: nos últimos 3 meses não houve episódio de compulsão ou prática purgativa
· Purgativo: nos últimos 3 meses houve episódios de compulsão e/ou purgação

Especificar se:
Em remissão parcial: depois de todos os critérios diagnósticos para anorexia nervosa (AN) terem sido preenchidos por um período de tempo, o critério A (baixo peso corporal) não se manteve mais, mas o critério B (medo intenso de ganhar peso ou de se tornar gordo ou comportamento que impede o ganho de peso) ou o critério C (perturbação no modo de vivenciar o peso, tamanho ou forma corporais) ainda se mantém

Em remissão total: depois de todos os critérios diagnósticos para AN terem sido preenchidos por um período de tempo, nenhum dos critérios se apresenta mais, por um período de tempo

Especificar gravidade atual:
Leve: IMC > ou = 17 kg/m²
Moderado: IMC entre 16 e 16,99 kg/m²
Grave: IMC entre 15 e 15,99 kg/m²
Extremo: IMC< 15kg/m²

Quadro 3 Critérios diagnósticos para anorexia nervosa segundo a CID-10

Há perda de peso ou, em crianças, falta de ganho de peso. O peso corporal é mantido em pelo menos 15% abaixo do esperado (ou IMC < 17,5 kg/m²)

A perda de peso é autoinduzida ao se evitar "alimentos que engordam"

Há distorção na imagem corporal na forma de psicopatologia específica, como medo de engordar ou de ter o corpo disforme por conta da gordura corporal

Ocorre um transtorno endócrino generalizado envolvendo o eixo hipotalâmico-hipofisário-gonadal, sendo manifestado em mulheres como amenorreia e em homens como uma perda de interesse e de potência sexuais

Comentários: se o início é pré-púbere, a sequência de eventos da puberdade é demorada ou mesmo detida (o crescimento cessa; nas garotas, as mamas não se desenvolvem e há amenorreia primária; nos garotos, os genitais permanecem juvenis). Os seguintes aspectos corroboram o diagnóstico, mas não são elementos essenciais: vômitos autoinduzidos, purgação autoinduzida, exercícios excessivos e uso de anorexígenos e/ou diuréticos

---

Transtornos do humor, transtornos de ansiedade, transtorno obsessivo-compulsivo (TOC), dependência de álcool e drogas e os transtornos de personalidade são os quadros mais prevalentes.

Curso e evolução

Um número inferior a 50% dos pacientes evolui com recuperação completa, enquanto cerca de 30% apresentam alternância entre períodos de melhora e de recidiva da doença. O restante torna-se crônico e refratário, com complicações físicas e psicológicas importantes.

Entre os transtornos psiquiátricos, a AN apresenta as maiores taxas de morbidade e mortalidade. O índice de mortalidade varia de 5 a 20%. Metade das mortes em pacientes com AN ocorre por suicídio, e o restante decorre de complicações clínicas.

Tratamento

O tratamento da AN requer assistência multidisciplinar. A equipe mínima deve ser composta por nutricionista, psicólogo e médico psiquiatra. A abordagem na AN deve:

- Compreender o tratamento de complicações clínicas e comorbidades clínicas e psiquiátricas.
- Promover recuperação cognitiva, volitiva e afetiva, do medo mórbido de engordar e da insatisfação relativa à imagem corporal.
- Envolver a família dos pacientes nas diversas modalidades de tratamentos oferecidos.
- Prevenir recaída e recorrência do quadro alimentar disfuncional.
- Promover recuperação funcional e de autoestima.
- Desenvolver autorresponsabilização sobre o tratamento.

O tratamento da AN é a renutrição criteriosa, preferencialmente por via oral, pois a terapia nutricional por essa via tende a ser mais bem-sucedida na recuperação em longo prazo. Em raras circunstâncias, a nutrição parenteral ou enteral é necessária. O monitoramento do peso é uma ferramenta importante, e o indicador nutricional mais utilizado em adolescentes e adultos é o índice de massa corporal (IMC), calculado pela divisão do peso (kg) pela altura (m) elevada ao quadrado, expressa por kg/m^2.

Durante a fase de realimentação, é necessário o monitoramento clínico para combater a síndrome da realimentação, que é caracterizada por hipofosfatemia, rápida diminuição do potássio e magnésio, intolerância a glicose, disfunção gastrointestinal e arritmias cardíacas. Para evitar a síndrome da realimentação, devem ser solicitados, no início do tratamento, os exames listados (Quadro 4) e possíveis disfunções precisam ser corrigidas.

Quadro 4 Exames na avaliação inicial e alterações mais comuns

Hemograma completo: anemias, alterações no número de células brancas e outras alterações hematológicas decorrentes de carências nutricionais

Potássio, cálcio ionizável, magnésio, sódio e fósforo séricos: desequilíbrios iônicos

Glicose sérica: hipoglicemia e diabetes comórbida

Proteínas totais e frações: sinais mais graves de desnutrição e carência proteica

Ureia e creatinina: função renal pode estar alterada

TSH e T4 livre: alteração comórbida ou secundária da função tireoidiana

Amilase: o aumento pode estar relacionado a ocorrência de vômitos

TGO, TGP e gama-GT: anormalidades da função hepática

Eletrocardiograma: arritmias e outras alterações cardiológicas

Densitometria óssea: osteopenia e osteoporose

Exames de neuroimagem (RM ou TC): quando houver suspeita de quadro neurológico associado.

Ainda há pouca evidência do uso de medicamentos na AN pura. Quando se faz necessário o uso de antidepressivos, a preferência é pelos inibidores seletivos de recaptação de serotonina (ISRS) pela sua boa eficácia associada a baixas cardio e neurotoxicidade. Entre os antipsicóticos, podem ser usadas a olanzapina e a quetiapina. Benzodiazepínicos podem ser utilizados por seu efeito ansiolítico, em especial quando administrados antes das refeições.

O tratamento da AN depende da gravidade e da cronicidade da parte clínica e comportamental e pode ser sob regime de internação, hospital-dia ou ambulatorial.

Algumas indicações de internação são: desnutrição grave (peso menor que 75% do esperado de peso/altura); desidratação; distúrbios eletrolíticos; arritmia cardíaca; instabilidade fisiológica; bradicardia; hipotensão e hipotermia (< 36°C); mudanças ortostáticas (pulso e pressão sanguínea); estagnação do crescimento e desenvolvimento; falha no tratamento ambulatorial; recusa alimentar aguda; descontrole de purgações e compulsões; complicações clínicas da desnutrição e de emergências psiquiátricas (p. ex., ideação suicida e sintomas psicóticos); e diagnóstico de comorbidades que podem interferir no tratamento do TA (p. ex., depressão grave, TOC e disfunção familiar grave).

A psicoterapia de fundamentação cognitivo-comportamental (TCC) aborda os pensamentos distorcidos e as crenças errôneas, além de tentar melhorar a autoestima. A psicoterapia individual de orientação psicodinâmica também tem sido utilizada. A psicoterapia familiar em adolescentes e adultos jovens ou a terapia de casal são recursos que devem ser utilizados quando possível.

BULIMIA NERVOSA

A bulimia nervosa (BN) caracteriza-se pela compulsão alimentar, ou seja, ingestão de grande quantidade de alimentos em um curto período com a sensação de perda de controle e compensações inadequadas para o controle de peso, como vômitos autoinduzidos, dietas compensatórias, uso de medicamentos (laxantes, diuréticos, inibidores de apetite) e exercícios físicos exagerados. Observa-se excessiva preocupação com o peso e a forma corporal, que invariavelmente afeta sentimentos e atitudes do paciente.

Epidemiologia

A incidência de BN é de 13 para 100 mil habitantes por ano, com prevalência entre 0,5 a 4% da população. Esses números podem ser maiores se os chamados quadros parciais forem considerados e também em populações específicas, como jovens universitários.

A prevalência é maior no sexo feminino, com cerca de 90 a 95% de mulheres para 5 a 10% de homens. O início da doença é mais comum no final da adolescência ou no início da vida adulta, atingindo as diferentes classes sociais.

Etiopatogenia

A exemplo da AN não há uma causa única para a BN, a etiopatogenia compreende fatores biológicos, psicológicos, socioculturais, familiares e genéticos. É importante destacar o crescente conhecimento dos fatores genéticos envolvidos.

Há maior prevalência de TA em familiares de primeiro grau afetados pela doença com alta taxa de concordância em gêmeos monozigóticos acometidos pelo transtorno em comparação a dizigóticos. Alguns estudos apontam associação entre a BN e alterações no cromossomo 10p.

Quadro clínico

O paciente com BN geralmente descreve grande preocupação com seu peso e sua forma corporal previamente ao início do quadro, embora seu peso esteja normal ou discretamente elevado. De forma geral, refere intenso medo de engordar, mas sem o desejo de emagrecer ou buscar ideais de beleza cada vez mais magros, como observado na AN. Assim sendo, inicia-se uma dieta restritiva, eliminando alimentos que julga facilitar o ganho de peso, mas sem haver a restrição desenfreada observada em pacientes anoréxicos.

Em determinado momento, o paciente sente uma vontade grande de comer e apresenta um descontrole, ingerindo uma quantidade maior de comida do que o normal em um tempo curto. Fica culpado e se sente mal fisicamente por conta da grande quantidade ingerida, induzindo o vômito para evitar engordar e aliviar-se física e psiquicamente. Esse comportamento gera ansiedade e faz com que ele se volte à dieta novamente. Estabelece-se um círculo vicioso, com o reinício da dieta, seguido de novos episódios compulsivos e vômitos.

Os mecanismos compensatórios para os episódios compulsivos da BN são o uso de laxantes ou diuréticos, hormônios tireoidianos, inibidores de apetite, orlistat, ma-

---

Quadro 5 Critérios diagnósticos da bulimia nervosa segundo o DSM-5

Episódios recorrentes de consumo alimentar compulsivo, tendo as seguintes características:
- Ingestão em pequeno intervalo de tempo (i. e., aproximadamente em 2 horas) de uma quantidade de comida claramente maior do que a maioria das pessoas comeria no mesmo tempo e nas mesmas circunstâncias
- Sensação de perda de controle sobre o comportamento alimentar durante os episódios (i. e., a sensação de não conseguir parar de comer ou controlar o que e quanto come)

Comportamentos compensatórios inapropriados para prevenir ganho de peso, como vômito autoinduzido, abuso de laxantes, diuréticos ou outras drogas, dieta restrita ou jejum ou, ainda, exercícios vigorosos

Os episódios de compulsão e os comportamentos compensatórios ocorrem pelo menos uma vez por semana, por 3 meses

A autoavaliação é indevidamente influenciada pela forma e peso corporais

O distúrbio não ocorre exclusivamente durante episódios de anorexia nervosa (AN)

Especificar se:

Em remissão parcial: após todos os critérios para bulimia nervosa (BN) terem sido preenchidos, alguns, mas não todos, se mantiveram por um período de tempo

Em remissão total: após todos os critérios para BN terem sido preenchidos, nenhum é mais encontrado

Especificar gravidade atual:
- Leve: uma média de 1 a 3 episódios de métodos compensatórios inapropriados por semana
- Moderado: uma média de 4 a 7 episódios de métodos compensatórios inapropriados por semana
- Grave: uma média de 8 a 13 episódios de métodos compensatórios inapropriados por semana
- Extremo: uma média de 14 ou mais episódios de métodos compensatórios inapropriados por semana

Capítulo 18 – Transtornos alimentares **135**

Quadro 6 Critérios diagnósticos da bulimia nervosa segundo a CID-10
O paciente sucumbe a episódios de hiperfagia, nos quais grandes quantidades de alimento são consumidas em curtos períodos (pelo menos duas vezes por semana durante um período de 3 meses)
Preocupação persistente com o comer e um forte desejo ou um sentimento de compulsão para comer
O paciente tenta neutralizar os efeitos "de engordar" dos alimentos por meio de um ou mais do que segue: vômitos autoinduzidos, purgação autoinduzida, períodos de alternação de inanição e uso de drogas, como anorexígenos, preparados tireoidianos ou diuréticos. Quando a bulimia ocorre em pacientes diabéticos, eles podem negligenciar seu tratamento insulínico
Há uma autopercepção de estar muito gordo(a), com pavor intenso de engordar e com uso de exercícios excessivos ou jejuns

conha e cocaína, ou abuso de exercícios físicos.

Diagnóstico

Os critérios diagnósticos, de acordo com o DSM-5 e a CID-10, são apresentados nos Quadros 5 e 6.

Complicações clínicas

As complicações clínicas são mais frequentes em pacientes com BN que apresentam maior número de episódios compulsivos e práticas purgativas (Quadro 7).

Comorbidades na bulimia nervosa

As comorbidades mais observadas na BN são transtornos do humor, uso de substâncias psicoativas, transtornos ansiosos, TOC e os transtornos de personalidade, principalmente *borderline*.

Curso e evolução

O curso da bulimia é bastante variável, mas uma recuperação favorável é vista em cerca de 50 a 70% dos casos. Alguns autores consideram remissão mesmo quando o paciente mantém alguns vômitos ocasionais.

Tratamento

O tratamento da BN, assim como o da AN, deve ser feito por uma equipe multiprofissional, com no mínimo atendimentos psiquiátrico, nutricional e psicológico. Os objetivos incluem primeiramente a regularização do padrão alimentar, a suspen-

Quadro 7 Complicações físicas na bulimia nervosa	
Pele e anexos	Calosidade no dorso da mão por escoriação dentária (sinal de Russell), retração gengival, erosão do esmalte dentário, peliose, cáries, hipertrofia de glândulas parótidas em decorrência dos vômitos, podendo ter aumento da fração salivar da amilase
Sistema gastrointestinal	Dor abdominal, dispepsia, gastrite, esofagite, erosões gastroesofágicas, hérnia de hiato, metaplasia de Barrett, sangramentos, obstipação, síndrome do cólon irritável, prolapso retal
Sistema metabólico	Desidratação, alterações hidroeletrolíticas como hipocalemia
Sistema reprodutivo	Irregularidade menstrual, risco de aborto espontâneo, parto cesariana em vez de normal, depressão pós-parto, baixo peso do recém-nato
Sistema cardiovascular	Arritmias cardíacas

são de purgação e da restrição e a orientação nutricional.

A psicoterapia com enfoque cognitivo-comportamental é a que tem demonstrado melhores resultados, havendo também boa resposta com a psicoterapia interpessoal.

A terapia familiar é importante, apesar de as evidências serem mais reduzidas do que para pacientes com AN.

A farmacoterapia tem sido amplamente pesquisada. O uso de antidepressivos, sobretudo ISRS (em particular a fluoxetina) e inibidores seletivos da recaptação de serotonina e noradrenalina (IRSN), é moderadamente eficaz para o tratamento da BN, diminuindo compulsões, vômitos autoinduzidos e possíveis sintomas depressivos. O uso do topiramato vem mostrando resultados eficazes. A melhor resposta no tratamento da BN provém da combinação de terapia cognitivo-comportamental (TCC) com o uso dos medicamentos já citados.

TRANSTORNO DA COMPULSÃO ALIMENTAR

Também conhecido como "comer compulsivo", o transtorno da compulsão alimen-

---

Quadro 8 Critérios diagnósticos do transtorno da compulsão alimentar (TCA) – DSM-5

Episódios recorrentes de compulsão alimentar. Um episódio de compulsão alimentar é caracterizado por ambos os seguintes critérios:
- Ingestão, em um período limitado de tempo (p. ex., dentro de 2 horas), de uma quantidade de alimento definitivamente maior que a maioria das pessoas consumiria em um período similar, sob circunstâncias similares
- Sentimento de falta de controle sobre o consumo alimentar durante o episódio (p. ex., sentimento de não conseguir parar ou controlar o que ou quanto se está comendo)

Os episódios de compulsão periódica estão associados com três (ou mais) dos seguintes critérios:
- Comer muito mais rapidamente que o normal
- Comer até se sentir incomodamente repleto
- Comer grande quantidade de alimentos, quando não fisicamente faminto
- Comer sozinho, em razão do embaraço pela quantidade de alimentos que consome
- Sentir repulsa por si mesmo, depressão ou demasiada culpa após comer excessivamente

Acentuada angústia relativa à compulsão alimentar

A compulsão alimentar ocorre, em média, pelo menos uma vez por semana, por 3 meses

A compulsão alimentar não está associada com o uso regular de comportamentos compensatórios inadequados, nem ocorre exclusivamente durante o curso de anorexia nervosa ou bulimia nervosa

Especificar se:
- Em remissão parcial: após todos os critérios para TCA terem sido preenchidos, as compulsões ocorrem em uma média de menos de uma vez por semana por um período de tempo.
- Em remissão total: após todos os critérios para TCA terem sido preenchidos, nenhum é mais encontrado

Especificar gravidade atual:
- Leve: uma média de 1 a 3 episódios de compulsão alimentar por semana
- Moderado: uma média de 4 a 7 episódios de compulsão alimentar por semana
- Grave: uma média de 8 a 13 episódios de compulsão alimentar por semana
- Extremo: uma média de 14 ou mais episódios de compulsão alimentar por semana

tar (TCA) é caracterizado por episódios recorrentes de compulsão alimentar, na ausência de comportamentos compensatórios para promover a perda ou evitar o ganho de peso comuns na AN e na BN.

Epidemiologia

As taxas de prevalência do TCA variam de 0,7 até 4% na comunidade. Entre populações de obesos, a prevalência atinge 8%, elevando-se a 25 e até 50% entre obesos graus II e III, respectivamente.

Tratamento

Na ausência da associação com outros transtornos psiquiátricos, o tratamento de escolha é o psicoterapêutico, sendo a TCC o padrão-ouro atual. A combinação com orientações alimentares, como no programa de tratamento comportamental para perda de peso em indivíduos obesos com TCA, tem se mostrado eficaz.

O tratamento farmacológico do TCA visa ao controle da impulsividade alimentar e inclui basicamente três classes de psicofármacos:

- Antidepressivos (e os inibidores seletivos da recaptura de serotonina são os de primeira escolha).
- Estabilizadores do humor.
- Promotores de saciedade.

Ensaios clínicos mais recentes sugerem que a presença comórbida de obesidade torna a sibutramina uma escolha adequada. O topiramato pode favorecer o controle dos episódios de compulsão alimentar, e também auxiliar na perda de peso. A escolha da medicação deve levar em conta as comorbidades psiquiátricas ou clínicas, quando do existirem.

OUTROS TRANSTORNOS ALIMENTARES PRESENTES NO DSM-5

No capítulo sobre transtornos alimentares do DSM-5 foram incluídas categorias diagnósticas que faziam parte do capítulo "Transtornos geralmente diagnosticados pela primeira vez na infância ou na adolescência" no DSM-IV, como o transtorno de ruminação e pica, com pequenas mudanças nos seus critérios, para que possam ser aplicados a indivíduos de qualquer idade. O transtorno alimentar restritivo/evitativo substitui e amplia o diagnóstico de transtorno da alimentação da primeira infância do DSM-IV.

BIBLIOGRAFIA SUGERIDA

1. ADA – American Dietetic Association. Position of the American Dietetic Association: nutrition intervention in the treatment of anorexia nervosa, bulimia nervosa and eating disorders not otherwise specified (EDNOS). J Am Diet Assoc. 2001;101:810-9.
2. Campos RN, Angst J, Cordás TA, Moreno RA. ESPECTRA: searching the bipolar spectrum in eating disorder patients. BMC Psychiatry. 2011;11:59-63.
3. Crow SJ, Peterson CB, Swanson SA, Raymond NC, Specker S, Eckert ED, et al. Increased mortality in bulimia nervosa and other eating disorders. Am J Psychiatry. 2009;166(12):1342-6.
4. Floresi ACF, Aratangy EW, Azevedo AP, Maciel AMB, Salzano FT, Cordás TA. Transtornos alimentares e obesidade. In: 28. Forlenza OV, Miguel EC, Bottino CM, Elkis H, Fraguas Jr. R, Scivoletto S, Cordás TA (org.). Compêndio de clínica psiquiátrica. Barueri: Manole; 2012. v. 1, p. 387-404.
5. Kachani AT, Brasiliano S, Cordás TA, Hochgraf PB. Body checking and associated cognitions among Brazilian outpatients with eating disorders and non-psychiatric controls. Body Image. 2013;10:127-30.
6. Russell GFM. Bulimia nervosa: on ominous variant of anorexia nervosa. Psychol Med. 1979; 9:429-48.
7. Salzano FT, Aratangy EW, Azevedo AP, Pisciolaro F, Maciel AMB, Cordás TA. Transtornos alimentares. In: Miguel EC, Gentil V, Gattaz WF (org.). Clínica psiquiátrica. Barueri: Manole; 2011. v. 1, p. 931-52.
8. Salzano FT, Maciel AMB, Cordás TA. Comorbidades psiquiátricas: transtornos alimentares. In: Bottino CMC, Blay SL, Laks J (org.). Diagnóstico e tratamento dos transtornos do humor em idosos. São Paulo: Atheneu; 2012. v. 1, p. 553-62.

19 Transtornos do ciclo sono-vigília

Alexandre Pinto de Azevedo
Rosa Hasan
Stella Marcia Azevedo Tavares

CONCEITO

Os transtornos do sono são síndromes caracterizadas por alterações qualitativas e quantitativas do período principal de sono, como também de alterações ocorrendo durante o período de vigília. Envolvem mudanças na manutenção do sono, na desorganização do padrão regular do ciclo sono-vigília, além da ocorrência de eventos motores e respiratórios durante o período principal de sono.

Queixas relacionadas ao sono são frequentes entre pacientes que buscam tratamento psiquiátrico; dificuldade para iniciar o sono, sono não reparador e de má qualidade e sonolência diurna estão entre as queixas mais frequentes. Sintomas de sono conhecidos, como insônia, podem muitas vezes não fazer parte da anamnese psiquiátrica, assim como outros menos conhecidos, como sintomas de transtornos do ritmo circadiano, da narcolepsia, da síndrome das pernas inquietas e de parassonias do sono REM (*rapid eye movement*) e NREM (*non rapid eye movement*), dificultando o adequado diagnóstico sindrômico e também diferencial com outros quadros psiquiátricos.

TRANSTORNOS DO SONO NO DSM-5

O *Manual Diagnóstico e Estatístico de Transtornos Mentais* – 5ª edição (DSM-5), da American Psychiatric Association, trouxe uma revisão da classificação para os transtornos do sono (Quadro 1). Foram agrupados transtornos manifestados por alterações do sono e que causam prejuízo

Quadro 1 Classificação dos transtornos do ciclo sono-vigília segundo o DSM-5

Transtorno de insônia

Transtorno de hipersonolência

Narcolepsia

Transtornos respiratórios relacionados ao sono

Transtornos do sono-vigília do ritmo circadiano

Parassonias
· Transtornos do despertar do sono NREM
· Transtorno de pesadelo
· Transtorno comportamental do sono REM

Síndrome das pernas inquietas

Transtornos do sono relacionados a uso de substâncias/medicamentos

Outros transtornos do sono

no funcionamento diurno. Essas entidades se aproximam categórica e dimensionalmente da terceira revisão da Classificação Internacional de Transtornos do Sono (2014). Neste capítulo discutiremos os principais transtornos do sono de interesse para a psiquiatria.

TRANSTORNO DE INSÔNIA

Insônia é a queixa de sono mais comum na população de adultos, apresentando-se como insatisfação com a quantidade e/ou qualidade de sono e referência sobre dificuldade de iniciar ou manter o sono. As queixas do sono são acompanhadas de repercussões diurnas e prejuízo ocupacional e social e podem ocorrer como transtorno de insônia independente ou no curso de outro transtorno mental (como em comorbidade com transtorno depressivo ou transtorno de ansiedade) ou transtorno médico geral. Entre 40 e 50% dos indivíduos com insônia também apresentam um transtorno mental co-

---

Quadro 2 Critérios diagnósticos para transtorno de insônia segundo o DSM-5

A. Queixa principal de insatisfação com a qualidade/quantidade de sono, associada a um ou mais dos sintomas:
· Dificuldade em iniciar o sono (em crianças: dificuldade de iniciar o sono sem a intervenção de um cuidador)
· Dificuldade em manter o sono caracterizado por despertares frequentes ou dificuldade de reiniciar o sono após despertares (em crianças: dificuldade em reiniciar o sono sem a intervenção de um cuidador)
· Despertar precoce com inabilidade de reiniciar o sono

B. O transtorno do sono causa repercussão negativa sobre o funcionamento social, ocupacional, acadêmico, comportamental ou em outras áreas do funcionamento

C. O transtorno do sono ocorre pelo menos três vezes por semana

D. O transtorno do sono está presente há pelo menos 3 meses

E. O transtorno do sono ocorre a despeito de oportunidade adequada para o sono

F. A insônia não é melhor explicada por ou não ocorre durante o curso de outro transtorno do sono (p. ex., narcolepsia, SAOS, transtorno de ritmo circadiano e parassonia)

G. A insônia não pode ser atribuída ao uso de medicamento ou substância (p. ex., abuso de droga ou medicação)

H. Coexistência de doença mental ou médica não explica adequadamente a queixa de insônia

Especificar se:
· Sem comorbidade psiquiátrica, incluindo abuso de substâncias
· Presença de comorbidade psiquiátrica
· Presença de outro transtorno do sono

Especificar se:
· Episódica: insônia ao menos por 1 mês e de duração inferior a 3 meses
· Persistente: insônia há mais de 3 meses
· Recorrente: dois ou mais episódios no intervalo de 1 ano

Obs.: o termo insônia aguda ou transitória (com duração inferior a 3 meses, porém apresentando todos os critérios com exceção de frequência, intensidade, sofrimento e/ou prejuízo) deverá ser classificado como um outro transtorno do sono especificado.

SAOS: síndrome da apneia obstrutiva do sono.

mórbido. Insônia de evolução crônica é uma comorbidade em cerca de 90% dos casos de transtornos mentais mais graves. Cerca de um terço dos adultos na população geral referem queixas de insônia; entre 10 e 15% experimentam consequências diurnas e entre 6 a 10% apresentam diagnóstico de transtorno de insônia. O diagnóstico da insônia é essencialmente clínico, realizado pela anamnese, com auxílio de diário de registro de sono, e não há indicação formal para realização de polissonografia (PSG) como exame complementar. Os critérios diagnósticos são apresentados no Quadro 2.

O primeiro ponto a ser abordado na terapêutica da insônia é a regularização da higiene do sono (Quadro 3). A farmacoterapia é o método de tratamento mais frequentemente utilizado por permitir resultado mais rápido. Entre as opções medicamentosas de primeira escolha para insônia de evolução crônica estão os antidepressivos com ação hipnótica, como trazodona (25 a 75 mg/noite), mirtazapina (7,5 a 15 mg/noite) e amitriptilina (12,5 a 75 mg/noite). Para quadros de insônia de início recente ou insônias situacionais, hipnóticos não benzodiazepínico estão bem indicados, como zolpidem (5 a 12,5 mg/noite) e zopiclona (7,5 mg/noite). Drogas benzodiazepínicas não fazem parte dos medicamentos de escolha para tratamento da insônia não comórbida, podendo ser utilizadas caso haja indicação formal para tratamento de um transtorno psiquiátrico associado. A escolha adequada da medicação sempre dependerá da cronicidade dos sintomas, da presença de comorbidades e do perfil farmacocinético da medicação.

TRANSTORNO DE HIPERSONOLÊNCIA

Transtorno de etiologia desconhecida, caracterizado por sonolência excessiva diur-

---

Quadro 3 Medidas de orientação para higiene do sono para portadores de transtorno de insônia

Manter horários constantes para dormir e acordar mesmo nos finais de semana

Procurar dormir no máximo 6 horas por noite

Ir para a cama e deitar-se apenas quando estiver sentindo sono

Evitar consumo de café, chá, chocolate, refrigerantes a base de colas, nicotina, anti-inflamatórios no mínimo 6 horas antes de dormir

Evitar o consumo de álcool no mínimo 6 horas antes de dormir

Evitar fumar no mínimo 6 horas antes de dormir

Evitar comer, fumar e ingerir bebidas alcoólicas no meio da noite

Evitar refeições pesadas antes de dormir

Evitar cochilos durante o dia

Fazer exercícios físicos até 4 a 6 horas antes de deitar (de preferência ao ar livre)

Procurar expor-se à luz solar logo após levantar e no final da tarde

Para alguns indivíduos, tomar banho quente (15 a 20 min) até 2 horas antes de dormir pode auxiliar

Ingerir um lanche com leite e/ou derivados e carboidrato antes de dormir

Não usar relógio de pulso ou despertador no ambiente de dormir

Reservar o ambiente de dormir para o ato de dormir somente; não ler ou assistir TV deitado na cama

Se não conseguir dormir, levantar-se depois de 20 a 30 minutos; não ficar "ferrenhamente" tentando dormir

Se não conseguir dormir, procurar se distrair com leitura ou assistir TV fora do quarto

---

na acompanhada de sono noturno prolongado sem despertares. Há evidente prejuízo da qualidade do estado de vigília, ocorrendo grande propensão a cochilos diurnos. A necessidade persistente para dormir pode levar a comportamentos automáticos de rotina. Tipicamente seus sintomas se instalam na segunda década de vida. Além da anamnese e do auxílio do diário de registro do sono, a PSG pode ser solicitada e demonstra sono noturno prolongado, sem despertares e com aumento de sono de ondas lentas. A PSG deve ser seguida do teste de latências múltiplas do sono (TLMS) que revela a presença de cochilos com latências curtas de sono sem a presença de sono REM. O tratamento da hipersonolência idiopática se faz com drogas estimulantes como o metilfenidato (10 a 40 mg/dia fracionada em diversos horários ao longo do dia) ou modafinila (100 a 400 mg/dia em dose única pela manhã ou fracionada em duas tomadas pela manhã e à tarde). Um quadro específico de hipersonolência caracterizado por um padrão recorrente pode ser encontrado. O diagnóstico mais comum é a síndrome de Kleine-Levin (SKL). Na sua forma típica apresenta episódios de hipersônia, hiperfagia e alterações psíquicas. Os episódios críticos duram de 12 horas a 3 a 4 semanas (mais comumente 4 a 7 dias); com intervalos assintomáticos, podem durar de meses a anos. Durante o episódio, o paciente dorme por períodos prolongados (18 a 20 horas), acordando geralmente para comer em padrão hiperfágico, podendo ocorrer alterações do comportamento sexual (hiperssexualidade), agressividade, transtorno de memória, sintomas depressivos e até alucinações. Os critérios diagnósticos são apresentados no Quadro 4.

NARCOLEPSIA

A narcolepsia é definida como um transtorno do sono crônico clinicamente caracterizado por sonolência excessiva diurna, acompanhado da presença de fenômenos de sono REM (cataplexia, alucinações hipna-gógicas e paralisia do sono) e sono noturno fragmentado. O principal sintoma, a sonolência excessiva, inicia-se caracteristicamente na segunda década de vida, sendo incapacitante, crônica e não progressiva. Costuma ser persistente e se manifestar por ataques súbitos e incontroláveis de sono ao longo do período de vigília. Os cochilos realizados durante o dia, mesmo que de curta duração, são reparadores e a sonolência diminui por períodos variáveis de até algumas horas, sendo frequente o relato de sonhos durante esses cochilos diurnos. A cataplexia é a perda súbita total ou parcial do tônus da musculatura voluntária (há preservação da musculatura ocular e respiratória) desencadeada exclusivamente por emoções, principalmente riso e raiva. A consciência está preservada durante o episódio de cataplexia e há recuperação imediata do controle motor ao final do ataque, que costuma durar segundos e raramente minutos. Às vezes, o paciente dorme após esses episódios, entrando instantaneamente em sono REM. Cataplexia é um sintoma patognomônico da narcolepsia, embora não ocorra em todos os casos, o que pode dificultar mas não necessariamente excluir o diagnóstico; os outros sintomas costumam estar presentes (alucinações hipnagógicas, paralisia de sono e sono noturno fragmentado), mas não são específicos de narcolepsia. A incidência da narcolepsia, com e sem cataplexia, foi estimada em 1,37 por 100.000 habitantes por ano, com pico de incidência na segunda década de vida. Ambos os sexos são afetados em uma proporção de 1,40-1,80 homens para cada mulher. Os critérios diagnósticos são apresentados no Quadro 5.

O tratamento da narcolepsia emprega o uso de drogas estimulantes do SNC e antidepressivos, além de abordagens comportamentais e apoio psicossocial. O tratamento comportamental inclui o planejamento

Parte II – Grandes síndromes psiquiátricas

Quadro 4 Critérios diagnósticos para transtorno de hipersonolência segundo o DSM-5

A. Relato do próprio indivíduo de sonolência excessiva (hipersonolência) apesar de período principal de sono durar no mínimo 7 horas, com pelo menos um entre os seguintes sintomas:
1. Períodos recorrentes de sono ou de cair no sono no mesmo dia
2. Um episódio de sono principal prolongado de mais de 9 horas por dia que não é reparador (i. e., não é revigorante)
3. Dificuldade em estar totalmente acordado depois de um despertar abrupto

B. A hipersonolência ocorre pelo menos três vezes por semana, durante pelo menos 3 meses

C. A hipersonolência é acompanhada de sofrimento significativo ou de prejuízo no funcionamento cognitivo, social, profissional ou em outras áreas importantes da vida do indivíduo

D. A hipersonolência não é melhor explicada por nem ocorre exclusivamente durante o curso de outro transtorno do sono (p. ex., narcolepsia, transtorno do sono relacionado à respiração, transtorno do sono-vigília do ritmo circadiano ou parassonia)

E. A hipersonolência não é atribuída aos efeitos fisiológicos de alguma substância (p. ex., abuso de drogas, medicamentos)

F. A coexistência de transtornos mentais e de condições médicas não explica adequadamente a queixa predominante de hipersonolência

Especificar se:
· Com transtorno mental
· Com condição médica
· Com outro transtorno do sono

Especificar se:
· Agudo: duração de menos de 1 mês
· Subagudo: duração entre 1 e 3 meses
· Persistente: duração de mais de 3 meses

Especificar se:
· Leve: dificuldade em manter o estado de alerta durante o dia por um período de 1 a 2 dias por semana
· Moderada: dificuldade em manter o estado de alerta durante o dia por um período de 3 a 4 dias por semana
· Grave: dificuldade em manter o estado de alerta durante o dia por um período de 5 a 7 dias por semana

de horários constantes para dormir e acordar, evitar uso de álcool e substâncias sedativas, abuso e abstinência de cafeína e privação de sono. A programação de cochilos durante o dia melhora significativamente o nível de alerta e de rendimento psicomotor e possibilita redução da dose de estimulantes. O tratamento farmacológico inclui a prescrição de metilfenidato (10 a 40 mg/dia fracionada em diversos horários ao longo do dia) ou modafinila (100 a 400 mg/dia

em dose única pela manhã ou fracionada em duas vezes: pela manhã e à tarde). O tratamento da cataplexia, paralisia do sono e alucinações hipnagógicas envolve o uso de agentes que aumentam a neurotransmissão noradrenérgica e serotoninérgica. São utilizados antidepressivos tricíclicos em doses baixas e subterapêuticas para depressão, como a nortriptilina, imipramina, clomipramina, e de inibidores da recaptação de serotonina e noradrenalina também em do-

Capítulo 19 – Transtornos do ciclo sono-vigília **143**

Quadro 5 Critérios diagnósticos para narcolepsia segundo o DSM-5

A. Períodos recorrentes de necessidade irresistível de dormir, cair no sono ou cochilar em um mesmo dia. Esses períodos devem estar ocorrendo pelo menos três vezes por semana nos últimos 3 meses

B. Presença de pelo menos um entre os seguintes sintomas:
1. Episódios de cataplexia definidos como (a) ou (b), que ocorre pelo menos algumas vezes ao mês.
   - Em indivíduos com doença de longa duração, episódios breves (variando de segundos a minutos) de perda bilateral de tônus muscular, com manutenção da consciência, precipitados por risadas ou brincadeiras.
   - Em crianças ou indivíduos dentro de 6 meses a partir do início, episódios espontâneos de caretas ou abertura da mandíbula com projeção da língua ou hipotonia global, sem nenhum desencadeante emocional óbvio.
2. Deficiência de hipocretina, medida usando valores de imunorreatividade da hipocretina-1 no líquido cerebrospinal (LCS) (inferior ou igual a um terço dos valores obtidos em testes feitos em indivíduos saudáveis usando o mesmo teste ou inferior ou igual a 110 pg/mL). Níveis baixos de hipocretina-1 no LCS não devem ser observados no contexto de inflamação, infecção ou lesão cerebral aguda.
3. Polissonografia do sono noturno demonstrando latência do sono REM inferior ou igual a 15 minutos ou teste de latência múltipla do sono demonstrando média de latência do sono inferior ou igual a 8 minutos ou dois ou mais períodos de REM no início do sono.

Determinar o subtipo:
- Narcolepsia sem cataplexia, porém com deficiência de hipocretina.
- Narcolepsia com cataplexia, porém sem deficiência de hipocretina.
- Ataxia cerebelar autossômica dominante, surdez e narcolepsia.
- Narcolepsia autossômica dominante, obesidade e diabete tipo 2.
- Narcolepsia secundária a outra condição médica.

Especificar a gravidade atual:
- Leve: cataplexia infrequente (menos de uma vez por semana), necessidade de cochilos apenas uma ou duas vezes por dia, sono noturno menos fragmentado.
- Moderada: cataplexia uma vez por dia ou em intervalos de alguns dias, sono noturno fragmentado e necessidade de vários cochilos por dia.
- Grave: cataplexia resistente a medicamentos, com múltiplos ataques diários, sonolência quase constante e sono noturno fragmentado (i. e., movimentos, insônia e sonhos vívidos).

---

ses baixas, como venlafaxina, paroxetina e fluoxetina, sendo a reboxetina, inibidor da recaptura da noradrenalina, a primeira escolha para o tratamento da cataplexia, dose média de 4 mg/dia.

TRANSTORNOS DO SONO-VIGÍLIA DO RITMO CIRCADIANO

Os transtornos de sono relacionados à ritmicidade circadiana são importantes para a medicina do sono por conta de sua alta prevalência. A característica fundamental dos transtornos circadianos do sono é a interrupção do sistema de temporização circadiano ou uma dessincronização entre o relógio circadiano endógeno e o ambiente físico e social de 24 horas, causando sintomas de dificuldade de dormir ou acordar e/ou de sonolência excessiva, bem como prejuízos em áreas importantes de funcionamento e de qualidade de vida. A apre-

Síndrome do atraso da fase de sono

sentação clínica atual desses distúrbios é dependente de fatores fisiológicos, comportamentais e ambientais.

Síndrome do atraso da fase de sono

Essa síndrome se caracteriza pelo tempo de sono habitual atrasado por 3 a 6 horas com relação aos desejados ou socialmente aceitáveis horários de sono-vigília, assim o indivíduo inicia seu sono mais tardiamente e o mantém até mais tarde pela manhã. Uma vez iniciado, o sono é geralmente normal, sendo esse dado muito importante para o diagnóstico diferencial com formas de insônia. O pico do início desse distúrbio parece ocorrer na infância ou no começo da adolescência. A prevalência referida entre jovens e adultos jovens é de 7 a 16%. O diagnóstico é clínico, utilizando-se o registro de diário de sono e a polissonografia, que, embora não formalmente necessária, mostra arquitetura de sono normal para a idade quando o registro é realizado nos horários de preferência de sono.

Síndrome do avanço da fase de sono

Apresenta um período de sono habitual com duração e qualidade normais, porém com os horários de início de sono e de despertar várias horas mais cedo que o desejado, mimetizando e confundindo-se com o despertar precoce do transtorno depressivo maior. É caracterizada por queixas de sonolência no final da tarde ou no início da noite, sono precoce e despertares espontâneos ainda durante a noite, finalizando o sono durante a madrugada. Existem poucos casos de síndrome do avanço da fase do sono bem documentados na literatura; sua prevalência na população geral é desconhecida. O diagnóstico também é clínico, utilizando-se o registro de diário de sono; a polissonografia mostra constituição de sono normal para a idade quando o registro é realizado nos horários de preferência.

O tratamento dos transtornos do ritmo circadiano é realizado por mudança comportamental, com orientações de regras sobre higiene do sono, com horários bem estabelecidos para iniciar e finalizar o sono e restrição do tempo disponível para permanecer na cama, com objetivo de estabelecer uma readequação dos horários de sono. Eventualmente, pode-se utilizar medicamentos hipnóticos não benzodiazepínicos, como zolpidem (5 a 10 mg/noite) e zopiclona (3,75 a 7,5 mg/noite) para induzir o início antecipado do sono no atraso de fase de sono. O uso de melatonina (3 a 12 mg/noite) pode ser uma opção no atraso de fase do sono, embora não haja evidência científica adequada para determinar a dose apropriada terapêutica. Ainda nesses casos, há a possibilidade de agomelatina (25 mg/noite), agente agonista dos receptores de melatonina, podendo auxiliar na antecipação do início do sono. Exposição à luz solar ou artificial também auxilia na regularização dos ritmos biológicos.

PARASSONIAS

As parassonias são manifestações físicas e emocionais que ocorrem durante o sono, podendo envolver ativação do sistema nervoso autonômico, locomotor e cognitivo em combinações diferentes. As parassonias primárias (distúrbios dos estados de sono *per se*) são classificadas de acordo com o estado de sono em que ocorrem (REM, NREM ou transições) e as secundárias são distúrbios de outros sistemas de órgãos que se manifestam durante o sono.

Capítulo 19 – Transtornos do ciclo sono-vigília **145**

Quadro 6 Critérios diagnósticos para transtorno do ritmo circadiano segundo o DSM-5

A. Padrão persistente ou recorrente de interrupção do sono causado, principalmente, pela alteração do ritmo circadiano ou desequilíbrio entre o ritmo circadiano endógeno e os horários de sono-vigília impostos pelos horários dos ambientes físico, social ou profissional do indivíduo

B. A interrupção do sono leva a sonolência excessiva ou insônia, ou ambas

C. A perturbação do sono causa sofrimento clinicamente significativo ou prejuízo no funcionamento social, profissional e em outras áreas importantes da vida do indivíduo

Determinar o subtipo:
· Tipo fase do sono atrasada
 – Especificar se:
 ▪ Familiar
 ▪ Sobrepondo-se com o tipo sono-vigília não 24 horas
· Tipo fase de sono avançada
 – Especificar se:
 ▪ Familiar
· Tipo sono-vigília irregular
· Tipo sono-vigília não 24 horas
· Tipo trabalho em turnos
· Tipo não especificado

Especificar se:
· Episódico: os sintomas duram pelo menos 1 mês, porém menos de 3 meses
· Persistente: os sintomas duram 3 meses ou mais
· Recorrente: dois ou mais episódios ocorrem no intervalo de 1 ano

PARASSONIAS DO SONO REM

Transtorno comportamental do sono REM

O transtorno comportamental do sono REM (TCSREM) é caracterizado por comportamentos motores complexos que emergem principalmente durante o sono REM. O principal achado polissonográfico é a persistência de tônus neuromuscular durante o sono REM, ou seja, presença de sono REM sem atonia característica desse estágio do sono. Os principais achados clínicos do TCSREM são: predominância no sexo masculino; pródromo clínico com anos de duração de "sono tumultuado"; evidente mudança no tema dos sonhos, que passam

a ter conteúdos repletos de ação com fuga, luta e defesa; episódios de onirismo (expressão motora do sonho) caracterizados por vocalizações como falar, rir alto, gritar palavras de ordem ou obscenidades; atividade locomotora complexa durante os episódios de onirismo, com atos agressivos, violentos, bruscos ou exploratórios sempre com os olhos fechados. É possível encontrar uma apresentação secundária do TCSREM relacionada à interrupção abrupta do uso de álcool, ao uso de medicamentos como antidepressivos tricíclicos, inibidores da mono-amino-oxidase, inibidores de recaptação de serotonina, antidepressivos serotoninérgicos e noradrenérgicos (principalmente a venlafaxina, desvenlafaxina e mirtazapina), selegilina, agentes anticolinérgicos para doença de Alzheimer e biperideno. O TCSREM pode ser a manifestação inicial de doenças degenerativas cerebrais, como síndrome de Parkinson, atrofia de múltiplos sistemas e demência dos corpúsculos de Lewy. Cerca de 50 a 70% dos portadores de TCSREM crônica evoluem para doença de Parkinson ou demência de corpúsculos de Lewy em 10 a 15 anos.

O tratamento do transtorno comportamental do sono REM requer medidas comportamentais e farmacológicas. O clonazepam é a medicação mais utilizada e parece ser a mais efetiva, com taxas de sucesso de até 90%. A dose inicial é de 0,25 mg, podendo chegar a 4 mg à noite. A apresentação do clonazepam em solução (2,5 mg/mL) permite uma titulação da medicação de maneira mais precisa a se utilizar a dose minimamente eficaz. A melatonina parece ser efetiva nas doses de 3 a 12 mg 1 vez ao dia, indicada, por vezes, como terapia inicial e também naqueles que apresentam contraindicação ao tratamento com clonazepam.

Transtorno do pesadelo

O pesadelo é um sonho com características específicas que cursa com despertar a partir do sono REM com manifestações autonômicas e sensação de ansiedade. Os conteúdos dos pesadelos são desagradáveis e assustadores, podendo causar insônia com dificuldade para reiniciar ao sono, queixas relacionadas à interrupção do sono como irritabilidade, sonolência e alterações cognitivas. Pesadelos são mais comuns em crianças e mulheres, diminuindo a frequência com a idade. Os fatores predisponentes incluem uso de medicamentos (l-dopa, propranolol), retirada de antidepressivos e hipnóticos, abuso de álcool.

Os tratamentos não farmacológicos utilizados no transtorno de pesadelo são a psicoterapia comportamental-cognitiva e

---

Quadro 7 Critérios diagnósticos para transtorno comportamental do sono REM segundo o DSM-5

A. Episódios repetidos de despertar durante o sono associados a vocalizações e/ou comportamentos complexos

B. Esses comportamentos surgem do sono REM, portanto, em geral, mais de 90 minutos depois do início do sono, são mais frequentes durante as porções finais do período de sono e raramente ocorrem durante os cochilos diurnos

C. Ao acordar desses episódios, o indivíduo está completamente desperto, alerta e não permanece confuso nem desorientado

D. Qualquer uma das seguintes situações:
  1. Sono REM sem atonia nos registros polissonográficos
  2. História sugestiva de transtorno comportamental do sono REM e um diagnóstico estabelecido de sinucleopatia (p. ex., doença de Parkinson, atrofia de múltiplos sistemas)

E. Os comportamentos causam sofrimento clinicamente significativo ou prejuízo no funcionamento social, profissional ou em outras áreas importantes da vida do indivíduo (que poderão incluir lesão em si próprio ou ao parceiro no leito)

F. A perturbação não é atribuível aos efeitos fisiológicos de alguma substância (p. ex., drogas de abuso, medicamentos)

G. Coexistência de transtornos mentais e médicos que não explicam os episódios

Capítulo 19 – Transtornos do ciclo sono-vigília **147**

Quadro 8 Critérios diagnósticos para transtorno do pesadelo segundo o DSM-5
Ocorrência repetida de sonhos extensos, extremamente disfóricos e bem relembrados, que costumam envolver esforço em evitar ameaças à vida, segurança ou integridade física, e que geralmente ocorrem na segunda metade do período de sono principal
A. Ao despertar do pesadelo o indivíduo está prontamente alerta
B. O transtorno do sono causa sofrimento ou prejuízo no desempenho social, profissional ou outras áreas importantes do funcionamento
C. Os pesadelos não podem ser atribuídos ao efeito de uma droga ou substância
D. A coexistência de doença clínica ou mental não justifica a ocorrência da queixa principal de pesadelos
Especificar se: · Durante o início do sono
Especificar se: · Com transtorno não relacionado ao sono associado · Com outra condição médica associada · Com outro transtorno do sono associado
Especificar se: · Agudo: o tempo de duração dos pesadelos é igual ou inferior a 1 mês · Subagudo: o tempo de duração dos pesadelos é superior a 1 mês e inferior a 6 meses · Persistente: o tempo de duração dos pesadelos é igual ou superior a 6 meses
Especificar a gravidade atual: · A gravidade pode ser classificada pela frequência com que ocorrem os pesadelos – Leve: menos de um episódio por semana em média – Moderada: um ou mais episódios por semana, porém menos do que todas as noites – Grave: episódios todas as noites

técnicas de relaxamento. Quanto ao tratamento farmacológico, da mesma maneira que para o TCSREM, a droga de escolha é o clonazepam, nas mesmas doses sugeridas.

PARASSONIAS DO SONO NREM

Transtornos de despertar

Apresentam-se como um amplo espectro de síndromes caracterizadas por despertar parcial do sono NREM com ativação parcial do sistema motor ou autonômico e que apresentam certas características em comum: histórico familiar positivo; surgem do sono delta (estágios 3 e 4 do sono NREM); ocorrem no primeiro terço do ciclo do sono; há amnésia parcial ou total para o evento; são comuns na infância e diminuem ou desaparecem com o passar da idade; fatores desencadeantes incluem febre, privação de sono, uso ou retirada de álcool, retirada de benzodiazepínicos, uso ou retirada de antidepressivos, ansiedade e síndrome da apneia obstrutiva do sono. O diagnóstico dos transtornos do despertar é clínico, mas a polissonografia está indicada em casos de dúvida diagnóstica ou necessidade de diagnóstico diferencial com outros quadros, como a epilepsia. Os transtornos do despertar mais comuns são apresentados a seguir.

Sonambulismo

O sonâmbulo apresenta comportamentos motores semiestruturados e automáticos, com início abrupto a partir do sono NREM, como sentar-se na cama, levantar e até deambular de forma vagarosa, caracteristicamente de olhos abertos e vidrados com uma expressão facial vaga e distante, evoluindo (mais comumente em adultos) com manifestações vigorosas ou como correr, gritar com atos agressivos, lesivos, inadequados como urinar ou defecar fora do banheiro ou até conduzir um veículo. Os episódios terminam espontaneamente e nem sempre retornam para a cama. A duração dos episódios pode ser de alguns minutos até horas. Há amnésia total ou parcial para o evento. É mais comum em crianças entre 4 e 12 anos (prevalência de 10 a 17%) sem predominância de gênero, desaparecendo ao redor de 14 anos de idade. Muitas das crianças que desenvolvem sonambulismo apresentavam outras formas de transtorno do despertar até os cinco anos de idade. A prevalência em adultos é de cerca de 4%.

Terror noturno

Nessa modalidade de transtorno do despertar, caracteristicamente o paciente desperta a partir de sono de ondas lentas, senta na cama, grita, apresenta intensa ativação do sistema nervoso autonômico (taquicardia, taquipneia, vermelhidão de pele, sudorese, midríase, aumento do tônus muscular) e fácies de extremo terror. Os episódios duram de 5 a 20 minutos e, em geral, o episódio se agrava quando o paciente é estimulado no decorrer do evento. Costuma

atingir uma idade mais precoce na infância, também com remissão espontânea com o passar da idade. A prevalência é de 1 a 6% na infância e de cerca de 2% em adultos.

Medidas gerais de higiene de sono e medidas de segurança no ambiente de sono são fundamentais. Por se tratar de um grupo de transtorno do sono de evolução benigna e geralmente com remissão espontânea com o passar dos anos, raramente permanecendo na adolescência, pode-se optar por não introduzir tratamento medicamentoso. A opção em medicar baseia-se na frequência dos episódios, na gravidade e na repercussão diurna de seus episódios. Os agentes farmacológicos mais usados são os benzodiazepínicos (clonazepam 0,25 a 2 mg/noite), os antidepressivos tricíclicos (amitriptilina, clomipramina, imipramina em doses baixas entre 10 e 50 mg/noite) e as drogas antiepilépticas (carbamazepina 100 a 400 mg/noite). A medicação antidepressiva é a primeira opção, causando menos dependência, tolerância e sedação. Em muitos pacientes, os ataques ocorrem em surtos que duram dias ou semanas, necessitando de tratamento apenas nesses períodos.

SÍNDROME DAS PERNAS INQUIETAS

Transtorno do sono caracterizado por uma necessidade irresistível e intensa de movimentar os membros, geralmente acompanhada de sensações parestésicas desagradáveis ou dolorosas nas pernas entre o tornozelo e o joelho. Esses sintomas se iniciam ou pioram em momentos de repouso, com o paciente sentado ou deitado. Movimentação dos membros e massagens promovem alívio temporário dos sintomas. O quadro apresenta característica circadiana, ocorrendo no período entre o entardecer e o anoitecer, antes de dormir ou mesmo durante a noite. Os sintomas sensoriais po-

Capítulo 19 – Transtornos do ciclo sono-vigília **149**

Quadro 9 Critérios diagnósticos para transtornos de despertar do sono não REM segundo o DSM-5

A. Episódios recorrentes de despertares incompletos, em geral ocorrendo durante o primeiro terço dos episódios de sono principal, acompanhados de uma entre as seguintes alternativas:
1. Sonambulismo: episódios repetidos de levantar-se da cama durante o sono e deambular. Durante o sonambulismo, o indivíduo se apresenta com o olhar fixo e o rosto vazio, praticamente não responde aos esforços de comunicação por parte de outras pessoas e pode ser acordado apenas com muita dificuldade.
2. Terror noturno: em geral, episódios recorrentes de despertares súbitos provocados por terror que iniciam com um grito de pânico. O medo é intenso, com sinais de estimulação autonômica como midríase, taquicardia, respiração rápida e sudorese durante cada episódio. Há relativa ausência de resposta aos esforços de outras pessoas para confortar o indivíduo durante os episódios.

B. Há pouca ou nenhuma lembrança de imagens oníricas (p. ex., apenas uma cena visual)

C. Presença de amnésia em relação ao episódio

D. Os episódios causam sofrimento clinicamente significativo ou prejuízo no funcionamento social, profissional ou em outras áreas importantes da vida do indivíduo

E. A perturbação não é atribuída aos efeitos fisiológicos de alguma substância (p. ex., abuso de drogas ou uso de algum medicamento)

F. A coexistência de outros transtornos mentais e médicos não explica os episódios de sonambulismo e terrores no sono

Determinar o subtipo:
– Tipo sonambulismo
  ▪ Especificar se:
    – Com alimentação relacionada ao sono
    – Com comportamento sexual relacionado ao sono (sexsônia)
– Tipo terror no sono

---

dem ser descritos de diversas maneiras (queimação, formigamento, cãibras, comichão, pontadas etc.). Há relatos de sensações de desconforto nas pernas (menos usualmente como dor), em geral localizadas profundamente nas panturrilhas, em cerca de 90% dos casos, mas, ao contrário do que se imagina, 50% dos pacientes desenvolvem desconforto nos membros superiores.

Há, ainda, critérios de apoio ao diagnóstico, como dados clínicos ou laboratoriais, que complementam o diagnóstico em casos especiais ou duvidosos. São eles:

▪ Presença de movimentos periódicos (MP) de membros durante o sono e durante a vigília.

▪ História familiar positiva de SPI, com hereditariedade sugestiva de ser autossômica dominante.
▪ Resposta significativa com doses baixas de agentes dopaminérgicos.

No tratamento da síndrome das pernas inquietas (SPI) é importante adotar-se medidas gerais que, muitas vezes, são suficientes nos casos menos graves, como higiene do sono, suspensão de fármacos agravantes de sintomas (agentes antidopaminérgicos, inibidores seletivos da recaptação de serotonina, tricíclicos, lítio, anti-histamínicos, melatonina etc.), evitar consumo de produtos ricos em cafeína, bebida alcoólica e exercício físico intenso antes de dor-

Parte II – Grandes síndromes psiquiátricas

> **Quadro 10** Critérios diagnósticos para síndrome das pernas inquietas segundo o DSM-5
>
> A. Necessidade de movimentar as pernas, em geral acompanhada por, ou em resposta a, sensações desconfortáveis e desagradáveis nas pernas, que se caracteriza por todas as circunstâncias a seguir:
> 1. A necessidade de movimentar as pernas inicia-se e agrava-se durante períodos de repouso ou de inatividade.
> 2. A necessidade de movimentar as pernas é aliviada, completamente ou parcialmente, pelo movimento.
> 3. A necessidade de movimentar as pernas é maior no fim da tarde ou durante a noite do que durante o dia ou ocorre somente no fim da tarde ou à noite.
>
> B. Os sintomas do critério (A) ocorrem pelo menos três vezes por semana e persistiram durante no mínimo 3 meses
>
> C. Os sintomas do critério (A) são acompanhados de sofrimento significativo ou prejuízo no funcionamento social, profissional, educacional, acadêmico, comportamental ou em outras áreas importantes da vida do indivíduo
>
> D. Os sintomas do critério (A) não são atribuíveis a nenhum outro transtorno mental ou condição médica (p. ex. artrite, edema de pernas, isquemia periférica, câimbras nas pernas) e não são mais bem explicados por uma condição comportamental (p. ex., desconforto postural, batida habitual dos pés)
>
> E. Os sintomas não são atribuíveis aos efeitos fisiológicos do consumo de drogas ou do uso de medicamentos (p. ex., acatisia)

mir e tratar comorbidades. A reposição de ferro deve ser a primeira medida nos casos de SPI secundária à anemia, bem como nos casos de SPI primária. A dose recomendada de ferro iônico é 4 a 6 mg/kg/dia (100 mg de ferro iônico em 500 mg de sulfato ferroso), associado à vitamina C, fora das refeições e em dose única diária. Os agentes farmacológicos mais utilizados para o tratamento da SPI são as drogas dopaminérgicas, em especial os agonistas não ergolínicos, por conta da maior segurança. A experiência clínica mostra que agonistas dopaminérgicos são eficazes e bem tolerados em todas as formas clínicas na maioria dos pacientes. Recomenda-se que esses agentes sejam administrados em dose única diária 2 horas antes do início habitual dos sintomas. A resposta ocorre imediatamente e com baixas doses (pramipexol na dose de 0,125 a 0,750 mg/dia) e a levodopa que, quando utilizada, opta-se por formulação com duração prolongada e sempre na menor dose (em geral 100 mg/dia). Nos casos mais graves, opta-se pela substituição ou associação com agentes opioides oxicodona (5-20 mg/dia) ou gabapentina. A experiência clínica mostra que a gabapentina é particularmente útil para SPI secundária a neuropatias periféricas com sintomas álgicos. A dose eficaz para o alívio de sintomas de SPI é costumeiramente alta, na ordem de 1.800 mg/dia (administrada 2 horas antes do horário de início habitual de sintomas), que deve ser alcançada gradual e lentamente.

PAPEL DO PSIQUIATRA

Queixas relacionadas ao sono estão frequentemente presentes entre pacientes que buscam tratamento psiquiátrico. Podem estar presentes aparentemente apenas como sintomas do transtorno mental primário ou podem ser um quadro comórbido que mereça atenção individual. Infelizmente, a investigação do padrão de sono e de sintomas associados muitas vezes não faz parte da anamnese psiquiátrica, consequentemente não permitindo um diagnóstico diferencial adequado. Considerando a alta prevalência de quadros do ciclo sono-vigília em comorbidade com outros transtornos mentais, particularmente transtornos afetivos e de ansiedade, torna-se, sem dúvida, clara a importância do conhecimento sobre os transtornos primários do sono e o apropriado manejo diagnóstico e tratamento.

CONSIDERAÇÕES FINAIS

- Quadros caracterizados por alteração ou desorganização do padrão de sono (início, manutenção e término), assim como do padrão de vigília (sonolência excessiva diurna).
- Alta prevalência da comorbidade com outros transtornos psiquiátricos.
- Impacto negativo no prognóstico da comorbidade psiquiátrica quando não identificado e tratado.
- Altas taxas de subdiagnóstico.
- Fatores etiopatogênicos e fisiopatológicos muitas vezes desconhecidos.
- Na maior parte das vezes são quadros de evolução crônica na ausência do adequado de tratamento.
- Medidas comportamentais de higiene de sono são essenciais para a resposta terapêutica.

BIBLIOGRAFIA SUGERIDA

1. Alóe F, Alves RC, Araújo JF, Azevedo AP, Bacelar A, Bezerra M, et al. Brazilian guidelines for the treatment of narcolepsy. Rev Bras de Psiquiatr. 2010; 32(3):304-14.
2. American Academy of Sleep Medicine. International classification of sleep disorders, 3. ed. Darien, IL: American Academy of Sleep Medicine; 2014.
3. American Psychiatric Association. Diagnostic and statistical manual of mental disorders: DSM-5, 5. ed. Washington: American Psychiatric Publishing; 2013.
4. Bacelar A, Pinto Jr LR, et al. Insônia: do diagnóstico ao tratamento. III Consenso Brasileiro de Insônia. Associação Brasileira do Sono, 1. ed. São Paulo, 2013.
5. Boulos MI, Murray BJ. Current evaluation and management of excessive daytime sleepiness. Can J Neurol Sci. 2010;37(2):167-76.
6. Howell MJ. Parasomnias: an updated review. Neurotherapeutics. 2012;9(4):753-75.
7. Iranzo A, Santamaria J, Tolosa E. The clinical and pathophysiological relevance of REM sleep behavior disorder in neurodegenerative diseases. Sleep Med Reviews. 2009;13:385-401.
8. Kryger MH, Roth T, Dement WC. Principles and practice of sleep medicine, 5. ed. Canada, 2011.
9. Morgenthaler TI, Lee-Chiong T, Alessi C. Practice Parameters for the Clinical Evaluation and Treatment of Circadian Rhythm Sleep Disorders. An American Academy of Sleep Medicine Report. SLEEP. 2007;30(11):1445-59.
10. Salas RE, Gamaldo CE, Allen RP. Update in restless legs syndrome. Curr Opin Neurol. 2010;23:401-6.
11. Shutte-Rodin S, Broch L, Buysse D, Dorsey C, Sateia M. Clinical guideline for the evaluation and management of chronic insomnia in adults. J Clin Sleep Med. 2008;4:487-504.

20 Transtornos da sexualidade

Desiree Monteiro Cordeiro
Alexandre Saadeh

CONCEITO

Sexo e sexualidade são conceitos distintos e frequentemente confundidos. Sexo pode ser compreendido como um componente da sexualidade, e esta é uma expressão mais ampla de aspectos biopsicossociais vivenciada por todos os seres humanos. Tal definição vem se transformando ao longo do tempo, de acordo com as questões sociais e culturais.

Neste capítulo são abordados os transtornos da sexualidade e, por conta disso, considera-se a definição de sexualidade humana como sendo a derivação de um constructo social por meio de suas experiências baseadas na biologia e no desejo. Ou seja, a visão da sexualidade como expressão de desejo ou apetite sexual associado aos padrões de respostas fisiológicas e comportamentais.

Sob esse aspecto, os primeiros estudos sobre sexualidade surgem no século XIX, mas como descrições de comportamentos desviantes. Apenas na década de 1950, Kinsey et al. apresentaram uma compilação es-

tatística contendo padrões de comportamentos sexuais nos Estados Unidos, de 1938 a 1952. Esses relatórios de práticas sexuais humanas, obtidos por meio de técnicas de interrogatório direto, oferecem uma base inestimável de informação sociológica. Porém, não foi projetado para interpretar a resposta fisiológica ou psicológica ao estímulo sexual.

Na década de 1960, Masters e Johnson buscaram ampliar o viés deixado por Alfred Kinsey no que se referia às questões de natureza fisiológica. Com isso, eles confirmaram muitas descobertas do próprio Kinsey e acrescentaram outras, como a de que o tamanho do pênis não tem nenhuma relação com o desempenho sexual e a de que não existe orgasmo vaginal em oposição ao orgasmo clitoriano.

O primeiro relato de trabalho está em *Human Sexual Response* (*A Resposta Sexual Humana*), publicado em 1966 nos Estados Unidos, no qual evidenciaram o resultado de investigações laboratoriais das reações fisiológicas e anatômicas de 694 voluntários, divididos entre homens e mulhe-

Capítulo 20 – Transtornos da sexualidade

res, após o acompanhamento de dez mil relações sexuais em 11 anos de estudo. O segundo relato, *Human Sexual Inadequacy* (*A Inadequação Sexual Humana* de 1970), referia-se aos resultados de um programa de pesquisa clínica especializada no tratamento de disfunções sexuais, contando com 790 pessoas atendidas pelos serviços terapêuticos propostos por eles. É importante ressaltar que, muito embora o segundo texto se baseie em trabalhos clínicos, Masters e Johnson utilizaram suas descobertas empíricas dos estudos laboratoriais para os tratamentos psicoterapêuticos.

Segundo Masters e Johnson, o modelo de ciclo de resposta sexual, utilizado até os dias de hoje, é constituído por cinco fases: desejo, excitação, platô, orgasmo e resolução.

O clínico que irá avaliar questões referentes à sexualidade deve ter a visão da sexualidade como busca de prazer, descoberta das sensações proporcionadas pelo contato ou toque, atração por outras pessoas com o intuito de obter prazer pela satisfação dos desejos do corpo, entre outras características e é diretamente ligada a fatores genéticos, biológicos, comportamentais e, principalmente, culturais e dependentes deles. Além disso, cabe lembrar que o contexto influi diretamente na sexualidade de cada um, a partir do momento em que está relacionado com as suas preferências, predisposições, experiências sexuais, na experimentação e descoberta da sua identidade e atividade sexual, num determinado período da sua existência.

Outro ponto importante a esclarecer é o de que a reprodução não deve ser necessariamente ligada à sexualidade, até mesmo porque a sexualidade humana em sua maior parte não está ligada à reprodução e sim ao prazer. Com isso, pode-se entender a questão dos transtornos da sexualidade como distúrbios qualitativos ou quantita-

tivos da sexualidade em seu sentido mais amplo, podendo ser divididos em: disfunções sexuais, identidade sexual e preferência sexual (CID-10) ou disfunções sexuais, disforia de gênero e transtornos parafílicos (DSM-5).

EPIDEMIOLOGIA

Geralmente, os transtornos da sexualidade têm etiologia orgânica e o curso pode ser determinado por uma condição patogênica subjacente. Eles são percebidos como algo situacional e psicogênico em sua origem, além de serem frequentemente episódicos.

As prevalências entre os transtornos da sexualidade são diferentes de uma para outra. Existem dados muito limitados por conta das lacunas deixadas por falta de estudos específicos sobre esse tema. E há até mesmo as dificuldades encontradas de se falar sobre ele, além do fato de poderem remitir espontaneamente sob circunstâncias favoráveis.

Segundo o GSSAB (*Global Study of Sexual Attitudes and Behavior*), os transtornos sexuais são da ordem de 38% em mulheres e de 29% em homens em nível mundial.

Mulheres teriam maior frequência de problemas sexuais que homens (Tabela 1).

O aumento de idade é um fator que eleva a taxa de queixas de transtorno de sexualidade. Em mulheres, por exemplo, a dificuldade de lubrificação aumenta, principalmente por conta da menopausa – queda do estradiol. Nos homens, a falta de interesse, anorgasmia e dificuldade ou falta de ereção.

Problemas como depressão, questões financeiras e fatores de relacionamentos estão associados com diferentes problemas sexuais em homens e mulheres. Os problemas

Tabela 1 Prevalência mundial de disfunções sexuais (GSSAB)

Sintoma/queixa	Prevalência	
	Mulheres	Homens
Falta de interesse/apetite sexual	32,9%	17,6%
Lubrificação	27,1%	–
Anorgasmia	25,2%	14,5%
Dor durante o sexo	14,0%	–
Ejaculação precoce	–	27,4%
Dificuldade ou falta de ereção	–	17,6%

de saúde, em específico, afetam mais os homens do que as mulheres na questão sexual. As comorbidades mais comumente associadas são: transtorno de ansiedade, abuso e dependência de substâncias, transtornos fóbicos em geral, distimia, transtorno obsessivo-compulsivo, depressão, entre outros.

É importante ressaltar que alguns psicotrópicos podem causar efeitos colaterais que afetam o desempenho e as funções sexuais. Tal fato tem extrema importância na hora de se pensar no diagnóstico psiquiátrico e em suas consequências na sexualidade do indivíduo, pois esse efeito colateral pode afetar diretamente a qualidade de vida do paciente.

Em relação aos transtornos parafílicos, os estudos populacionais variam de transtorno para transtorno, país e metodologia utilizada. O mesmo em relação à disforia de gênero, cujo único ponto comum é a prevalência maior entre os nascidos no sexo masculino, com exceção de Japão e Polônia.

FISIOPATOLOGIA

Atualmente, sabe-se que não é possível sexo, em qualquer nível, sem a intervenção do cérebro (sistema nervoso central e sistema nervoso periférico). Em linhas gerais, todas as fases do ciclo de resposta sexual envolvem uma complexa interação entre o sistema sensório, sistema límbico, processos neuroendócrinos envolvendo diversos neurotransmissores, mas com enfoque maior em dopamina e serotonina, processos cognitivos e afetivos. Questões anatômicas e funcionais neurológicas modulam e permeiam toda a atividade sexual. Mesmo a identidade de gênero, formada já no útero e definida até os 3, 4 anos de vida, depende de fatores biológicos cerebrais para sua conformação.

Por essa razão biológica ser tão importante, a etiologia dos transtornos sexuais envolve sempre interação entre fatores biológicos e cognitivos-afetivos no seu entendimento (Tabela 2).

Tabela 2 Etiologia das disfunções sexuais

Aspectos etiológicos		
Biológico	Psicológico	Interpessoal
Endocrinológico	Estresse	Conflito conjugal
Doença crônica	Depressão clínica	Parceiro(a) com disfunção sexual
Hipertensão	Outros diagnósticos psicossomáticos	Caso extraconjugal
Doença cardiovascular	Histórico de abuso sexual	Conflito homossexual
Transtorno urológico	Ansiedade	Conflito religioso
Agentes farmacológicos	Culpa/hostilidade	Diferenças culturais
	Perda de autopercepção	Questão/pressão quanto à fertilidade

QUADRO CLÍNICO: CRITÉRIOS DIAGNÓSTICOS, DIAGNÓSTICOS DIFERENCIAIS E COMORBIDADES

Este capítulo se baseia no *Manual Diagnóstico e Estatístico de Transtornos Mentais – 5ª edição* (DSM-5), da American Psychiatric Association, por ser o estudo mais recente realizado acerca dos transtornos sexuais. O CID-11 está previsto para 2016, e sabe-se que terá mudanças, com enfoque similar ao DSM-5.

O DSM-5 dividiu o capítulo de "Transtornos sexuais e da identidade de gênero", dando origem a três novos capítulos: "Disfunções sexuais", "Disforia de gênero" e "Transtornos parafílicos".

Disfunções sexuais: grupo de transtornos heterogêneos tipicamente caracterizados por uma perturbação clinicamente significativa na capacidade de a pessoa responder sexualmente ou de sentir prazer sexual. É possível que um indivíduo apresente mais de uma disfunção sexual ao mesmo tempo, havendo ainda disfunções específicas de cada gênero. Deve ter duração mínima de 6 meses (Tabela 3).

Disforia de gênero: indivíduos, adultos e adolescentes ou crianças (disforia de gênero na infância) que apresentam uma di-

Tabela 3 Disfunções sexuais segundo o DSM-5

Transtorno	Critérios diagnósticos	Diagnóstico diferencial	Comorbidade	Prevalência
Retardo da ejaculação	A. Presença dos sintomas experienciados em 75 a 100% da atividade sexual com parceiro(a), sem que o indivíduo deseje o retardo	Disfunção sexual devida a uma condição médica geral	Depressão maior	Menos comum. Menos de 1% apresenta esta queixa por mais de 6 meses
	• Acentuado retardo na ejaculação	Disfunção sexual devida ao uso de substâncias ou medicações		
	• Baixa frequência marcante ou ausência de ejaculação	Outras disfunções sexuais		
	B. Persistência mínima de 6 meses			
	C. Sofrimento significativo por conta dos sintomas			
	D. Não é mais bem explicada por outro transtorno do Eixo I (exceto outra disfunção sexual), nem se deve exclusivamente aos efeitos fisiológicos diretos de uma substância ou de uma condição médica geral			

(continua)

156 Parte II – Grandes síndromes psiquiátricas

Tabela 3 Disfunções sexuais segundo o DSM-5 (*continuação*)

Transtorno	Critérios diagnósticos	Diagnóstico diferencial	Comorbidade	Prevalência
Retardo da ejaculação	Determinar subtipo: – Ao longo da vida, adquirido			
	Determinar subtipo: – Generalizado, situacional			
	Especificar gravidade atual: – Leve, moderada, grave			
Transtorno erétil	A. Pelo menos três dos sintomas devem ser experimentados em quase todas ou todas as ocasiões de atividade sexual (75 a 100%):	Transtorno mental não sexual	Ejaculação precoce	Forte relação com o aumento da idade, principalmente > 50 anos
	• Marcante dificuldade em obter ereção durante a atividade sexual	Função erétil normal	Transtorno do desejo sexual masculino Hipoativo	13 a 21% dos homens com 40-80 anos têm dificuldade ocasional
	• Marcada dificuldade em manter a ereção até completar a atividade sexual	Disfunção sexual devida a uma condição médica geral	Hipertrofia da próstata	2% dos homens abaixo de 40 anos
	• Marcante diminuição na rigidez erétil	Disfunção sexual causada por uso de substâncias ou medicações	Doenças metabólicas (dislipidemia, diabetes)	40-50% dos homens com 60-70 anos
	B. Persistência mínima de 6 meses	Outras disfunções sexuais	Doença cardiovascular	20% na primeira experiência sexual
	C. Sofrimento significativo por conta dos sintomas		Hipogonadismo	Apenas em 8% deles persiste o problema
	D. A disfunção sexual não é mais bem explicada por um transtorno mental não sexual ou como consequência de uma perturbação grave do relacionamento ou de outros estressores importantes e nem se deve exclusivamente aos efeitos fisiológicos diretos de uma substância ou de uma condição médica geral		Outras doenças que possam interferir na função vascular, neurológica ou endócrina	

(continua)

Capítulo 20 – Transtornos da sexualidade   **157**

Tabela 3 Disfunções sexuais segundo o DSM-5 (*continuação*)

Transtorno	Critérios diagnósticos	Diagnóstico diferencial	Comorbidade	Prevalência
Transtorno erétil	Determinar subtipo: – Ao longo da vida, adquirido		Esclerose múltipla	
	Determinar subtipo: – Generalizado, situacional			
	Especificar gravidade atual: – Leve, moderada, grave			
Transtorno do orgasmo feminino	A. Presença dos sintomas experienciados em quase todas ou todas as ocasiões (75 a 100%) da atividade sexual	Outro transtorno mental não sexual	Interesse sexual/ dificuldade de excitação	Alta variação de 10 a 42%
	• Retardo acentuado, infrequência ou ausência de orgasmo	Disfunção sexual em decorrência de uma condição médica geral	Depressão maior	10% das mulheres não experimentam orgasmos durante sua vida
	• Intensidade muito reduzida de sensação orgásmica	Disfunção sexual causada pelo uso de substâncias ou medicações		
	B. Persistência mínima de 6 meses	Outras disfunções sexuais		
	C. Sofrimento significativo por conta dos sintomas	Fatores interpessoais		
	D. A disfunção sexual não é mais bem explicada por um transtorno mental não sexual ou como consequência de uma perturbação grave do relacionamento ou de outros estressores importantes e nem se deve exclusivamente aos efeitos fisiológicos diretos de uma substância ou de uma condição médica geral			
	Determinar subtipo: – Ao longo da vida, adquirido			
	Determinar subtipo: – Generalizado, situacional			
	Especificar se nunca experienciou orgasmo em nenhuma circunstância			
	Especificar gravidade atual: – Leve, moderada, grave			

(continua)

Parte II – Grandes síndromes psiquiátricas

Tabela 3 Disfunções sexuais segundo o DSM-5 (*continuação*)

Transtorno	Critérios diagnósticos	Diagnóstico diferencial	Comorbidade	Prevalência
Transtorno do desejo/excitação sexual feminino	A. Ausência ou redução significativa de interesse ou da excitação sexual, manifestada por pelo menos três das características abaixo:	Ausência ou inadequação do estímulo sexual	Situações relacionadas ao interesse sexual	Não conhecida
	• Ausência ou redução de interesse pela atividade sexual	Fatores interpessoais	Dificuldade de excitação	
	• Ausência ou redução dos pensamentos/fantasias sexuais eróticas	Transtorno mental não sexual	Depressão	
	• Nenhuma iniciativa ou reduzida iniciativa de atividade sexual e geralmente recusa das investidas do parceiro(a)	Disfunção sexual devida a uma condição médica geral	Ansiedade	
	• Ausência ou redução do prazer sexual em atividade sexual em quase todos ou em todos os encontros sexuais (75 a 100%)	Disfunção sexual devida ao uso de substâncias ou medicações	Abuso de álcool	
	• Ausência ou redução de excitação/prazer sexual em resposta a quaisquer situações eróticas, internas ou externas	Outras disfunções sexuais	Funcionamento mental global	
	• Ausência ou redução de sensação genital ou não genital em quase todos ou todos (75 a 100%) os encontros sexuais		Antecedente de abuso sexual e físico na idade adulta	
	B. Persistência mínima de 6 meses		Doenças da tireoide	
	C. Sofrimento significativo por conta dos sintomas		Artrite inflamatória	
	D. A disfunção sexual não é mais bem explicada por um transtorno mental não sexual ou como consequência de uma perturbação grave do relacionamento ou de outros estressores importantes e nem se deve exclusivamente aos efeitos fisiológicos diretos de uma substância ou de uma condição médica geral		Incontinência urinária	

(continua)

Capítulo 20 – Transtornos da sexualidade **159**

Tabela 3 Disfunções sexuais segundo o DSM-5 (*continuação*)

Transtorno	Critérios diagnósticos	Diagnóstico diferencial	Comorbidade	Prevalência
Transtorno do desejo/ excitação sexual feminino	Determinar subtipo: – Ao longo da vida, adquirido Determinar subtipo: – Generalizado, situacional Especificar gravidade atual: – Leve, moderada, grave		Doença do intestino irritável	
Transtorno de dor genito-pélvica/ penetração (vaginismo e dispareunia)	A. Persistente ou recorrente dificuldade em um ou mais dos itens abaixo:	Disfunção sexual devida a uma condição médica geral	Outras dificuldades sexuais	Não conhecida
	• Penetração vaginal durante intercurso	Sintomas somáticos e distúrbios relacionados	Estresse relacional	Na América do Norte, cerca de 15% das mulheres relatam dor durante intercurso
	• Dor persistente na vulva, na vagina ou na pelve durante a penetração vaginal ou tentativa de penetração	Inadequação do estímulo sexual	Distúrbios relacionados à musculatura do assoalho pélvico	
	• Medo ou ansiedade persistente por antecipação da dor (vulva, vagina ou pelve) por conta de penetração ou após penetração		Distúrbios relacionados aos órgãos reprodutivos	
	• Tensão persistente ou aperto dos músculos do assoalho pélvico na tentativa de penetração			
	B. Persistência mínima de 6 meses			
	C. Sofrimento significativo por conta dos sintomas			
	D. A disfunção sexual não é mais bem explicada por um transtorno mental não sexual ou como consequência de uma perturbação grave do relacionamento ou de outros estressores importantes nem se deve exclusivamente aos efeitos fisiológicos diretos de uma substância ou de uma condição médica geral			

(*continua*)

Tabela 3 Disfunções sexuais segundo o DSM-5 (*continuação*)

Transtorno	Critérios diagnósticos	Diagnóstico diferencial	Comorbidade	Prevalência
Transtorno de dor genito-pélvica/ penetração (vaginismo e dispareunia)	Determinar subtipo: – Ao longo da vida, adquirido			
	Especificar gravidade atual: – Leve, moderada, grave			
	Determinar subtipo:			
Transtorno do desejo sexual masculino hipoativo	A. Persistente ou recorrente deficiência (ou ausência) de pensamentos sexuais/eróticos ou fantasias e desejos de atividade sexual. O julgamento de tal deficiência é realizada por clínicos, por entrevista (considerar fatores que afetam o funcionamento sexual, bem como idade e contexto sociocultural)	Transtorno mental não sexual	Depressão	Por mais de 6 meses apenas 1,8% em homens entre 16-44 anos
	B. Persistência mínima de 6 meses	Fatores interpessoais	Alterações endocrinológicas	41% de homens, entre 66 e 74 anos
	C. Sofrimento significativo por conta dos sintomas	Disfunção sexual devida a uma condição médica geral	Outros transtornos mentais	6% de homens jovens (18-24 anos)
	D. A disfunção sexual não é mais bem explicada por um transtorno mental não sexual ou como consequência de uma perturbação grave do relacionamento ou de outros estressores importantes e nem se deve exclusivamente aos efeitos fisiológicos diretos de uma substância ou de uma condição médica geral	Disfunção sexual causada pelo uso de substâncias ou medicações		
	Determinar subtipo: – Ao longo da vida, adquirido	Outras disfunções sexuais		
	Determinar subtipo: – Generalizado, situacional			
	Especificar gravidade atual: – Leve, moderada, grave			

(continua)

Capítulo 20 – Transtornos da sexualidade **161**

Tabela 3 Disfunções sexuais segundo o DSM-5 (*continuação*)

Transtorno	Critérios diagnósticos	Diagnóstico diferencial	Comorbidade	Prevalência
Ejaculação precoce	A. Um padrão persistente ou recorrente de ejaculação que ocorre durante a atividade sexual em parceria dentro de aproximadamente 1 minuto após a penetração vaginal e antes que o indivíduo deseje isso.	Disfunção sexual devida ao uso de substâncias ou medicações	Problemas de ereção	Depende do método de avaliação 20-30% dos homens com 18-70 anos
	Obs.: não foram estabelecidos critérios de duração específicos para essas atividades em atividades sexuais não vaginais	Preocupações sobre ejaculação que não se adequam ao critério diagnóstico	Transtornos de ansiedade, ao longo da vida	1-3% dos homens, pelo critério de 1 minuto em penetração vaginal
	B. Persistência mínima de 6 meses		Prostatite	Pode aumentar com a idade
	C. Sofrimento significativo por conta dos sintomas		Doenças de tireoide	
	D. A disfunção sexual não é mais bem explicada por um transtorno mental não sexual ou como consequência de uma perturbação grave do relacionamento ou de outros estressores importantes e nem se deve exclusivamente aos efeitos fisiológicos diretos de uma substância ou de uma condição médica geral		Abstinência de drogas específicas	
	Determinar subtipo: – Ao longo da vida, adquirido			
	Determinar subtipo: – Generalizado, situacional			
	Especificar gravidade atual: – Leve, moderada, grave			

ferença marcante entre o gênero experimentado, expresso ou vivenciado, e o gênero atribuído. Incongruência de gênero.

É importante observar que a presença de condições médicas que possam interferir no desenvolvimento de caracteres sexuais (p. ex., síndrome de insensibilidade a andrógenos, hiperplasia adrenal) deve ser descrita como "com um transtorno do desenvolvimento sexual"; e a condição de indivíduos que realizaram a transição para o gênero desejado passou a ser listada como "pós-transição" (Tabela 4).

Parte II – Grandes síndromes psiquiátricas

Tabela 4 Disforia de gênero segundo o DSM-5

Transtorno	Critérios diagnósticos	Diagnóstico diferencial	Comorbidade	Prevalência
Disforia de gênero em crianças	A. Incongruência marcante entre o gênero expresso/vivenciado e o sexo atribuído, duração mínima de 6 meses, manifestado por pelo menos seis dos seguintes indicadores:	Autismo	Problemas emocionais e de comportamentos	
	• Forte desejo de ser de outro sexo ou a insistência de que ele ou ela é o outro sexo (ou algum gênero alternativo diferente do sexo atribuído)		Ansiedade, disrupção e de controle de impulso, depressão	
	• Nos meninos, uma forte preferência por se transvestir ou simulando traje feminino; nas meninas, uma forte preferência por usar apenas roupas tipicamente masculinas e uma forte resistência ao uso de roupas femininas típicas			
	• Forte preferência pelo papel atribuído ao outro gênero nas brincadeiras de faz de conta ou fantasia			
	• Forte preferência por brinquedos, jogos ou atividades típicas do outro sexo			
	• Forte preferência por brincadeiras com companheiros do outro gênero			
	• Forte rejeição de brinquedos, jogos e atividades típicos do gênero que remetem ao sexo biológico			
	• Forte desgosto da própria anatomia sexual			
	• Forte desejo de ter as características sexuais primárias e/ou secundárias correspondentes ao gênero vivenciado			
	B. Condição associada a um sofrimento clinicamente significativo ou prejuízo do funcionamento social e escolar ou outras importantes áreas de funcionamento			

(continua)

Capítulo 20 – Transtornos da sexualidade 163

Tabela 4 Disforia de gênero segundo o DSM-5 (*continuação*)

Transtorno	Critérios diagnósticos	Diagnóstico diferencial	Comorbidade	Prevalência
Disforia de gênero em adolescentes ou adultos	A. Incongruência marcante entre o gênero expresso/vivenciado e o sexo atribuído, com duração mínima de 6 meses, manifestada por dois ou mais dos seguintes indicadores	Autismo	Ansiedade	0,005% a 0,014% dos homens
	• Incongruência marcante entre o gênero expresso/vivenciado e as características sexuais primárias e/ou secundárias (em jovens ou adolescentes, as características sexuais secundárias esperadas)	Não conformidade com os papéis de gênero	Depressão	0,002% a 0,003% das mulheres
	• Forte desejo de se livrar das características sexuais primárias e/ou secundárias por conta da significativa incongruência com sua expressão/vivência de gênero (em jovens ou adolescentes, um desejo de impedir o desenvolvimento dos esperados caracteres sexuais secundários)	Transvestismo fetichista		Adolescentes próximo a 1:1
	• Forte desejo de ter as características sexuais primárias e/ou secundária do sexo oposto	Transtorno dismórfico corporal		
	• Forte desejo de ser do sexo oposto (ou algum gênero alternativo, diferente do sexo atribuído)	Esquizofrenia e outros transtornos psicóticos		
	• Forte desejo de ser tratado como pertencente ao gênero oposto (ou algum gênero alternativo, diferente do sexo atribuído)	Outras apresentações clínicas		
	• Forte convicção de que tem os sentimentos e as reações típicas do sexo oposto (ou algum gênero alternativo, diferente do sexo atribuído)			
	B. Condição associada a um sofrimento clinicamente significativo ou prejuízo do funcionamento social, ocupacional ou em outras áreas importantes do funcionamento			
	Subtipos: – Com desordem do desenvolvimento sexual			

(continua)

164 Parte II – Grandes síndromes psiquiátricas

Tabela 4 Disforia de gênero segundo o DSM-5 (*continuação*)

Transtorno	Critérios diagnósticos	Diagnóstico diferencial	Comorbidade	Prevalência
Disforia de gênero em adolescentes ou adultos	Especificador – Pós-transição, isto é, o indivíduo que fez a transição para viver de maneira integral no sexo desejado (com ou sem legalização de mudança do gênero) e que sofreu ou está sofrendo ao menos um procedimento de mudança de sexo, seja médica ou do regime de tratamento (p. ex., hormonioterapia regular ou cirurgia de mudança de sexo confirmando o gênero desejado – penectomia, vaginoplastia, neofaloplastia, mastectomia)			

Tabela 5 Transtornos parafílicos segundo o DSM-5

Transtorno	Critérios diagnósticos
Transtorno voyerista	A. Por um período mínimo de 6 meses, excitação sexual recorrente e intensa por observar uma pessoa que ignora estar sendo observada e que está nua, despindo-se ou em meio a atividade sexual, conforme manifestado em fantasias, impulsos ou comportamentos sexuais
	B. O indivíduo colocou em prática essas observações com uma pessoa que não as consentiu ou os impulsos ou as fantasias causam sofrimento intenso clinicamente significativos, ou prejuízo no funcionamento social, profissional ou em outras áreas de funcionamento
	C. O indivíduo que se excita ou tem prazer sexual tem no mínimo 18 anos de idade
	Especificar se: – Em ambiente protegido, em remissão completa
Transtorno exibicionista	A. Por um período mínimo de 6 meses, excitação sexual recorrente e intensa pela exposição de seus órgãos genitais a uma pessoa que não espera o fato, conforme manifestado por fantasias, impulsos ou comportamentos sexuais
	B. O indivíduo colocou em prática essas observações com uma pessoa que não as consentiu ou os impulsos ou as fantasias causam sofrimento intenso clinicamente significativos, ou prejuízo no funcionamento social, profissional ou em outras áreas de funcionamento
	Especificar se: – Excitação sexual por expor suas genitais a crianças pré-púberes, por expor suas genitais a indivíduos fisicamente maduros, por expor suas genitais a crianças pré-púberes e indivíduos fisicamente maduros
	Especificar se: – Em ambiente protegido, em remissão completa

Transtornos parafílicos: interesses eróticos atípicos, mas evita rotular os comportamentos sexuais não normativos como necessariamente patológicos. Na ausência de consequências negativas, a parafilia não implica obrigatoriamente um transtorno mental, por isso a intervenção clínica pode ser desnecessária.

A atual versão do manual introduziu dois novos especificadores, que podem ser aplicados a qualquer um dos transtornos citados: "em um ambiente controlado", é primariamente aplicado aos indivíduos que vivem em ambientes que restringem as oportunidades de execução dos seus impulsos parafílicos; e, "em remissão completa", é aplicado aos indivíduos que há pelo menos 5 anos não têm atuado seus impulsos parafílicos. Existe certa discussão a respeito da adequação do termo *remissão*, visto que o fato de o indivíduo resistir aos seus impulsos não significa obrigatoriamente mudança do interesse parafílico em si (Tabela 5).

Diagnóstico diferencial	Comorbidade	Prevalência
Transtorno de conduta	Hipersexualidade e outros transtornos parafílicos especialmente exibicionismo	População não clínica: homens 12%, mulheres 4%
Transtorno de personalidade antissocial	Depressão, bipolar, transtorno de uso de substâncias	
Transtorno de uso de substâncias	Transtorno de déficit de atenção e hiperatividade	
	Transtorno de conduta	
	Transtorno de personalidade antissocial	
Transtorno de conduta	Hipersexualidade e outros transtornos parafílicos	População não clínica: homens 2-4%, mulheres têm estimativa desconhecida
Transtorno de personalidade antissocial	Depressão, bipolar, transtorno de uso de substâncias	
Transtorno de uso de substâncias	Transtorno de déficit de atenção e hiperatividade	
	Transtorno de personalidade antissocial	

continua

Parte II – Grandes síndromes psiquiátricas

Tabela 5 Transtornos parafílicos segundo o DSM-5 (*continuação*)

Transtorno	Critérios diagnósticos
Transtorno froteurista	A. Por um período mínimo de 6 meses, excitação sexual recorrente e intensa por tocar ou se esfregar em uma pessoa que não espera o fato, conforme manifestado por fantasias, impulsos ou comportamentos sexuais
	B. O indivíduo colocou em prática essas observações com uma pessoa que não as consentiu ou os impulsos ou as fantasias causam sofrimento intenso clinicamente significativos, ou prejuízo no funcionamento social, profissional ou em outras áreas de funcionamento
	Especificar se: – Em ambiente protegido, em remissão completa
Transtorno do masoquista sexual	A. Por um período mínimo de 6 meses, excitação sexual recorrente e intensa pelo ato de ser humilhado, espancado, amarrado ou de outra forma de sofrer, conforme manifestado por fantasias, impulsos ou comportamentos sexuais
	B. O indivíduo colocou em prática essas observações com uma pessoa que não as consentiu ou os impulsos ou as fantasias causam sofrimento intenso clinicamente significativos, ou prejuízo no funcionamento social, profissional ou em outras áreas de funcionamento
	Especificar se: com asfixia
	Especificar se: em ambiente protegido, em remissão completa
Transtorno do sadismo sexual	A. Por um período mínimo de 6 meses, excitação sexual recorrente e intensa por causar dor psicológica ou física em outra pessoa, conforme manifestado por fantasias, impulsos ou comportamentos sexuais
	B. O indivíduo colocou em prática essas observações com uma pessoa que não as consentiu ou os impulsos ou as fantasias causam sofrimento intenso clinicamente significativos, ou prejuízo no funcionamento social, profissional ou em outras áreas de funcionamento
	Especificar se: – Em ambiente protegido, em remissão completa
Transtorno pedofílico	A. Por um período mínimo de 6 meses, fantasias sexualmente excitantes, impulsos sexuais ou comportamentos envolvendo atividades sexuais com uma criança pré-púbere (geralmente menor de 13 anos)
	B. O indivíduo coloca em prática esses impulsos sexuais ou os impulsos sexuais ou fantasias causam intenso sofrimento ou dificuldade interpessoal
	C. O indivíduo tem no mínimo 16 anos ou é 5 anos mais velho do que a criança ou as crianças do critério A
	Obs.: não inclui indivíduos no fim da adolescência e envolvidos em relacionamento sexualmente contínuo com pessoa de 12 ou 13 anos
	Especificar se: – Tipo exclusivo (atração apenas por crianças), não exclusivo
	Especificar se: – Atraído sexualmente por homens, por mulheres, por ambos
	Especificar se: – Limitado a incesto

Capítulo 20 – Transtornos da sexualidade · 167

Diagnóstico diferencial	Comorbidade	Prevalência
Transtorno de conduta	Hipersexualidade e outros transtornos parafílicos, exibicionismo e voyerismo em especial	População não clínica: homens 30%
Transtorno de personalidade antissocial	Depressão, bipolar, transtorno de uso de substâncias	
Transtorno de uso de substâncias	Transtorno de conduta	
	Transtorno de personalidade antissocial	
	Transtorno do sadismo sexual	Austrália: 2,2% homens e 1,3% mulheres
	Outros transtornos parafílicos, frequentemente transtorno fetichista transvéstico	
	Outros transtornos parafílicos	2 a 30%
Transtorno de uso de substâncias ou álcool	Outros transtornos parafílicos	Não conhecida
Transtorno de personalidade antissocial	Depressão, bipolar, transtorno de uso de substâncias	
Transtorno de conduta	Transtorno de personalidade antissocial	
Transtorno obsessivo-compulsivo	Transtorno de abuso de substâncias	

continua

Parte II – Grandes síndromes psiquiátricas

Tabela 5 Transtornos parafílicos segundo o DSM-5 (*continuação*)

Transtorno	Critérios diagnósticos
Transtorno fetichista	A. Por um período mínimo de 6 meses, excitação sexual recorrente e intensa pelo uso de objetos inanimados ou de uma foto altamente específica em uma ou mais de uma parte não genital do corpo, conforme manifestado por fantasias, impulsos ou comportamentos sexuais
	B. As fantasias, os impulsos sexuais ou os comportamentos causam sofrimento clinicamente significativo ou prejuízo social, ocupacional, ou em outras áreas importantes de funcionamento
	C. Os objetos fetichistas não se limitam a artigos de vestuários usados em transvestismo/ *cross-dressing* ou a dispositivos especificamente criados para estimulação genital tátil
	Especificar: – Partes do corpo, objetos inanimados, outros
	Especificar se: – Em ambiente protegido, em remissão completa
Transtorno transvéstico	A. Por um período mínimo de 6 meses, excitação sexual recorrente e intensa resultante de vestir-se como o sexo oposto, conforme manifestado por fantasias, impulsos ou comportamentos sexuais
	B. As fantasias, os impulsos sexuais ou os comportamentos causam sofrimento clinicamente significativo ou prejuízo social, ocupacional ou em outras áreas de funcionamento
	Especificar se: – Com fetichismo, com autoginefilia
	Especificar se: – Em ambiente protegido, em remissão completa

TRATAMENTO MEDICAMENTOSO

O tratamento medicamentoso para transtornos da sexualidade será específico para cada grupo.

Disfunções sexuais: drogas que estimulam a ereção (sildenafila, vardenafila e tadalafila) podem ser usadas quando não há perda de desejo sexual. O cuidado com efeitos colaterais e interações medicamentosas, especialmente algumas cardiológicas, torna-se importante na escolha e na indicação dessa categoria medicamentosa. O uso de antidepressivos (tricíclicos ou inibidores seletivos de receptação de serotonina [ISRS]) para ejaculação precoce é comum e pode facilitar a abordagem psicoterapêutica. O mesmo se aplica para o uso de antidepressivos para atenuar sintomas ansiosos presentes em quadros de ejaculação precoce, perda de desejo sexual, vaginismo e dispareunia.

O uso de altas doses de antidepressivos, especialmente da classe dos ISRS para controle dos desejos parafílicos, pode ser útil associado ou não a alguns medicamentos considerados estabilizadores do humor. A castração química do desejo parafílico em quem tem diagnosticado o transtorno parafílico que causa exclusão social e pode afe-

Diagnóstico diferencial	Comorbidade	Prevalência
Transtorno transvéstico	Hipersexualidade e outros transtornos parafílicos	Não conhecida
Transtorno do masoquista sexual		
Outros transtornos parafílicos		
Comportamento fetichista		
Transtorno fetichista	Transtorno masoquista sexual com asfixia autoerótica	3% dos homens
Disforia de gênero	Transtorno fetichista	

tar grupos específicos, como em casos de pedofilia, ainda é considerada tema em estudo no Brasil. Para disforia de gênero, o tratamento medicamentoso indicado é a hormonioterapia específica. O tratamento de comorbidades segue o padrão estabelecido.

TRATAMENTO NÃO MEDICAMENTOSO

Os tratamentos não medicamentosos consistem em abordagens terapêuticas. Muitos psicoterapeutas (médicos psiquiatras e psicólogos) são capazes, independentemente da abordagem teórica, de tratar de transtornos da sexualidade.

A técnica que mais se evidencia na área das disfunções sexuais é a de foco sensível. Idealizada pela dra. Hellen Singer Kaplan, é conhecida como terapia do foco sensível de Kaplan. Ela foi a pioneira em técnicas de tratamento para disfunções sexuais, e sua técnica ainda é a mais eficaz, mesmo após 40 anos.

Tal terapia consiste em organização do processo terapêutico e conta com os seguintes passos: modificação do sistema sexual destrutivo; solução do conflito; focalização sensorial e estratégias de tratamento. Cada disfunção tem um foco específico, e o tra-

PAPEL DO MÉDICO PSIQUIATRA

É interessante que se possa manter relação de compreensão e aceitação de sua própria sexualidade para poder compreender e aceitar as variações e os transtornos da sexualidade alheia. O esclarecimento de dúvidas e a capacidade de se sentir à vontade com seus desejos e sensações colaboram imensamente com o amadurecimento dela, o que gera sensação de conforto e evita conflitos internos provenientes de dúvidas e medos, gerando uma experiência positiva e saudável.

Com base na anamnese bem feita, sem vergonha ou medo de abordar temas pouco comuns no diálogo do dia a dia, ou mesmo médico, é essencial para elucidação diagnóstica baseada nas vivências do indivíduo e não corroborada pelas expectativas e crenças do profissional de saúde, sobretudo da saúde mental.

Conhecer significa ter menos preconceito, e na área da sexualidade humana isso se torna fundamental para o tratamento.

CONSIDERAÇÕES FINAIS

Cada geração que nasce começará uma jornada humana específica em tempos e conhecimentos determinados. Em relação à sexualidade, ela se inicia com cada nova geração, apesar de todas as informações acumuladas. Isso torna o estudo e o trabalho com sexualidade desafiadores, pois o caráter vivencial torna-se fundamental na construção e na evolução rumo à sexualidade madura, plena, sem preconceitos e saudável.

BIBLIOGRAFIA SUGERIDA

1. Bancroft J. Human sexuality and its problems. 3. ed. Sciences EH (ed.). London: Churchill Livingstone; 2009.
2. Kinsey AC, Pomeroy WB, Martin CE. Sexual behavior in the human male. Philadelphia: WB Saunders Co.; 1948.
3. Kinsey AC, Pomeroy WB, Martin CE, Gebhard PH. Sexual behavior in the human female. Philadelphia: WB Saunders; 1953.
4. Masters W, Johnson V. A resposta sexual humana. São Paulo: Roca; 1984.
5. Masters W, Johnson V. A conduta sexual humana. 4. ed. São Paulo: Roca; 1981.
6. Masters W, Johnson V, Kolodny R. Manual de medicina sexual. São Paulo: Manole; 1982.
7. Shertha R, Segraves RT. Diagnosis, epidemiology, and course of sexual disorders. In: Inc. APP (ed.). Clinical manual of sexual disorders. Arlington; 2009.
8. American Psychiatric Association. Manual diagnóstico e estatístico de transtornos mentais. 5. ed. Arlington; 2013.
9. Janssen E. The psychophysiology of sex. Bloomington: Indiana University Press; 2007.
10. Araújo ÁC, Neto FL. A nova classificação americana para os transtornos mentais – o DSM-5. Revista Brasileira de Terapia Comportamental e Cognitiva. 2014 abril; 16(1). Disponível em: <http://pepsic.bvsalud.org/scielo.php?pid=S1517--55452014000100007&script=sci_arttext>.

Transtornos mentais decorrentes do álcool e de outras substâncias

21

Ricardo Abrantes do Amaral
André Malbergier

CONCEITOS BÁSICOS

As substâncias psicoativas atuam no sistema nervoso central (SNC) e provocam mudanças na homeostase neuronal, levando a estados induzidos de prazer, alerta, sonolência, diversos níveis de anestesia, alterações no humor, comportamento, percepção e/ou consciência. Existem diversos padrões de uso de substâncias. O modelo de um *continuum* que relaciona frequência e intensidade com os prejuízos existentes é o mais aceito. É possível classificar os danos devidos ao uso de substâncias em agudos e crônicos. Os danos agudos estariam diretamente relacionados à intoxicação pela substância, enquanto os danos crônicos se devem aos processos de adaptação e deterioração das estruturas afetadas pelas exposições continuadas à droga. Embora nenhum uso dessas substâncias seja completamente seguro, os riscos e prejuízos aumentam com a progressão do uso.

EPIDEMIOLOGIA

Em todo o mundo, cerca de 2 bilhões de pessoas entre 15 e 64 anos beberam no último ano, enquanto 1,3 bilhão são fumantes e entre 167 a 315 milhões de pessoas são usuários de drogas ilícitas. As prevalências mundiais de uso de drogas ilícitas no último ano têm se mantido estáveis desde 2011 e a maconha é a mais consumida na maioria dos países. Apesar da estabilidade do consumo das drogas ilícitas como um todo, as drogas sintéticas, especialmente a *cannabis* sintética (p. ex., *spice*, K2), vêm crescendo em vários países do hemisfério norte. Em todo o mundo, 14 milhões de pessoas usam a via injetável.

No Brasil, a taxa de dependência do álcool é de 9% (14% entre homens e 4% entre mulheres). Catorze por cento da população adulta fuma e esse número vem caindo anualmente. A prevalência de experimentação de maconha na vida é de 7%

(42% destes usaram no último ano e 37% destes últimos são dependentes). O uso em algum momento na vida de cocaína é de 4%; 2% usaram no último ano e cerca de 1% pode ser considerado dependente. Cerca de 370 mil pessoas são usuárias regulares de crack e/ou similares nas capitais do país. O perfil do usuário de crack é o jovem, de aproximadamente 30 anos, do sexo masculino, não branco, em situação de rua e poliusuário de substâncias. Inalantes e solventes representaram a segunda droga ilícita mais utilizada na vida (6,1%) no Brasil. O uso de opioides no Brasil ainda é pouco expressivo.

FISIOPATOLOGIA

Os fatores genéticos, fisiológicos, ambientais e sociais que fazem com que o uso inicial (que é voluntário) se transforme em um transtorno/dependência são diversos. O uso ativa sensações prazerosas no sistema de estimulação e recompensa cerebral. As vias do sistema de recompensa envolvidas são a mesolímbica e mesocortical, além do núcleo *accumbens* (NA) no sistema límbico. O principal neurotransmissor liberado nesse sistema é a dopamina. Essa estimulação pode ser direta (aumento da liberação ou inibição da recaptação de dopamina, como no uso de cocaína e metanfetamina) ou indireta (modulação de outros sistemas de neurotransmissores, como no uso de opioides, álcool e *cannabis*).

Progressivamente, estímulos neutros vão se associando à obtenção e ao uso da substância. Na persistência do consumo, um fenômeno de sensibilização acontece nas vias mesolímbicas por plasticidade sináptica, levando a um consumo mais intenso e persistente. O sistema hipotalâmico-pituitário-adrenal (circuito de estresse) é ativado na ausência das substâncias e se relaciona ao desenvolvimento dos sintomas de abstinência e recaídas, inclusive os estados aversivos e ansiosos.

QUADRO CLÍNICO

Diversos transtornos mentais estão associados ao uso (intoxicação aguda), à intoxicação crônica e às sequelas dos quadros de intoxicação. Esses quadros estão relacionados na Tabela 1. Alguns desses transtornos são apenas agudos, outros, persistentes, ou ainda apenas se manifestam durante a síndrome de abstinência. O quadro clínico vai variar de acordo com a substância usada, o nível, o período e a presença de danos da intoxicação. Os quadros de intoxicação aguda (Tabela 2) são frequentes em serviços de pronto-socorro ou pronto-atendimento.

DIAGNÓSTICO

O modelo diagnóstico proposto pela Classificação Internacional de Doenças em sua 10ª edição (CID-10, Organização Mundial da Saúde, OMS) e pelo *Manual Diagnóstico e Estatístico de Transtornos Mentais* em sua 4ª edição (DSM-IV, Associação Psiquiátrica Americana) é categorial, ou seja, os quadros de abuso e dependência são entidades diagnósticas excludentes e definidas a partir de uma lista de sintomas.

Esse modelo categorial foi alterado na última versão do DSM. Nessa versão (DSM-5), as categorias foram substituídas por um *continuum* ou um modelo unidimensional, em que o número de critérios preenchidos pelos indivíduos indica a gravidade do transtorno decorrente do consumo de substâncias. A partir de dois critérios, o diagnóstico do transtorno já é reconhecido.

Assim, pela nova classificação, o transtorno pode ser considerado:

Capítulo 21 – Transtornos mentais decorrentes do álcool e de outras substâncias

Tabela 1 Transtornos mentais relacionados ao uso de substâncias

Transtornos	1	2	3	4	5	6	7	8	9	10	11	12
Álcool (F10)	•	•	•	•	•	•	•	•	•	•	•	•
Anfetaminas (F15)	•	•	•	•	•			•	•	•	•	•
Cafeína (F15)	•									•		•
Cannabis (F12)	•	•	•	•					•	•		
Cocaína (F14)	•	•	•	•	•			•	•	•	•	•
Alucinógenos (F16)	•	•	•	•				•	•	•		
Inalantes (F18)	•	•	•		•		•		•	•	•	
Nicotina (F17)	•			•								
Opioides (F11)	•	•	•	•	•			•	•		•	•
Sedativos/hipnóticos/ ansiolíticos (F13)	•	•	•	•	•	•	•	•	•	•	•	•

Entre parênteses estão indicados os códigos da CID-10 para cada substância

1. Dependência
2. Abuso/uso nocivo
3. Intoxicação
4. Abstinência
5. *Delirium*
6. Demência

7. Transtorno amnéstico
8. Transtornos psicóticos
9. Transtornos do humor
10. Transtornos da ansiedade
11. Disfunções sexuais
12. Transtornos do sono

- Leve: presença de dois ou três dos onze critérios por um período de 1 ano.
- Moderada: presença de quatro ou cinco dos onze critérios por um período de 1 ano.
- Grave: presença de mais de seis dos onze critérios por um período de 1 ano;

Os 11 critérios diagnósticos são:

- A substância é frequentemente consumida em maiores quantidades ou por um período mais longo do que o pretendido.
- Desejo persistente ou esforços malsucedidos no sentido de reduzir ou controlar o uso da substância.
- Muito tempo é gasto em atividades necessárias para a obtenção da substância, na utilização da substância ou na recuperação de seus efeitos.

- Fissura: *craving* (desejo de uso, em inglês) intensa.
- Importantes atividades sociais, ocupacionais ou recreativas são abandonadas ou reduzidas em razão do uso da substância.
- Uso continuado, apesar de problemas sociais ou interpessoais persistentes ou recorrentes causados ou exacerbados pelos efeitos da substância.
- Restrição do repertório de vida em razão do uso.
- Manutenção do uso apesar de prejuízos físicos.
- Uso em situações de exposição a risco.
- Tolerância: doses crescentes de substâncias psicoativas são requeridas para alcançar efeitos originalmente produzidos por doses mais baixas.
- Abstinência: estado de abstinência fisiológica quando o uso da substância ces-

Tabela 2 Quadro clínico das intoxicações por substâncias

Álcool	Cocaína	Anfetaminas	Maconha
· Intoxicação aguda: euforia, tontura, voz pastosa, ataxia, incoordenação motora, confusão, desorientação, coma	· Euforia	· Vermelhidão	· Alteração da percepção de: espaço, cor, sons e tempo
	· Hiperatividade	· Sudorese	
	· Desinibição	· Taquicardia	
	· Aumento da autoestima	· (risco de arritmias)	· Euforia leve
	· Estimulação sexual	· Hipertensão arterial (risco de AVC)	· Sensação de bem-estar
· Síndrome de abstinência alcoólica (SAA): tremores, agitação, ansiedade, hiperestimulação do sistema nervoso autônomo (taquicardia, taquipneia e aumento na temperatura corpórea), alterações de humor, náuseas, vômitos e insônia.	· Desinibição eufórica		· Relaxamento
	· Descarga adrenérgica generalizada	· Convulsão	· Riso fácil
		· Hipertermia	· Ansiedade
	· Disforia	· Hiperatividade	· Disforia
	· Prejuízo da crítica	· Insônia	· Pânico
	· Ideação de grandeza	· Agressividade	· Dificuldade de: concentração, memória (curto prazo), coordenação motora
	· Impulsividade	· Confusão	
	· Hipersexualidade	· Ideação paranoide	
	· Excitação psicomotora	· Superdosagem	
	· Anorexia	· Hipertermia	· Aumento do apetite
· Síndrome de Wernicke: oftalmoplegia, ataxia e confusão mental	· Diminuição da necessidade de sono	· Acidose metabólica	· Boca seca
		· CIVD	· Hiperemia conjuntival
	· Estados maniformes	· Rabdomiólise	· Taquicardia
· Síndrome de Wernicke Korsakoff; amnésia retrógrada e anterógrada, desorientação e comprometimento da memória recente		· Comprometimento da função renal	· Hipotensão postural
		· Fibrilação ventricular	· Hipertensão supina
· *Delirium tremens*			

AVC: acidente vascular cerebral; CIVD: coagulação intravascular disseminada.

sou ou foi reduzido, como evidenciado por síndrome de abstinência característica para a substância ou o uso da mesma substância (ou de uma intimamente relacionada) com a intenção de aliviar ou evitar sintomas de abstinência.

Alguns instrumentos podem ser utilizados para a triagem de problemas relacionados ao uso de álcool (AUDIT, CAGE) ou álcool e outras substâncias (ASSIST). Esses instrumentos não permitem um diagnóstico seguro, mas a identificação de condições sugestivas. Testes laboratoriais podem contribuir para o diagnóstico, para o nível de gravidade do quadro e para sensibilizar os pacientes. O exame mais sensível e específico para o consumo de álcool é a gama-glutamil-transferase (GGT). Marcadores como o volume corpuscular médio das hemácias (VCM), a aspartato aminotransferase (AST) e alanina aminotransferase (ALT) podem ser úteis. A relação AST/ALT ≥ 2 é sugestiva de doença hepática alcoólica. A detecção da droga ou de metabólitos (cocaína, maconha, opioides, anfetaminas)

DIAGNÓSTICO DIFERENCIAL

No diagnóstico de vários transtornos mentais, deve-se sempre avaliar o consumo de substâncias. Isso se deve ao potencial delas causarem ou mimetizarem diferentes tipos de transtornos. Por exemplo, sintomas psicóticos, de humor e de ansiedade podem ser causados pelo uso de drogas. Nem sempre é fácil identificar a substância de maior relevância, especialmente considerando-se que é cada vez mais frequente o uso combinado de substâncias. Também é importante lembrar que, embora os efeitos no SNC sejam o foco deste capítulo, as alterações de outros sistemas são comuns (Tabela 2).

TRATAMENTO

O transtorno causado pelo uso de substâncias apresenta tratamento complexo e de preferência deve ser realizado por equipe multiprofissional. As principais etapas do tratamento são descritas a seguir.

Manejo das condições de intoxicação e da síndrome de abstinência

O indivíduo pode chegar ao tratamento em uma situação de intoxicação. O profissional de saúde, nesse momento, deverá detectar por meio de entrevista e eventualmente testagem toxicológica de urina a(s) droga(s) utilizada(s). As complicações decorrentes do uso devem ser abordadas (p. ex., convulsão, déficits nutricionais, quadros de excitação/agitação, *delirium tremens*, sintomas psicóticos, entre outros).

A conduta poderá ser norteada de acordo com esta detecção. Por exemplo, para agitações psicomotoras decorrentes do uso de cocaína, os pacientes poderão ser tratados com benzodiazepínicos por via oral em casos leves ou antipsicóticos intramusculares em casos mais graves. O paciente, após melhora do quadro, deverá ser, de forma empática, diagnosticado e eventualmente encaminhado para tratamento.

A Tabela 2 apresenta os quadros relacionados à intoxicação pelas diversas substâncias.

Em quadros de abstinência, novamente as condutas deverão ser específicas para cada substância, como benzodiazepínicos para o álcool.

Chegada ao serviço de tratamento

Inicialmente, a equipe deverá acessar a motivação. O profissional deve avaliar o motivo da procura: desejo próprio, imposição de familiares, encaminhamento de outros médicos etc. Pacientes pouco motivados deverão ser preparados por meio da entrevista motivacional para aceitarem e se envolverem no tratamento.

Na avaliação clínica, exame físico completo a fim de excluir complicações associadas, como arritmias cardíacas, hipoglicemia, falência hepática, sangramento gastrointestinal e desequilíbrio hidroeletrolítico (desidratação, hipopotassemia, hiponatremia e hipomagnesemia), estado nutricional, febre etc.

O manejo medicamentoso está resumido na Tabela 3. Cabe dizer que somente para três substâncias (álcool, tabaco e opioides) há uma indicação, baseada em evidências, para tratamento farmacológico específico. Para as outras drogas, há vários estudos com resultados ainda inconsistentes para a indicação, como tratamento específico para determinadas substâncias, segundo as agências reguladoras de medicamentos dos diversos países.

Parte II – Grandes síndromes psiquiátricas

Tabela 3 Indicações, dosagens e cuidados no tratamento medicamentoso dos transtornos relacionados ao uso de substâncias

Substância	Condição clínica	Medicamento	Dosagem/via	Duração
Álcool	SA	Complexo B		4 a 5 dias
		Tiamina 100 mg	3 x/dia, VO ou EV	
		Lorazepam 2 mg	4-6 cp/24h VO	
		Diazepam 10 mg	3-6 cp/24h VO	
		Topiramato 100 mg	1-4 cp/24h VO	
	DT	Benzodiazepínicos	Diazepam até 60 mg/VO	
			300 mg por dia/VO	
		Tiamina	A critério médico/IM	
		Haloperidol (se agitação psicomotora intensa)		
	Dependência	Naltrexona 50 a 100 mg*	25 mg/dia, VO	90 dias ou mais
			50 mg-100 mg, VO	A critério médico
		Dissulfiram 250-500 mg*	1 cp/dia	
	Sintomas psicóticos	Haloperidol 5 mg	1 cp/dia VO/IM	
Tabaco	Dependência	Nicotina		
		– Goma 2 a 4 mg	2 a 6/dia VO	
		– Pastilhas 4 mg	2 a 6/dia VO	
		– Adesivo 7/14/21 mg	1/dia TD	3 meses ou mais
		Bupropiona 150 mg	2 cp/dia/VO	
		Vareniclina 1 mg	2 cp/dia VO**	
		Nortriptilina 25 mg	0,5 mg até 2 mg VO	
			100 a 150 mg/dia VO	
Opioides	Superdosagem	Naloxona	0,8-3,2 mg EV	Aumento de 0,8 mg a cada 15 minutos se não houver resposta
	Dependência	Metadona 5 e 10 mg	30-60mg/dia VO***	

DT: *delirium tremens*; EV: endovenosa; SA: síndrome de abstinência; SWK: síndrome de Wernicke Korsakoff; TD: transdérmica; VO: via oral. Benzodiazepínicos e antipsicóticos podem ser úteis, respectivamente, no manejo da abstinência e de sintomas psicóticos relacionados a diferentes tipos de substâncias.
* Atenção para a presença de alterações hepáticas. Recomenda-se o controle das transaminases. ** Atinge-se a dose em 7 dias. *** Risco de superdosagem. Uso em tratamento domiciliar apresenta riscos.

Tratamento não farmacológico

O tratamento não farmacológico pode ser realizado em grupo ou individualmente, existindo uma forte relação entre intensidade e resposta. As técnicas envolvem a intervenção breve, a entrevista motivacional e diferentes tipos de psicoterapia. Entre estas últimas, as mais usadas têm sido a terapia cognitivo-comportamental e a prevenção de recaídas.

PAPEL DO PSIQUIATRA

A atuação do psiquiatra é importante em todas as situações de abordagem do paciente. Nos serviços de urgência e emergência, predominantemente espera-se a atuação clínica como primeiro suporte se houver complicações relacionadas ao uso (arritmias, febre etc.). No entanto, recomenda-se que o psiquiatra ofereça suporte à equipe e ao paciente o quanto antes. Também nesse caso, o psiquiatra deverá motivar e sensibilizar o paciente para tratamento. Nos serviços de atenção primária, é possível que o psiquiatra atue em um modelo de consultoria a distância, o chamado matriciamento. Nas equipes multidisciplinares, o psiquiatra deve atuar realizando os diagnósticos psiquiátricos e indicando os tratamentos necessários. Cabe dizer que a frequente comorbidade do uso de drogas e outras patologias psiquiátricas (entre 40-60% dos dependentes de substâncias têm outras patologias psiquiátricas) faz com que a presença do psiquiatra nas equipes multiprofissionais de atendimento ao dependente seja indispensável.

CONSIDERAÇÕES FINAIS

De forma resumida, as evidências mais importantes sobre a dependência e que impactam o tratamento foram definidas em dez tópicos:

- A dependência envolve fundamentalmente um comportamento compulsivo.
- A busca compulsiva de substâncias começa "fora da consciência".
- A dependência é 50% determinada pela genética e a complexidade é comum.

- A maioria dos dependentes que procura ajuda tem outros problemas mentais.
- A dependência é uma condição crônica e envolve recaídas para a maioria das pessoas que procura ajuda.
- Diferentes tipos de psicoterapias parecem produzir resultados semelhantes.
- "Volte quando estiver motivado" não é mais aceito como resposta aos que chegam para avaliação.
- Quanto mais individualizado e abrangente o tratamento oferecido, melhor a evolução.
- Transformações são difíceis de produzir.
- Mudanças levam tempo.

BIBLIOGRAFIA SUGERIDA

1. American Psychiatric Association. DSM-5: Manual Diagnóstico e Estatístico de Transtornos Mentais. Porto Alegre: Artmed; 2014.
2. Ghitza UE. ASPIRE model for treating cannabis and other substance use disorders: a novel personalized-medicine framework. Front psychiatry. 2014;8;5:180.
3. Hasin DS, O'Brien CP, Auriacombe M, Borges G, Bucholz K, Budney A, et al. DSM-5 criteria for substance use disorders: recommendations and rationale. Am J Psychiatry. 2013;170(8):834-51.
4. Maia JMC, Aguiar JER, Cardoso LRD, Amaral RA, Nicastri S, Castellani V, et al. Síndromes decorrentes do uso de substâncias. In: Miguel EC, Gentil V, Gattaz WF (org.). Clínica psiquiátrica: a visão do Departamento e Instituto de Psiquiatria do HCF-MUSP. Barueri: Manole; 2011. v. 1º, p. 667-97.
5. Organização Mundial da Saúde. CID-10: Classificação Internacional de Doenças com disquete, vol. 1. São Paulo: Edusp; 1994.
6. Sellman D. The 10 most important things known about addiction. Addiction. 2010;105(1):6-13.
7. National Institute on Drug Abuse. Principles of drug addiction treatment. A research-based guide, 3. ed. 2013. Disponível em: <http://www.drugabuse.gov/publications/principles-drug-addiction-treatment-research-based-guide-third-edition>.

Parte III

Peculiaridades do diagnóstico e tratamento em função de comorbidades ou unidades médicas

EDITORES

Eduardo de Castro Humes
Maria Martha Costa Hübner
Rodrigo Díaz Olmos

Manejo de emergências relacionadas ao uso de álcool e outras substâncias

22

Priscila Teresa Peranovich Rocco

INTRODUÇÃO

O aumento do consumo de álcool pela população geral é notório e tem se tornado cada vez mais precoce em todas as classes sociais. Entorpecentes ilícitos têm acompanhado essa tendência e, nesse contexto tão desfavorável, quem atua em serviços de pronto-socorro depara-se com um número cada vez maior de emergências relacionadas ao consumo de drogas. Merece destaque o fato de muitas dessas emergências (se não a maior parte delas) estarem relacionadas ao uso concomitante de várias drogas, lícitas ou ilícitas.

EPIDEMIOLOGIA E POSSÍVEIS MECANISMOS ASSOCIADOS

De acordo com números da UNODC (United Nations Office on Drugs and Crime), cerca de 200.000 pessoas no mundo morrem por ano em consequência direta ou indireta do uso de drogas ilícitas. Desse total, estima-se que metade seja em virtude de overdose. Os dados referentes ao uso de drogas no Brasil estão defasados, tanto pela subnotificação quanto pelo próprio subdiagnóstico. Dados recentes nacionais apontam para 3,3 mortes/milhão de pessoas entre 15 e 64 anos de idade, totalizando 439 mortes relacionadas ao uso de drogas em 2011, segundo dados da UNODC, não estando disponível o número de mortes por overdose. A título de comparação, essa mesma fonte relata que nos Estados Unidos, em 2010, a taxa era de 192,8/milhão.

Além do consumo de múltiplas drogas, a presença de outros transtornos mentais dificulta a abordagem clínica em virtude dos seguintes fatores:

- Comorbidade psiquiátrica como fator de risco para transtornos relacionados ao uso de drogas (p. ex., uso do álcool e maconha em quadros ansiosos como "automedicação").
- Descompensação de transtorno mental em virtude do uso de drogas (p. ex., reincidência de sintomas positivos em esquizofrênicos após o uso de maconha; associação entre suicídio e consumo de álcool).

- Interação farmacológica entre drogas de abuso e psicofármacos utilizados no tratamento de transtornos mentais (p. ex., síndrome serotoninérgica e inibidores da recaptação de serotonina e alucinógenos como a dimetiltriptamina e o ácido lisérgico).

ÁLCOOL

Intoxicação

Embora exista uma correlação entre a concentração de álcool no sangue e a sintomatologia clínica esperada, a relevância clínica desse dado é baixa e o manejo é feito conforme a sintomatologia, tanto da intoxicação quanto de possíveis quadros metabólicos associados. Até o momento, não se tem nenhuma conduta eficaz para acelerar o *clearance* de álcool.

Quadro 1 Suporte clínico a pacientes em intoxicação por álcool
Manter vias aéreas pérvias, ventilação/oxigenação
Monitorização da circulação sanguínea (corrigir alterações de pressão arterial)
Aferição de glicemia capilar na emergência
Não há evidência de eficácia clínica para administração de glicose, exceto em casos de hipoglicemia
O paciente deve ser sempre mantido em observação até que esteja lúcido o suficiente para receber alta

Os principais distúrbios metabólicos associados aos quadros de intoxicação aguda por álcool e que demandam abordagem específica são:

Hiponatremia: o uso agudo de grandes quantidades de cerveja (mais de 4 litros) associado a um suporte nutricional deficitário pode resultar em hiponatremia diluicional. Em usuários crônicos, a hiponatremia pode estar associada a outras causas, como hipovolemia, síndrome da secreção inapropriada de ADH (hormônio antidiurético), hipertrigliceridemia (pseudo-hiponatremia), entre outras. O quadro clínico confunde-se com outras emergências relacionadas ao uso de álcool, como confusão mental (intoxicação, *delirium tremens* [DT]), sinais focais (trauma cranioencefálico, hematoma subdural crônico descompensado) e convulsões (abstinência), o que favorece erro no diagnóstico e consequentemente no manejo clínico. A correção abrupta desse tipo de distúrbio hidreletrolítico pode acarretar mielinólise osmótica, cuja forma mais conhecida é a mielinólise pontina aguda, quadro grave e irreversível. Quando a hiponatremia é assintomática, a simples restrição hídrica é suficiente para corrigi-la.

Hipomagnesemia: embora mais prevalente em usuários crônicos e amiúde associado a deficiências nutricionais, a hipomagnesemia ocorre em 7% das intoxicações agudas. O quadro clínico se caracteriza por fraqueza muscular, hiper-reflexia e alargamento do intervalo QT, o que predispõe a arritmias potencialmente fatais, sendo característica a *torsade de pointes*, cuja terapêutica de primeira linha ainda é a administração de magnésio intramuscular.

Cetoacidose alcoólica: surge da combinação entre baixo aporte proteico calórico e elevada ingesta alcoólica, podendo ser acompanhada por acidose lática. O quadro clínico característico é a tríade: dor abdominal, náusea e vômitos. Ao exame clínico, é possível observar elevação da frequência cardíaca e respiratória, além de hipotensão. Exames subsidiários evidenciam aumento do ânion *gap* e cetonúria. O manejo é baseado fundamentalmente em reposição volêmica, preferencialmente com aporte de glicose (soro glicosado 5%).

ENCEFALOPATIA DE WERNICKE E SÍNDROME DE KORSAKOFF

A encefalopatia de Wernicke é um quadro agudo e potencialmente reversível, caracterizado pela tríade confusão metal, ataxia e oftalmoplegia, enquanto a síndrome de Korsakoff consiste em uma deterioração mnéstica crônica, cuja manifestação mais característica é a confabulação (preenchimento de lacunas de memória com histórias verossímeis, mas irreais). Ambas foram descritas no final do século XIX e têm como base uma deficiência grave de tiamina (vitamina B1), acarretando lesões cerebrais correlatas, razão pela qual serão tratadas em conjunto, como síndrome de Wernicke--Korsakoff (SWK).

Em termos fisiopatológicos, a deficiência de tiamina provoca uma série de alterações que culminam com a liberação de glutamato no espaço extracelular. Durante a abstinência alcoólica, os receptores NMDA de glutamato estão hipersensibilizados, o que exerce efeito aditivo no aumento do glutamato extracelular, potencializando o mecanismo de necrose neuronal. Esse processo é mais evidente nos corpos mamilares, mas pode acometer outras estruturas cerebrais, como a região periaquedutal. Responde também pelo mecanismo de necrose neuronal a acidose lática provocada pelo metabolismo de glicose na ausência de tiamina. Essa é a razão pela qual se preconiza priorizar a reposição de tiamina nos quadros de suspeita de SWK, reservando a administração de glicose para casos de comprovada hipoglicemia.

O subdiagnóstico da SWK pode ser parcialmente atribuído à inespecificidade dos sinais descritos na tríade clássica. Confusão mental pode englobar desorientação tempo-espacial, amnésia ou mesmo apatia. Oftalmoplegia, por sua vez, é apenas um dos sinais encontrados na SWK, que incluem nistagmo lateral, ptose, paralisia do olhar conjugado, diplopia etc. Já a ataxia pode se manifestar como instabilidade de marcha, desdiadococinesia, disartria e demais sinais de comprometimento cerebelar. Enquanto as alterações do estado mental estão presentes em mais de 80% dos casos de SWK, os demais sinais não alcançam nem 30%. Assim, utilizam-se atualmente os critérios operacionais de Caine (Quadro 2).

Quadro 2 Critérios de Caine: considerar diagnóstico de encefalopatia de Wernicke em pacientes que apresentem pelo menos dois dos seguintes

Desnutrição
Alteração do estado mental ou prejuízo mnéstico
Anormalidades oculomotoras
Disfunção cerebelar

O tratamento consiste na administração parenteral de altas doses de tiamina, cuja via de entrada no sistema nervoso central (SNC) teoricamente não é saturável. É preconizada a administração de 500 mg de tiamina, IV, três vezes ao dia durante 3 dias e, caso se observe resposta, prosseguir com 250 mg, IV ou IM, ao dia durante mais 5 dias ou até que o paciente deixe de exibir resposta clínica.

SÍNDROME DE ABSTINÊNCIA ALCOÓLICA (SAA)

Uma síndrome de abstinência pode ser deflagrada pela interrupção ou mesmo redução abrupta do padrão de consumo de álcool. Postula-se que a SAA ocorra como somatória de diversas alterações neurofarmacológicas provocadas pelo uso crônico de álcool e que são: hipoatividade noradrenérgica; hiperatividade dopaminérgica, hiperatividade GABAérgica; hipoatividade glutamatérgica e alteração do fluxo de cálcio. Na SAA, esse padrão se inverte, provocando descarga autonômica – tremores, taquicardia, aumento da pressão arterial (hiperatividade noradrenérgica); disforia (hipoatividade dopaminérgica); ansiedade (hipoatividade GABAérgica) e convulsões (hiperatividade glutamatérgica e aumento da densidade de canais de cálcio).

Os primeiros sinais e sintomas da SAA aparecem 6 horas após a interrupção/redução do consumo de álcool e consistem em tremores, inquietação, ansiedade e insônia. Cerca de 10% dos pacientes evoluem com sintomas mais intensos como aumento da temperatura corpórea, sudorese profusa e taquipneia. Dos casos não tratados, cerca de 5% evoluem com SAA complicada, que se caracteriza pela presença de convulsões e/ou evolução para DT. Os tremores são o sintoma mais precoce (pico em 12 horas), enquanto as convulsões e as alucinações são manifestações mais graves e tardias (13 a 24 horas e 48 a 72 horas, respectivamente).

O foco do tratamento é aliviar os sintomas e impedir que a SAA evolua para formas mais graves, como o DT. Partindo do pressuposto de que a SAA pode ser entendida como um estado de hiperexcitabilidade neuronal, o uso de benzodiazepínicos (agonistas GABAérgicos em essência) tornou-se a principal conduta do tratamento da SAA desde a década de 1980, inclusive para o tratamento das convulsões tipo grande mal secundárias à abstinência alcoólica (Schaefer e Hafner, 2013). Cabe ressaltar que, eventualmente, pode ser necessária a associação de anticonvulsivantes para casos refratários.

Existem diversos benzodiazepínicos disponíveis no mercado e poucos estudos comparando-os entre si em termos de eficácia para tratamento de SAA. No Brasil, o mais usado é o diazepam, visto que o lorazepam, que possui menos passagens hepáticas de metabolização, não está disponível para uso intravenoso no país.

DELIRIUM TREMENS

Quadro grave cuja mortalidade estimada varia de 5 a 25%. Seu pico de instalação ocorre entre o primeiro e o terceiro dias após a interrupção do consumo e pode durar de 1 a 8 semanas, e a maioria se resolve

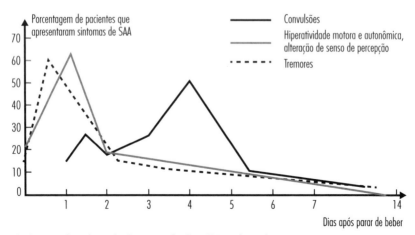

Figura 1 Sintomas da síndrome de abstinência alcoólica (SAA) ao longo do tempo.
Fonte: Laranjeira; CREMESP, 2003.

Capítulo 22 – Manejo de emergências relacionadas ao uso de álcool e outras substâncias **185**

em menos de 14 dias. Seu quadro clínico se caracteriza pela presença de hiperatividade autonômica com desorientação, confusão mental, *delirium* (flutuação de nível de consciência), psicose, alucinações e convulsões. O tratamento desse tipo de SAA é obrigatoriamente intra-hospitalar.

Embora a base do tratamento desse tipo de quadro seja o uso de benzodiazepínicos (ao contrário dos quadros de *delirium* de etiologia não alcoólica) e exista a expressa recomendação de se evitar neurolépticos, o uso deles pode ser necessário em casos de agitação e alucinações refratárias a altas doses de benzodiazepínicos. Nesses casos, devem ser priorizados os neurolépticos mais incisivos e menos propensos a reduzir o limiar convulsivo.

Diretrizes para uso de benzodiazepínico em SAA

Em pacientes ambulatoriais, com SAA leve, as doses variam de 20 a 40 mg de diazepam VO/dia ou de 4 a 8 mg de lorazepam VO/dia.

Nos casos mais graves e, portanto, tratados em ambiente hospitalar, pode-se iniciar com diazepam, VO, na dose de 5 a 20 mg a cada 5 a 10 minutos ou lorazepam, VO, na dose de 1 a 4 mg a cada 10 a 15 minutos. Nesse contexto, o controle satisfatório se dá quando o paciente apresenta sinais vitais próximos dos parâmetros de normalidade, está calmo, sonolento, mas responsivo a estímulos externos, sem evidência de alteração de sensopercepção e obviamente sem convulsionar.

O controle das convulsões pode ser feito com diazepam IV (10 mg em 4 minutos, sempre com retaguarda para eventual parada respiratória). O uso da via intramuscular deve ser evitado para o diazepam em razão de sua absorção errática quando utilizado por essa via.

BENZODIAZEPÍNICOS

Benzodiazepínicos são drogas amplamente prescritas desde a década de 1970 por suas propriedades ansiolíticas, hipnóticas, miorrelaxantes e anticonvulsivantes. Sua principal indicação é o alívio sintomático de quadros depressivo-ansiosos e da insônia. Em razão da rapidez no início de ação e do perfil muito favorável de efeitos colaterais, é frequente que pacientes abandonem outros psicotrópicos, como antidepressivos, e mantenham-se em uso crônico de benzodiazepínicos, cujo potencial aditivo é bastante significativo e estimado em 20% dos usuários originais.

Intoxicação

Os sinais de intoxicação são bastante similares aos observados na intoxicação alcoólica e consistem fundamentalmente em sedação, ataxia (marcha instável e fala disártrica) e confusão mental. Os benzodiazepínicos divergem em potência, início de ação, presença ou não de metabólitos ativos e meia-vida longa ou curta. O tratamento para os quadros de intoxicação grave (risco iminente de depressão respiratória por conta da sedação) é feito com o uso de antagonista GABAérgico flumazenila, IV, em ambiente hospitalar, além do suporte clínico.

Abstinência

Assim como o álcool, os benzodiazepínicos podem provocar síndrome de abstinência com o mesmo quadro clínico descrito para o álcool, e a faixa de incidência dos sintomas e o tempo para a manifestação deles podem variar com o benzodizepínico em uso. Estima-se que cerca de um terço dos pacientes que usam benzodiaze-

186 Parte III – Peculiaridades do diagnóstico e tratamento em função de comorbidades ou unidades médicas

pínicos por mais de 6 meses apresentará sintomas de abstinência em algum momento, sendo os mais prevalentes: ansiedade, insônia, dificuldades de concentração e memória, pesadelos, hipersensibilidade à luz e hiperacusia. Esse quadro em geral é autolimitado, durando entre 2 e 4 semanas.

COCAÍNA E *CRACK*

Ambas são substâncias derivadas da planta *Erythroxylon coca*. A cocaína é sua formulação menos potente (cloridrato de cocaína – pó), cujo uso é fundamentalmente inalatório e intravenoso, e o *crack*, um subproduto originário do processo de refino da cocaína, cujo uso clássico é o fumado. O efeito agudo ocorre poucos segundos após o uso fumado ou intravenoso e em menos de 3 minutos para uso inalatório, tendo duração inferior a 1 hora, independentemente da via utilizada. Em serviços de emergência, a cocaína responde por 30 a 40% das admissões relacionadas a drogas ilícitas e 0,5% do total de admissões.

Intoxicação

As intoxicações são em grande parte autolimitadas, sem necessidade de manejo específico (Quadro 3).

Quadro 3 Intoxicação por cocaína/*crack*
Hipervigilância
Autoconfiança elevada
Aceleração de pensamento
Sensação de bem-estar
Midríase
Hipertermia
Sudorese
Taquicardia
Elevação da pressão arterial

Quando ocorrem sintomas psicóticos com auto e heteroagressividade (*excited delirium*), complicações cardiológicas (precordialgia, taquiarritmias) e neurológicas (convulsões e hemorragia cerebral), o manejo deve ser específico e obrigatoriamente em ambiente hospitalar.

A base do tratamento consiste no uso de benzodiazepínicos (crises convulsivas e espasmos musculares) e neurolépticos (sintomas psicóticos). O uso desses últimos deve ser reservado para casos refratários, pois favorece a redução do limiar convulsivo e pode agravar contraturas musculares ou mesmo deflagrar uma síndrome neuroléptica, com franca hipertermia e rabdomiólise.

Cabe ressaltar que o uso concomitante de álcool, o que é bastante frequente nesses pacientes, aumenta os efeitos psicoestimulantes e cronotrópicos da cocaína, favorecendo a ocorrência de complicações.

Abstinência

Não existe nenhuma descrição formal de síndrome de abstinência de cocaína, mas, via de regra, observa-se uma evolução em três fases, e a primeira apresenta dois momentos (Quadro 4).

Aparentemente, não existem benefícios significativos do manejo farmacológico desses quadros.

OPIOIDES

Os opioides são drogas com alto potencial de abuso, e o uso desse tipo de substância tem crescido em decorrência do aumento exponencial na prescrição de analgésicos com esse princípio ativo, sobretudo a oxicodona e a hidrocodona. Existem diversos tipos de receptores opioides (μ, κ, δ e σ), e as drogas dessa família apresentam tolerância

Capítulo 22 – Manejo de emergências relacionadas ao uso de álcool e outras substâncias **187**

Quadro 4 Sintomas da síndrome de abstinência a cocaína

Primeira fase (*crash*, primeiros 5 dias)		Segunda fase (até 10 semanas)	Terceira fase
Inicial:	Final:	Recrudescência da fissura	A fissura diminui
Fissura intensa	Hipersonolência	Melhora dos sintomas ansiosos e	paulatinamente
Irritabilidade	Anedonia	depressivos	Humor, sono e ansiedade
Agitação	Exaustão		tendem a se normalizar
	Diminuição da fissura		

cruzada. O efeito analgésico se deve predominantemente à ação em κ e μ, e morfina, hidromorfona, metadona, oxicodona, heroína têm grande afinidade por este último.

Intoxicação

Dados americanos apontam para um aumento estrondoso (415% em mulheres e 265% em homens) no número de mortes por overdose de analgésicos opioides entre 1999 e 2014, e há tendência para se reproduzir, ainda que em escala menos dramática, no Brasil (Quadro 5).

Quadro 5 Sintomas clássicos da intoxicação por opioides

Miose
Bradicardia
Hipotermia
Depressão respiratória
Edema pulmonar não cardiogênico

O manejo é feito com o antagonista opioide naloxona, na dose de 0,2 a 0,4 mg SC ou IV, o qual pode precipitar sintomas de abstinência. Ainda não está disponível no Brasil a formulação para uso doméstico (dispositivo para aplicação subcutânea).

Abstinência

O início e a duração dos sintomas variam conforme a meia-vida do opioide em uso e tendem a não ultrapassar 7 dias, embora não seja infrequente a persistência de sintomas residuais (Quadro 6).

Quadro 6 Sintomas da síndrome de abstinência a opioide

Fase inicial (< 8 horas após uso)	Segunda fase (1 a 3 dias após uso)	Fase tardia – sintomas residuais (até 6 meses após uso)
Ansiedade	Inquietação/ansiedade intensa	Hipotensão
Bocejos	Piloereção	Bradicardia
Sudorese	Febre	Inapetência
Lacrimejamento	Calafrios	Fadiga
Congestão nasal	Tremores	Fissura
Rinorreia	Mialgia intensa	
Náuseas	Espasmos musculares	
Midríase	Vômitos	
	Cólicas abdominais/diarreia	
	Aumento da pressão arterial	
	Taquicardia	

O uso da metadona (agonista μ e δ, com meia-vida superior a 24 horas) inicia-se com a dose de 10 mg VO, e o paciente é reavaliado a cada 4 horas. Essa mesma dose é repetida quando o paciente apresenta pelo menos dois dos seguintes critérios:

188 Parte III – Peculiaridades do diagnóstico e tratamento em função de comorbidades ou unidades médicas

- Midríase;
- Aumento da pressão arterial sistólica em 10 mmHg;
- Aumento da frequência cardíaca em 10 bpm;
- Sudorese, calafrios, suspiros, mialgia, diarreia, lacrimejamento e rinorreia.

A dose total alcançada para a reversão dos sintomas de abstinência nas primeiras 24 horas é dividida em duas tomadas no dia seguinte e reduzida na velocidade máxima de 5 mg/dia até a retirada. A clonidina, na dose de 0,3 a 1,2 mg/dia, é eficiente como adjuvante no manejo dos sintomas autonômicos, mas por não exercer nenhum efeito sobre fissura, mialgia e insônia é pouco utilizada isoladamente.

ANFETAMINAS E DERIVADOS

Embora o abuso de anfetaminas disponíveis no mercado para venda sob prescrição médica (anfepramona, femproporex, metilfenidato, lisdexanfetamina, fenfluramina etc.) seja significativo, especialmente na população feminina e com finalidade anorexígna, a disseminação do uso de e *cstasy* ou MDMA (3,4 metilenedioxi-metanfetamina) chama a atenção, especialmente nos serviços de emergência.

Intoxicação

As principais complicações, especialmente com o uso da MDMA, são crises hipertensivas, arritmias cardíacas, convulsões, síndrome serotoninérgica, hiponatremia, edema cerebral e hipertermia. Um dos fatores que facilitam a ocorrência de overdose é a farmacocinética não linear. Ou seja, uma vez alcançado o ponto de saturação no metabolismo, qualquer pequeno incremen-

Quadro 7 Intoxicação por estimulantes

Sintomas ansiosos
Inquietação psicomotora
Cefaleia
Logorreia
Midríase
Hipertermia
Sudorese
Quadros psicóticos

to de dose pode resultar em grande aumento do nível plasmático.

O manejo consiste basicamente em resfriamento (soroterapia) e uso de benzodiazepínicos para conter ansiedade e agitação. Embora a ocorrência de hiponatremia e edema cerebral pareça associada a um efeito central do MDMA sobre a secreção de ADH, em geral o manejo se limita à restrição hídrica. A suspeita de síndrome serotoninérgica se justifica quando houver início súbito de confusão mental, instabilidade cardiovascular, diarreia e vômitos. A mortalidade desses quadros pode ser superior a 10%. Assim como nas intoxicações por cocaína, o uso de antipsicóticos requer cautela e é válido somente quando imprescindível.

Abstinência

Os sintomas de abstinência são, além da fissura, ansiedade, pesadelos, humor depressivo e fadiga. Até o momento, não há evidência de benefícios significativos com o uso de benzodiazepínicos ou antidepressivos em longo prazo.

CANABINOIDES

O uso de maconha e seus derivados sintéticos (*k2*, *spice*) tem aumentado sobretu-

Capítulo 22 – Manejo de emergências relacionadas ao uso de álcool e outras substâncias **189**

do entre os adolescentes, entre os quais o uso de álcool e tabaco vem apresentando uma tendência à queda.

Intoxicação

Os principais sintomas e sinais de intoxicação por canabinoides consistem em hiperemia conjuntival, xerostomia, hilariedade, sensação de lentificação do tempo, loquacidade, aumento do apetite, midríase e retardo psicomotor. Quanto maiores as concentrações de THC, maiores as chances de complicações como ataques de pânico e surtos psicóticos, independentemente de qualquer comorbidade psiquiátrica. O manejo agudo dessas complicações consiste em benzodiazepínicos e neurolépticos, respectivamente.

Abstinência

A síndrome de abstinência de maconha (SAM) ocorre em mais de 10% dos casos de interrupção do uso crônico de maconha, e suas características inespecíficas dificultam o diagnóstico (Quadro 8).

Quadro 8 Critérios propostos pelo DSM-5 para diagnóstico de síndrome de abstinência de maconha (SAM)

Presença de pelo menos três dos seguintes:
- Irritabilidade, raiva ou agressividade
- Ansiedade ou nervosismo
- Insônia
- Inapetência
- Inquietação
- Humor depressivo
- Sintomas físicos (cefaleia, tremor, dor de estômago, sudorese)

Não há manejo específico para esses quadros. DSM-5: *Manual Diagnóstico e Estatístico de Transtornos Mentais*, 5ª edição, American Psychiatric Association.

DIRETRIZES PARA MANEJO DE EMERGÊNCIAS

O manejo dos quadros de intoxicação deve sempre ser iniciado com anamnese subjetiva e objetiva detalhada, na medida do possível, dando-se especial atenção aos antecedentes psiquiátricos pessoais em razão da interação entre comorbidade psiquiátrica, tratamento farmacoterápico e uso de múltiplas drogas.

Condutas intempestivas e indiscriminadas, como administração de glicose in-

---

Quadro 9 Suspeita de intoxicação por álcool

Exame clínico:	Anamnese subjetiva e objetiva contemplando:	
· Rebaixamento do nível de consciência	· Padrão de consumo	
· Fala empastada	· Comorbidades clínicas e psiquiátricas	
· Ataxia	· Medicações em uso	
· Humor elado	· Suporte sociofamiliar	
Suporte clínico (ABC) + tiamina IM ou IV	Glicemia capilar (dextro) Administrar glicose apenas em caso de hipoglicemia comprovada	Exames laboratoriais Avaliar e corrigir, se necessário · Hiponatremia · Hipomagnesemia · Cetoacidose

Quadro 10 Suspeita de intoxicação por estimulantes (*cocaína/crack*/MDMA)

Exame clínico: · Hipervigilância · Logorreia · Ansiedade · Espasmos musculares/"tiques" · Midríase · Hipertermia		Anamnese subjetiva e objetiva contemplando: · Padrão de consumo · Comorbidades clínicas e psiquiátricas · Medicações em uso · Suporte sociofamiliar
Suporte clínico (ABC) Risco elevado de complicações cardiológicas (taquiarritmias/IAM) e neurológicas (AVC)	Benzodiazepínicos Reservar neurolépticos para quadros psicóticos (atenção para redução de limiar convulsígeno)	Exames laboratoriais + ECG Manejo de possíveis complicações: · Hiponatremia · Hipertermia · Rabdomiólise

AVC: acidente vascular cerebral; ECG: eletroencefalograma; IAM: infarto agudo do miocárdio; MDMA: 3,4 metilenedioxi-metanfetamina.

dependentemente da aferição de glicemia capilar, contenção química com altas doses de antipsicóticos e contenção física prolongada, devem ser evitadas.

A admissão de um paciente em serviço de emergência pode ser uma oportunidade para iniciar uma abordagem motivacional, a qual não deve ser desperdiçada diante dos resultados promissores que tem demonstrado.

BIBLIOGRAFIA SUGERIDA

1. Allison MG, McCurdy MT. Alcoholic metabolic emergencies. Emerg Med Clin North Am. 2014;32(2):293-301.
2. Amaral RA, Malbergier A, Andrade AG. Management of patients with substance use illnesses in psychiatric emergency department. Rev Bras Psiquiatr. 2010;32(Suppl 2):S104-111.
3. Baltieri DA, Strain EC, Dias JC, Scivoletto S, Malbergier A, Nicastri S, et al. Brazilian guideline for the treatment of patients with opioids dependence syndrome. Rev Bras Psiquiatr. 2004;26(4):259-69.
4. Caine D, Halliday GM, Kril JJ, Harper CG. Operational criteria for the classification of chronic alcoholics: identification of Wernicke's encephalopathy. J Neurol Neurosurg Psychiatry. 1997;62(1):51-60.
5. Connors NJ, Hoffman RS. Experimental treatments for cocaine toxicity: a difficult transition to the bedside. J Pharmacol Exp Ther. 2013;347(2):251-7.

6. Day GS, del Campo CM. Wernicke encephalopathy: a medical emergency. CMAJ. 2014;186(8):E295.
7. Galvin R, Bråthen G, Ivashynka A, Hillbom M, Tanasescu R, Leone MA. EFNS guidelines for diagnosis, therapy and prevention of Wernicke encephalopathy. Eur J Neurol. 2010;17(12):1408-18.
8. Guerreiro DF, Carmo AL, da Silva JA, Navarro R, Góis C. Club drugs. Acta Med Port. 2011;24(5):739-56.
9. Hayes BD, Martinez JP, Barrueto F. Drug-induced hyperthermic syndromes: part I. Hyperthermia in overdose. Emerg Med Clin North Am. 2013; 31(4): 1019-33.
10. Isenberg-Grzeda E, Kutner HE, Nicolson SE. Wernicke-Korsakoff syndrome: under-recognized and under-treated. Psychosomatics. 2012;53(6):507-16.
11. Lader M. Benzodiazepine harm: how can it be reduced? Br J Clin Pharmacol. 2014;77(2):295-301.
12. Laranjeira R. Usuários de substâncias psicoativas: abordagem, diagnóstico e tratamento. São Paulo: Conselho Regional de Medicina do Estado de São Paulo/Associação Médica Brasileira; 2003.
13. Laranjeira R, Nicastri S, Jerônimo C, Marques AC. Consenso sobre a síndrome de abstinência do álcool (SAA) e o seu tratamento. Revista Brasileira de Psiquiatria. 2000;22(2):62-71.
14. Maciel C, Kerr-Corrêa F. Psychiatric complications of alcoholism: alcohol withdrawal syndrome and other psychiatric disorders. Rev Bras Psiquiatr. 2004;26(Suppl 1):S47-50.
15. Manchikanti L, Atluri S, Candido KD, Boswell MV, Simopoulos TT, Grider JS, et al. Zohydro approval by food and drug administration: controversial or frightening? Pain Physician. 2014;17(4):E437-450.

16. Sanghvi SR, Kellerman PS, Nanovic L. Beer potomania: an unusual cause of hyponatremia at high risk of complications from rapid correction. Am J Kidney Dis. 2007;50(4):673-80.
17. Schaefer TJ, Hafner JW. Are benzodiazepines effective for alcohol withdrawal? Ann Emerg Med. 2013;62(1):34-35.
18. Segatto ML, Andreoni S, de Souza e Silva R, Diehl A, Pinsky I. Brief motivational interview and educational brochure in emergency room settings for adolescents and young adults with alcohol-related problems: a randomized single-blind clinical trial. Rev Bras Psiquiatr. 2011;33(3):225-33.
19. Segatto ML, Pinsky I, Laranjeira R, Rezende FF, dos Reis Vilela T. Screening and brief intervention for alcoholic patients treated at emergency rooms: prospects and challenges. Cad Saúde Pública. 2007; 23(8): 1753-62.
20. Stehman CR, Mycyk MB. A rational approach to the treatment of alcohol withdrawal in the ED. Am J Emerg Med. 2013;31(4):734-42.
21. Thomson AD, Cook CC, Touquet R, Henry JA. Royal College of Physicians. The Royal College of Physicians report on alcohol: guidelines for managing Wernicke's encephalopathy in the accident and Emergency Department. Alcohol Alcohol. 2002;37(6):513-21.
22. Verweij KJ, Agrawal A, Nat NO, Creemers HE, Huizink AC, Martin NG, et al. A genetic perspective on the proposed inclusion of cannabis withdrawal in DSM-5. Psychol Med. 2013;43(8):1713-22.
23. Woo TM, Hanley JR. How high do they look? Identification and treatment of common ingestions in adolescents. J Pediatr Health Care. 2013;27(2):135-44.
24. Zaleski M, Morato GS, Silva VA, Lemos T. Neuropharmacological aspects of chronic alcohol use and withdrawal syndrome. Rev Bras Psiquiatr. 2004; 26(Suppl. 1):S40-42.

23 Manejo do paciente com risco de suicídio no serviço de emergência médica

Chei-Tung Teng
Carolina de Mello Santos

INTRODUÇÃO

A compreensão do suicídio é muito complexa, pois há fatores multifacetados que envolvem uma situação individual e única com aspectos biológicos, psicossociais e culturais. Trata-se de um problema de saúde pública de abrangência mundial que não pode ser encarado como um evento isolado, mas, sim, como uma consequência final de um processo.

É difícil entender o que leva uma pessoa ao suicídio, mas isso não significa que não se deve reconhecer, avaliar e manejar o paciente com comportamento suicida. Por isso, é de suma importância ter o conhecimento dos processos que podem culminar no ato suicida. Todos os profissionais de saúde devem ser competentes para identificar um deles com risco suicida, já que muitos deles podem apresentar um comportamento suicida em algum momento de suas vidas.

Este capítulo tem como objetivo ressaltar pontos fundamentais que um profissional de saúde em um serviço de emergência médica deve saber para identificar o paciente com risco aumentado para o ato suicida e aspectos básicos para dar início ao manejo desses pacientes.

MANEJO

Postura adequada para o profissional de saúde

Quando se deparam com o tema suicídio, a maioria dos profissionais de saúde acreditam que perguntar sobre aspectos que envolvam o tema possa aumentar a probabilidade de o paciente cometer suicídio. Isso não é verdade – muito pelo contrário. Perguntar para o paciente sobre pensamentos suicidas pode ser um grande alívio. Conversar sobre o tema pode ser "uma porta de entrada" para o paciente poder expressar seus sentimentos mais profundos e temidos, que lhe assombram e causam enormes sofrimentos. A revelação do pensamento suicida pode ser a oportunidade para indicar alternativas para o fim do comportamento suicida, que anteriormente o paciente seria incapaz de pensar.

A oportunidade de revelar a intenção suicida ocorre, muitas vezes, em um serviço de emergência médica, após uma tentativa frustrada de autoeliminação. Os médicos clínicos enfrentam um grande paradoxo ao abordar esses pacientes, uma vez que estão acostumados a diagnosticar e tratar de doenças, inclusive depressão, mas não diretamente a ideação suicida; entretanto, a maioria desses pacientes os procura porque deseja resolver um problema de saúde, ou seja, procuram viver, e não morrer.

Algumas características do ambiente onde ocorrem os serviços de emergências são vistas como prejudiciais para o atendimento adequado desses casos. Por isso, na medida do possível, é responsabilidade do profissional promover um ambiente tranquilo, não opressor e com privacidade para possibilitar uma boa entrevista clínica. Os suicidas geralmente necessitam de mais tempo para se sentirem seguros e disponíveis para permitir uma boa avaliação.

Estimativa do risco de suicídio

O profissional de saúde aborda a questão do suicídio por meio de uma estimativa do risco de suicídio. Isso pode ser determinado na avaliação dos fatores de risco e de proteção, por isso o conhecimento desses fatores é indispensável para determinar o risco de suicídio e, por consequência, a conduta a ser tomada.

Para facilitar a compreensão desses fatores, os autores Kutcher e Chehil elaboraram um sumário esclarecedor no qual didaticamente dividiram os fatores de risco, conforme descrito no Quadro 1.

Quadro 1 Sumário de fatores de risco para avaliação do risco de suicídio

Área de avaliação	Alto risco	Baixo risco
1. Idade (jovem, adulto, idoso)	Idoso 15 a 35 anos	Pré-púbere
2. Gênero (homem, mulher)	Homem	Mulher
3. Tendência suicida (ideação, plano, intenção, tentativas)	Frequente Prolongada	Infrequente Transitória
4. Comportamento suicida prévio (tentativas prévias, autolesão, natureza e gravidade, contexto do comportamento, intenção, sentimento de comportamentos prévios)	Múltiplas tentativas Tentativa planejada Baixa possibilidade de socorro Alta intencionalidade Método altamente letal e disponibilidade do meio	Primeira tentativa Tentativas impulsivas Facilidade para socorro Baixa intencionalidade Método de baixa letalidade
5. História psiquiátrica (presença de um diagnóstico psiquiátrico)	Depressão grave Psicose aguda Abuso de substância Transtorno de personalidade grave Não adesão Controle precário	Ausência de transtorno mental Doença tratada ou bem controlada Depressão leve Boa adesão Ausência ou pouco uso de substâncias

(continua)

Quadro 1 Sumário de fatores de risco para avaliação do risco de suicídio (*continuação*)

Área de avaliação	Alto risco	Baixo risco
6. Sintomas psiquiátricos	Desesperança, anedonia grave, ansiedade grave, crise de pânico, disforia grave, autoestima diminuída, impulsividades, agressão, agitação	Otimismo, religiosidade, satisfação com a vida
7. História psicossocial	Divorciado ou viúvo, desempregado, relações interpessoais conflituosas e/ou precárias, poucas realizações, isolamento social, evento vital estressante recente, violência doméstica, abuso sexual, abuso físico, queda de posição socioeconômica	Casado, empregado, presença de criança, boas realizações, relação terapêutica positiva, apoio familiar, ausência de abuso
8. História médica (doença neurológica, HIV, tumores malignos, úlcera péptica, lúpus, insuficiência renal crônica tratada com hemodiálise, doença cardíaca, doença pulmonar obstrutiva crônica, doença prostática)	Doença crônica Dor associada Comprometimento funcional Perda da visão ou audição Desfiguração Dependência de terceiros aumentada	Saudável Sentir-se fisicamente bem Gravidez
9. História familiar (suicídio, doença mental)	Suicídio em parente de primeiro grau Parente de primeiro grau com doença mental	Sem história familiar de suicídio Sem história familiar de doença mental
10. Características da personalidade (falta de habilidade de lidar com pessoas/situações, falta de capacidade de resolver problemas, pessimismo, desesperança, perfeccionismo, pensamento rígido)	Capacidade de autocompreensão pobre Pensamento rígido Controle afetivo pobre Inflexibilidade	Boa capacidade de autocompreensão e administrar emoção/efeito Senso de responsabilidade com a família Bom teste de realidade Habilidade de lidar positiva e flexibilidade Capacidade de resolver problemas positiva

Fonte: Kutcher S, Chehil S; 2012.

É importante também saber que aproximadamente 39% das pessoas que comparecem aos serviços de emergências médicas com uma tentativa de suicídio tendem a apresentar outra tentativa. E aquelas que apresentam múltiplas tentativas apresentam mais do que o dobro do risco de morrerem por suicídio do que aquelas que tentaram só uma vez. Além disso, a probabilidade de uma ideação suicida progredir para uma tentativa de suicídio em 1 ano é de 7,3 a 9,7% na população geral, e, provavelmente, essa taxa aumenta na população que procura os serviços de emergências. Portanto, os profissionais dos serviços de emergências devem estar atentos aos sinais que o paciente apresenta durante sua permanência no serviço.

Pode-se citar, entre os fatores de proteção, ausência de doença mental, presença de criança/ter filhos, gravidez, senso de responsabilidade para com a família, satisfação elevada com a vida, teste de realidade intacto, capacidade de adaptação positiva, apoio social positivo, estar empregado, relação terapêutica positiva, capacidade de resolver problema positivo, crença religiosa presente e estruturada.

Comportamento suicida e sua psicopatologia

O comportamento suicida inclui uma série de condições similares, cuja psicopatologia pode atingir graus crescentes de intensidade e gravidade, citadas a seguir em ordem crescente de gravidade.

- Ideação suicida: constitui o grau inicial, são pensamentos esparsos que invadem a mente do indivíduo, podendo tornar-se cada vez mais frequentes, atingindo proporções incontroláveis e incessantes.
- Intenção suicida: a ameaça de pôr fim à vida é claramente expressa, embora ainda não se realize nenhuma ação concreta. Em geral, antecede o plano suicida, mas pode ocorrer concomitantemente.
- Plano suicida: quando o indivíduo está decidido a pôr fim à própria vida, ele se vê inundado pela ideação autodestrutiva, passa a elaborar um plano de suicídio, abrindo espaço para o desejo de morrer. A sua própria morte é tramada e preparada com detalhes como o método, o local e o horário, às vezes, deixando um bilhete de despedida contendo mensagem de adeus. Providências finais completam a sua decisão de morrer.

- Tentativas de suicídio: constituem atos autoagressivos não fatais. Não há necessariamente uma intenção de morrer, mas vários motivos impulsionam o paciente ao ato, como desejo de vingar-se de alguém, provocar culpa nos outros, chamar atenção dos familiares etc. Os atos impulsivos são atos autoagressivos sem planejamento suicida, deflagrados geralmente após algum evento negativo. Em geral, os métodos utilizados são repetitivos e estereotipados, como a ingestão de medicamentos ou jogar-se na frente de outros. Na tentativa de suicídio, bem como no ato impulsivo, a ameaça à vida apresenta graus variáveis, incluindo desde os gestos ou simulações, em que não há o desejo consciente de morrer, até as tentativas propriamente ditas, as quais apresentam a intenção de morrer. Estas últimas são sérias e graves, mas a intervenção de terceiros impede a sua concretização.
- Suicídio: o desfecho é a morte. O êxito letal, com frequência, resulta de uma soma de fatores: intenção de morrer, um planejamento cuidadoso e com métodos altamente letais ou um ato meramente impulsivo com grande letalidade.

Tais características cognitivas suicidas costumam se manifestar com certa ambivalência, como sentimentos confusos de cometer suicídio intercalados pelos desejos de viver e de morrer, os quais batalham como um duelo torturante nos indivíduos com intenção suicida. E é nesse momento que o papel do profissional de saúde se torna de suma importância, por isso a necessidade de aprimorar sua capacitação diante de uma ideação suicida, bem como de aprimorar seu diálogo com o paciente a fim de que ele exteriorize sua intenção para uma avaliação mais correta do risco de suicídio.

CONDUTA A SER TOMADA PERANTE O PACIENTE COM COMPORTAMENTO SUICIDA

Uma vez identificado o risco de suicídio do paciente, sua segurança deve ser garantida, concomitantemente com uma boa avaliação do estado mental e crítico do paciente. Deve também ser garantida uma boa condição clínica para, então, realizar uma conduta médica adequada. Por fim, mas não menos importante, é necessário o estabelecimento de um suporte social adequado que inclui o acionamento de enfermagem, serviço social, familiares e/ou amigos.

As diretrizes demonstradas no Quadro 2 fundamentam o encaminhamento dos pacientes com comportamentos suicidas. Elas foram formuladas por um comitê de espe-

---

Quadro 2 Diretrizes gerais para indicar o tratamento em pacientes com risco de suicídio ou comportamento suicida

Indicação geral de hospitalização, depois de uma tentativa de suicídio ou tentativa frustrada
- Paciente psicótico
- Tentativa violenta, quase letal, ou premeditada
- Precauções foram feitas para dificultar o resgate ou descobrimento
- Persistência do plano ou clara presença de intenção
- Paciente com remorso por estar vivo ou sem remorso por ter tentado suicídio
- Paciente do sexo masculino, com idade acima dos 45 anos, com doença psiquiátrica de início recente, com pensamentos suicidas
- Paciente com limitação do convívio familiar, suporte social precário, incluindo perda da condição socioeconômica
- Comportamento impulsivo persistente, agitação grave, pouca crítica, ou recusa evidente de ajuda
- Paciente com mudança do estado mental por conta de alteração metabólica, tóxica, infecciosa ou outra etiologia que necessita de pesquisa da causa clínica

Na presença de ideação suicida:
- Plano específico de alta letalidade
- Alta intencionalidade suicida

Indicação de hospitalização depois de uma tentativa de suicídio ou tentativa frustrada, exceto usando-se as circunstâncias anteriormente indicadas
Na presença de ideação suicida
- Quadro psicótico
- Transtorno psiquiátrico maior
- Tentativas anteriores de suicídio, particularmente com sérias repercussões clínicas
- Problemas clínicos preexistentes (transtorno neurológico, câncer, infecção etc.)
- Falta de crítica ou incapacidade para colaborar com a estrutura hospitalar, ou impossibilidade de acompanhar um tratamento ambulatorial
- Necessidade de ajuda de uma equipe para medicar ou realizar eletroconvulsoterapia
- Necessidade de observação constante, testes clínicos ou rastreamentos diagnósticos que necessitam de estrutura hospitalar
- Suporte familiar e social limitado, incluindo condição social precária
- Falta de uma boa relação médico-paciente que impossibilite o acompanhamento ambulatorial

Na ausência da tentativa de suicídio ou do relato da ideação suicida:
- Planejamento e intenção de suicídio evidente pela evolução psiquiátrica do quadro e/ou histórias prévias que sugerem alto risco de suicídio, e um aumento recente dos fatores de risco para suicídio

(continua)

Capítulo 23 – Manejo do paciente com risco de suicídio no serviço de emergência médica **197**

Quadro 2 Diretrizes gerais para indicar o tratamento em pacientes com risco de suicídio ou comportamento suicida (*continuação*)

Alta do serviço de emergência para ambulatório
Depois de uma tentativa de suicídio ou na presença de ideação suicida
- O evento envolvendo o suicídio foi uma reação a eventos precipitantes (p. ex., fracasso em uma prova, dificuldades em relacionamentos), particularmente se a visão do paciente diante de sua dificuldade tiver mudado após sua chegada ao serviço de emergência
- Plano, método e intenção com baixa letalidade
- Paciente com suporte familiar e psicossocial estáveis
- Paciente é capaz de colaborar com recomendações do acompanhamento ambulatorial, mantendo contato com seu médico, apresentando condições para um tratamento contínuo ambulatorial

Tratamento ambulatorial
- Paciente com uma ideação suicida crônica e/ou autolesão sem repercussão clínica grave, apresentando suporte familiar e psicossocial estáveis, ou acompanhamento psiquiátrico ambulatorial já em andamento

Fonte: Practice guideline for the assessment and treatment of patients with suicidal behavior, 2003.

---

cialistas no assunto e levaram em consideração todos os fatores de risco do Quadro 1.

CONCLUSÃO

A avaliação do risco de suicídio, apesar dos estudos bem estabelecidos de fatores de risco e de proteção, ainda se apresenta como uma habilidade que deve ser treinada e aprimorada, uma vez que não existem algoritmos efetivos para determinar se um paciente com ideação suicida realmente vai se matar ou não. Portanto, mesmo no calor do trabalho frenético de um pronto-socorro, os profissionais de saúde devem conseguir se aquietar, ouvir o paciente, tentar estabelecer empatia e transmitir confiança, saber pesquisar os fatores de risco e proteção, buscar informações sobre suporte social existente para aquele paciente, a fim de começar a programar as condutas terapêuticas (se houver um quadro psiquiátrico agudo) e de encaminhamento tanto para serviços de emergências psiquiátricas especializa-

dos, nos casos mais graves, como para os serviços de saúde mental da comunidade. As emergências médicas têm um papel fundamental na promoção da prevenção secundária e terciária do suicídio, e todos os profissionais desses serviços precisam ser adequadamente treinados para apresentar prontidão e efetividade diante dos indivíduos suicidas, que são vítimas que podem ter suas vidas salvas com a abordagem e a orientação necessárias.

BIBLIOGRAFIA SUGERIDA

1. Kutcher S, Chehil S. Suicide risk management: a manual for health professionals. 2. ed. Chichester: Wiley-Blackwell; 2012.
2. Kupur N, Cooper JS, King-Hele S, Webb R, Lawlor M, Rodway C, et al. The repetition of suicidal behavior: a multicenter cohort study. J Clin Psychiatry. 2006;67:1599-609.
3. Meleiro AMAS, Wang YP. Suicídio e tentativa de suicídio. In: Louzã Neto MR, Motta I, Wang YP, Elkis H. Psiquiatria básica. Porto Alegre: Artes Médicas; 1995.
4. Practice guideline for the assessment and treatment of patients with suicidal behavior. Am J Psychiatry. 2003;160(11 Suppl):1-60.

24 Emergências: agitação psicomotora

Daniel Augusto Mori Gagliotti

INTRODUÇÃO

A agitação psicomotora, também chamada de distúrbio comportamental agudo ou comportamento violento, pode ocorrer dentro do contexto de diversos transtornos psiquiátricos e distúrbios clínicos e metabólicos, como o abuso e abstinência de substâncias, transtornos de personalidade, primeiros surtos psicóticos e episódios de mania. Sintomas psicóticos podem ser comuns e o paciente pode estar extremamente auto e heteroagressivo secundariamente a delírios persecutórios ou alucinações visuais, auditivas ou táteis.

Quadros de agitação psicomotora podem ser observados como aumento de atividade motora e verbal, de maneira inapropriada e repetitiva, maior excitabilidade, inquietação, irritabilidade, aumento da atenção voluntária e involuntária, além de hipervigilância. Sinais de violência (agressão física dirigida a outrem) podem incluir provocações, irritabilidade, gritos e discurso em voz alta e de conteúdo agressivo, postura tensa ou com mudanças abruptas e punhos cerrados. São queixas comuns sensações de angústia, irritabilidade, inquietação física e psíquica, bem como nervosismo. As mudanças dos sinais e sintomas são bruscas, repentinas e flutuantes.

Na maioria das vezes, a falta de cooperação do paciente dificulta a anamnese inicial, porém uma avaliação completa deve ser pensada e executada pelo clínico que irá realizar os procedimentos necessários, visando à segurança do paciente e da equipe ao seu redor. Os objetivos primordiais são a contenção do quadro de agitação de maneira rápida, eficaz, segura e menos severa possível.

A prática clínica dos métodos de tranquilização rápida que serão descritos neste capítulo é usada quando as medidas comportamentais e psicológicas falharam em conter o distúrbio comportamental agudo. Os métodos de sedação existentes atualmente não estão colocados sobre uma forte base de evidências por conta da dificuldade de consentimento deles, diante de seu quadro de agitação, em participar de estudos controlados randomizados. As reco-

Capítulo 24 – Emergências: agitação psicomotora **199**

mendações atuais são baseadas parte nos dados de literatura existentes, parte em considerações teóricas e parte em experiência clínica.

FATORES DE RISCO E CONDIÇÕES MÉDICAS ASSOCIADAS

Entre os fatores mais comuns associados ao aumento do risco de agressividade entre os pacientes com transtorno psiquiátrico, Moore e Plaff (2011) citam:

- Demográficos: sexo masculino, pacientes jovens (15-24 anos), baixo nível socioeducacional, desemprego e baixo suporte social.
- Antecedentes pessoais: histórico de violência prévio, violência doméstica e abuso de substâncias.
- Intoxicação ou abstinência de substâncias: álcool, cocaína, anfetaminas, alucinógenos, inalantes, opioides, hipnóticos e esteroides.
- Transtornos de personalidade: baixa tolerância a frustrações, baixa autoestima, irritabilidade e baixa adesão ao tratamento.
- Transtornos psicóticos: delírios persecutórios, baixo controle de impulsos, má adesão ao tratamento, alucinações auditivas com vozes de comando.

Além dos transtornos psicóticos, de personalidade ou secundários ao uso de substâncias, pode-se citar também, como comumente associados a quadros de agitação psicomotora, os transtornos de humor, retardo mental, transtorno de conduta, transtorno explosivo intermitente e demências.

Patologias clínicas preexistentes também podem contribuir para os quadros de agitação psicomotora e auto/heteroagressividade. Entre elas, vale a pena citar:

- Quadros infecciosos: qualquer infecção, principalmente as que acometem o SNC, como encefalites ou meningites, podem precipitar distúrbios comportamentais agudos. Infecções também podem predispor pacientes nos extremos de faixa etária a quadros de *delirium*.
- *Delirium*: também chamado de estado confusional agudo, pode ser causado por inúmeras afecções clínicas ou metabólicas com características próprias, como oscilações de nível de consciência, desorientação têmporo-espacial, oscilação da agitação durante o dia com piora ao entardecer. A prevalência de *delirium* em pacientes internados em pronto-socorro pode chegar a 10%.
- Doenças do sistema nervoso central: traumas de SNC, neoplasias, malformações, AVC, doenças neurodegenerativas e epilepsia.
- Alterações metabólicas: hipo ou hiperglicemia, hipo ou hipertireoidismo, hipo ou hiperparatireoidismo, hipo ou hipercortisolismo.
- Medicações: inibidores seletivos da receptação de serotonina, anticolinérgicos, corticosteroides, benzodiazepínicos, opioides e pacientes em polifarmácia.

ABORDAGEM COMPORTAMENTAL DO PACIENTE AGITADO

Lembrando que o paciente em agitação psicomotora e apresentando comportamentos violentos oferece risco iminente de lesões corporais à equipe de saúde, um paciente com essas características nunca deve ser abordado sozinho. Uma equipe de profissionais devidamente treinados faz-se necessária.

As técnicas mais utilizadas são descritas na Tabela 1. Deve ficar claro para a equipe quem é o coordenador da equipe que irá informar e prontificar as diferentes abordagens ao próprio paciente e à equipe.

O local do atendimento, na medida do possível, também deve oferecer o menor risco possível aos pacientes e à equipe: é necessário que as portas estejam abertas e com rotas de fugas desobstruídas, serviço de segurança presente, enfermagem especializada acessível e avaliação de potenciais "armas" presentes no ambiente.

A equipe deve estar atenta a fatores de melhora e de piora do comportamento por meio dos comportamentos verbais e não verbais do paciente. Portanto, é preciso avaliar se há algo ou alguém no ambiente que leva à piora da agitação. Deve-se usar um tom de voz baixo e explicar ao paciente todos os procedimentos e atitudes tomadas pela equipe, estimulando a empatia e o vínculo terapêutico de confiança.

CONTENÇÃO FÍSICA E MECÂNICA

A contenção, prática antiga, foi utilizada por muito tempo de maneira errada, punitiva e, muitas vezes, colocando em risco o próprio paciente. Entretanto, hoje em dia as técnicas já estão bem estabelecidas entre os profissionais da saúde mental para que seja um procedimento terapêutico e não de repressão.

Caracteriza-se como contenção física a imobilização do paciente por várias pessoas da equipe, que o seguram firmemente no solo. Contenção mecânica se caracteriza pelo uso de faixas de couro ou tecido, em quatro ou cinco pontos, que fixam o paciente ao leito.

Não há no Brasil resoluções de conselhos ou normatizações legais sobre a prática da contenção e não há dados se é constituído como ato médico. Se não realizada

Tabela 1	Técnicas de atenuação	
Nível de agitação	Definição	Técnica utilizada
1	Mudança ou alteração de comportamentos (choro, inquietação motora, tom de voz alto)	Atitude suportiva, empática, escuta ativa Perguntas abertas, estímulo à expressão verbal Reduzir estímulos Oferecer medicações Reduzir estímulos ambientais
2	Comprometimento da racionalização Gritos, sarcasmo, beligerância, ameaças verbais, movimentos despropositados	Isolamento do ambiente Permitir expressão de emoções Estimular racionalização Negociar e oferecer opções Avaliar necessidade de contenção física com a equipe
3	Perda de controle e necessidade de ação física	Contenção física Contenção química caso as medidas de atenuação falhem
4	Reaquisição de controle	Restabelecimento de vínculo terapêutico

Adaptada de Melzer-Ribeiro e Teng, 2011.

Capítulo 24 – Emergências: agitação psicomotora **201**

com técnica e conhecimento, pode desencadear complicações que vão do trauma psicológico a complicações clínicas graves, como: desidratação, redução da perfusão em extremidades, fraturas, depressão respiratória e morte súbita.

A Tabela 2 mostra algumas diretrizes existentes na literatura para uma contenção mecânica adequada.

CONTENÇÃO QUÍMICA E MANEJO FARMACOLÓGICO

O objetivo do uso de medicações para conter o paciente é tranquilizá-lo o mais rapidamente possível, diminuindo o risco de comportamentos agressivos e violentos, de maneira a permitir a continuidade da investigação diagnóstica e da abordagem terapêutica. Portanto, evita-se uma sedação muito profunda ou prolongada. É preciso que o paciente permaneça completa ou parcialmente responsivo.

Uma possibilidade de manejo de pacientes agressivos e em agitação psicomotora é mostrada na Tabela 3.

As medicações mais utilizadas hoje em dia são os antipsicóticos convencionais (haloperidol e clorpromazina), os benzodiazepínicos (diazepam, lorazepam e midazolam) e, mais recentemente, os antipsicóticos de nova geração (olanzapina, aripiprazol e ziprasidona).

Antipsicóticos

Antipsicóticos de baixa potência, como a clorpromazina, podem provocar sedação

Tabela 2	Diretrizes em contenção mecânica
1	Contenção mecânica: fixação do paciente ao leito por meio de faixas de couro ou tecido, geralmente em membros inferiores e superiores
2	Último recurso, quando todas as outras técnicas ou intervenções forem fracassadas
3	Usada quando há risco iminente de agitação psicomotora, risco de queda, auto e heteroagressão, ferimentos em pacientes com rebaixamento de nível de consciência
4	Estabelecer plano específico para o procedimento
5	Vários membros da equipe participando, de preferência cinco pessoas (uma pessoa responsável pela segurança da cabeça e uma em cada membro)
6	Médico presente durante todo o procedimento
7	Orientar o paciente sobre o que está ocorrendo e os motivos que o levaram à conduta
8	Manter a contenção pelo menor tempo possível
9	Checar continuamente o conforto e a segurança do paciente. Verificar perfusão de membros, ocorrência de garroteamento, hiperextensão e compressão de tórax e plexo braquial
10	Observação contínua pela enfermagem durante o período em que o paciente estiver contido
11	Monitorização de sinais vitais
12	Reavaliação médica a cada 30 minutos para verificar a necessidade de manutenção ou não do procedimento
13	Realizar a retirada da contenção em equipe
14	Registro detalhado no prontuário (indicações, sinais vitais, conforto, segurança, intercorrências)

Adaptada de Montovani et al. , 2010.

Parte III – Peculiaridades do diagnóstico e tratamento em função de comorbidades ou unidades médicas

Tabela 3 Manejo farmacológico e contenção química do paciente agitado

1	Iniciar o manejo sempre por meio de intervenções verbais e comportamentais
2	Envolver a equipe e planejar a ação com enfermagem e segurança do ambiente
3	Considerar para o uso de medicação: idade, sexo, IMC, comorbidades clínicas, medicações em uso, efeitos colaterais prévios, uso de substâncias psicoativas
4	Registrar em prontuário todas as escolhas e justificativas
5	Oferecer em primeiro lugar medicação via oral (VO)
6	Se paciente cooperativo, mas com risco de agitação: · Haloperidol 2,5 a 5 mg, VO ou · Diazepam 10 mg, VO ou · Haloperidol 2,5 mg + diazepam 10 mg, VO ou · Risperidona 2 mg, VO ou · Risperidona 2 mg, VO + lorazepam 2 mg, VO · Deve-se evitar benzodiazepínicos se comorbidade clínica presente

7	Se paciente não cooperativo, agitado ou com risco iminente de violência ou fuga
	 · Comorbidade clínica ou condição médica geral presente:
	   – Haloperidol (2,5 a 5 mg), intramuscular (IM) ou
	   – Olanzapina (5 a 10 mg), IM ou
	   – Ziprasidona (5 a 10 mg), IM
	 · Paciente em intoxicação por psicoestimulantes:
	   – Midazolam (5 a 15 mg), IM
	   – Diazepam (5 a 10 mg), via endovenosa (EV) em 5 minutos
	 · Intoxicação por álcool ou outras substâncias psicoativas:
	   – Haloperidol (2,5 a 5 mg), IM
	 · Agitação decorrente de transtornos psiquiátricos primários:
	   – Haloperidol (2,5 a 5 mg), IM ou
	   – Haloperidol (2,5 a 5 mg), IM + midazolam (5 a 7,5 mg), IM ou
	   – Olanzapina (5 a 10 mg), IM ou
	   – Ziprasidona (5 a 10 mg), IM
	 · Pacientes gestantes:
	   – Haloperidol (2,5 a 5 mg), IM

8	Reavaliar o paciente a cada 30 minutos, registrando em prontuário com aferição de sinais vitais
9	Caso necessária medicação adicional: repetir a droga ou a combinação utilizada inicialmente, na mesma dose Evitar polifarmácia
10	Sempre que houver achados clínicos indicativos de alteração cardiovascular ou caso seja administrado ziprasidona, realizar ECG
11	Observação de efeitos colaterais e medidas terapêuticas adotadas nas 24 horas subsequentes

Adaptada de Montovani et al., 2010.

excessiva, hipotensão, arritmias cardíacas e diminuição do limiar convulsivo. Já os de alta potência, como o haloperidol, podem aumentar a chance da ocorrência de sintomas extrapiramidais, como a distonia aguda e a acatisia (sintomas que podem ser confundidos com piora do quadro de agitação). A administração IM dos antipsicóticos típicos acima alcança pico plasmático em aproximadamente 30 minutos.

A olanzapina e a ziprasidona são consideradas antipsicóticos de nova geração e têm boa eficácia nesses casos, com poucas chances de sedação excessiva e sintomas extrapiramidais. Contudo, apresentam custos elevados e não estão sempre disponíveis. Evita-se o uso de olanzapina injetável associada a benzodiazepínicos pelo risco de eventos adversos graves, como arritmias cardíacas letais. Doses altas de ziprasidona (maiores que 80 mg/dia) devem ser evitadas pelo risco de aumento de intervalo QT no ECG.

Benzodiazepínicos

Essa classe de medicação exibe rápido efeito tranquilizante, com ação sedativa e ansiolítica ao paciente. Não devem ser usados em pacientes com suspeitas de uso de outras substâncias que deprimem o sistema nervoso central (álcool, barbitúricos e opioides) e os efeitos adversos mais comuns são: depressão respiratória, sedação excessiva, ataxia e desinibição paradoxal (mais comum em extremos de idade). Os mais comuns são:

- Diazepam: administração VO ou EV, tem rápido início de ação. Evita-se o uso IM por conta da absorção errática da droga.
- Midazolam: administração IM, baixo risco de depressão respiratória. Rápido início de ação, com meia-vida entre

90 e 150 minutos, sendo mais utilizado em associação com outras medicações.
- Lorazepam: na dose de 2 a 4 mg tem rápido início de ação, mesmo em sua formulação VO.

Anti-histamínico

O uso da prometazina em associação com um antipsicótico de alta potência é prática comum em nosso país nos serviços de emergência. É uma medicação antagonista dopaminérgica e noradrenérgica que, em indivíduos saudáveis, pode levar a sedação excessiva e prejuízo de funções cognitivas e motoras. Evidências na literatura sugerem que a associação da prometazina com haloperidol administrados via intramuscular tem um efeito sedativo maior que o uso de olanzapina ou haloperidol isoladamente.

CONSIDERAÇÕES FINAIS

O manejo do paciente em agitação psicomotora é um desafio para a equipe tanto no pronto-socorro psiquiátrico quanto no pronto-socorro do hospital geral, enfermarias e ambulatórios. Toda a equipe de saúde, incluindo médicos, enfermagem, psicólogos, assistentes sociais e a segurança, deve estar treinada para a ocorrência dessa emergência, já que as medidas comportamentais e avaliação geral da situação são as primeiras condutas a serem tomadas por toda a equipe, visando à proteção dela e do paciente. Quanto maior for a experiência da equipe, menores as chances de concretização de atos violentos.

O manejo comportamental a ser utilizado, a escolha da contenção física, da contenção química e o manejo farmacológico devem ser avaliados individualmente pesando todos os riscos e benefícios para aquele indivíduo, prezando a tranquilização do paciente, evitando uma sedação excessiva que possa prejudicar a continuidade da avaliação clínica.

Após o controle da situação, é necessário que toda a equipe discuta o caso para avaliações sobre as decisões tomadas, as abordagens e procedimentos, visando a um aprendizado contínuo, evitando assim eventuais falhas no futuro.

BIBLIOGRAFIA SUGERIDA

1. Allen MH, Currier GW, Carpenter D, Ross RW, Docherty JP; Expert Consensus Panel for Behavioral Emergencies 2005. The expert consensus guideline series. Treatment of behavioral emergencies 2005. J Psychiatr Pract. 2005;11(Suppl. 1):5-112.
2. Battaglia J. Pharmacological management of acute agitation. Drugs. 2005;65(9):1207-22.
3. Bosanac P, Hollander Y, Castle D. The comparative efficacy of intramuscular antipsychotics for the management of acute agitation. Australas Psych. 2013.
4. Mantovani C, Migon MN, Alheira FV, Del-Ben CM. Management of the violent or agitated patient. Rev Bras Psiquiatr. 2010;32(Suppl. 2): S96-103.
5. Melzer-Ribeiro DL, Teng CT. Emergência psiquiátrica no hospital geral. In: Miguel EC, Gentil V, Gattaz WF (eds.). Clínica psiquiátrica. Barueri: Manole; 2011. p. 1471-81.
6. Pratt JP, et al. Establishing gold standard approaches to rapid tranquillisation: a review and discussion of the evidence on the safety and efficacy of medications currently used. J Psych Inten Care. 2008;4:3-57.
7. Ranjan S, Chandra PS. Drug combinations for rapid tranquillisation. Br J Psychiatry. 2005;187:192-3.
8. Rocca P, Villarib V, Bogetto F. Managing the aggressive and violent patient in the psychiatric emergency. Progressos em psicofarmacologia e neuro--psiquiatria biológica. 2006;30(4):586-98.
9. Royal College of Nursing. Violence: the short-term management of disturbed/violent behavior in patient settings and emergency departments. Londres; 2005.
10. Santos ME, do Amor JA, Del-Ben CM, Zuardi AW. Psychiatric emergency service in a university general hospital: a prospective study. Rev Saude Publica. 2000;34(5):468-74.
11. Taylor D, Paton C, Kapur S. The Maudsley – prescribing guidelines, 10. ed. Informa HealthCare; 2009.

Crises de ansiedade: aspectos do manejo   25

Fabio Scarpelli Fazio

INTRODUÇÃO

Vivências de ansiedade são universais e fazem parte de comportamentos tidos como "normais" e adaptativos diante de situações aversivas e ameaçadoras na maior parte das vezes. Porém, quando a capacidade de um indivíduo de lidar com determinada situação aversiva é vivenciada como insuficiente, é possível que ele procure ajuda de profissionais da saúde.

Pacientes com crises de ansiedade respondem por até 4% dos atendimentos na atenção primária. Apesar da prevalência modesta, esses atendimentos costumam demandar bastante tempo e recursos, sobretudo emocionais, dos profissionais que recebem tais demandas. Por conta das características das crises, os pacientes costumam procurar ajuda nos ambientes onde sentem e acreditam que podem ser prontamente atendidos: prontos-socorros, atendimentos ambulatoriais fora de data e ligações telefônicas costumam ser as formas mais frequentes de buscar ajuda.

CONCEITO DE CRISE

Crises são eventos, em geral de caráter agudo, que são vivenciados como opressivos e de difícil superação para quem os vivencia, fazendo com que a pessoa se sinta incapaz de lidar com o evento estressor por meio dos seus mecanismos habituais. Nessa definição, nota-se a importância do caráter subjetivo de tal conceito, uma vez que mais do que as características do evento em si, tem-se a capacidade emocional do indivíduo e sua experiência subjetiva do evento como algo grave e insuperável como elementos definidores da crise. Diversos são os eventos nos quais uma crise pode se instalar (Quadro 1).

Conceito de crise de ansiedade

Neste capítulo, será usada "ansiedade" como o conceito que engloba uma experiência emocional desconfortável de tensão e apreensão com relação a um evento futuro com potencial ameaçador, e que em geral

Quadro 1 Eventos comumente associados à crise
Relacionados ao desenvolvimento "normal": nascimento de filho, mudança de carreira, aposentadoria
Existenciais: conflitos relacionados com responsabilidade, independência, liberdade ou compromisso
Ambientais: inundações, incêndios, desmoronamentos
Médicos: condição médica, inclusive de natureza psiquiátrica, recentemente diagnosticada ou uma exacerbação de um problema médico atual
Situacionais: perda de emprego, divórcio, violência física, término de relacionamento e luto

vem acompanhada de respostas fisiológicas correspondentes (reguladas pelo sistema nervoso autonômico) e associada a comportamentos de fuga, esquiva ou paralisia. Assim, pode-se definir crises de ansiedades como eventos, em geral agudos, que são vivenciados como ameaçadores e insuperáveis, acompanhados de manifestações psicológicas e fisiológicas de ansiedade por quem os experimenta.

ASPECTOS CLÍNICOS DAS CRISES DE ANSIEDADE

No contexto da emergência, dois quadros clínicos representativos das crises de ansiedade são: ataques de pânico e reação aguda ao "estresse".

Ataques de pânico

São crises súbitas de intensa ansiedade, que atingem um pico em alguns minutos, caracterizadas pela presença de intensa tensão/apreensão, acompanhada por sintomas físicos de natureza autonômica (p. ex., taquicardia, sudorese, tremores, náusea, tontura, taquipneia e parestesias), sensação de despersonalização ou desrealização e medo de perder o controle, enlouquecer ou morrer.

Em geral, o paciente procura inicialmente o serviço de saúde buscando avaliação e suporte para condições clínicas temidas e conhecidas, em geral condições cardiológicas (p. ex., infarto do miocárdio) ou neurológicas (p. ex., acidente vascular cerebral) por conta da natureza dos sintomas físicos. Costumam apresentar alívio da ansiedade com os achados negativos para tais condições e por meio de reasseguramento.

Caso os ataques de pânicos sejam recorrentes, inesperados e associados à preocupação persistente de ter novos ataques, deve ser considerada a possibilidade de transtorno de pânico. Nesse caso, o paciente deve ser encaminhado para acompanhamento especializado após atendimento inicial.

Reação aguda ao "estresse"

Trata-se de um quadro que ocorre em indivíduos que vivenciaram ou testemunharam graves estressores (físicos e/ou psíquicos) como ameaça de morte, lesão grave ou violência sexual. Os sintomas são mistos e variáveis e comportam: revivência da situação traumática (p. ex., lembranças intrusivas, sonhos angustiantes, *flashbacks*), evitação persistente de estímulos associados ao evento estressor, estado de hiperexcitabilidade constante (p. ex., estado irritadiço, inquietação, resposta de sobressalto, insônia e dificuldade de concentração) e, por vezes, anestesia emocional. Em geral, os sintomas duram de 2 dias a 1 mês. Caso persistam por mais de 1 mês, deve ser considerada a possibilidade de transtorno do estresse pós-traumático, condição que deve ser encaminhada para acompanhamento especializado após abordagem inicial.

ASPECTOS GERAIS DO MANEJO NAS CRISES DE ANSIEDADE

Ao atender um paciente com sinais e sintomas sugestivos de crise de ansiedade, o profissional deve procurar ficar atento tanto aos aspectos da avaliação, em especial com relação aos diagnósticos diferenciais, como também aos aspectos do manejo em si, em especial ao vínculo estabelecido com o paciente, que desde o início do atendimento será de grande importância para a evolução do quadro.

A abordagem inicial, em geral, é válida para diversos quadros de ansiedade no contexto da emergência. Para fins didáticos, será dividida em avaliação e diagnóstico, manejo não farmacológico, manejo farmacológico e encaminhamento.

Os princípios gerais da avaliação e do diagnóstico são:

- Avaliação clínica e neurológica básica a fim de avaliar e excluir potenciais condições clínicas subjacentes (Quadro 2). Deve-se considerar exames subsidiários conforme o caso.
- Avaliação psicopatológica (avaliar atitude, apresentação, atenção, humor, pensamento, juízo, realidade, sensopercepção, psicomotricidade).
- Investigação de comorbidades psiquiátricas (p. ex., psicose, uso de álcool/drogas, depressão, transtorno bipolar, deficiência intelectual) e uso de mediações psicotrópicas.
- Identificação de problemas e estressores ambientais (p. ex., familiares, profissionais, financeiros, de saúde).
- Identificação da rede de apoio e suporte (p. ex., família, amigos, religião).
- Identificação do risco de auto ou heteroagressão.

Quadro 2 Diagnósticos clínicos diferenciais de crises de ansiedade

Síndrome coronariana aguda, insuficiência cardíaca congestiva, anemia aguda
Acidente vascular cerebral, enxaqueca, crise epiléptica
Efeitos de substâncias psicoativas: intoxicação ou síndrome de retirada ou abstinência (p. ex., álcool, cafeína, cocaína, anfetamina, alucinógenos, benzodiazepínicos, anticolinérgicos, antidepressivos e antipsicóticos)
Asma, embolia pulmonar, hiperventilação
Hipoglicemia, hipertireoidismo

Os princípios gerais do manejo não farmacológico são:

- Estabelecer vínculo por meio de postura calma, segura e empática. Dar atenção às queixas e manter escuta interessada e aberta aos questionamentos do paciente.
- Iniciar a abordagem com perguntas abertas e "neutras" para depois explorar temas mais íntimos. Inspirar confiança.
- Ajudar o paciente a identificar suas emoções em clima suportivo. Evitar confrontação e postura dualista (mente ou corpo). Se possível, ajudar o paciente a relacionar aspectos psicológicos e fisiológicos ao contexto vivido.
- Oferecer ambiente físico calmo e seguro.
- Procurar estabilizar o estado emocional do paciente, explorando opções para lidar com a crise e reduzir o estresse. Reforçar "pontos fortes" do paciente.
- Considerar técnicas de relaxamento (p. ex., respiração lenta evitando hiperventilação).
- Reasseguramento e sugestão são técnicas úteis.

- Nos casos de ataque de pânico, reforçar o caráter passageiro das crises.
- Considerar fazer contato e convocar familiares e amigos para dar suporte e prover informações.
- Considerar e conversar com o paciente sobre a possibilidade de farmacoterapia e encaminhamento para acompanhamento.

Os princípios gerais para o manejo farmacológico são:

- Considerar o uso de medicações quando a abordagem anterior for insuficiente para melhora do quadro. Priorizar a via oral de administração.
- Considerar efeitos colaterais e risco de dependência (em especial com benzodiazepínicos).
- Nos casos de reação aguda ao estresse, evitar uso de benzodiazepínicos logo após exposição a evento de natureza traumática (possível efeito iatrogênico em longo prazo, por influência nos mecanismos de memória e aprendizagem). Nesse caso, deve-se considerar medicar sintomas-alvo (p. ex., doses baixas de antidepressivos tricíclicos ou anti-histamínicos para insônia) por período curto (de preferência < 7 dias) até acompanhamento especializado. Priorizar medidas não farmacológicas e encaminhamento.
- Nos casos de ataques de pânico, considerar uso de benzodiazepínicos caso medidas não farmacológicas se mostrem insuficientes. Doses baixas costumam ser suficientes (p. ex., clonazepam, 0,5 mg; alprazolam, 0,5 mg; diazepam, 5 mg). Deve-se considerar os efeitos colaterais (p. ex., sedação, lentificação) na alta do paciente. Solicitar acompanhante se necessário.

- Evitar iniciar prescrições de uso prolongado (como antidepressivos) no contexto da emergência, caso o paciente não tenha acesso a serviço para acompanhamento. Priorizar o encaminhamento, se indicado.

Os princípios gerais do encaminhamento são:

- No contexto da emergência, considerar interconsulta de profissional de saúde mental, caso disponível, em caso de dúvida (diagnóstico ou manejo).
- Casos sem recorrência, sem marcadores de gravidade (Quadro 3), sem outras comorbidades psiquiátricas, com bom suporte social/familiar e que responderam bem às medidas no contexto de emergência podem receber alta com orientações para buscar acompanhamento, se necessário.
- Nos casos com recorrência e/ou marcadores de gravidade (Quadro 3), é preciso encaminhar para serviço com profissionais de saúde mental. Nesses

Quadro 3 Marcadores de gravidade

Sinais e sintomas intensos com duração > 2 semanas
Busca recorrente de ajuda em contextos de emergência
Comorbidades psiquiátricas como depressão, transtorno afetivo bipolar ou psicose
Incapacidade para dormir, perda de apetite ou medo persistente de ficar sozinho
Suporte social/familiar precário
Período persistente de "regressão"
Evento estressor grave
Grave queda no desempenho escolar/profissional ou recusa de ir a escola/trabalho
Irritabilidade persistente
Ideação auto ou heteroagressiva

Capítulo 25 – Crises de ansiedade: aspectos do manejo **209**

casos, deve-se priorizar o encaminhamento com atendimento precoce e já marcado ao receber alta da emergência e com orientação aos familiares.

- Nos casos graves com risco de suicídio, deve ser considerada a possibilidade de internação em ambiente protegido.

BIBLIOGRAFIA SUGERIDA

1. American Psychiatric Association. Practice guideline for the treatment of patients with panic disorder; 2009. [acesso em 20 abr. 2015]. Disponível em: http://psychiatryonline.org/pb/assets/raw/sitewide/practice_guidelines/guidelines/panicdisorder.pdf.
2. Australian Centre for Posttraumatic Mental Health. Australian guidelines for the treatment of acute stress disorder & posttraumic stress disorder; 2013. [acesso em 16 abr. 2015]. Disponível em: http://www.phoenixaustralia.org/wp-content/uploads/2015/03/ACPMH-Guidelines.pdf.
3. Katzman MA, Bleau P, Blier P, Chokka P, Kjernisted K, Van Ameringen M. Canadian clinical practice guidelines for the management of anxiety, posttraumatic stress and obsessive-compulsive disorders. BMC Psychiatry. 2014;14(Suppl. 1):S1.
4. Kavan MG, Elsasser GN, Barone EJ. The physician's role in managing acute stress disorder. Am Fam Physician. 2012;86(7):643-9.
5. Kavan MG, Guck TP, Barone EJ. A practical guide to crisis management. Am Fam Physician. 2006; 74(7):1159-64.
6. Wild Iris Medical Education. Mental health crisis management; 2014. [acesso em 27 abr. 2015]. Disponível em: http://www.nursingceu.com/courses/468/Mental-Health-Crisis-Mgmt-Wild-Iris-Medical-Education.pdf.

26 Sintomas somáticos e transtornos relacionados

Bruna Bartorelli
Abigail Betbedè

INTRODUÇÃO

Os transtornos somáticos, como são atualmente denominados, compreendem uma série de doenças em que queixas físicas são o centro da vida do paciente. Essas queixas podem ser as mais variadas e implicam comprometimento de todas as esferas da vida do indivíduo: laboral, lazer, social, conjugal. Ou seja, não nos referimos aqui à somatização como fenômeno psicológico, em que manifestações físicas secundárias a conflitos psíquicos aparecem de forma pontual em indivíduos saudáveis sem maiores consequências e, sim, de sintomas permanentes com uma série de desdobramentos. Geralmente essas queixas são incapacitantes, geram muita angústia e resultam em procura incessante por atendimento médico. Muitos pacientes são acompanhados por diversos especialistas, sendo submetidos regularmente a exames e consultas. Por serem poliqueixosos e muito insistentes em receber um diagnóstico, acabam sendo encaminhados para novos especialistas e fazendo mais exames. Sistemas não compartilhados de prontuários, rotatividade de médicos nos serviços, dificuldade de comunicação entre os profissionais, por exemplo, contribuem para que os pacientes permaneçam anos rodando de especialidade em especialidade sem que seja feito o diagnóstico de transtorno somático. Esse processo gera um desgaste enorme dos pacientes, familiares, médicos e sistema de saúde, levando a gastos muito elevados e deterioração da relação médico-paciente. Daí a necessidade de maior ênfase ao ensino de transtornos somáticos na educação médica para que esses casos fossem identificados mais precocemente, já que são vistos em todas as especialidades. Existem escalas de avaliação específicas para rastreio de transtornos somáticos na atenção primária por meio de questionários respondidos pelo próprio paciente.

Dados relativos à prevalência são muito variáveis e ainda baseados na classificação segundo o *Manual Diagnóstico e Estatístico de Transtornos Mentais – 4ª edição* (DSM-IV). Dados internacionais sugerem uma prevalência elevada, 16,1% na Holanda, onde é um dos transtornos mentais mais prevalentes. Em nosso meio, a prevalência de transtornos somatoformes é de 6% ao longo da vida, 4,2% no ano anterior e 3,2% no mês anterior.

Pacientes com transtornos somáticos procuram duas vezes mais por serviços ambulatoriais e por internações e custam a cada ano o dobro que um paciente não somatizador, independentemente de haver comorbidades psiquiátricas e/ou clínicas, um gasto estimado de 256 bilhões de US$/ano.

A violência é um fator de risco muito importante para o desenvolvimento de queixas somáticas e ouvimos em nossa rotina incontáveis relatos de maus-tratos, negligência, abuso físico, psicológico e sexual durante a infância, muitas vezes perpetuado durante a vida adulta por meio do estabelecimento de laços afetivos com companheiros violentos. É importante ressaltar que o abuso sexual em si não é o principal fator do trauma e, sim, a falta de medidas por parte dos responsáveis em proteger a criança do abuso. Outros fatores predisponentes incluem vulnerabilidade genética, reforço positivo, convivência com pais cronicamente doentes, fatores socioculturais, escolaridade baixa, funcionamento alexitímico.

O termo *alexitimia* foi sugerido por Sifneos para se referir àqueles pacientes com uma vida emocional pobre em sonhos e fantasias e que demonstravam não ter palavras para nomear ou expressar as emoções. Considerada inicialmente um traço de personalidade, hoje a definição mais encontrada na literatura é a de que se trata de um construto multidimensional, integrado por diversos fatores como dificuldades em identificar e descrever sentimentos subjetivos, dificuldades em fazer distinção entre emoções e sensações físicas, escassez de sonho e incapacidade de simbolizar ou fazer relação entre afeto e fantasia e um estilo de raciocínio concreto e objetivo, voltado para a realidade externa.

DIRETRIZES DIAGNÓSTICAS

O DSM-5 trouxe mudanças importantes no grupo dos transtornos somatoformes, que passou a ser denominado sintomas somáticos e transtornos relacionados. Procurou-se simplificar os critérios diagnósticos e reduzir a dualidade mente-corpo, tornando mais fácil a utilização por não psiquiatras. Atualmente não importa para o diagnóstico se o paciente possui ou não causas orgânicas que expliquem o quadro e, sim, como este se relaciona com a doença. Dois indivíduos podem ter exatamente o mesmo quadro clínico (p. ex., hérnia de disco) e se comportar de maneira totalmente diversa. O primeiro segue o tratamento proposto pelo ortopedista, faz fisioterapia, apresenta boa resposta às medicações e fora da crise aguda procura reestabelecer suas atividades sociais e laborais. O segundo procura a opinião de inúmeros especialistas, não segue a fisioterapia, pois a dor é insuportável, tem efeitos adversos a todas as medicações prescritas, afasta-se de todas as atividades e passa a viver em função da dor lombar. São casos como o segundo exemplo que configuram um transtorno somático. Além disso, excluiu-se o transtorno dismórfico corporal, que passou a fazer parte dos transtornos obsessivos-compulsivos e incorporou-se o transtorno factício ao grupo. Os transtornos de somatização e doloroso somatoforme fundiram-se no transtorno de sintomas somáticos.

O objetivo deste texto não é esmiuçar cada um desses diagnósticos separadamente, mas fornecer um panorama geral que permita identificar um quadro somático e tomar as devidas condutas terapêuticas. Os critérios diagnósticos, segundo o DSM-5, para sintomas somáticos e transtornos relacionados estão descritos nos Quadros 1 a 6.

Parte III – Peculiaridades do diagnóstico e tratamento em função de comorbidades ou unidades médicas

Quadro 1 Transtorno de sintomas somáticos – 300.82 (F45.1)

A. Um ou mais sintomas somáticos que causam aflição ou resultam em perturbação significativa da vida diária

B. Pensamentos, sentimentos ou comportamentos excessivos relacionados aos sintomas somáticos ou associados a preocupações com a saúde manifestados por pelo menos um dos seguintes:

1. Pensamentos desproporcionais e persistentes acerca da gravidade dos próprios sintomas
2. Nível de ansiedade persistentemente elevado acerca da saúde e dos sintomas
3. Tempo e energia excessivos dedicados a esses sintomas ou a preocupações a respeito da saúde

C. Embora algum dos sintomas somáticos possa não estar continuamente presente, a condição de estar sintomático é persistente (em geral mais de 6 meses)

Especificar se:
· Com dor predominante (anteriormente transtorno doloroso): esse especificador é para indivíduos cujos sintomas somáticos envolvem predominantemente dor

Especificar se:
· Persistente: um curso persistente é caracterizado por sintomas graves, prejuízo marcante e longa duração (mais de 6 meses)

Especificar a gravidade atual:
· Leve: apenas um dos sintomas especificados no Critério B é satisfeito
· Moderada: dois ou mais sintomas especificados no Critério B são satisfeitos
· Grave: dois ou mais sintomas especificados no Critério B são satisfeitos, além da presença de múltiplas queixas somáticas (ou um sintoma somático muito grave)

Quadro 2 Transtorno de ansiedade de doença – 300.7 (F45.21)

A. Preocupação com ter ou contrair uma doença grave

B. Sintomas somáticos não estão presentes ou, se estiverem, são de intensidade apenas leve. Se uma outra condição médica está presente ou há risco elevado de desenvolver uma condição médica (p. ex., presença de forte história familiar), a preocupação é claramente excessiva ou desproporcional

C. Há alto nível de ansiedade com relação à saúde, e o indivíduo é facilmente alarmado a respeito do estado de saúde pessoal

D. O indivíduo tem comportamentos excessivos relacionados à saúde (p. ex., verificações repetidas do corpo procurando sinais de doença) ou exibe evitação mal-adaptativa (p. ex., evita consultas médicas e hospitais)

E. Preocupação relacionada a doença presente há pelo menos 6 meses, mas a doença específica que é temida pode mudar nesse período

F. A preocupação relacionada à doença não é mais bem explicada por outro transtorno mental, como transtorno de sintomas somáticos, transtorno de pânico, transtorno de ansiedade generalizada, transtorno dismórfico corporal, transtorno obsessivo-compulsivo ou transtorno delirante, tipo somático

Determinar o subtipo:
· Tipo busca de cuidado: o cuidado médico, incluindo consultas ao médico ou realização de exames e procedimentos, é utilizado com frequência
· Tipo evitação de cuidado: o cuidado médico raramente é utilizado

Capítulo 26 – Sintomas somáticos e transtornos relacionados **213**

Quadro 3 Transtorno conversivo (transtorno de sintomas neurológicos funcionais)

A. Um ou mais sintomas de função motora ou sensorial alterada

B. Achados físicos evidenciam incompatibilidade entre o sintoma e as condições médicas ou neurológicas encontradas

C. O sintoma ou déficit não é mais bem explicado por outro transtorno mental ou médico

D. O sintoma ou déficit causa sofrimento clinicamente significativo ou prejuízo no funcionamento social, profissional ou em outras áreas importantes da vida do indivíduo ou requer avaliação médica

Nota para codificação: o código da CID-9-MC para transtorno conversivo é 300.11, o qual é atribuído independentemente do tipo de sintoma. O código da CID-10-MC depende do tipo de sintoma (ver a seguir)

Especificar o tipo de sintoma:
- (F44.4) Com fraqueza ou paralisia
- (F44.4) Com movimento anormal (p. ex., tremor, movimento distônico, mioclonia, distúrbio da marcha)
- (F44.4) Com sintomas de deglutição
- (F44.4) Com sintoma de fala (p. ex., disfonia, fala arrastada)
- (F44.5) Com ataques ou convulsões
- (F44.6) Com anestesia ou perda sensorial
- (F44.6) Com sintoma sensorial especial (p. ex., perturbação visual, olfatória ou auditiva)
- (F44.7) Com sintomas mistos

Especificar se:
- Episódio agudo: sintomas presentes há menos de 6 meses
- Persistente: sintomas ocorrendo há 6 meses ou mais

Especificar se:
- Com estressor psicológico (especificar estressor)
- Sem estressor psicológico

Quadro 4 Fatores psicológicos que afetam outras condições médicas – 316 (F54)

A. Um sintoma ou condição médica (outro[a] que não um transtorno mental) está presente

B. Fatores psicológicos ou comportamentais afetam de maneira adversa a condição médica em uma das seguintes maneiras:
- Os fatores influenciaram o curso da condição médica, conforme demonstrado por uma associação temporal próxima entre os fatores psicológicos e o desenvolvimento, a exacerbação ou a demora na recuperação da condição médica
- Os fatores interferem no tratamento da condição médica (p. ex., má adesão)
- Os fatores constituem riscos de saúde adicionais claros ao indivíduo
  – Fatores psicológicos que afetam outras condições médicas (323)
- Os fatores influenciam a fisiopatologia subjacente, precipitando ou exacerbando sintomas e demandando atenção médica

C. Os fatores psicológicos e comportamentais do Critério B não são mais bem explicados por um transtorno mental (p. ex., transtorno de pânico, transtorno depressivo maior, transtorno de estresse pós-traumático)

Especificar a gravidade atual:
- Leve: aumenta o risco médico (p. ex., adesão inconsistente ao tratamento anti-hipertensivo)
- Moderada: agrava a condição médica subjacente (p. ex., ansiedade agravando a asma)
- Grave: resulta em hospitalização ou consulta em emergência
- Extrema: resulta em risco grave potencialmente fatal (p. ex., ignora sintomas de infarto agudo do miocárdio)

Parte III — Peculiaridades do diagnóstico e tratamento em função de comorbidades ou unidades médicas

---

Quadro 5 Transtorno factício – 300.19 (F68.10)

Transtorno factício autoimposto

A. Falsificação de sinais ou sintomas físicos ou psicológicos, ou indução de lesão ou doença, associada a fraude identificada

B. O indivíduo se apresenta a outros como doente, incapacitado ou lesionado

C. O comportamento fraudulento é evidente mesmo na ausência de recompensas externas óbvias

D. O comportamento não é mais bem explicado por outro transtorno mental, como transtorno delirante ou outra condição psicótica

Especificar:
· Episódio único
· Episódios recorrentes (dois ou mais eventos de falsificação de doença e/ou indução de lesão)
· Transtorno factício imposto a outro

Transtorno factício imposto a outro (antes: transtorno factício por procuração)

A. Falsificação de sinais ou sintomas físicos ou psicológicos, ou indução de lesão ou doença a outro, associada a fraude identificada

B. O indivíduo apresenta o outro (vítima) a terceiros como doente, incapacitado ou lesionado

C. O comportamento fraudulento é evidente até mesmo na ausência de recompensas externas óbvias

D. O comportamento não é mais bem explicado por outro transtorno mental, como transtorno delirante ou outro transtorno psicótico

Nota: o agente, não a vítima, recebe esse diagnóstico.

Especificar:
· Episódio único
· Episódios recorrentes (dois ou mais eventos de falsificação de doença e/ou indução de lesão)
· Transtorno de sintomas somáticos e transtornos relacionados

---

Quadro 6 Transtorno de sintomas somáticos e transtorno relacionado não especificado – 300.82 (F45.9)

Esta categoria aplica-se a apresentações em que sintomas característicos de um transtorno de sintomas somáticos e transtorno relacionado que causam sofrimento clinicamente significativo ou prejuízo no funcionamento social, profissional ou em outras áreas importantes da vida do indivíduo predominam, mas não satisfazem todos os critérios para qualquer transtorno na classe diagnóstica de transtorno de sintomas somáticos e transtornos relacionados. A categoria transtorno de sintomas somáticos e transtorno relacionado não especificado não deverá ser usada, a menos que haja situações definitivamente incomuns sem informação suficiente para se fazer um diagnóstico mais específico.

Algumas características clínicas são comuns à maioria dos pacientes e sua observação durante o atendimento pode facilitar o diagnóstico. As queixas são trazidas espontaneamente e não é necessário estender-se no interrogatório dos diversos aparelhos, não sendo raro o paciente trazer uma lista pronta de queixas para entregar ao médico. Conforme transcorre a investigação, em vez das hipóteses diagnósticas irem se afunilando em direção a um diagnóstico que explique os sintomas, ocorre o contrário, ou seja, novas hipóteses vão sendo aventadas. É o chamado efeito do funil inverso.

Muitos pacientes julgam-se incapazes de vir às consultas desacompanhados e dependem de cuidados até para atividades básicas do dia a dia, necessitando de acompanhamento de cuidadores. No Quadro 7 estão listados alguns pontos-chave do quadro clínico.

O transtorno factício autoimposto difere em alguns aspectos, notadamente pela produção dos sintomas ser intencional, ou seja, consciente. É comum o paciente fornecer uma história precisa e clara do quadro usando termos médicos e parecer num primeiro momento o paciente exemplar. A síndrome de Munchausen muitas vezes é usada como sinônimo de transtorno factício, mas na verdade representa uma minoria de 10% dos casos, sendo um subtipo crônico e bastante grave da doença, em que a meta de vida do paciente é fazer o papel de doente, forçando internações por meio da manipulação do corpo para falsificar ou induzir doenças. Existem inúmeros relatos de caso na literatura que descrevem quadros gravíssimos, com a falsificação de sintomas que exigem muita criatividade e conhecimento médico. Quanto maior o conhecimento na área médica, mais graves são os quadros. O paciente com síndrome de Munchausen costuma referir uma história dramática e floreada, e a pseudologia fantástica ou mentira patológica é um aspecto marcante, no qual o paciente mente compulsivamente sem um motivo claro ou pelo simples prazer de fazê-lo. Nesses casos, os pacientes respondem as perguntas sem titubear e parecem acreditar de fato em tudo que dizem; muitas vezes criam personagens e misturam fatos reais com fantasias.

O transtorno factício imposto a outro é uma forma extrema de abuso infantil que requer medidas imediatas para proteger a criança e geralmente é diagnosticada por pediatras. A American Professional Society on the Abuse of Children relatou a ocorrência de pelo menos 600 novos casos por ano. Apesar de poder ocorrer até em adolescentes, o mais comum é que as crianças acometidas tenham menos de 5 anos, e a

---

Quadro 7 Características clínicas dos transtornos somáticos

Queixas físicas como principal sintoma
O quadro não pode ser totalmente explicado por doença orgânica ou psiquiátrica
Fatores psicológicos estão envolvidos no aparecimento ou piora dos sintomas
Preocupação com sintomas causa angústia constante
Busca incessante por atendimento médico
Passagem por diversas clínicas
Falta de *insight*
Sintomas não são intencionais
Presença de acompanhante/cuidador
Inúmeras queixas sem conexão
Efeito do funil inverso
História médica imprecisa ou complicada
Exames sem alterações
Falta de resposta aos tratamentos
Efeitos colaterais incomuns
Personalidades dramáticas, sedutoras e manipuladoras
História familiar de transtorno de personalidade
Abuso sexual e maus-tratos durante a infância
Depressão atípica e abuso de substâncias

média de idade é de 40 meses, sem diferença entre os sexos. O transtorno leva de 7 a 15 meses para ser diagnosticado, com mortalidade de 10 a 33%. Até 55% dessas crianças podem apresentar doença física comórbida não provocada e na história dessas famílias é frequente a ocorrência de doenças graves e morte em outro filho.

Algumas características são comuns aos cuidadores que fazem adoecer as crianças sob seus cuidados: 90% são mulheres, mais de 75% são as próprias mães, 14 a 30% trabalham na área de saúde. A primeira impressão é a de que são cuidadoras exemplares, extremamente dedicadas e cooperativas com o tratamento, porém, após contato mais prolongado, mostram reações pouco condizentes com a gravidade do quadro da criança. Mais de 50% tem transtorno factício ou somático, 75% transtorno de personalidade comórbido, especialmente antissocial, *borderline* ou histriônico. Deve-se pesquisar a possibilidade da produção intencional de doenças e outras formas de maus-tratos em toda criança pequena filha de mães diagnosticadas com transtorno factício autoimposto.

As características mais marcantes e que devem gerar suspeita de transtorno factício imposto a outro estão no Quadro 8.

DIAGNÓSTICO DIFERENCIAL

A primeira questão a ser considerada no diagnóstico diferencial são as doenças físicas, que devem ser adequadamente investigadas e tratadas. Não é raro recebermos pacientes com diagnóstico de quadro conversivo ou de sintomas somáticos que na verdade apresentam doenças neurológicas. Quadros psiquiátricos também podem cursar com sintomas físicos como transtornos do humor acompanhados de dor, quadros ansiosos de sintomas autonô-

micos e quadros delirantes de delírios somáticos. Nesses casos, uma vez tratado farmacologicamente o quadro de base, os sintomas físicos tendem a desaparecer.

A simulação é um diagnóstico diferencial importante e às vezes difícil, pois pacientes somáticos são altamente comprometidos e requerem inúmeros laudos para o INSS, vale transporte e outros benefícios. O que se pode notar é que nos transtornos somáticos esses pedidos visam apenas possibilitar que o paciente obtenha recursos para manter sua rotina de consultas e exames. O paciente simulador não aceita procedimentos mais invasivos e uma vez que consegue o benefício almejado, que costuma ser concreto e não simbólico, desaparece.

A maior dificuldade é diferenciar um quadro factício de outros quadros somáticos e uma investigação minuciosa faz-se necessária, checando dados com outros profissionais envolvidos e familiares, observando o comportamento do paciente na sala de espera e acompanhando a evolução do caso.

TRATAMENTO

Os pacientes portadores de transtorno de sintomas somáticos são extremamente sensíveis ao ambiente, sendo o médico parte desse ambiente. É de fundamental importância quando existe a suspeita desse diagnóstico que o clínico manifeste interesse sincero nos sintomas e sentimentos do paciente, evitando dizer que sua queixa "não é nada" ou "é coisa da cabeça", encaminhando-o abruptamente para o psiquiatra. Essa atitude leva o paciente a reiniciar o ciclo de busca por atendimento, exames e intervenções, além de fomentar a indesejável abordagem dualista mente-corpo. Uma atitude compreensiva e continente, sustentada pelo tempo que seja necessário, será de grande

Quadro 8 Indícios de transtorno factício imposto a outro

História médica
- Um ou mais sintomas que não respondem bem ao tratamento
- Exame físico e resultado de exames não condizem com a história
- Hipótese diagnóstica rara ou incomum
- Sintomas desaparecem quando a criança é hospitalizada ou separada dos pais

Interesse médico do cuidador
- Bom conhecimento médico
- Interesse em detalhes do quadro clínico, prazer em estar no meio hospitalar
- Prazer em contar a história médica e interagir com a equipe
- Interesse em detalhes do quadro de outros pacientes
- Profissional da área de saúde ou que demonstre interesse em atuar na área

Relacionamento do cuidador com a criança
- Extremamente atencioso, reluta em se afastar da criança
- Tendência a ser superprotetor
- Satisfação quando a criança está doente ou internada
- Sintomas não ocorrem na ausência do cuidador ou se agravam na presença dele

Relacionamento do cuidador com equipe médica
- Mostra-se pouco preocupado diante da gravidade do quadro
- Demanda mais intervenções, procedimentos ou opinião de diferentes médicos
- Mudam constantemente de hospital para continuar investigação e tratamento

História familiar
- História similar de doença ou morte em irmãos da criança acometida
- História familiar de síndrome de Munchausen
- Pais referem história similar de sintomas físicos inexplicáveis
- Relato dramático de eventos fantasiosos
- Depressão, tentativas de suicídio e trauma
- Pai ausente ou com relacionamento distante com esposa

valia para construir uma ponte firme em direção ao tratamento especializado.

O longo caminho percorrido pelo paciente para documentar o diagnóstico poderá ser utilizado para conversar com ele sobre todos os cuidados que têm sido dispensados à sua saúde oferecendo uma oportunidade para refletir sobre as particularidades de seu adoecer. Esse percurso, a própria investigação, pode adquirir características terapêuticas, se for ressignificado junto ao paciente no sentido de reassegurar as conquistas desse processo, mostrando as patologias que foram descartadas e validando a existência de sintomas e de um sofrimento cuja etiologia precisa ser elucidada.

Estabelecer o diagnóstico costuma ser frustrante, já que "o transtorno de somatização está entre os transtornos mais bem validados na psiquiatria, mas nenhum tratamento específico é conhecido para ele". Do lado do paciente, coloca em evidência a natureza do conflito subjacente ao sintoma, trazendo consigo estranheza e resistência. Do lado do médico, por não existir uma abordagem *standard,* surge o desafio de elaborar uma estratégia de tratamento que deverá ser montada de forma artesanal para cada caso, conforme as possibilidades de cada par médico-paciente. A evolução e prognóstico dependerão tanto dos recursos psíquicos do paciente como das condições da assistência, incluídos aqui as características do marco institucional – seja ele público ou particular – onde ocorre o atendimento e os recursos técnicos e pessoais dos profissionais envolvidos nele.

De maneira geral, como se trata de pacientes com múltiplas queixas, muitos deles com várias comorbidades clínicas, é desejável que se estabeleçam parcerias entre o clínico geral e os especialistas – o que implica uma comunicação fluida entre os colegas –, designando um coordenador do tratamento, para evitar condutas iatrogênicas. O psiquiatra, por sua vez, também poderá assumir esse papel nos casos em que não haja outras patologias comórbidas, devendo coordenar os recursos terapêuticos específicos de sua área. Uma equipe que tem clareza sobre a dimensão do trabalho de cada um, que assume seus papéis e responsabilidades, e se comunica eficientemente, transmitirá esse modelo de funcionamento ao paciente como parte do enquadre terapêutico.

Os aspectos mencionados desvelam outra particularidade: a importância do vínculo, fio condutor do tratamento. Esse vínculo está atravessado pelas vicissitudes da transferência e da contratransferência, ferramentas úteis para acessar a conflitiva psíquica dos pacientes.

Finalmente, chegamos à pergunta: como ajudar de forma específica alguém que expressa uma queixa somática cuja origem é psíquica? Essa indagação nos coloca diante da complexidade de um território híbrido, fruto da intersecção de dois campos epistemológicos diferentes, a medicina e a psicanálise, que em sua sobreposição unam saberes em prol de um objetivo comum:

transpassar a barreira genérica da doença para acessar o sujeito e sua singular maneira de adoecer. A seguir, esboçaremos algumas ideias nesse sentido, e para mais esclarecimentos o leitor encontrará na psiquiatria psicodinâmica – ramo da psiquiatria que se caracteriza por um modo de pensar acerca do paciente e do clínico que inclui o conflito inconsciente, os déficits e as distorções das estruturas intrapsíquicas e as relações objetais internas – o referencial teórico necessário para compreender as particularidades da clínica com esse grupo heterogêneo de pacientes.

CARACTERÍSTICAS CLÍNICAS E PSICODINÂMICAS

Sabe-se que as denominações listadas nos manuais diagnósticos e estatísticos são úteis para facilitar a comunicação entre colegas e para fins de pesquisa, porém não fazem jus à complexidade da nosologia. Para aprofundar o entendimento sobre os transtornos em questão e facilitar o raciocínio e a abordagem clínica, levando em consideração o breve espaço disponível, pareceu-nos interessante descrever três grandes grupos de pacientes que observamos na prática clínica.

Um primeiro grupo de pacientes apresenta sintomas somáticos, porém não está doente. Portanto, não precisa de um tratamento específico; o grupo se beneficiará da escuta atenta do clínico que, por meio de sua empatia e disponibilidade, oferecerá um modelo continente para lidar com o sofrimento, evitando assim sua medicalização. É o caso, por exemplo, do indivíduo que adoece e retira seu interesse pelo mundo exterior e que o restabelece depois de curado. Essa regressão é um fenômeno narcísico temporário e costuma manifestar-se como um retraimento, necessidade por cuidados, certa labilidade emocional e pode – ou não

Capítulo 26 – Sintomas somáticos e transtornos relacionados **219**

– estar acompanhada por sintomas de órgão. Outro caso seria a *somatização* como mecanismo de defesa, caracterizada pelo surgimento de um foco somático como consequência da impossibilidade de metabolizar a conflitiva psíquica. Trata-se de uma maneira de circunscrever o conflito que evidencia que psique e soma se comportam como um sistema de vasos comunicantes. Ambos os mecanismos mencionados são de expressão variável, transitória e não constituem patologia, devendo causar preocupação apenas se ocorrerem com frequência.

Um segundo grupo está constituído por pacientes neuróticos com sintomatologia perene, que procuram ajuda tanto na urgência como, muitas vezes, chegam à consulta com anos de evolução. Trata-se de quadros ricos em detalhes que causam curiosidade e interesse. Encontramos aqui os fenômenos *conversivos* que se caracterizam pela representação simbólica de um conflito intrapsíquico em termos físicos, e implicam a dissociação de um afeto e sua transmutação para o soma. Estamos no território da *belle indifférence*. A gravidade desses casos é variável, porém de modo geral, pode-se esperar uma boa evolução. O importante é ressaltar que se trata de pacientes que têm recursos de simbolização, capacidade para capturar a atenção do médico e engajar-se no tratamento. Eventualmente, precisam ser medicados de forma sintomática – ansiedade, impulsividade, insônia –, mas o carro-chefe do tratamento é a psicoterapia.

Os pacientes do terceiro grupo apresentam quadros de difícil caracterização, em que existe risco de vida e aproximação ao campo da psicossomática. A investigação nesses casos costuma evoluir de forma lenta, estar marcada pela pobreza ou ausência associativa e direcionar-se para o terreno do trauma. Esses pacientes têm poucos recursos de simbolização, dificuldade para

identificar e comunicar seus sentimentos, e pouca habilidade para envolver outrem em seu auxílio. Suas queixas repetitivas causam irritação, raiva e desinteresse em seus interlocutores. A gravidade costuma ser proporcional ao mal-estar que o paciente causa. O tratamento visa à reintegração como experiência psíquica dos afetos que estão cindidos para o qual o paciente precisa desenvolver a capacidade de envelopar esses afetos em linguagem. Uma importante tarefa do clínico será essa alfabetização emocional, sem a qual o paciente não conseguirá sequer acessar a psicoterapia. O tratamento farmacológico concomitante se torna também fundamental.

CONSIDERAÇÕES FINAIS

Tomando o modelo do sonho, que possui uma trama manifesta e outra latente à qual é possível acessar por meio de sua interpretação, pode-se fazer uma analogia e considerar os sintomas somáticos como um relato pelo corpo de conteúdos diversos plausíveis de investigação. Vistos dessa maneira, os sintomas, que assumem características singulares em cada caso, passam a ter um significado e a aportar valiosa informação acerca do funcionamento mental do indivíduo. Pode-se afirmar que, assim como os sonhos, constituem uma via régia de acesso ao inconsciente. Às vezes sobrevalorizados e às vezes tratados com extrema indiferença pelo paciente, sempre desempenham um papel em sua economia psíquica e, por esse motivo, não devem ser simplesmente removidos, se não atendida sua demanda por intelecção e tratamento específicos.

Apesar de o DSM-5 ter ampliado o espectro dos transtornos de sintomas somáticos para incluir situações em que existe uma causa orgânica documentada, a maioria das patologias desse grupo constitui-se de diagnósticos de exclusão. É de fundamental importância considerar os diagnósticos diferenciais, assim como reavaliar a possibilidade do surgimento de uma doença orgânica concomitante, toda vez que os sintomas recrudescem ou mudam de apresentação.

BIBLIOGRAFIA SUGERIDA

1. American Psychiatric Association. Manual diagnóstico e estatístico de transtornos mentais DSM-5, 5.ed. [Tradução: Maria Inês Corrêa Nascimento et al.]. 5. ed. Dados eletrônicos. Porto Alegre: Artmed; 2014.
2. Andrade LHSG, Lolio CAD, Gentil V, Laurenti R. Epidemiologia dos transtornos mentais em uma área definida de captação da cidade de São Paulo, Brasil. Rev Psiquiatr Clin. 1999;26(5):257-61.
3. Barsky AJ, Orav EJ, Bates DW. Somatization increases medical utilization and costs independent of psychiatric and medical comorbidity. Arch Gen Psychiatry. 2005;62(8):903-10.
4. Bass C, Glase D. Early recognition and management of fabricated or induced illness in children. Lancet. 2014;383:1412-21.
5. Craig TKJ, Cox AD, Klein K. Intergenerational transmission of somatization behaviour: a study of chronic somatizers and their children. Psychol Med. 2002;32(5):805-16.
6. De Waal MWM, Arnold IA, Eekhof JAH, Van Hemert AM. Somatoform disorders in general practice: Prevalence, functional impairment and comorbidity with anxiety and depressive disorders. BJP. 2004;184:470-6.
7. Duddu V, Isaac MK, Chaturvedi SK. Alexithymia in somatoform and depressive disorders. J Psychosom Res. 2003;54(5):435-8.
8. Fabião C, Barbosa A, Fleming M, Silva MC. Instrumentos de rastreio de somatização em geral e perturbações somatoformes nos cuidados primários. Acta Med Port. 2011;24:439-48.
9. Gabbard G. Tratamento dos Transtornos Psiquiátricos. Porto Alegre: Artmed; 2009.
10. Gabbard G. Psiquiatria Psicodinâmica. Porto Alegre: Artmed; 1998.
11. Kroenke K, Spitzer RL, Williams JB. The PHQ-15: validity of a new measure for evaluating the severity of somatic symptoms. Psychosom Med. 2002; 64(2):258-66.
12. Miguel EC, Gentil V, Gattaz WF. Clínica psiquiátrica. Barueri: Manole; 2011.
13. Morrison J. Childhood sexual histories of women with somatization disorder. Am J Psychiatry. 1989;146(2):239.
14. Shaw RJ, Dayal S, Hartman JK, DeMaso DR. Factitious Disorder by Proxy: Pediatric Condition Falsification. Harv Rev Psychiatry. 2008;16:215-24.
15. Tófoli LF, Andrade LH, Fortes S. Somatização na América Latina: uma revisão sobre a classificação de transtornos somatoformes, síndromes funcionais e sintomas sem explicação médica. Rev Bras Psiquiatr. 2011;33(supl. 1).

Psiquiatria na atenção primária 27

André Luiz Crepaldi

INTRODUÇÃO

A atenção primária é a porta de entrada preferencial dos portadores de transtornos mentais no sistema de saúde. Por isso, é fundamental que os profissionais da atenção primária estejam preparados para identificá-los, instituir tratamentos e, sempre que indicado, encaminhá-los para os outros níveis de atenção.

Deve ser a complexidade do quadro, e não o diagnóstico em si, o que determina o nível de atenção mais adequado para o cuidado do portador de transtorno mental. Na atenção primária, os quadros psiquiátricos mais prevalentes são os transtornos depressivos, os transtornos de ansiedade e os transtornos somatoformes, que serão discutidos neste capítulo, procurando-se salientar as peculiaridades desses quadros nesse *setting*.

TRANSTORNOS DEPRESSIVOS

A depressão é o transtorno mental mais prevalente na atenção primária e está associada a elevados níveis de incapacidade, custos e utilização de serviços de saúde, pior qualidade de vida, elevado risco de suicídio e desfechos desfavoráveis de doenças crônicas.

Embora os pacientes com depressão procurem na maioria das vezes os serviços de atenção primária, cerca de 50% desses casos não são identificados e, mesmo quando o são, apenas 15 a 60% recebem tratamento. Além disso, há evidências de que adultos tratados por médicos generalistas mais frequentemente utilizam subdoses de antidepressivos e têm maior chance de descontinuar o tratamento precocemente quando comparados aos tratados por psiquiatras. Por outro lado, reconhece-se que na atenção primária o diagnóstico de depressão é dificultado pela menor gravidade dos casos, pela apresentação com mais sintomas somáticos e menos sintomas psicológicos, pela dificuldade do paciente de relatar seu sofrimento mental por medo do estigma associado às doenças psiquiátricas, pela pouca sensibilização do profissional de saúde para a identificação e o tratamen-

Parte III – Peculiaridades do diagnóstico e tratamento em função de comorbidades ou unidades médicas

to dos transtornos mentais e pela limitação de tempo e de recursos. Por isso, existe a discussão sobre a pertinência de se adotar o rastreamento para depressão na atenção primária para melhorar a identificação, o tratamento e, consequentemente, o prognóstico dos portadores da doença. Pesam a favor da recomendação de rastreamento: a alta prevalência de depressão na atenção primária, a existência de instrumentos válidos (Quadro 1) e de fácil aplicação a baixos custos, e as evidências de que a utilização de rastreamento aumenta a identificação dos casos. Por outro lado, existem evidências de que o aumento na identificação por si só não melhora o tratamento e o prognóstico dos casos, e cabe a crítica ao fato de que os estudos que avaliam as taxas de identificação de depressão na atenção primária não levam em conta suas peculiaridades, como o diagnóstico longitudinal de depressão *versus* o diagnóstico transversal nos estudos.

De qualquer maneira, o rastreamento para depressão mostra-se custo-efetivo e é recomendado atualmente apenas em contextos em que existam equipes de saúde mental de suporte para auxílio das equipes da atenção primária na confirmação e no manejo dos casos identificados – o chamado cuidado colaborativo. No Brasil, os Núcleos de Apoio à Saúde da Família (NASF) são a estratégia do Ministério da Saúde para ofe-

recer suporte às equipes de saúde da família na identificação e no manejo dos transtornos mentais.

Epidemiologia

A prevalência de depressão na atenção primária varia de acordo com o país estudado e com a metodologia aplicada, mas, em média, inclusive no Brasil, é de cerca de 20%. Os transtornos mentais mais frequentemente comórbidos são os transtornos de ansiedade (6 a 19%) e os transtornos somatoformes (4 a 19%). Os fatores de risco para depressão incluem sexo feminino, baixo *status* socioeconômico, suporte social inadequado e presença de doenças crônicas e incapacidades.

Aspectos clínicos relevantes

O médico deve ter sempre em mente que os quadros depressivos na atenção primária são em geral mais leves e com mais sintomas somáticos do que psicológicos da depressão. Portanto, pacientes com queixas de alterações de sono e apetite, fraqueza, dores e outros sintomas físicos inespecíficos e que procuram recorrentemente o serviço devem ser investigados mais cuidadosamente para depressão.

Nos casos diagnosticados, deve-se sempre investigar o risco de suicídio. Perguntar

---

Quadro 1 Instrumentos de rastreamento de depressão na atenção primária

Instrumento	População	Validação no Brasil*
Patient Health Questionnaire, versão de 9 e de 2 itens	Adultos	Sim
Inventário de Depressão de Beck – atenção primária	Adultos	Não
Well Being Index, versão de 5 itens	Adultos	Sim
Escala de Depressão Geriátrica, versões de 30, 15, 10, 5 e 4 itens	Idosos	Sim
Escala de Depressão Pós-parto de Edinburgh	Puérperas	Não

* Na atenção primária.

sobre pensamentos de morte, planejamento e avaliar o grau de estruturação deste são atitudes fundamentais. Vale destacar que perguntar sobre suicídio não aumenta a chance de o paciente cometê-lo. Ao contrário, a maioria dos pacientes que cometeram suicídio teve contato recente com profissionais de saúde. Para maiores detalhes, deve-se consultar o manual de prevenção de suicídio na atenção primária elaborado pela Organização Mundial da Saúde, constante da bibliografia deste capítulo. Avaliar histórico de episódios maníacos e investigar história familiar de transtorno bipolar é importante para descartar que se trate de depressão bipolar. Nos quadros de início tardio, sem precipitante ou contexto social claro, com grave retardo psicomotor, sintomas psicóticos, déficit cognitivo ou resistentes ao tratamento, deve-se fazer investigação clínica básica para descartar doenças associadas. Como a presença de comorbidades piora o prognóstico da depressão, é importante investigar a presença de transtornos de ansiedade, somatização e abuso de substâncias.

Manejo clínico

O paciente pode ter receio do estigma associado ao diagnóstico de uma doença psiquiátrica. Uma postura reasseguradora do médico de que se trata de uma doença bem conhecida e com tratamentos efetivos disponíveis pode tranquilizar o paciente. Mostrar-se disponível para acolher e esclarecer as dúvidas do paciente e, sempre que possível, estabelecer prazos para o tratamento é importante para a adesão às intervenções propostas. A ideia de fazer o tratamento ou tomar remédios "pelo resto da vida" pode ser assustadora para muitos pacientes. Quadros graves e refratários devem ser encaminhados para serviços especializados (Quadro 2).

Quadro 2 Razões para o encaminhamento para serviços especializados

Ideação suicida

Depressão bipolar

Depressão psicótica

Ausência de resposta a dois ensaios clínicos com antidepressivos

Comorbidades psiquiátricas

Dúvida diagnóstica

Tratamento farmacológico

Quadros depressivos leves podem ser tratados com medidas não farmacológicas, mas quadros moderados e graves devem ser medicados com antidepressivos. Pacientes com suspeita de depressão bipolar não devem ser medicados com antidepressivos e é recomendável que sejam encaminhados para serviços especializados.

Nos casos em que se optar pelo uso de antidepressivos, é fundamental orientar o paciente sobre o hiato para o início dos efeitos terapêuticos da medicação e sobre a ocorrência dos efeitos colaterais mais comuns no início do tratamento. Reassegurar o paciente de que esses efeitos colaterais são em geral leves e transitórios e esclarecer que antidepressivos não causam dependência evita que o paciente abandone o tratamento precocemente.

Os antidepressivos de primeira escolha são os inibidores seletivos de receptação de serotonina (ISRS), como fluoxetina e sertralina. A rigor, se não houver resposta ao primeiro antidepressivo, a recomendação é que se mude de classe, mas a experiência tem mostrado que o paciente que não respondeu a um ISRS pode responder a outro. Os efeitos colaterais iniciais mais comuns dos ISRS são cefaleia, náuseas e tonturas, que, como dito anteriormente, são na grande maioria das vezes toleráveis e transitórios. Efeitos como ganho de peso e efeitos colaterais sexuais (diminuição da libido, retardo ejaculatório, impotência e anorgasmia) podem persistir por mais tempo e são as grandes queixas dos pacientes, sendo frequentemente decisivos para o abandono do tratamento. Caso se opte por mudar de classe de antidepressivo, as opções mais utilizadas são os tricíclicos e os inibidores da receptação de serotonina e noradrenalina (IRSN). Os antidepressivos devem ser utilizados em doses terapêuticas e por tempo adequado. O objetivo do tratamento é a remissão completa dos sintomas.

Tratamento não farmacológico

Existem evidências para a indicação de psicoterapias e atividade física aeróbica para o tratamento da depressão e essas podem ser primeiras abordagens nos casos leves. Pacientes com suporte social precário podem ser incentivados a participar de atividades comunitárias para ampliação da rede social.

TRANSTORNOS DE ANSIEDADE

A ansiedade é o segundo transtorno mental mais prevalente na atenção primária, mas tem sido menos estudada que a depressão, embora seu impacto no funcionamento e na produtividade do paciente, bem como na utilização e nos custos de serviços de saúde, seja comparável ao dela.

A identificação de ansiedade por generalistas na atenção primária é de cerca de 15 a 36%, e estima-se que dois em cada cinco pacientes da atenção primária com transtorno de ansiedade não recebam tratamento. A presença frequente de sintomas depressivos entre os transtornos de ansiedade e a similaridade do tratamento entre os dois transtornos é uma explicação possível para a menor valorização da ansiedade no contexto da atenção primária.

Epidemiologia

A prevalência de transtornos de ansiedade na atenção primária varia entre 19 e 26% em diferentes países. No Brasil, na atenção primária em Petrópolis (RJ), entre os pacientes que obtiveram escore maior ou igual a 3 no *General Health Questionnaire* (GHQ-12), 38% apresentavam transtorno de ansiedade, 18,6% apresentavam pânico com agorafobia, 11,6% apresentavam transtorno de ansiedade generalizada e 7,5% apresentavam transtorno de estresse pós-traumático. Os transtornos de ansiedade apresentam elevada comorbidade com depressão (6 a 19%) e transtornos somatoformes (3 a 15%). A comorbidade entre os diferentes transtornos de ansiedade também é elevada e está associada a maior prejuízo funcional e maior utilização de serviços de saúde.

Aspectos clínicos relevantes

Diante de um paciente com queixas de ansiedade ou que se mostra ansioso durante a consulta, é importante tentar identificar se o sintoma ansioso faz parte de um quadro de ansiedade ou de um quadro mais bem explicado por depressão ou por um transtorno somatoforme. Se não houver sintomas depressivos ou somatoformes ou estes não forem o quadro principal do paciente, deve-se proceder à investigação de qual transtorno de ansiedade o paciente sofre.

Quadros graves, com comorbidades psiquiátricas e que não respondem ao tratamento habitual ou quadros em que se tem dúvidas sobre o diagnóstico devem ser encaminhados aos serviços especializados.

Manejo clínico

Como o paciente com transtorno de ansiedade apresenta-se em geral com muitos sintomas físicos, é importante tranquilizá-lo quanto à natureza benigna dos sintomas e informar que seu problema é passível de tratamentos que são bem estabelecidos e de reconhecida eficácia.

Tratamento farmacológico

Os quadros de fobia específica e agorafobia costumam ter resposta ruim à medicação e os pacientes beneficiam-se mais de psicoterapia, principalmente de linha cognitivo-comportamental. Na ausência desse recurso para fobia específica, medicações sintomáticas, como benzodiazepínicos e betabloqueadores, podem ser utilizadas minutos antes da exposição ao objeto fobígeno; na agorafobia, medicações com perfil serotoninérgico podem ser utilizadas, como os ISRS, IRSN e clomipramina (antidepressivo tricíclico).

Nos demais quadros, a primeira escolha são os antidepressivos com perfil serotoninérgico, como ISRS, IRSN e clomipramina. No transtorno obsessivo-compulsivo, os pacientes geralmente precisam de doses mais elevadas e de maior tempo de tratamento (até 12 semanas) para apresentarem resposta. No transtorno de pânico, deve-se iniciar o antidepressivo com doses mais baixas, pois pode haver uma piora inicial das crises com seu uso. Pode-se associar benzodiazepínicos no início do tratamento para minimizar essa piora inicial, que pode estar associada a uma pior adesão. No transtorno de estresse pós-traumático, atualmente não se recomenda a prescrição de benzodiazepínicos.

Tratamento não farmacológico

As psicoterapias estão sempre indicadas em associação ao tratamento farmacológico nos transtornos de ansiedade, exceto nas fobias específicas e na agorafobia, nas quais são o tratamento principal. Atividade física regular, práticas meditativas e de relaxamento também podem ser úteis no tratamento de pacientes ansiosos.

TRANSTORNOS SOMATOFORMES

A somatização pode ser conceituada como a presença de sintomas físicos que causam sofrimento emocional ou prejuízo funcional significativo ao paciente, mas que não têm base biológica demonstrável ou são apresentados e interpretados de maneira desproporcional à gravidade, com pensamentos recorrentes e ansiedade intensa associados a eles.

Na décima edição da Classificação Internacional de Doenças (CID-10), da Organização Mundial da Saúde e na quarta edição revisada do *Manual Diagnóstico e Estatístico de Transtornos Mentais* (DSM-IV-TR), da American Psychiatric Association, os quadros de somatização são classificados sob a rubrica dos transtornos somatoformes, com algumas diferenças de subcategorias diagnósticas entre elas. Por outro lado, na quinta e mais recente versão desse manual (DSM-5), essa categoria diagnóstica foi extinta com a justificativa de que os diagnósticos dentro desse grupo careciam de validade, pois havia uma grande sobreposição de sintomas entre eles, com limites nosológicos pouco precisos. O DSM-5 propõe uma nova categoria diagnóstica, o transtorno do sintoma somático e transtornos relacionados, mas que ainda precisa ser validada. Nesse sentido, pensar o fenômeno da somatização dimensionalmente pode ser mais útil, sobretudo na atenção primária. Pode-se caracterizá-la como um *continuum*, que vai desde sintomas físicos leves, autolimitados, associados a sintomas de ansiedade e depressão e que ocorrem em resposta a um estressor (chamado na literatura de transtorno mental comum), até convicções gradualmente mais irredutíveis sobre se ter uma doença grave específica, como na hipocondria, no transtorno delirante subtipo somático (TDS) e no transtorno dismórfico corporal (TDC), passando pelas chamadas síndromes funcionais, como síndrome do cólon irritável e fibromialgia.

A correta identificação desses quadros e a implementação de intervenções específicas são cruciais para aliviar o sofrimento do paciente e para evitar a cronificação dos sintomas, que pode se associar a ganhos secundários, como assumir o papel de doente e receber benefícios governamentais (p. ex., auxílio-doença), o que leva a um pior prognóstico e a uma maior utilização de serviços e recursos de saúde.

Epidemiologia

A prevalência de transtornos somatoformes na atenção primária varia de 26,2 a 34,8% no mundo, e no Brasil pode ser estimada em cerca de 30%. Mais comumente, os transtornos somatoformes apresentam comorbidade com depressão (5 a 19%) e com ansiedade (3 a 15%). Os fatores de risco para somatização incluem sexo feminino, baixa escolaridade e baixo nível socioeconômico.

Aspectos clínicos relevantes

A suspeita de somatização deve ocorrer quando o paciente se apresenta com queixas físicas inespecíficas, inconsistentes, mostra-se muito preocupado com os sintomas, ansioso com a possibilidade de se tratar de algo grave, e os achados do exame físico não são compatíveis com suas queixas. Nos quadros mais graves, como na hipocondria, no TDS e no TDC, a preocupação do paciente é em geral com determinada doença grave, como câncer, ou parte específica do corpo. O paciente não se tranquiliza com os achados negativos dos exames e com as explicações do médico. A convicção de se ter a doença ou a deformidade é irredutível e o paciente se baseia em argumentos pouco lógicos – por vezes delirantes – para convencer o médico de seu problema.

Manejo clínico

O Quadro 3 relaciona os princípios gerais na abordagem do paciente com transtorno somatoforme. O exame físico cuidadoso deve ser sempre realizado e exames complementares devem ser solicitados apenas quando houver suspeita de um diagnóstico específico. Como as comorbidades com outros transtornos mentais é elevada, sobretudo depressão e ansiedade devem ser investigadas em todos os casos. Nos quadros mais graves, como na hipocondria, no

---

Quadro 3 Princípios gerais do manejo do paciente com transtorno somatoforme

Agendar consultas regulares

Estabelecer aliança terapêutica com o paciente

Reconhecer e legitimar os sintomas

Comunicar-se com os outros médicos do paciente

Avaliar e tratar doenças clínicas diagnosticáveis

Limitar o uso de exames complementares e encaminhamentos a especialistas

Reassegurar o paciente de que doenças graves foram descartadas

Avaliar comorbidades

Explicitar que a meta do tratamento é a melhora funcional

Modificado de Greenberg, 2015.

TDS e no TDC, a proposta de tratamento psicofarmacológico ou de encaminhamento para o psiquiatra pode ser melhor aceita se houver, como justificativa, o sofrimento emocional (insônia, ansiedade) que o sintoma físico provoca no paciente.

Tratamento não farmacológico

Existem evidências que sustentam a indicação de psicoterapias, técnicas de relaxamento, psicoeducação, atividade física aeróbica e alongamento para pacientes com somatização, com bons resultados, e, portanto, devem ser a primeira escolha para quadros mais leves.

Tratamento farmacológico

O tratamento farmacológico deve ser reservado para os casos mais graves, com comorbidades, ou para aqueles que não responderam bem às intervenções não farmacológicas. O uso de antidepressivos tricíclicos e ISRS está indicado para o tratamento da somatização. Os antidepressivos tricíclicos, sobretudo a amitriptilina e a nortriptilina, podem ser particularmente úteis quando o paciente tem queixa de dor. Hipocondria e TDC podem responder a medicações com perfil serotoninérgico, como clomipramina e ISRS. O TDS deve ser tratado com antipsicóticos, mas existem relatos na literatura de boa resposta a antidepressivos serotoninérgicos. Deve-se iniciar o tratamento farmacológico com doses mais baixas que as habituais e fazer aumentos mais graduais até a dose terapêutica porque os pacientes podem ser menos tolerantes aos efeitos colaterais das medicações. Deve-se sempre checar a aderência à prescrição, pois o paciente pode, ao mínimo desconforto, parar de tomar a medicação ou modificar a dosagem.

APOIO MATRICIAL COMO ESTRATÉGIA PARA AUMENTAR A RESOLUTIVIDADE DA ATENÇÃO PRIMÁRIA NO MANEJO DOS TRANSTORNOS MENTAIS NO BRASIL

O Ministério da Saúde tem investido recentemente nos Núcleos de Atenção à Saúde da Família, que são equipes multiprofissionais responsáveis pelo suporte a um determinado número de equipes de saúde da família, às quais são totalmente vinculadas e a quem reservam o protagonismo do cuidado da população do território adscrito.

Na saúde mental, os profissionais que podem compor esses núcleos são o psiquiatra, o psicólogo e o terapeuta ocupacional. Esses profissionais podem, na medida em que são demandados pelas equipes, dar suporte continuado na identificação e no manejo do sofrimento psíquico e de transtornos mentais.

A ferramenta mais importante desses núcleos é o chamado "matriciamento", que é uma troca de saberes sincrônica, em que as equipes de saúde da família compartilham os casos de saúde mental com os especialistas por meio de discussões de casos, consultas ou visitas compartilhadas com membros dessas equipes, consultas e visitas especializadas e grupos terapêuticos (eixo assistencial). Outra possibilidade é que o "matriciamento" ocorra por meio de discussões de temas elencados pelas equipes de saúde da família, que podem surgir da discussão de um caso específico, como "manejo farmacológico da depressão" (eixo pedagógico). Esses encontros visam à ampliação e à qualificação das ações das equipes de atenção primária no manejo do sofrimento psíquico e dos transtornos mentais, promovendo aumento da resolutividade das intervenções implementadas pelas equipes. Os Núcleos de Atenção à Saúde da Família têm ainda o papel de articulação das ações entre as equipes de saúde da família e os demais níveis de atenção em saúde e com a rede intersetorial (educação, assistência social). Ainda não existem estudos que tenham avaliado o impacto dessas equipes nos desfechos dos transtornos mentais na atenção primária no Brasil. Para maiores detalhes, recomenda-se a consulta à bibliografia deste capítulo.

BIBLIOGRAFIA SUGERIDA

1. Ansseau M, Dierick M, Buntinkx F, Cnockaert P, De Smedt J, Van Den Haute M, et al. High prevalence of mental disorder in primary care. J Affect Disord. 2004;78:49-55. .
2. Associação Brasileira de Psiquiatria; Associação Brasileira de Medicina Física e Reabilitação; Sociedade Brasileira de Medicina de Família e Comunidade. Depressão unipolar: tratamento não-farmacológico. Projeto Diretrizes, Associação Médica Brasileira, 2011. [acesso em 16 jun. 2015]. Disponível em: http://www.projetodiretrizes.org.br/diretrizes10/depressao_unipolar.pdf.
3. Associação Brasileira de Psiquiatria. Transtornos de ansiedade: diagnóstico e tratamento. Projeto Diretrizes, Associação Médica Brasileira, 2008. [acesso em 16 jun. 2015]. Disponível em: http://www.projetodiretrizes.org.br/projeto_diretrizes/099.pdf.
4. Cepoiu M, McCusker J, Cole MG, Sewitch M, Belzile E, Ciampi A. Recognition of depression by non-psychiatric physicians: a systematic literature review and meta-analysis. J Gen Intern Med. 2007; 23(1):25-36.
5. Fleck MP, Berlim MT, Lafer B, Sougey EB, Del Porto JA, Brasil MA, et al. Revisão das diretrizes da Associação Médica Brasileira para o tratamento da depressão (versão integral). Rev Bras Psiquiatr. 2009;31(Suppl 1):S7-17.
6. Fortes S, Villano LAB, Lopes CS. Nosological profile and prevalence of common mental disorders of patients seen at the Family Health Program (FHP) units in Petrópolis, Rio de Janeiro. Rev Bras Psiquiatr. 2008;30(1):32-7.
7. Greenberg DB. Somatization: epidemiology, pathogenesis, clinical features, medical evaluation, and diagnosis. UpToDate. [Acesso em 16 jun. 2015].
8. Haller H, Cramer H, Lauche R, Dobos G. Somatoform disorders and medically unexplained symptoms in primary care: a systematic review and meta-analysis of prevalence. Deutsches Ärzteblatt International. 2015;112(16):279-87.
9. Kroenke K, Spitzer RL, Williams JBW, Monahan PO, Lowe B. Anxiety disorders in primary care: prevalence, impairment, comorbidity and detection. Ann Intern Med. 2007;146(5):317-25.
10. Ministério da Saúde, Departamento da Atenção Básica, Núcleo de Apoio à Saúde da Família. Ferramentas para gestão e para o trabalho cotidiano. Brasília: Ministério da Saúde; 2014. [Acesso em 16 jun. 2015]. Disponível em: http://bvsms.saude.gov.br/bvs/publicacoes/nucleo_apoio_saude_familia_cab39.pdf.
11. Ministério da Saúde, Departamento da Atenção Básica. Política Nacional da Atenção Básica. Brasília: Ministério da Saúde; 2012. [Acesso em 16 jun. 2015]. Disponível em: http://bvsms.saude.gov.br/bvs/publicacoes/politica_nacional_atencao_basica.pdf.
12. Mitchell AJ, Vaze A, Rao S. Clinical diagnosis of depression in primary care: a metanalysis. Lancet. 2009;374:609-19.
13. Mojtabai R, Olfson M. National patterns in antidepressant treatment by psychiatrists and general medical providers: results from the National Comorbidity Survey Replication. J Clin Psychiatry. 2008;69(7):1064-74.
14. Organização Mundial da Saúde, Departamento de Saúde Mental. Prevenção do suicídio: um manual para profissionais da saúde na atenção primária. Genebra: Organização Mundial da Saúde; 2000.
15. Thompson C, Ostler K, Peveler RC, Baker N, Kinmonth A. Dimensional perspective on the recognition of depressive symptoms in primary care. Brit J Psychiatry. 2001;179(4):317-23.
16. Williams J, Nieuwsma J. Screening for depression. UpToDate [acesso em 16 jun. 2015].

Cardiologia 28

Renério Fráguas Júnior
Bruno Pinatti Ferreira de Souza

CARACTERÍSTICAS CLÍNICAS E DIAGNÓSTICO

Doença das coronárias

A doença arterial coronária (DAC) se desenvolve pelo depósito de placas de ateroma na parede dos vasos sanguíneos. Ela compromete o fluxo sanguíneo necessário para o adequado funcionamento do músculo cardíaco. Previsões atuais estimam que, em 2020, as doenças cardiovasculares, principalmente a aterosclerose, serão a principal causa global de carga total de doenças, definida como os anos subtraídos de vida sadia por incapacitação ou morte prematura.

Doença das coronárias e depressão

A associação entre a DAC e a depressão pode ocorrer por diversos modos, conforme descrito no Quadro 1.

Vale lembrar que esses modos podem interagir entre si, piorando o prognóstico geral. Por exemplo, a depressão pode aumentar o risco de DAC e esta, por sua vez,

Quadro 1 Modos da associação entre doença das coronárias e depressão

A DAC aumenta o risco de incidência de depressão
A DAC agrava o prognóstico da depressão
A depressão aumenta o risco de incidência da DAC
A depressão agrava o prognóstico da DAC
A DAC e a depressão possuem fatores psicossociais e genéticos em comum

DAC: doença arterial coronária.

pode agravar o prognóstico da depressão. Sabe-se também que existe uma tendência para ocorrer um gradiente dose-efeito: quanto mais grave a sintomatologia depressiva, maior o risco de desenvolver DAC ou de ocorrer eventos cardíacos nos já portadores de DAC.

O transtorno depressivo maior (TDM) aumenta em torno de 90% o risco de incidência de DAC independentemente de outros fatores de risco. Para aqueles já portadores de DAC, o TDM aumenta em torno de 50% o risco de eventos cardíacos, in-

Parte III – Peculiaridades do diagnóstico e tratamento em função de comorbidades ou unidades médicas

dependentemente de outros fatores de risco. O TDM no momento da avaliação ocorre em torno de 18% dos pacientes com DAC e na população geral ocorre em torno de 7%. Além disso, a prevalência do TDM na DAC assintomática é próxima à prevalência na DAC sintomática.

MECANISMOS QUE EXPLICAM A MAIOR MORBIDADE CARDIOVASCULAR DA DEPRESSÃO

Inúmeros mecanismos explicam a maior morbidade cardiovascular associada à depressão. No Quadro 2, destacam-se aqueles que possuem relevância nesse contexto.

Quadro 2 Mecanismos que explicam a associação entre depressão e morbidade cardiovascular

Alterações no eixo hipotálamo-hipófise-adrenal (HHA)
Obesidade central Hipercolesterolemia Hipertrigliceridemia Aumento da pressão arterial Aumento da frequência cardíaca
Aumento de comportamentos de risco
Tabagismo Sedentarismo Não adesão ao tratamento
Desregulação do sistema simpático-parassimpático
Menor variabilidade da frequência cardíaca Arritmias ventriculares Morte súbita
Alterações do sono
Sono entrecortado Sono não restaurador Menor latência do sono REM
Aumento de fatores inflamatórios
Fator de necrose tumoral Proteína C-reativa Interleucinas pró-inflamatórias

CARACTERÍSTICAS DA DEPRESSÃO RELACIONADAS A MAIOR RISCO CARDIOVASCULAR

Algumas peculiaridades da depressão em pacientes com doenças coronarianas possivelmente se associam a maior risco cardiovascular; entre elas, destacam-se raiva, hostilidade e/ou irritabilidade, que ocorrem em aproximadamente 40% dos casos de depressão. A irritabilidade foi descrita em 70% dos pacientes com depressão submetidos à cirurgia de revascularização do miocárdio (CRM). Além disso, na casuística do STAR*D (*Sequenced Treatment Alternatives to Relieve Depression*), pacientes com depressão maior e irritabilidade apresentam maiores taxas de doença vascular do que aqueles sem irritabilidade.

Doença das coronárias e ansiedade

Pacientes com DAC apresentam prevalência quatro vezes maior de transtorno do pânico do que a população geral. A ansiedade também pode aumentar o risco cardiovascular. Transtorno de ansiedade generalizada em indivíduos com DAC tem sido associado à maior ocorrência de infarto do miocárdio (IM), revascularização de urgência, parada cardíaca e morte.

Ansiedade generalizada pode aumentar a morbidade cardiovascular por meio da associação com outros fatores de risco cardiovascular como tabagismo, diabetes, hipercolesterolemia e fatores inflamatórios, como a proteína C-reativa.

Diagnóstico: peculiaridades

Pouco se tem investigado sobre as peculiaridades de sintomas ansiosos em pacientes coronarianos. Entretanto, uma das dificuldades da realização do diagnóstico de ansiedade em um paciente coronariano

Infarto do miocárdio

O IM a cada ano acomete aproximadamente 1,1 milhão de indivíduos nos Estados Unidos. A taxa de mortalidade é de cerca de 30%, e um em cada 25 pacientes que sobrevivem hospitalização inicial morre no primeiro ano após o IM. O IM pode ser desencadeado por exercício físico intenso, estresse emocional e doença clínica ou cirúrgica.

Infarto do miocárdio e depressão

O episódio depressivo maior ocorre em 20 a 30% dos pacientes pós-IM e a depressão menor pode ocorrer em até 65% dos pacientes pós-IM. O IM pode causar depressão por comprometimento do sistema nervoso central (SNC) por meio de isquemia transitória e/ou desenvolvimento de resposta inflamatória. Por outro lado, a depressão aumenta o risco de ocorrência do IM. Pacientes com sintomas depressivos apresentam um risco entre 1,5 a 3,5 vezes maior de ter um IM do que a população geral. Além disso, a depressão compromete o prognóstico daqueles que já sofreram um IM. A presença de depressão foi associada a um risco de até 4 vezes maior em pacientes pós-IM e um risco de eventos cardíacos adversos de 2 a 2,5 vezes maior. O aumento da mortalidade daqueles com depressão pós-IM se mantém mesmo 18 meses após o IM. Existe um gradiente dose-resposta: quanto mais grave a depressão, maior o impacto cardiovascular pós-IM.

Diagnóstico: peculiaridades

Um grande problema em pacientes com doenças cardiovasculares é a subdetecção da depressão, uma vez que menos de 20% dos pacientes com depressão pós-IM são diagnosticados.

Peculiaridades do quadro clínico, como a presença de irritabilidade, hostilidade ou apatia e não necessariamente tristeza, podem dificultar a realização do diagnóstico por parte do médico e a aceitação do diagnóstico por parte do paciente.

Infarto do miocárdio e ansiedade

Após a ocorrência de um IM, observa-se um pico de ansiedade nos primeiros 2 dias, seguido de redução gradativa ao longo da primeira semana. Níveis mais elevados de ansiedade pós-IM tendem a permanecer e evoluem com pior qualidade de vida e maior utilização de serviços de saúde. Esses níveis estão associados à maior morbimortalidade cardiovascular. Cabe lembrar que o IM pode desencadear um transtorno de estresse pós-traumático em cerca de 15% dos pacientes.

Insuficiência cardíaca

No Brasil, existem 6,5 milhões de pacientes com insuficiência cardíaca (IC); destes, 30% são internados anualmente, em um total de 4% de todas as internações.

Insuficiência cardíaca e depressão

A depressão em IC ocorre em 13 a 42% dos pacientes ambulatoriais e em 14 a 78% dos pacientes hospitalizados. A presença de depressão em IC pode aumentar em três vezes a mortalidade e em 2,5 vezes a taxa de reinternação hospitalar. Por outro lado,

Insuficiência cardíaca e ansiedade

a IC pode contribuir para o surgimento ou piora da depressão por conta do comprometimento vascular do SNC.

Insuficiência cardíaca e ansiedade

Cerca de 45% dos pacientes com IC apresentam ansiedade significativa. A ansiedade elevada pode atingir relevância clínica por sobrecarregar o sistema cardiovascular em paciente com IC. A ansiedade e a preocupação excessiva com questões de natureza física podem inibir a realização de atividade física e o engajamento em programas de reabilitação cardiovascular.

Arritmia cardíaca

Alterações do ritmo cardíaco são frequentes. Fibrilação atrial tem sua prevalência aumentada com o avançar da idade, atingindo mais de 10% dos idosos acima de 70 anos.

Alterações do ritmo cardíaco podem produzir sintomas físicos que se assemelham ou desencadeiam sintomas de ansiedade e depressão. Bradicardia sinusal acentuada (menor ou igual a 50 bpm) pode causar fadiga e outros sintomas em razão do débito cardíaco inadequado.

Quadro 3 Possíveis apresentações clínicas de alterações da frequência cardíaca

Bradicardia	Taquicardia
Tontura paroxística	Hipotensão
Pré-síncope	Congestão pulmonar/angina
Síncope	Síncope
	Fadiga
	Ansiedade secundária

Arritmia cardíaca e depressão

A depressão associada a maior tônus simpático pode aumentar o risco de arritmia cardíaca.

Arritmia cardíaca e ansiedade

A ansiedade intensa pode se associar a isquemia miocárdica silenciosa e desenvolvimento de arritmias ventriculares, podendo aumentar em até quatro vezes o risco de morte súbita.

Cirurgia cardíaca

A CRM possui mortalidade intraoperatória de 3% e melhora sintomática observada entre 80 e 90% dos pacientes.

Cirurgia cardíaca e depressão

Cerca de 20 a 30% dos pacientes submetidos à CRM apresentam depressão no período pré e pós-operatório. Taxas de depressão similares a essas (em torno de 25%) ocorrem após o transplante cardíaco. A depressão no pré-operatório de CRM aumenta o risco de complicações no primeiro ano após a cirurgia, e no pré-operatório de transplante cardíaco a depressão está associada à maior mortalidade no pós-transplante.

Cirurgia cardíaca e ansiedade

A ansiedade clinicamente significativa é descrita em até 40% dos pacientes submetidos à CRM. A ansiedade tende a ser mais elevada no pré-operatório e tende para uma redução gradativa após a cirurgia. A ansiedade elevada no pré-operatório da CRM se associa a pior adaptação psicossocial e pior qualidade de vida no pós-operatório. Estresse pós-traumático foi descrito em cerca de 10% dos pacientes submetidos à CRM.

TRATAMENTO

Tratamento da depressão

O tratamento da depressão é fundamental no paciente com cardiopatia. Além de melhorar a qualidade de vida, principalmente quando é eficaz, pode diminuir a morbidade e a mortalidade cardiovasculares.

Inibidores seletivos de recaptação de serotonina (ISRS)

Os ISRS são o tratamento farmacológico de primeira escolha para o transtorno depressivo em comorbidade cardiovascular. Os ISRS associam-se a uma taxa significativamente menor de eventos cardiovasculares adversos do que os antidepressivos tricíclicos (ADTc). O risco de IM em pacientes deprimidos tratados com ISRS foi a metade daquele observado em pacientes tratados com ADTc, independentemente de fatores clínicos. O uso de ISRS na depressão pós-síndrome coronariana aguda foi associado à maior taxa de variabilidade de frequência cardíaca do que aqueles tratados com placebo.

Antidepressivos tricíclicos

Os ADTc possuem uso restrito em pacientes com doenças cardiovasculares em função de seus vários efeitos colaterais, conforme descrito no Quadro 4.

Outros antidepressivos

Entre os inibidores seletivos da recaptação de serotonina e noradrenalina (ISRSN), a venlafaxina tem se mostrado segura e sem efeitos cardiovasculares em doses baixas a moderadas. Entretanto, aumento de pres-

Quadro 4 Impacto cardiovascular e situações em que deve ser evitado o uso de antidepressivos tricíclicos (ADTc)
Impacto cardiovascular dos ADTc
Prolongar a condução cardíaca e levar a um bloqueio atrioventricular completo
Induzir arritmias em razão do efeito pró-arrítmico no coração recém-infartado
Hipotensão postural
Situações em que se deve evitar a prescrição de ADTc
Distúrbio de condução cardíaca, principalmente bloqueio de ramo esquerdo
Nos 3 meses após um episódio de infarto do miocárdio, pelo efeito pró-arrítmico
Na IC, pelo maior risco de hipotensão ortostática

são arterial é descrito em doses acima de 225 mg/dia.

A mirtazapina não apresenta efeitos cardiovasculares diretos relevantes. Entretanto, o ganho de peso em alguns pacientes (efeito anti-histamínico) pode aumentar indiretamente esse risco. A bupropiona tem sido usada em pacientes com morbidades cardiovasculares por conta de seu efeito no auxílio à interrupção do tabagismo. Tem se mostrado segura em doses terapêuticas em relação à pressão arterial e à frequência cardíaca. Em doses elevadas, foi associada a hipertensão, taquicardia, alargamento do complexo QRS e parada cardíaca (muito raramente).

Grandes estudos envolvendo o tratamento antidepressivo e doenças cardiovasculares

Em razão da relevância do tema, grandes estudos foram realizados para investigar a eficácia do tratamento da depressão em pacientes com doenças cardiovascular e sua repercussão sobre o prognóstico cardiovascular. Esses estudos estão descritos no Quadro 5.

Quadro 5 Grandes estudos de eficácia do tratamento antidepressivo e impacto sobre o prognóstico cardiovascular

SADHART – *Sertraline Antidepressant Heart Attack Randomized Trial*

Estudo duplo-cego randomizado multicêntrico comparando sertralina com placebo em 369 pacientes com angina instável ou pós-infarto do miocárdio. A sertralina foi superior ao placebo de acordo com a escala de impressão clínica global, em toda a amostra. Entretanto, de acordo com a escala de HAM-D-17, em relação ao placebo, sertralina apresentou superioridade apenas no grupo com depressão grave ou com pelo menos um episódio anterior de depressão, não se mostrando superior ao placebo na amostra total

CREATE – *Canadian Cardiac Randomized Evaluation of Antidepressant and Psychotherapy Efficacy*

Objetivo de investigar a eficácia do citalopram e da terapia interpessoal em pacientes com cardiopatia. O citalopram foi superior ao placebo com taxas de remissão, respectivamente, de 35,9 e 22,5% na escala de HAM-D-24. A terapia interpessoal não mostrou eficácia superior ao tratamento clínico usual. O citalopram se associou ao aumento de óxido nítrico, que tem sido associado à melhor função endotelial

ENRICHD – *Enhancing Recovery in Coronary Heart Disease*

Foi desenvolvido para investigar a eficácia do tratamento da baixa percepção de suporte social e depressão em pacientes pós-IM. Foi utilizada terapia comportamental cognitiva e, quando indicado, um ISRS em comparação ao tratamento usual. O grupo com intervenção apresentou maior redução da sintomatologia do que aqueles que receberam o tratamento usual, respectivamente, redução de 10,1 e 8,4 pontos na escala de HAM-D. Pacientes que receberam antidepresssivos apresentaram um risco de 0,63 para óbito ou IM. Entretanto, não se observou redução do risco para aqueles tratados com psicoterapia

MIND-IT – *Myocardial Infarction and Depression-Intervention Trial*

Desenvolvido para avaliar a eficácia da mirtazapina para tratar depressão em pacientes com cardiopatia. A mirtazapina demonstrou superioridade na escala de impressão clínica global e no inventário de Beck para depressão. Entretanto, não encontraram diferença entre a mirtazapina e o placebo pela escala de HAM-D-17 na fase aguda de 8 semanas de tratamento. A incidência de eventos cardíacos em 18 meses foi de 7,4% no grupo de pacientes que responderam ao tratamento e 25,6% nos pacientes não respondedores, um risco 2,9 vezes maior de eventos para os não respondedores corrigido para fatores confundidores

Tratamento antidepressivo e cognição

O tratamento antidepressivo, além de melhorar a qualidade de vida e reduzir o sofrimento pessoal, pode auxiliar na recuperação do desempenho cognitivo associado à depressão. O tratamento da depressão maior em pacientes com idade acima de 60 anos e IC demonstrou que a melhora da depressão se associou significativamente com a melhora do desempenho cognitivo avaliado com a bateria do *Cambridge Mental Disorders of Elderly Examination*.

Tratamento da ansiedade

Inibidores seletivos de recaptação de serotonina

Os ISRS são considerados medicamentos de primeira escolha para o tratamento dos transtornos ansiosos em pacientes com morbidade cardiovascular por conta de sua segurança e tolerabilidade. No entanto, essa classe de medicamentos possui uma latência de resposta que frequentemente requer o uso concomitante de outras classes de medicamentos para o controle imediato dos sintomas ansiosos, como os benzodiazepínicos.

Benzodiazepínicos

Apesar de controvérsias em torno de seu uso, os benzodiazepínicos ainda são amplamente utilizados e indicados para tratamento de transtornos ansiosos em pacientes sem e com cardiopatia. No Quadro 6, estão listadas as potenciais limitações e os benefícios desses medicamentos nesse contexto.

Quadro 6 Limitações e benefícios dos benzodiazepínicos no contexto cardiovascular

Características dos benzodiazepínicos que podem limitar o seu uso
Potencial de dependência
O uso intravenoso pode acarretar depressão respiratória
O uso crônico pode comprometer a memória
Características dos benzodiazepínicos que podem ser úteis em pacientes com doença cardíaca
Bem tolerados
Reduzem quase que imediatamente os níveis de ansiedade
Não possuem efeitos anticolinérgicos
Relativamente seguros
Podem reduzir o tônus simpático
Podem diminuir níveis de catecolaminas
Podem inibir a agregação plaquetária (mas requerem atenção em pacientes com antiagregantes plaquetários)
Reduzem a resistência vascular coronariana
Aumentam o limiar para fibrilação ventricular
Podem reduzir a taxa de reinfarto em pacientes pós-IM

IM: infarto do miocárdio.

Outros medicamentos

Entre os ISRSN, a venlafaxina e a duloxetina possuem eficácia para transtornos ansiosos. O uso de anticonvulsivantes para o tratamento da ansiedade, como divalproato, gabapentina e, mais recentemente, pregabalina, bem como o uso de antipsicóticos, ainda carecem de estudos sobre a seu impacto em pacientes com doenças cardiovasculares.

Intervenções não farmacológicas

Há evidências de que suporte social adequado e presença de crenças espirituais auxiliam o enfrentamento do impacto da cardiopatia na vida do paciente. É importante que, além do planejamento medicamentoso, o médico atente para os aspectos psicológicos do paciente e dos cuidadores, visando ao suporte social. Essa medida influencia positivamente o resultado do tratamento e aumenta a adesão às medidas sugeridas pela equipe.

Além disso, o profissional deve estar particularmente atento a pacientes com apresentação excessivamente tranquila em desacordo com a gravidade da sua situação clínica. As mulheres têm sido associadas a maior estresse psicológico e redução de autoestima, o que aponta para a necessidade da elaboração de medidas de cuidado psicológico específicas para o gênero feminino.

Caso o suporte social não exista, o médico deve discutir com a equipe opções para melhorar o apoio ao paciente. Essas opções podem incluir a participação na reabilitação cardíaca e em grupos de apoio, visitas de enfermagem e a inclusão dos familiares e cuidadores.

BIBLIOGRAFIA SUGERIDA

1. Fráguas Jr R, Andrei AM, Andrade MG, Serrano Jr CV, Wajngarten M. Interconsulta em cardiologia. In: Miguel EC, Gentil Filho V, Gattaz W F, Bottino C, Elkis H, Fráguas R, et al. (orgs.). Clínica psiquiátrica: a visão do Departamento e do Instituto de Psiquiatria do HCFMUSP. (2 vols.). Barueri: Manole, 2011. p.1626-46.

2. Janszky I, Ahlbom A, Hallqvist J, Ahnve S. Hospitalization for depression is associated with an increased risk for myocardial infarction not explained by lifestyle, lipids, coagulation, and inflammation: the SHE- EP Study. Biol Psychiatry. 2007;62(1):25-32.

3. MacMahon KM, Lip GY. Psychological factors in heart failure: a review of the literature. Arch Intern Med. 2002;162(5):509-16.

4. Nicholson A, Kuper H, Hemingway H. Depression as an aetiologic and prognostic factor in coronary heart disease: a meta-analysis of 6362 events among 146 538 participants in 54 observational studies. Eur Heart J. 2006.

5. Sowden GL, Huffman JC. The impact of mental illness on cardiac outcomes: a review for the cardiologist. Int J Cardiol. 2009;132(1):30-37.

6. van Melle JP, de Jonge P, Kuyper AM, Honig A, Schene AH, Crijns HJ, et al. Prediction of depressive disorder following myocardial infarction data from the Myocardial INfarction and Depression-Intervention Trial (MIND-IT). Int J Cardiol. 2006; 109(1):88-94.

7. Xiong GL, Prybol K, Boyle SH, Hall R, Streilein RD, Steffens DC, et al. Inflammation markers and major depressive disorder in patients with chronic heart failure: results from the sertraline against depression and heart disease in Chronic Heart Failure Study. Psychosom Med. 2015;77(7):808-15.

8. Zuidersma M, Conradi HJ, van Melle JP, Ormel J, de Jonge P. Depression treatment after myocardial infarction and long-term risk of subsequent cardiovascular events and mortality: a randomized controlled trial. J Psychosom Res. 2013;74(1):25-30.

Neurologia 29

Lucas Borrione
Luisa Terroni

INTRODUÇÃO

Neste capítulo, é dado enfoque à prática da interconsulta nas doenças neurológicas que cursam comumente em associação com síndromes psiquiátricas: o acidente vascular cerebral (AVC), a doença de Parkinson (DP) e a esclerose múltipla (EM). A depressão, por exemplo, tem uma prevalência que varia de 23 a 60% no AVC, chega a 70% na DP e varia de 27 a 54% na EM. A título de comparação, a prevalência da depressão na população geral situa-se em 16,2% ao longo da vida.

ACIDENTE VASCULAR CEREBRAL

A prevalência de AVC na população geral situa-se em torno de 5,7% dentro da faixa etária de 55 a 85 anos de idade. Cabe mencionar que, embora menos frequente, o AVC também ocorre em pessoas mais jovens. O subtipo de AVC mais frequente é o isquêmico (em torno de 80% dos casos), seguido pelo hemorrágico e pela hemorragia subaracnóidea.

Aqueles que sobrevivem ao AVC precisam lidar com a limitação do desempenho funcional, com consequências negativas na qualidade de vida. As limitações, entretanto, nem sempre se devem ao déficit neurológico em si. Complicações psiquiátricas têm sido indicadas como fatores determinantes da incapacitação dos pacientes após o AVC, além de dificultar o progresso da recuperação e prolongar o tempo e a reabilitação desses pacientes.

Depressão e AVC

Entre as complicações psiquiátricas, a depressão é a mais prevalente e a que mais tem sido associada a um pior prognóstico.

A depressão é comumente acompanhada por sintomas neurocognitivos e físicos que podem se confundir com os do próprio AVC, tornando-se um diagnóstico desafiador para o clínico nessas circunstâncias.

Entre os sintomas que podem contribuir de forma mais significativa para o diagnóstico da depressão pós-AVC, o humor depressivo pareceu ser o melhor discriminador, seguido por apetite reduzido, ideação suicida, lentificação psicomotora, ansiedade e fadiga. A depressão pós-AVC está associada a disfunção cognitiva e ao agravamento do comprometimento funcional e, quando a depressão é tratada adequadamente, ambos tendem a melhorar. Sua ocorrência também tem sido associada a um aumento da mortalidade.

Lesões isquêmicas no circuito límbico-córtico-estriado-pálido-talâmico em hemisfério esquerdo têm sido relacionadas à incidência de depressão maior após o AVC. Alterações do eixo hipotálamo-hipófise-adrenal e o tamanho da lesão no giro para-hipocampal estão associados mais especificamente às queixas de anedonia nesses casos.

Tratamento

Os antidepressivos tricíclicos (ADT) têm mostrado eficácia no tratamento da depressão pós-AVC. A nortriptilina foi o primeiro antidepressivo utilizado em estudo controlado de tratamento dessa enfermidade pós-AVC, com bons resultados. O efeito colateral mais relatado foi a sedação.

Os inibidores seletivos da recaptação de serotonina (ISRS) são bem tolerados e eficazes. A fluoxetina na dose de 20 mg/dia está bem indicada, sendo os efeitos colaterais mais relatados ansiedade, tontura, insônia, sintomas gastrointestinais e perda de peso. Vale ressaltar que a associação de varfarina com fluoxetina pode levar a um aumento do tempo de protrombina. A sertralina é considerada efetiva e bem tolerada nas doses de 50 a 100 mg/dia. O citalopram mostrou bom resultado na dose inicial de 20 mg/dia. Para pacientes idosos, recomenda-se iniciar com 10 mg/dia e ressalta-se que raramente essa medicação pode estar associada a aumento do intervalo QTc e arritmia do tipo *torsade de pointes*. Os efeitos colaterais mais relatados com o citalopram foram náusea, vômitos e fadiga.

Entre os inibidores de recaptação da serotonina e da noradrenalina (IRSN), o uso da venlafaxina esteve associado a redução significativa dos escores de depressão e de déficits neurológicos. Foi utilizada na dose de 75 a 150 mg/dia. Os efeitos colaterais relatados foram leves, como inquietação, náusea e elevação leve de enzimas hepáticas.

O tratamento com trazodona, nas doses entre 50 e 200 mg, foi relacionado a uma melhora nas atividades da vida diária. Os principais efeitos colaterais foram sedação e desconforto ocular.

A eletroconvulsoterapia apresenta boa efetividade em casos selecionados, entretanto com efeitos colaterais marcantes, como confusão pós-ictal e amnésia. A terapia comportamental, a cognitivo-comportamental (TCC) e a psicossocial estão indicadas para auxiliar o paciente na elaboração de estratégias para se adaptar às eventuais incapacidades decorrentes do AVC.

Ansiedade e AVC

A ansiedade após o AVC é mais comum como situação comórbida do que como apresentação clínica pura, estando associada a quadros depressivos em metade dos casos. A ansiedade pura ocorre somente em torno de 6% dos pacientes após AVC, manifestando-se por distúrbios do sono, inquietação, dificuldade de concentração, irritabilidade, tensão muscular ou fadiga. Os transtornos ansiosos pós-AVC estão associados à história de uso de álcool. Mais recentemente, foi sugerida uma associação entre espessamento da parede íntima de artéria carótida em pacientes que jamais tiveram AVC e sintomas ansiosos e depressivos.

Tratamento

O uso de benzodiazepínicos pode ser benéfico nos quadros de ansiedade associados a AVC, no entanto, deve-se tomar cuidado com os efeitos adversos de sedação, ataxia, desinibição e confusão mental após administração dessas medicações, sobretudo em idosos. Os ADT podem ser usados cuidadosamente em doses pequenas. Dentro desse grupo, a nortriptilina mostrou rapidez e eficácia na redução da ansiedade em comorbidade com a depressão pós--AVC, assim como na ansiedade pura. Os ISRS também podem auxiliar na redução da ansiedade. A buspirona tem sido considerada outra possibilidade terapêutica, sem gerar sedação e tolerância, como ocorre com os benzodiazepínicos.

Delirium e AVC

O *delirium* ocorre em torno de 25% dos pacientes acima dos 65 anos de idade que sofrem AVC. As alterações neuropsiquiátricas decorrentes do comprometimento direto do AVC, como alterações da memória, associadas a distúrbios da percepção e hiperatividade motora, podem sugerir a presença de *delirium*. A avaliação do rebaixamento do nível de consciência e do déficit e da flutuação da atenção é essencial para a confirmação do diagnóstico.

Sabe-se que o *delirium* ocorre com mais frequência na primeira semana após o AVC e no AVC hemorrágico. Alguns fatores são considerados predisponentes para o *delirium*, como idade avançada, comprometimento motor grave, lesões do hemisfério esquerdo, declínio cognitivo preexistente, complicações metabólicas e infecciosas, prejuízo da visão, *delirium* prévio e polifarmácia. O *delirium* eleva a taxa de institucionalização, assim como a taxa de mor-

talidade nos 6 a 12 meses posteriores ao AVC.

Tratamento

O tratamento do *delirium* nesse grupo de pacientes não foi muito estudado. Os antipsicóticos típicos e atípicos têm sido considerados eficazes e bem tolerados no pós--operatório e em enfermidades clínicas de forma geral. O haloperidol parece ser o mais estudado na literatura. Deve-se tomar cuidado com o desenvolvimento de sintomas extrapiramidais.

DOENÇA DE PARKINSON (DP)

A síndrome parkinsoniana pode ter diferentes etiologias. Neste texto, será abordada apenas a doença de Parkinson idiopática (DP). A DP é a segunda causa mais comum de doença neurodegenerativa. Sua prevalência aumenta com a idade, sendo aproximadamente de 1% nas pessoas com 60 anos ou mais e 4% nas pessoas acima de 80 anos. Na DP, há redução da atividade dopaminérgica e predomínio da atividade colinérgica decorrentes de alterações nos gânglios da base, mas outros sistemas de neurônios não dopaminérgicos também estão envolvidos, como os neurônios serotoninérgicos da rafe.

A DP clássica é conhecida como uma doença da idade avançada, no entanto, pode ter início mais precoce (antes dos 30 anos) em 1% dos casos, nos quais está fortemente associada a padrões de herança familiar. A distribuição da ocorrência da DP entre os sexos é similar.

O quadro clínico é dominado pelas manifestações motoras, constituídas por bradicinesia, rigidez, tremor e instabilidade postural. Alterações autonômicas também são comuns, como obstipação intestinal, seborreia, hipotensão postural e alterações do esfíncter vesical.

Depressão e DP

A depressão é o transtorno mental mais comum na DP. Sua prevalência é extremamente heterogênea em diversos estudos (1,86 a 70%), podendo também ser diagnosticada antes das manifestações motoras da DP em 34 a 43% dos pacientes. Os sintomas da DP, como retardo psicomotor, pobreza da expressão facial e cansaço, podem mimetizar a depressão, o que dificulta seu diagnóstico nesses pacientes. Os pacientes com DP deprimidos apresentam disforia, pessimismo, irritabilidade, tristeza e ideação suicida. A presença de sintomas depressivos cognitivos e de afetos negativos (p. ex., disforia) são indicadores mais fidedignos de depressão nos pacientes com DP, uma vez que a apatia pode ser consequente somente à doença neurológica *per se*.

Algumas condições parecem oferecer maior risco para a depressão na DP, como acometimento em idade mais jovem, histórico pessoal ou familiar de depressão, manifestação rígido-acinética e sexo feminino.

Evidências de neuroimagem, entre outros dados, indicam que alterações neurofisiológicas da DP determinam a ocorrência de depressão. A destruição da substância negra e da área tegmentar ventral acarretam disfunção nas regiões das suas projeções, como o estriado, áreas mesolímbicas e mesocorticais, com repercussões negativas sobre o humor.

Tratamento

Ainda existem poucos ensaios clínicos randomizados e controlados para tratamento farmacológico da depressão na DP, mas tanto as medicações antidepressivas como a terapia cognitivo-comportamental têm tido resultados satisfatórios nesses pacientes. Se houver suspeita de que a depressão esteja relacionada com a terapia de reposição de dopamina, a levodopa pode ser usada na menor dosagem possível.

Os ADT (imipramina, nortriptilina e amitriptilina) podem melhorar os sintomas motores como rigidez e acinesia em virtude do seu efeito anticolinérgico característico, que infelizmente pode ser problemático na população idosa. Em geral, doses baixas têm sido eficazes na depressão associada à DP. A nortriptilina mostrou ser eficiente em doses iguais ou inferiores a 75 mg/dia.

Os ISRS são eficazes na depressão associada à DP, podendo raramente também induzir sintomas extrapiramidais. Há evidências clínicas de bom resultado terapêutico com o uso de fluoxetina, citalopram, sertralina, fluvoxamina e paroxetina.

A eletroconvulsoterapia (ECT) tem mostrado eficácia, com melhora rápida dos sintomas motores e depressivos; entretanto, essa melhora costuma ter curta duração.

Demência e DP

O prejuízo cognitivo pode variar de grau leve a grave e está presente na maioria dos pacientes com DP. Sua prevalência pode ser de 15 a 60%. O risco aumentado para demência está relacionado a idade avançada, parkinsonismo atípico e depressão. Embora o padrão dos déficits cognitivos seja conceitualizado como primariamente subcortical, há sobreposição com alterações de funções executivas e visuoespaciais e de outras funções corticais. A destruição das projeções dopaminérgicas mesocorticais pode prejudicar particularmente funções executivas relacionadas ao córtex frontal. Já os déficits colinérgicos podem prejudicar a memória.

Tratamento

O comprometimento cognitivo pode ser remediado em algum grau com a terapia de reposição de dopamina na fase inicial da DP, mas na fase mais avançada da doença os anticolinérgicos e os sedativo-hipnóticos podem agravar os déficits cognitivos, por isso a intervenção deve ser a mínima possível. O uso de anticolinesterásicos na demência associada à DP necessita de maiores estudos. Um estudo com rivastigmina e placebo encontrou melhora significativa na disfunção cognitiva e na qualidade de vida.

Psicose, *delirium* e DP

A incidência de transtornos psicóticos na DP pode variar de 20 a 40%, sendo mais elevada nos pacientes que recebem tratamento dopaminérgico. A causa mais comum é a exposição à terapia dopaminérgica, e nesses casos as alucinações visuais são comuns. Podem ocorrer também pesadelos, sonhos vívidos, ideação paranoide pouco sistematizada e alterações do ciclo sono-vigília.

Uma outra situação que frequentemente cursa com sintomas psicóticos na DP é o *delirium* decorrente do uso das inúmeras medicações que esses pacientes costumam utilizar e da vulnerabilidade do sistema nervoso central (SNC) para sofrer descompensações de várias causas (clínica, cirúrgica, tóxica). Os aspectos clínicos do *delirium* na DP podem incluir relativa rapidez de início (horas a semanas), confusão, nível flutuante de consciência, alteração do ciclo sono-vigília e déficit cognitivo global. Pode haver agitação ou estado de *delirium* hipocinético. O *delirium* pode estar sobreposto a um quadro demencial preexistente ou a estados psicóticos. Os estágios iniciais podem ser caracterizados por um padrão chamado de *sundowning*, no qual há piora noturna dos sintomas do *delirium*.

Tratamento

Nesses casos, recomenda-se inicialmente reduzir a dose da terapia dopaminérgica, ou mesmo suspendê-la. Quando houver necessidade de início de farmacoterapia para redução dos sintomas psicóticos, geralmente nos quadros mais refratários, a quetiapina e a clozapina estão bem indicadas, acarretando pouca piora da síndrome parkinsoniana, e por vezes viabilizando a continuação da terapia dopaminérgica.

ESCLEROSE MÚLTIPLA

A esclerose múltipla (EM) é uma doença desmielinizante do SNC. Representa uma das principais causas de incapacidade neurológica crônica em adultos jovens, principalmente no sexo feminino. Em 85 a 90% dos casos, a doença se inicia com sintomas e sinais neurológicos na forma recorrente-remitente. Cerca de 50% dos pacientes apresentam incapacidade locomotora após 10 anos de sintomas. A EM se caracteriza por um processo inflamatório na substância branca do SNC. A bainha de mielina e os oligodendrócitos do SNC sofrem agressão imunológica.

Depressão e EM

O risco para depressão maior ao longo da vida na população com EM varia de 27 a 54%. Em nosso meio, a prevalência da depressão como sintoma na EM foi estimada em 17,9% entre 84 pacientes com EM remitente-recorrente. Nos pacientes com EM, existe considerável sobreposição na sintomatologia dos transtornos neurológicos, cognitivos e psiquiátricos. A depressão assume características peculiares, confundindo-se com a sensação de fadiga (muito frequente nesses pacientes), as alterações do sono e as alterações cognitivas. A causa da depressão na EM não está esclarecida, podendo ser uma reação psicológica a uma doença crônica e debilitante ou manifestação primária da doença causada pelas alterações cerebrais.

Tratamento

A depressão nesses pacientes responde bem à terapia cognitivo-comportamental, à terapia cognitiva e à psicoterapia em grupo. Os ADT, como a amitriptilina, a nortriptilina e a imipramina, têm mostrado bons resultados, no entanto, o efeito anticolinérgico desse grupo limita seu uso. Para pacientes com prejuízo do controle do esfíncter vesical, a imipramina tem sido indicada. Entre os ISRS, a sertralina e a fluoxetina têm mostrado eficácia.

Ansiedade e EM

Pouca atenção tem sido dada à ansiedade na EM, detectada em 25 a 41% dos pacientes com essa afecção neurológica. Essas estimativas estão acima da taxa de ansiedade na população geral (25%). A ansiedade generalizada parece ser a mais comum. Pacientes com EM e ansiedade são mais frequentemente mulheres, com diagnóstico de depressão maior ou abuso de álcool ao longo da vida. Apresentam menos suporte social e maior risco de suicídio. Mais da metade desses pacientes não recebe tratamento.

Transtorno afetivo bipolar e EM

Estudos epidemiológicos têm encontrado risco duas vezes maior de transtorno bipolar tipo I (TAB tipo 1) em pacientes com EM com relação a controles saudáveis. Há sugestões de que as duas doenças dividam a mesma base genética. Há relatos de frequência de mais de 10% de TAB entre os pacientes com EM. Pacientes com TAB e EM podem se beneficiar do uso de lítio, lamotrigina, topiramato e ácido valproico.

Demência e EM

Cerca de 40 a 65% dos pacientes com EM exibem algum tipo de déficit cognitivo na avaliação neuropsicológica. A hipótese de demência subcortical na EM se baseia no impacto da atrofia talâmica na cognição. O papel da atrofia do lobo temporal mesial na EM tem sido menos abordado, mas essa atrofia poderia explicar a variação no desempenho de memória. O comprometimento cognitivo pode ocorrer precocemente durante o curso da EM. Esse fator contribui de forma significativa para a retirada do paciente da vida profissional/ocupacional.

Tratamento

É ideal que todo paciente com EM realize com frequência o exame neuropsicológico já na fase inicial, quando ainda é possível incrementar estratégias para lidar com os déficits cognitivos e para identificar os que podem se beneficiar de intervenções terapêuticas.

BIBLIOGRAFIA SUGERIDA

1. Astrom M. Generalized anxiety disorder in stroke patients. A 3-year longitudinal study. Stroke. 1996;27(2):270-5.
2. Benedict RH, Ramasamy D, Munschauer F, Weinstock-Guttman B, Zivadinov R. Memory impairment in multiple sclerosis: correlation with deep grey matter and mesial temporal atrophy. J Neurol Neurosurg Psychiatry. 2009;80(2):201-6.
3. Chwastiak LA, Ehde DM. Psychiatric issues in multiple sclerosis. Psychiatr Clin North Am. 2007;30(4):803-17.
4. Fráguas Jr R. Depressões em doenças neurológicas. Revista de Psiquiatr Consiliar Ligação. 2003;5-22.
5. Herrmann N, Seitz D, Fischer H, Saposnik G, Calzavara A, Anderson G, et al. Detection and treatment of post stroke depression: results from the registry of the Canadian stroke network. Int J Geriatr Psychiatry. 2011;26(11):1195-200.
6. Martins MA, Carrilho FJ, Alves VAF, Castilho EA, Cerri GG, Wen CL (orgs.). Clínica médica, vol. 6. Barueri: Manole; 2009.
7. Rickards H. Depression in neurological disorders: Parkinson's disease, multiple sclerosis, and stroke. J Neurol Neurosurg Psychiatry. 2005;76(Suppl 1):i48-52.
8. Rodriguez-Constenla I, Cabo-Lopez I, Bellas-Lamas P, Cebrian E. Cognitive and neuropsychiatric disorders in Parkinson's disease. Rev Neurol. 2010;50(Suppl 2):S33-9.
9. Santos IS, Goulart AC, Brunoni AR, Kemp AH, Lotufo PA, Bensenor IM. Anxiety and depressive symptoms are associated with higher carotid intima-media thickness. Cross-sectional analysis from ELSA-Brasil baseline data. Atherosclerosis. 2015;240(2):529-34.
10. Terroni L, Amaro E Jr., Iosifescu DV, Mattos P, Yamamoto FI, Tinone G, et al. The association of post--stroke anhedonia with salivary cortisol levels and stroke lesion in hippocampal/parahippocampal region. Neuropsychiatr Dis Treat. 2015;11:233-42.
11. Terroni L, Fráguas Jr R, Lucia M, Tinone G, Mattos P, Iosifescu DV, et al. Importance of retardation and fatigue/interest domains for the diagnosis of major depressive episode after stroke: a four months prospective study. Rev Bras Psiquiatr. 2009;31(3):202-7.
12. Troeung L, Egan SJ, Gasson N. A meta-analysis of randomised placebo-controlled treatment trials for depression and anxiety in Parkinson's disease. PLoS One. 2013;8(11):e79510.
13. Yamamoto FI. Doenças cerebrovasculares. In: Martins MA, Carrilho FJ, Alves VAF, Castilho EA, Cerri GG, Wen CL (orgs.). Clínica médica, vol. 6. Barueri: Manole; 2009. p. 407-30.

30 Gastroenterologia

Eduardo de Castro Humes

A relação entre a fisiologia intestinal e os estados emocionais, como tristeza, raiva e medo, é reconhecida tanto pela sabedoria popular, muitas vezes com a expressão de emoções por meio de elementos da fisiologia gastrointestinal, quanto pela literatura médica, entretanto os mecanismos associados à natureza dessa associação ainda necessitam de maiores elucidações. Dentro da perspectiva psiquiátrica, alguns dos sintomas gastrointestinais estariam associados à apresentação de estados emocionais e ao uso de psicofármacos; e, em algumas patologias, manifestações psíquicas podem ocorrer em função do adoecimento e dos tratamentos utilizados, em especial o uso de imunomoduladores.

Na literatura, há evidências que favorecem os efeitos do estresse sobre a interação cérebro-intestino como um dos possíveis envolvidos nessa ligação. Um mecanismo que tem recebido destaque é o papel da serotonina, que media respostas sensórias e reflexas a estímulos gastrointestinais, modulando a contração e o relaxamento da musculatura lisa. A serotonina seria um denominador comum entre motilidade e função intestinal e síndromes psiquiátricas. Essas conclusões são reforçadas pela eficácia dos inibidores seletivos da recaptura de serotonina no manejo de doenças gastrointestinais funcionais de maneira similar ao consagrado uso no manejo de transtornos psiquiátricos.

SÍNDROME DO INTESTINO IRRITÁVEL

A síndrome do intestino irritável (SII) é uma doença gastrointestinal funcional, crônica e que afeta entre 10 e 15% da população geral, sendo observada mais frequentemente em mulheres, na proporção de 2:1. Entre os principais sintomas relatados pelos pacientes portadores de SII estão desconforto e dor abdominais crônicos e os critérios diagnósticos mais amplamente utilizados são os Critérios de Roma III (Quadro 1). Sintomas somáticos

Quadro 1 Critérios de Roma III para síndrome do intestino irritável

Dor ou desconforto abdominal recorrente por pelo menos 3 dias por mês nos últimos 3 meses, associado com dois ou mais dos seguintes sintomas:
- Melhora com a evacuação
- Início associado a uma mudança na frequência das fezes
- Início associado a uma mudança na forma das fezes

extragastrointestinais são relatados com frequência, incluindo lombalgias (28-82%), fadiga (36-63%), palpitações (10-44%) e cefaleias (23-42%).

Comorbidades

A síndrome do intestino irritável está frequentemente associada a condições comórbidas, em especial outras síndromes funcionais. Outras manifestações gastrointestinais são relatadas corriqueiramente como comorbidades, como doença do refluxo gastroesofágico (47%), incontinência fecal (21%) e dor anorretal (34%) (Tabela 1).

Tabela 1 Síndromes funcionais comórbidas a síndrome do intestino irritável mais prevalentes

Fibromialgia	32-77%
Síndrome da fadiga crônica	14-92%
Dor pélvica crônica	29-79%
Disfunção da articulação temporomandibular	16-64%

A comorbidade com transtornos psiquiátricos é muito frequente entre os pacientes que procuram tratamento por SII e se distribui da seguinte maneira: esquizofrenia (17%), transtorno depressivo (27%), transtorno de ansiedade generalizada (37%) e transtorno do pânico (16-46%). A prevalência de SII entre pacientes portadores de transtornos psiquiátricos é especialmente significativa entre portadores de transtornos do humor (27-29%), transtornos ansiosos (17-46%) e esquizofrenia (19%).

Aspectos clínicos relevantes

Deve-se prestar especial atenção pois, além de possíveis superposições de sintomas de quadros de somatizações, primárias ou secundárias (como somatização secundária a transtornos do humor), o diagnósti-

co apresenta concordância grande dos sintomas com os transtornos mentais (sintomas dolorosos, alterações de sono, fadiga, cefaleia e palpitações), o que pode dificultar o diagnóstico diferencial das patologias. Entre os pacientes portadores de transtorno do pânico (TP), 44% apresentam SII com vários sintomas comuns às duas condições, como dor abdominal, diarreia e náuseas

Mecanismos fisiopatológicos

Síndromes funcionais não possuem mecanismos fisiopatológicos claros, assim não há explicações fisiopatológicas para essas associações, entretanto, é claro que há um claro componente de mediação entre a piora dos sintomas de síndromes funcionais e o estado mental dos pacientes, em especial em relação a sintomas depressivos e ansiosos. A principal hipótese relaciona os sintomas psiquiátricos com uma hipofunção serotoninérgica central e periférica que afetaria o humor e as funções gastrointestinais. Nesse sentido, os sintomas psiquiátricos podem ser considerados específicos e integrantes à SII, e não causas ou consequências da SII.

Manejo clínico

Os antidepressivos demonstraram um benefício terapêutico para os sintomas de SII com antidepressivos tricíclicos (ADTc) e inibidores seletivos da recaptura de serotonina (ISRS), apresentando maiores benefícios em quadros mais graves. Os ISRS apresentam menos efeitos colaterais que os tricíclicos e são mais utilizados no manejo de transtornos ansiosos comórbidos, embora não aliviem o inchaço e o desconforto abdominais. Por outro lado, o emprego de ADTc abaixo das doses com efeito antidepressivo constitui-se uma importante linha de tratamento para a SII, pois altera a motilidade gastrointestinal (normalização da motilidade e secreção, além

246 Parte III – Peculiaridades do diagnóstico e tratamento em função de comorbidades ou unidades médicas

da redução da sensibilidade à dor), bem como o uso de inibidores da recaptura de serotonina e noradrenalina (IRSN). O tratamento da SII pode ainda incluir o uso de bactérias probióticas, antiespasmódicos (como associações de hioscina e escopolamina) e antidiarreicos (como a loperamida).

DISPEPSIA FUNCIONAL

Dispepsia funcional é um termo geral utilizado para se descrever uma variedade de queixas abdominais superiores e retroesternais, incluindo queimação, inchaço e dor pós-prandial, que não apresentam outras explicações médicas. A fisiopatologia envolvida na apresentação desses sintomas não é clara e, de acordo com a hipótese psiquiátrica, os sintomas da dispepsia podem ser atribuídos a sintomas de ansiedade, de depressão ou transtorno de somatização.

Comorbidades

A prevalência de comorbidades psiquiátricas diagnosticadas é significativa, 47,8% (Tabela 2).

Tabela 2 Principais comorbidades psiquiátricas entre portadores de dispepsia funcional

Transtornos somatoformes	21,1%
Transtornos ansiosos	13,2%
Transtornos depressivos	5,2%

Aspectos clínicos relevantes

Entre os pacientes com desconforto epigástrico, queixas frequentes não relacionadas com o trato gastrointestinal são: cefaleia (47%), tontura (36%), desconforto torácico (23%), palpitações (21%) e sudorese (17%). Tais sintomas são similares aos apresentados,

p. ex. durante uma crise de pânico, e devem ser cuidadosamente avaliados na anamnese. Entre os principais fatores associados à gravidade do caso, podemos citar a presença de somatização, depressão e idade jovem.

A ansiedade relacionada aos sintomas gastrointestinais difere de sintomas ansiosos gerais e denota gravidade ao quadro da SII. Essa diferenciação envolve as cognições e os comportamentos diretamente relacionados à sensibilidade visceral, como preocupação, medo, vigilância, sensibilidade e esquiva.

Eventos estressores parecem apresentar um papel importante na emergência, manutenção e exacerbação de sintomas dispépticos, com uma clara associação entre a gravidade dos sintomas dispépticos e a apresentação psicopatológica. As estratégias de enfrentamento diante de eventos estressores apresentariam relação com a sintomatologia; por exemplo, comportamentos de esquiva estão relacionados a maior intensidade de sintomas. Além disso, a redução dos sintomas em decorrência de intervenções psicológicas, como o *biofeedback*, o controle do estresse, a psicoterapia interpessoal, a terapia cognitiva e o uso de antidepressivos, reforçam a hipótese psiquiátrica.

Manejo clínico

O manejo envolve o uso da metoclopramida e da domperidona, que estão eventualmente associadas ao surgimento de sintomas extrapiramidais, principalmente acatisia, mas também há relatos de precipitação de sintomas do humor, em especial depressão e ansiedade.

O tratamento clínico pode ainda ser realizado com administração de antidepressivos; é realizado principalmente com a utilização de inibidores da recaptura de serotonina, associados ou não a medicamentos pró-cinéticos, entretanto, com embasamento reduzido na literatura.

DOENÇAS INFLAMATÓRIAS INTESTINAIS: RETOCOLITE ULCERATIVA E DOENÇA DE CROHN

As doenças inflamatórias intestinais (DII) são representadas, principalmente, pela retocolite ulcerativa inespecífica (RCUI) e a doença de Crohn (DC), mas também incluem a doença inflamatória intestinal não especificada. O quadro clínico envolve a presença de diarreia, dor abdominal, emagrecimento e febre, sendo geralmente diferenciadas por meio da endoscopia e da patologia. Além das manifestações no trato gastrointestinal, as doenças inflamatórias podem apresentar manifestações em outros sistemas, em até 65% dos casos, com relação direta entre a extensão da doença no cólon e maiores prevalências (Tabela 3).

Tabela 3 Prevalência estimada por 100.000 habitantes de doenças inflamatórias intestinais	
Retocolite ulcerativa inespecífica	14,81 casos
Doença de Crohn	5,65 casos
Doenças inflamatórias intestinais não especificadas	2,14 casos

Comorbidades

A prevalência de sintomas depressivos nessa população varia entre 9,3 a 68%, a maioria dos estudos com valores observados superiores a 20%. A prevalência observada de sintomas ansiosos em pacientes com DII, assim como a observada em pacientes com depressão, apresenta variação importante, 22,54% e 33,6%.

Aspectos clínicos relevantes

Muitos pacientes apresentam reações similares ao luto associadas ao diagnóstico de uma doença inflamatória intestinal, envolvendo os cinco estágios de Küber-Ross.

Entre os traços psicológicos mais frequentemente observados em portadores de DII observam-se sentimentos de frustração e raiva, frequentemente externados em relação ao tratamento, seus efeitos colaterais ou em relação à eficácia e aos diversos procedimentos diagnósticos realizados.

Mecanismos fisiopatológicos

Alterações fisiológicas associadas às doenças, como o próprio processo inflamatório e o tratamento com imunomoduladores, em especial corticoesteroides, podem resultar em modificações em processos biológicos cerebrais, modificando a resposta afetiva e favorecendo alterações comportamentais, com relação entre formas sintomáticas mais agressivas da doença e maior gravidade de sintomas depressivos.

Características clínicas específicas

Pacientes com sintomas depressivos parecem apresentar pior resposta a esquemas terapêuticos, em especial entre portadores de doença de Crohn, inclusive a abordagens cirúrgicas. Depressão e estressores ambientais ao longo da vida estão associados a pior evolução da DII e pior qualidade de vida, inclusive com repercussão sexual, ainda assim, muitos pacientes não são diagnosticados da comorbidade psiquiátrica. Entretanto, esse diagnóstico muitas vezes não é formulado pelo gastroenterologista ou o tratamento medicamentoso não é introduzido.

Manejo clínico

O manejo das doenças inflamatórias intestinais é realizado com o uso de corticoesteroides, por vezes por mais de uma via (associação de vias oral, endovenosa e retal, p. ex.) e outros imunossupressores, como a azatioprina e a ciclosporina, salicilatos,

248 Parte III – Peculiaridades do diagnóstico e tratamento em função de comorbidades ou unidades médicas

como a sulfassalazina, o metotrexato, um agente quimioterápico, e, para portadores de doença de Crohn, metronidazol. O uso de imunomoduladores em geral está associado a emergência de sintomas psiquiátricos, em especial de transtornos do humor (depressivos e maníacos) e ansiosos.

DOENÇA CELÍACA

A doença celíaca é uma doença do intestino delgado na qual a ingesta do glúten, presente em diversos alimentos, desencadeia uma reação inflamatória. Esse processo favorece sintomas inespecíficos associados à má-absorção intestinal, como distensão abdominal e diarreia com caráter crônico e, eventualmente, sensação de fadiga e dor abdominal. A prevalência na assistência primária é de 2,4%, com prevalência maior entre portadores de outras doenças autoimunes, entretanto, porção significativa da população é portadora assintomática ou oligossintomática.

O diagnóstico é estabelecido por meio da pesquisa sérica de autoanticorpos, em especial antigliadina, antirreticulina e antiendomísio, e confirmado pela biópsia de intestino delgado realizada por endoscopia digestiva alta. O manejo se foca no aspecto dietético, com dietas livres de glúten.

Comorbidades

Pacientes com doença celíaca apresentam maior risco de apresentar transtornos do humor, em especial, depressão, distimia e transtorno de ajustamento, entretanto, esses achados não se mantêm quando os pacientes estão submetidos a uma dieta livre de glúten. As maiores prevalências de transtornos ansiosos observadas em celíacos de maneira geral e, em especial uma maior prevalência de transtorno do pânico ao contrário, mantém-se mesmo com a dieta livre de glúten.

Aspectos clínicos relevantes

Mulheres, portadoras ou familiares de celíacos, apresentam com maior frequência relatos de desgaste emocional, presumivelmente relacionados a preocupações com a compra e o preparo de alimentos livres de glúten, assim como dificuldades financeiras e interpessoais decorrentes.

Mecanismos fisiopatológicos

Um mecanismo proposto para a associação entre sintomas do humor e doença celíaca é que a atividade da doença estaria associada à piora da absorção de triptofano quando os pacientes estão sintomáticos e apresentando má-absorção intestinal.

DOENÇA DO REFLUXO GASTROESOFÁGICO

A doença do refluxo gastroesofágico (DRGE), cujo principal sintoma é a queimação retroesternal, é relatada em cerca de 44% da população adulta pelo menos uma vez ao mês e até 7% diariamente. Os principais motivos que levam o paciente a buscar tratamento são a gravidade e o aumento da frequência dos sintomas, a interferência em atividades sociais, perturbações do sono, altos níveis de comorbidade, depressão, ansiedade, fobia, somatização e sintomas obsessivos, além de temor de doenças graves, em especial o câncer.

Comorbidades

Os portadores mais sintomáticos de DRGE apresentam importantes comorbidades com transtornos psiquiátricos. A presença de diagnóstico de depressão ou de transtornos ansiosos está relacionada ao aumento do risco de refluxo (Quadro 2).

Quadro 2 Principais comorbidades psiquiátricas da doença do refluxo gastroesofágico

Depressão unipolar

Transtornos do humor bipolar

Esquizofrenia paranoide

Abuso e dependência do álcool

Abuso de múltiplas substâncias

Mecanismos fisiológicos

Entre os mecanismos citados para explicar essa relação destaca-se o impacto de hábitos inadequados de vida, como sedentarismo, hábitos alimentares, tabagismo, efeitos adversos de medicações psicotrópicas e aspectos psicológicos intrínsecos.

Manejo clínico

O manejo desses sintomas é calcado em medidas comportamentais (como redução de peso, dieta branda e elevação de decúbito) e no uso de medicações para controle da secreção ácida, como inibidores de bomba de prótons ou inibidores histamínicos dos receptores H2, e, excepcionalmente, de pró-cinéticos, como a metoclopramida e a domperidona.

CIRROSE E INSUFICIÊNCIA HEPÁTICA

A cirrose e a insuficiência hepática são a via final de um conjunto de patologias clínicas, incluindo doenças autoimunes, hepatites virais, uso crônico de álcool, intoxicações medicamentosas, doença hepática gordurosa não alcoólica (especialmente relacionada à obesidade e ao diabetes), doenças metabólicas e distúrbios vasculares.

Não há tratamentos específicos para essas condições clínicas, entretanto, deve sempre haver cuidado quando da administração de qualquer medicação em função da alteração da metabolização e do risco de sobrecarga da função hepática, favorecendo inclusive a instalação de encefalopatia hepática. A maioria dos psicofármacos apresenta metabolização hepática, principalmente pelo sistema do citocromo P450. Algumas medicações, inclusive em função dessa metabolização, apresentam ainda maior potencial de hepatotoxicidade e, portanto, apenas devem ser indicadas em casos excepcionais, sendo realizada monitorização hepática próxima.

INTERVENÇÕES FARMACOLÓGICAS

De maneira geral, o tratamento de transtornos psiquiátricos associados a doenças do trato gastrointestinal utiliza como primeira linha de antidepressivos os inibidores seletivos de recaptação de serotonina (ISRS). A escolha da medicação antidepressiva depende dos sintomas-alvo a serem abordados, do quadro clínico geral (incluindo comorbidades) e do perfil de efeitos colaterais desejados.

Deve-se ter cautela, pois os pacientes com DRGE em uso de psicofármacos tendem a experimentar uma variedade de efeitos colaterais, incluindo boca seca, retenção urinária, turvação visual, constipação, sedação (em especial com antidepressivos tricíclicos), náuseas, diarreia, dor abdominal, disfunção erétil e alteração da libido (especialmente com ISRS).

Para o manejo dos transtornos psiquiátricos associados a doenças gastrointestinais funcionais, os ISRS são a classe de escolha em decorrência do menor perfil de efeitos colaterais e maior janela terapêutica em doses efetivas. Os antidepressivos tricíclicos, apesar de estarem associados a redução da sensibilidade à dor e melhora da qualidade de sono, apresentam, em doses terapêuticas, maior prevalência de efeitos colaterais e estão associados a maiores taxas de abandono de tratamentos, não sendo recomendados como tratamento de primeira linha.

Não há grande corpo de evidência sobre a segurança e a eficácia de antidepressivos em pacientes com DII; a maioria dos relatos de tratamento psicofarmacológico apresenta limitações metodológicas, mas o uso de ISRS, em especial paroxetina, IRSN e bupropiona é usualmente relatado e recomendado.

O manejo de quadros maniformes secundários a medicação, em especial a imunomoduladores, deve envolver a discussão sobre a possibilidade da suspensão, troca ou redução da dose da medicação envolvida, assim como o uso de antipsicóticos e, eventualmente, benzodiazepínicos.

Em portadores de cirrose e/ou insuficiência hepática, como os antidepressivos inibidores da recaptura de serotonina são predominantemente metabolizados pelo fígado, devem ser usados com cuidado, com doses iniciais baixas e aumentos graduais, sendo que a paroxetina está associada a casos de hepatotoxicidade, podendo ser dada preferência ao manejo com escitalopram que apresenta menor inibição do citocromo p450. Os antidepressivos tricíclicos, igualmente de metabolização hepática e que apresentam ampla ligação a proteínas plasmáticas, em especial a albumina, devem ser utilizados em doses subclínicas e exigem especial cuidado com eventuais efeitos colaterais. Trazodona e, em especial, nefazodona estão associadas a lesões hepáticas. O uso de benzodiazepínicos deve ser evitado, em função do potencial de sonolência associado a sua metabolização errática em pacientes hepatopatas – os pacientes podem evoluir com rebaixamento do nível de consciência. Assim, quando da necessidade da prescrição destes, deve-se preferir os de curta meia-vida e que possuem menor número de passagens hepáticas (como o lorazepan). O uso de anticonvulsivantes deve ser realizado com cui-

dado em função do potencial de hepatopatia dessa classe.

INTERVENÇÕES NÃO FARMACOLÓGICAS

Em portadores de síndrome do intestino irritável, além da abordagem psicofarmacológica, algumas modalidades de psicoterapias foram adequadamente avaliadas por meio de estudos controlados, com resultados positivos: terapia cognitivo-comportamental, modalidade com maior corpo de evidência, hipnose, terapias psicodinâmicas e treinamento de técnicas de relaxamento.

A literatura apresenta evidência de benefícios de intervenções psicológicas no manejo de sintomas de dispepsia funcional, em especial o *biofeedback*, o controle do estresse, a psicoterapia interpessoal e a terapia cognitivo-comportamental.

A literatura apresenta alguns estudos sobre psicoterapia psicodidâmica ou terapia comportamental em pacientes com DII e, apesar de não impactar a evolução da doença, apresenta melhora de sintomas psíquicos, da qualidade de vida e da resiliência. A intervenção psicoterápica associada ao ensino de técnicas de relaxamento é associada à menor procura por serviços de saúde. Estratégias de educação sobre a doença e grupos de pacientes são importantes ferramentas para melhorar a qualidade de vida de pacientes com DII e, potencialmente, reduzir sintomas psíquicos.

PONTOS A SEREM SEMPRE AVALIADOS NA CONSULTA

O médico não psiquiatra deve realizar sistematicamente o *screening* para depressão em seus pacientes, investigando sentimentos de tristeza na maior parte do dia e diminuição de prazer e interesse em atividades usuais e geralmente prazerosas. A presença de sintomas ansiosos deve ser avaliada, em especial em relação a preocupações que o paciente apresente que sejam percebidas por ele ou por seus familiares como exageradas. Comportamentos maníacos e sintomas psicóticos devem ser observados, em especial quando da prescrição de imunomoduladores.

O uso de medicações clínicas deve ser avaliado rotineiramente pelo psiquiatra, bem como a evolução da comorbidade clínica, uma vez que esta e a gravidade frequentemente estão relacionadas a exacerbações da sintomatologia psiquiátrica.

Entre os aspectos que restringem a efetividade do tratamento da depressão e dos sintomas ansiosos por parte do médico não psiquiatra, merecem especial destaque o uso de benzodiazepínicos em detrimento da prescrição de antidepressivos ou o uso de doses de medicações insuficientes para a remissão total dos sintomas (ausência de todos os sintomas, critérios diagnósticos ou não, associados ao quadro apresentado por um determinado paciente). Assim, após o início do tratamento psicofarmacológico, deve-se focar na persistência de sintomas residuais.

CONSIDERAÇÕES FINAIS

Os transtornos psiquiátricos estão relacionados às doenças do aparelho gastrointestinal, assim o acompanhamento deve incluir a investigação diagnóstica rotineira desses transtornos pelo médico não psiquiatra, com o eventual encaminhamento para o especialista, com o tratamento individualizado segundo a apresentação dos sintomas psiquiátricos, assim favorecendo a melhora na qualidade de vida e a redução na ocorrência de comorbidades.

No momento da escolha do tratamento, o paciente deve estar ciente sobre os potenciais efeitos adversos, usar cautelosamente agentes antidiarreicos, antiespasmódicos e, em especial, imunomoduladores, além de receber orientações sobre a mudança no estilo de vida. Outras abordagens não medicamentosas devem ser preconizadas rotineiramente.

BIBLIOGRAFIA SUGERIDA

1. Ananthakrishnan AN, Gainer VS, Perez RG, Cai T, Cheng SC, Savova G, et al. Psychiatric co-morbidity is associated with increased risk of surgery in Crohn's disease. Aliment Pharmacol Ther. 2013;37(4):445-54.
2. Braak B, Klooker TK, Wouters MM, Lei A, van den Wijngaard RM, Boeckxstaens GE. Randomised clinical trial: the effects of amitriptyline on drinking capacity and symptoms in patients with functional dyspepsia, a double-blind placebo-controlled study. Aliment Pharmacol Ther. 2011;34(6):638-48.
3. Brown ES. Effects of glucocorticoids on mood, memory, and the hippocampus. Treatment and preventive therapy. Ann N Y Acad Sci. 2009; 1179:41-55.
4. Chang FY. Irritable bowel syndrome: the evolution of multi-dimensional looking and multidisciplinary treatments. World J Gastroenterol. 2014;20(10):2499-514.
5. Faramarzi M, Azadfallah P, Book HE, Tabatabaei KR, Taheri H, Shokri-shirvani J. A randomized controlled trial of brief psychoanalytic psychotherapy in patients with functional dyspepsia. Asian J Psychiatr. 2013;6(3):228-34.
6. Grootenhuis MA, Maurice-Stam H, Derkx BH, Last BF. Evaluation of a psychoeducational intervention for adolescents with inflammatory bowel disease. Eur J Gastroenterol Hepatol. 2009;21(4):430-5.
7. Häuser W, Janke KH, Klump B, Gregor M, Hinz A. Anxiety and depression in adult patients with celiac disease on a gluten-free diet. World J Gastroenterol. 2010; 16(22):2780-7.
8. Hjelland IE, Svebak S, Berstad A, Flatabø G, Hausken T. Breathing exercises with vagal biofeedback may benefit patients with functional dyspepsia. Scand J Gastroenterol. 2007;42(9):1054-62.
9. Hyphantis T1, Guthrie E, Tomenson B, Creed F. Psychodynamic interpersonal therapy and improvement in interpersonal difficulties in people with severe irritable bowel syndrome. Pain. 2009;145(1-2):196-203.

10. Larsson K, Sundberg Hjelm M, Karlbom U, Nordin K, Anderberg UM, Lööf L. A group-based patient education programme for high-anxiety patients with Crohn disease or ulcerative colitis. Scand J Gastroenterol. 2003; 38(7):763-9.

11. Lin WS, Hu LY, Liu CJ, Hsu CC, Shen CC, Wang YP, et al. Gastroesophageal reflux disease and risk for bipolar disorder: a nationwide population-based study. PLoS One. 2014;9(9):e107694.

12. Lowén MB, Mayer EA, Sjöberg M, Tillisch K, Naliboff B, Labus J, et al. Effect of hypnotherapy and educational intervention on brain response to visceral stimulus in the irritable bowel syndrome. Aliment Pharmacol Ther. 2013;37(12):1184-97.

13. Mayer EA, Craske M, Naliboff BD. Depression, anxiety, and the gastrointestinal system. J Clin Psychiatry. 2001;62 Suppl 8:28-36.

14. McCombie AM, Mulder RT, Gearry RB. Psychotherapy for inflammatory bowel disease: A review and update. J Crohns Colitis. 2013 Mar 2.

15. Mota ES, Kiss DR, Teixeira MG, Almeida MG, Sanfront FA, Habr-Gama A, et al. Manifestações extra-intestinais em doença de Crohn e retocolite ulcerativa: prevalência e correlação com o diagnóstico, extensão, atividade, tempo de evolução da dença. Rev Bras Coloproct, 2007; 27(4):349-63.

16. Mujakovic S, de Wit NJ, van Marrewijk CJ, Fransen GA, Laheij RJ, Muris JW, et al. Psychopathology is associated with dyspectic symptom severity in primary care patients with a new episode of dyspepsia. Aliment Pharmacol Ther. 2009;29(5):580-8.

17. Talley NJ, Herrick L, Locke GR. Antidepressants in functional dyspepsia. Expert Rev Gastroenterol Hepatol. 2010;4(1):5-8.

18. Warrington TP, Bostwick JM. Psychiatric adverse effects of corticosteroids. Mayo Clin Proc. 2006;81(10):1361-7.

19. Whitfield KL, Shulman RJ. Treatment options for functional gastrointestinal disorders: from empiric to complementary approaches. Pediatr Ann. 2009; 38(5):288-90, 292-4.

Pneumologia e tisiologia 31

Marco Antônio Abud Torquato Junior
Bruno Pinatti Ferreira de Souza

INTRODUÇÃO

A relação entre sintomas psiquiátricos e condições pulmonares sempre foi próxima. Sintomas e sinais como falta de ar, sensação de sufocamento, opressão no peito e dificuldade para encher os pulmões de ar estão entre as experiências mais angustiantes descritas pelo homem e são elementos comuns a ambas especialidades.

A comorbidade de diferentes síndromes psiquiátricas com doenças pulmonares é frequente e é sabido que transtornos psiquiátricos em pneumopatas podem tanto agravar o quadro respiratório quanto ser agravados por ele. Além disso, tratamentos farmacológicos de cada um dos transtornos podem tanto melhorar o prognóstico da patologia comórbida quanto exacerbá-la.

Ao abordar um paciente com quadro respiratório e sintomas psíquicos, tanto o psiquiatra como o clínico deve ter em mente essa complexa interação. O diagnóstico diferencial de quadros comuns à pneumologia e à psiquiatria, assim como a abordagem e a escolha do melhor tratamento para os transtornos comórbidos, são habilidades que o médico deve desenvolver para oferecer a melhor assistência a esses pacientes.

Neste capítulo, serão apresentadas as principais doenças respiratórias, evidenciando-se aspectos específicos relacionados a prevalência, apresentação clínica e manejo dos principais quadros psiquiátricos associados. Também serão descritas particularidades farmacológicas de cada área que merecem atenção no tratamento dessas enfermidades.

DOENÇA PULMONAR OBSTRUTIVA CRÔNICA

A doença pulmonar obstrutiva crônica (DPOC) é desencadeada principalmente por tabagismo, exposição crônica a poeira, poluição ambiental ou fatores genéticos. Possui dois componentes principais: enfisema e bronquite. Os principais sintomas são dispneia, tosse, expectoração e hemoptise. Do ponto de vista epidemiológico, sua prevalência varia de 10 a 23% no sexo masculino, enquanto no sexo feminino essa prevalência cai para a metade. Além disso, estima-se que se torne a terceira causa de morte em 2020.

Epidemiologia

A prevalência de depressão em pacientes com DPOC varia de 37 a 71%. Estima-se que 40% dos pacientes com DPOC apresentem sintomas ansiosos clinicamente significativos. Além disso, pacientes com DPOC têm uma chance dez vezes maior de apresentarem ataques de pânico ou síndrome do pânico. Também há evidências da associação entre esquizofrenia e DPOC. Independentemente do tabagismo, a esquizofrenia mostrou-se um fator de risco significativo para DPOC com uma razão de chance de 1,9.

Aspectos fisiopatológicos e clínicos

A relação de depressão e ansiedade com DPOC é, provavelmente, multifatorial e ainda pouco compreendida. Acredita-se que o uso de tabaco seja um elo importante nessa relação, uma vez que pacientes depressivos e/ou ansiosos sabidamente apresentam maiores taxas de tabagismo. Especula-se, também, que a hipoxemia crônica possa levar a alterações nos metabolismos noradrenérgico e dopaminérgico, mecanismos associados a sintomas depressivos. Ainda, a hipoxemia crônica pode causar diminuição de oxigenação nas regiões periventricular e subcortical (áreas vulneráveis a hipoperfusão), estando associada a alterações em neuroimagem similares às observadas em pacientes com depressão.

Há estudos que correlacionam a prevalência de depressão com a gravidade do quadro clínico de DPOC. Nesses estudos, a prevalência de depressão situa-se entre 20 e 70%, sendo que pacientes com DPOC estável teriam menores taxas de depressão e

pacientes com quadros graves de DPOC apresentariam maiores taxas de depressão. No entanto, em outros estudos, a gravidade da DPOC não foi relacionada com prevalências diferentes de sintomas depressivos e ansiosos. Para tais autores, a percepção subjetiva de baixa qualidade de vida, a presença de dispneia e a capacidade de exercício reduzida seriam fatores cruciais no desenvolvimento de sintomas depressivos e ansiosos nessa população.

Do ponto de vista prático, a depressão em pacientes com DPOC acarreta redução da qualidade de vida, maior comprometimento funcional, pior estado geral de saúde e redução na aderência ao tratamento. Além disso, vale salientar que sintomas depressivos em pacientes com DPOC estão associados com uma mortalidade duas vezes maior dentro de um período de 1 ano.

Aspectos específicos do manejo

Não há grandes estudos sobre a eficácia e a tolerabilidade de antidepressivos inibidores seletivos da recaptação de serotonina (ISRS), tricíclicos e buspirona no tratamento de depressão e ansiedade em pacientes com DPOC. No entanto, estudos pequenos apontam que essas medicações são eficazes e toleráveis nessa população. Se for necessário o uso de benzodiazepínicos no controle de sintomas ansiosos, deve-se optar pelos de meia-vida curta e ter um rigoroso controle sobre o uso, sobretudo nos pacientes que tendem a reter dióxido de carbono. Também há evidências de que a reposição de nicotina pode reduzir sintomas de abstinência em períodos de cessação abrupta do tabagismo.

Vale lembrar que alguns fármacos utilizados no controle da DPOC, como os beta-2-agonistas e teofilina, podem intensificar os sintomas ansiosos.

Intervenções não farmacológicas com evidência

Atualmente, as intervenções não farmacológicas com maiores evidências de melhora de sintomas depressivos e ansiosos em pacientes com DPOC são a reabilitação pulmonar e a terapia cognitivo-comportamental.

ASMA

A asma é uma doença inflamatória crônica das vias aéreas que apresenta prevalência de 10% no Brasil. Seus principais sintomas decorrem da limitação do fluxo de ar por conta da broncoconstrição, da produção de muco e da inflamação exacerbadas pelos mais diferentes tipos de alergênicos.

Epidemiologia

De modo geral, a prevalência de transtornos depressivos e ansiosos em pacientes com asma é o dobro da encontrada na população saudável. Estudos demonstram que, de acordo com a região, a prevalência de transtorno depressivo maior (TDM) em indivíduos com asma varia de 2 a 26% e que a razão de chance ficaria em torno de 1,6, sendo clara a associação entre asma e depressão.

As prevalências de transtornos ansiosos em pacientes com asma são: para o transtorno de ansiedade generalizada (TAG), cerca de 6%; agorafobia e/ou transtorno do pânico, 12,5%; fobia social: 7,5%, e transtorno do estresse pós-traumático (TEPT), 13%. Uma análise englobando todos esses transtornos ansiosos evidenciou uma razão de chance de 1,5. Apesar da grande variabilidade entre os países estudados, a associação entre asma e dependência ou abuso de álcool mostrou-se significativa, com uma razão de chance de 1,7 e uma prevalência de até 13,2% (Tabela 1).

Tabela 1 Principais comorbidades psiquiátricas em pacientes portadores de asma*

Doença psiquiátrica	Prevalência
Transtorno depressivo	Até 26%
Transtorno de ansiedade generalizada	Até 6%
Agorafobia ou transtorno do pânico	Até 12,5%
Fobia social	Até 7,5%
Transtorno do estresse pós-traumático	Até 13%
Dependência ou abuso de álcool	Até 13,2%

*Mental disorders among adults with asthma: results from the World Mental Health Surveys.

Aspectos fisiopatológicos e clínicos específicos

Especula-se que a relação entre asma e saúde mental seja bidirecional. Há evidência de que o estresse possa desempenhar um papel na etiogênese do quadro asmático, na medida em que está associado à desregulação de hormônios neuroendócrinos e do sistema imune. Além disso, sugere-se que emoções negativas possam causar efeitos sobre a respiração, com instabilidade das vias aéreas.

Pacientes com asma e transtorno mental em comorbidade apresentam taxas mais altas de hospitalizações, idas a serviços de emergência e visitas ao clínico geral. Tanto os transtornos depressivos quanto os ansiosos estão associados a uma pior qualidade de vida relacionada à asma. Além disso, transtornos depressivos estão relacionados a um pior controle do quadro asmático, são associados ainda a um pior estado geral de saúde e a uma menor aderência ao tratamento.

Aspectos específicos do manejo

Poucos estudos abordam o tratamento de transtornos mentais em pacientes com asma, no entanto, não é recomendado o uso de benzodiazepínicos em monoterapia nesses pacientes, especialmente em razão do fato de não apresentarem eficácia em longo prazo, terem maior risco de efeitos colaterais ventilatórios e interação medicamentosa.

TUBERCULOSE

A tuberculose (TB) é uma infecção bacteriana que pode acometer diversos órgãos. A Organização Mundial da Saúde (OMS) estima em aproximadamente 9 milhões de casos a incidência anual esperada em todo o mundo, o que corresponde a um coeficiente de incidência de 140/100 mil habitantes. No Brasil, a tuberculose é sério problema da saúde pública, com aproximadamente 70 mil casos novos notificados por ano e ocorrência de 4,6 mil mortes em decorrência da doença.

Epidemiologia

Há uma grande intersecção entre tuberculose e doença mental, e ambas as condições apresentam fatores de risco e condições socioeconômicas comuns: falta de moradia, sorologia positiva para HIV, abuso de álcool e/ou drogas e condição de migrante. Possivelmente, esses fatores estão relacionados às altas taxas de comorbidade encontradas.

Observa-se que 30% dos pacientes com diagnóstico de um episódio depressivo e 14% daqueles com o diagnóstico de um quadro psicótico apresentam o teste PPD (*purified protein derivative*) positivo. Outros estudos apontam 19% de testes de PPD positivos nas admissões em uma unidade psiquiátrica. Além disso, foram encontrados 36,7% de testes de PPD positivos em homens moradores de rua e portadores de doença mental. Somado a essas altas taxas de prevalência, sabe-se que pacientes com

transtornos mentais apresentam mais fatores de risco para a progressão da infecção tuberculosa latente para doença ativa, incluindo tabagismo, má nutrição e comorbidades como diabete e infecção pelo HIV.

Em pacientes com o diagnóstico de tuberculose, as taxas de depressão e ansiedade são maiores que na população geral. Em um estudo com pacientes com tuberculose hospitalizados, 68% preencheram critérios para um episódio depressivo. Outros sintomas psiquiátricos surgem, também, no decorrer do tratamento da tuberculose, possivelmente associados a efeitos dos fármacos antituberculose (como será descrito adiante), como sintomas ansiosos, depressivos e psicóticos. O abuso e a dependência de álcool também são quadros psiquiátricos altamente prevalentes em pacientes com tuberculose.

Aspectos fisiopatológicos e clínicos específicos

A abordagem de transtornos psiquiátricos em pacientes com tuberculose deve levar em conta diferentes aspectos, como questões clínicas, sociais, aderência ao tratamento e possíveis efeitos colaterais dos fármacos utilizados.

Em relação às comorbidades clínicas e aos fatores sociais, sabe-se que a presença de múltiplas condições médicas, o abuso de substâncias, a dependência de álcool e os baixos níveis de escolaridade são preditores significativos de depressão nesse grupo de pacientes. Ainda, a coinfecção com o HIV pode aumentar significativamente o risco de depressão em até 70%.

É de grande importância, também, a investigação de quadros psiquiátricos em pacientes com falhas de aderência ao tratamento. Portadores de transtornos mentais em geral e de transtornos de personalidade, em específico, apresentam menores índices de adesão ao tratamento para tuberculose. Além disso, observa-se um risco aumentado do subtipo de tuberculose resistente a múltiplas drogas, tanto em pacientes com uso abusivo de substâncias, como em pacientes com transtornos psicóticos, fato possivelmente associado à baixa adesão ao tratamento.

Por fim, os fármacos utilizados no tratamento convencional de tuberculose, assim como as drogas utilizadas em tratamentos de segunda linha, estão associados a um amplo espectro de sintomas neuropsiquiátricos (Tabela 2). A isoniazida, fármaco de primeira linha no tratamento da tuberculose, tem seu uso associado à depleção de vitamina B6, sobretudo quando associada a drogas anticonvulsivantes, levando a um quadro de parestesia em bota e luva, além de alterações de comportamento e outros sintomas neuropsiquiátricos, como quadros psicóticos. Contudo, a reposição de vitamina B6 em pacientes com psicose induzida por isoniazida não está associada a melhora dos sintomas psiquiátricos. Dessa forma, tanto o clínico quanto o psiquiatra devem estar atentos e investigar o aparecimento de sintomas psiquiátricos no decurso do tratamento para tuberculose.

Aspectos específicos do manejo

O tratamento de quadros psiquiátricos associados à tuberculose é muito delicado, uma vez que as medicações de primeira e segunda linha para o tratamento da tuberculose no Brasil estão associadas a efeitos neuropsiquiátricos potencialmente graves e possuem interações farmacológicas múltiplas e significativas (Tabela 2).

Tabela 2 Efeitos neuropsiquiátricos adversos das drogas antituberculose

Droga	Uso	Efeitos adversos neuropsiquiátricos	Interações desfavoráveis com psicofármacos
Rifampicina	Droga antiTB de 1ª linha	Toxicidade indireta, por induzir CYP450 e levar a interação medicamentosa com psicofármacos	Antidepressivos: diminuição do efeito Haloperidol: diminuição do efeito
Isoniazida	Droga antiTB de 1ª linha	Neuropatia periférica, por depleção de piridoxina, podendo levar também a sintomas neuropsiquiátricos centrais	Benzodiazepínicos: aumento da toxicidade Anticonvulsivantes: aumento da toxicidade de ambos Dissulfiram: quadros psicóticos graves
Etambutol	Droga antiTB de 1ª linha	Neuropatia retrobulbar (diminuição da acuidade visual, cegueira para cores e restrição do campo visual e neurite óptica	
Etionamida	Droga antiTB de 2ª linha	Depressão, diminuição do limiar convulsivo	
Cicloserina	Droga antiTB de 2ª linha	Psicose, mania, depressão, alterações de comportamento	
Quinolonas	Droga antiTB de 2ª linha	Depressão, euforia, diminuição do limiar convulsivo	Antidepressivos: aumento do efeito

AntiTB: antituberculose.

A isoniazida merece atenção especial. Por se tratar de um inibidor fraco da enzima monoamino-oxidase (MAO), o uso concomitante com antidepressivos serotoninérgicos, como os ISRS, tricíclicos e inibidores da recaptação de serotonina e noradrenalina (IRSN), é contraindicado por conta do risco de síndrome serotoninérgica.

Sempre é interessante consultar interações farmacológicas ao introduzir-se um psicofármaco em pacientes em tratamento para tuberculose.

DOENÇAS PULMONARES RESTRITIVAS

Dados sobre aspectos psiquiátricos relacionados a doenças pulmonares restritivas ainda são escassos. A fibrose pulmonar idiopática (FPI) é a mais comum das patologias intersticiais pulmonares, afetando principalmente adultos com idade superior a 40 anos. Trata-se de uma doença incurável que cursa com dispneia progressiva. Pacientes com fibrose pulmonar idiopática apresentam prejuízo em aspectos físicos e psicológicos de qualidade de vida, e estima-se que quadros depressivos ocorram em 25% dos casos.

A sarcoidose é uma doença granulomatosa não infecciosa de etiologia desconhecida. Vários órgãos podem ser afetados, e o acometimento pulmonar é o mais frequente. Pacientes com sarcoidose pulmonar apresentam depressão em proporção até duas vezes maior que na população geral, além de possuírem maiores índices de ansiedade e deterioração da qualidade de vida. O acometimento neurológico ocorre em 5 a 10% dos pacientes e está associado a uma gama de sintomas neuropsiquiátricos como prejuízos cognitivos, psicose e depressão.

A fibrose cística (FC) é a doença hereditária mais comum entre a população caucasiana. A alteração genética leva a uma redução da secreção de fluidos, produzindo uma tubulopatia obstrutiva por conta do acúmulo de muco em diversos órgãos, sendo o acometimento de trato respiratório associado a maiores morbidade e mortalidade. Pacientes com fibrose cística apresentam taxas mais altas de depressão que a população geral, e os sintomas depressivos nessa população estão associados a pior qualidade de vida.

SINTOMAS PSIQUIÁTRICOS ASSOCIADOS A MEDICAÇÕES UTILIZADAS EM PNEUMOLOGIA

Corticoides sistêmicos

O grupo de medicações conhecidas como corticoides é largamente empregado no tratamento de diversas condições respiratórias, principalmente por conta de suas propriedades imunossupressoras e anti-inflamatórias. Eles são utilizados em apresentações tanto orais como inalatórias e parenterais, tanto em fases agudas como de manutenção de tratamento.

O uso de corticoides sistêmicos é conhecidamente associado a uma série de efeitos adversos neuropsiquiátricos. Tais efeitos englobam desde alterações leves de humor até quadros psicóticos com psicopatologia exuberante, podendo ser apresentados por 5 a 18% dos pacientes submetidos a corticoterapia. Os sintomas mais comuns são, em ordem descrescente de incidência, depressão, sintomas maniformes, quadros psicóticos, *delirium* e quadros mistos de humor.

É de extrema importância o clínico e o psiquiatra se atentarem a dose, tempo de uso e via de administração de corticoides quando avaliarem um paciente que apresente sintomatologia psiquiátrica. Os efeitos neuropsiquiátricos desses medicamentos possuem uma relação dose-dependente, e foi observado que 1,3% dos pacientes usando menos de 40 mg/dia de prednisona apresentavam tais efeitos, enquanto 18,4% dos pacientes recebendo mais de 80 mg/dia de prednisona tinham essas manifestações. Além disso, o uso de corticoides inalatórios (*versus* orais) está associado a menor incidência de reações neuropsiquiátricas. A investigação de sintomas psiquiátricos deve fazer parte da avaliação de todos os pacientes que estejam utilizando corticoides ou que irão iniciar o uso, uma vez que a exposição prévia de corticoides sem manifestação de reações psiquiátricas não protege os pacientes de tais efeitos, caso o corticoide seja utilizado novamente.

Manejo

Diante das manifestações psiquiátricas em pacientes sob corticoterapia, o primeiro passo, sempre que possível, é o desmame do corticoides, e essa medida, na maior parte dos pacientes, leva à remissão dos sintomas. Em situações em que o desmame de corticoides não é possível ou quando as reações psiquiátricas apresentam-se com intensidade grande, é necessário o tratamento dessa sintomatologia.

Quadros maniformes podem ser abordados por medicações estabilizadoras de humor e antipsicóticas, como lítio, carbamazepina, haloperidol, quetiapina e olanzapina, sendo essa última droga a que apresenta maiores evidências de eficácia. Sintomas depressivos podem ser abordados por diversas medicações antidepressivas, sem evidências de diferença de eficácia entre os fármacos. É importante ressaltar, entretanto, que existem relatos de piora dos sintomas psiquiátricos nessa população associados com o uso de antidepressivos tricíclicos, devendo-se, portanto, evitar seu uso. Por

fim, sintomas psicóticos podem ser abordados por uma série de medicações antipsicóticas e há mais relatos de eficácia com o uso de haloperidol e risperidona.

Teofilina

A teofilina e outras xantinas possuem associação com sintomas neuropsiquiátricos provenientes, sobretudo, de relatos de casos. Em crianças, pode estar implicada em alterações leves de memória, prejuízo de habilidades motoras e déficits atencionais. Além disso, alguns estudos associaram a teofilina a um discreto aumento de sintomas ansiosos.

Um dado importante que deve ser ressaltado é que a teofilina pode diminuir os níveis séricos de lítio em 20 a 30%.

Manejo

O uso de xantinas é cada vez menos comum no tratamento de asma e DPOC, e elas são atualmente consideradas drogas de terceira linha no manejo dessas condições. Portanto, diante de uma suspeita de reação neuropsiquiátrica, a primeira medida deve ser a suspensão da teofilina ou outra xantina em uso.

Outros fármacos

O uso de medicações beta-agonistas não possui associação significativa com sintomas neuropsiquiátricos. Alguns sintomas transitórios podem ocorrer quando da administração, como sensação de ansiedade, taquicardia e tremores de extremidades, sendo estes autolimitados. Os anticolinérgicos inalatórios, como o brometo de ipratrópio, também não se associam a sintomas psiquiátricos.

CONCLUSÃO

O presente capítulo tem como objetivo apresentar aspectos relevantes da complexa interação entre psiquiatria e pneumologia. Trata-se de um tema bastante abrangente, com associações bidirecionais entre as doenças e possíveis vias fisiopatológicas comuns.

A despeito da prevalência da comorbidade, sintomas psiquiátricos estão fortemente implicados na diminuição da adesão ao tratamento, na piora da qualidade de vida e no aumento do impacto econômico associado a doenças respiratórias.

As principais metas almejadas são a exposição da relevância do tema e, como consequência, a evidenciação de que o diálogo próximo entre o psiquiatra e o pneumologista é de importância fundamental para o tratamento e o prognóstico desses pacientes.

BIBLIOGRAFIA SUGERIDA

1. Brasil. Ministério da Saúde. Portal da Saúde. Disponível em: http://portalsaude.saude.gov.br/.
2. Brunoni AR, Leal OM, Olmos RD. Interconsulta em doenças respiratórias. In: Clínica psiquiátrica. Miguel RC, Gentil V, Gattaz WF (eds.). Barueri: Manole; 2011.
3. Copeland LA, Mortensen EM, Zeber JE, Pugh MJ, Restrepo MI, Dalack GW. Pulmonary disease among inpatient decedents: impact of schizophrenia. Prog Neuropsychopharmacol Biol Psychiatry. 2007; 31(3):720-6.
4. Doherty AM, Kelly J, McDonald C, O'Dywer AM, Keane J, Cooney J. A review of the interplay between tuberculosis and mental health. General Hospital Psychiatry. 2013;35(4):398-406.
5. Durazzo M, Spandre M, Belci P, Paschetta E, Premoli A, Bo S. Issues of internal medicine in psychiatric patients. Minerva Medica. 2010;101(5):329-52.
6. Hospital das Clínicas da Faculdade de Medicina da Universidade de São Paulo. Tuberculose: padronizacão de condutas. São Paulo: HC-FMUSP; 2006.
7. Hutter N, Knecht A, Baumeister H. Health care costs in persons with asthma and comorbid mental disorders: a systematic review. General Hospital Psychiatry. 2011;33(5):443-53.
8. Panagioti M, Scott C, Blakemore A, Coventry PA. Overview of the prevalence, impact, and management of depression and anxiety in chronic obstructive pulmonary disease. Int J Chron Obstruct Pulmon Dis. 2014;9:1289-306.
9. Philbrick KL, Wise MG. Clinical manual of psychosomatic medicine: a guide to consultation-liaison psychiatry 2.ed. Washington: American Psychiatric Publications; 2012.
10. Westaway MS, Wolmarans L. Depression and self-steem: rapid screening for depression in black, low literacy, hospitalized tuberculosis patients. Soc Sci Med. 1992;35(10):1311-5.

Reumatologia 32

Wilson Rafael Felício Joaquim
Israel Montefusco Florindo

INTRODUÇÃO

As dezenas de doenças reumáticas compartilham algumas características: são autoimunes, crônicas, causam dor e limitam atividades do paciente. Fatores sociais e psicológicos são causas importantes de disfunção entre pacientes com doenças dolorosas musculoesqueléticas, e sabe-se que comorbidades psiquiátricas pioram a incapacidade e favorecem queixas futuras musculoesqueléticas.

Estudos sugerem que pessoas que sofrem de doenças crônicas têm o dobro de chance de apresentar depressão em 1 ano, e que esse número é ainda maior nas doenças reumáticas. A avaliação psiquiátrica nesse grupo de pacientes é importante, sendo necessário levar em conta:

- Evidências de doenças psiquiátricas pré-mórbidas;
- O tipo e extensão das limitações que a doença reumatológica está causando;
- Comorbidades psiquiátricas;
- Possibilidade de comprometimento do sistema nervoso pela doença reumatológica;
- Evidências de efeitos colaterais psiquiátricos causados por medicações usadas para tratar a doença primária.

FIBROMIALGIA

Sua prevalência é de 5,7% da população geral. Atinge nove mulheres para cada homem, com idade média de 30 a 50 anos, mas pode ocorrer em crianças, adolescentes e idosos. É definida como uma síndrome de dor generalizada, associada a distúrbios de sono e rigidez muscular. Além disso, há alguns pontos específicos de dor (*tender points*), definidos pelo American College of Rheumatology.

Comorbidades

São abundantes, sendo as mais comuns síndrome de fadiga crônica (21-80%), síndrome miofascial (75%) e síndrome do intestino irritável (32-80%). Entre as comorbidades psiquiátricas, as mais comuns são depressão (62%), transtorno de pânico (28%) e fobia social (21%).

Aspectos clínicos relevantes

A associação de fibromialgia com sintomas e síndromes psiquiátricas é antiga. Há características comuns para os pacientes de fibromialgia e de alguns transtornos somatoformes. Ambos podem passar por processos de tornar a doença e os sintomas o centro de suas vidas, principalmente por eles serem muito limitadores. Depois, o paciente "acaba se beneficiando" da doença (geralmente de modo não consciente) e se empenha por conseguir benefícios e aposentadorias, mobilizando membros da família, médicos e advogados. Essa mobilização, no entanto, acaba por vezes causando sentimento de raiva nos envolvidos (contratransferência negativa), o que induz a um isolamento do paciente. Também é comum os pacientes apresentarem dificuldade para descrever sentimentos (alexitimia).

Mecanismos fisiopatológicos

Pressupõe-se que o mecanismo principal da dor na fibromialgia é uma diminuição crônica do limiar de dor explicada pelo papel de modulação de dor das monoaminas, em especial a serotonina, que agem perifericamente (menores níveis causam dor); pelo maior nível de alguns hormônios, especialmente o cortisol; e pelo aumento de níveis da substância P liquóricos, alertando para um papel da imunomodulação.

MANEJO CLÍNICO

Há quatro áreas de atenção, que formam o acrônimo MESS:

- Medicações: o antidepressivo (AD) amitriptilina é classicamente usado por ser bom modulador de dor e indutor de sono, apesar da possibilidade de efeitos colaterais como ganho de peso, constipação e boca seca. Outro AD com boa ação álgica é o dual duloxetina. Não há padrão inflamatório e, portanto, o uso de anti-inflamatórios não esteroides (AINE) e corticoides não é recomendado. Se feito o diagnóstico de sintomas depressivos ou ansiosos concomitantes, recomenda-se tratamento específico adequado, com uso de AD em doses terapêuticas e psicoterapia. Nessa situação, é comum a associação entre inibidores seletivos da recaptação da serotonina (ISRS) e a amitriptilina, por exemplo.
- Exercícios: proporcionam melhora na percepção de dor, principalmente no dia seguinte à atividade. Recomendam-se exercícios aeróbicos leves e moderados, e não realizar exercícios imediatamente antes de dormir, visando não atrapalhar o sono.
- Sono: recomendações de higiene do sono devem ser feitas. O uso de benzodiazepínicos pode induzir o paciente ao sono, porém não é recomendado, por reduzir o sono REM, com potencial piora do padrão de dor.
- Estresse: pioras no estresse da vida do paciente provocam pioras diretas na dor e, portanto, deveriam ser evitadas. A melhor maneira para isso é inclusão de atividades relaxantes e agradáveis, e menos recomendações sem utilidades para o paciente, como "você não pode se estressar!". Também aqui é lembrada a necessidade de psicoterapia, útil tanto para lidar melhor com as dores como também com as angústias com ela associadas.

LÚPUS ERITEMATOSO SISTÊMICO

O lúpus eritematoso sistêmico (LES) é uma doença de deficiência na regulação do sistema imune, causando inflamação crônica e sistêmica, com períodos de atividade de doença (que podem ser leves a potencialmente fatais) contrastados com períodos de remissão. É uma doença extremamente polimórfica, com acometimento variável de órgãos e sistemas.

A prevalência estimada é de quarenta casos por 100 mil habitantes; claramente mais prevalente em mulheres (9:1). O início da doença ocorre entre os 16 e os 55 anos de idade (65% dos casos), podendo incidir em crianças e idosos.

O diagnóstico é dado pelos critérios diagnósticos do Systemic Lupus International Collaborating Clinics (SLICC), de 2012, tendo em vista manifestações clínicas e alterações imunológicas.

Mecanismos fisiopatológicos

O LES é uma doença multifatorial, em que, além da presença de autoanticorpos e imunocomplexos, há também a ação de fatores hormonais, com maior prevalência em mulheres; componentes genéticos, principalmente relacionados com HLA; e fatores ambientais, como luz solar, estresse e agentes infecciosos.

Comorbidades

De acordo com o American College of Rheumatology, existem dezenove principais síndromes neuropsiquiátricas no LES (em negrito, as psiquiátricas):

- periféricas: Guillain-Barré, distúrbios autonômicos, mononeuropatia, *miastenia gravis*, polineuropatia, plexopatia, neuropatia cranial;
- centrais: meningite asséptica, doença cerebrovascular, síndrome desmielinizante, cefaleia, ataxia/coreia, mielo-

patias, convulsões, **estado confusional agudo, transtorno de ansiedade, disfunção cognitiva, transtornos de humor e psicose**.

Aspectos clínicos relevantes

O quadro clínico é polimórfico, com manifestações em vários sistemas, sendo as principais: musculoesqueléticas, cutâneas, hematológicas, renais, pulmonares, cardiovasculares, gastrointestinais, oculares e neuropsiquiátricas. De acordo com a literatura, entre 20 e 70% dos pacientes com LES apresentarão sintomas neuropsiquiátricos, e 17 a 70% apresentarão sintomas de doença psiquiátrica. Pode ocorrer inclusive o surgimento concomitante de comorbidade psiquiátrica associada a sintoma psiquiátrico causado pela doença, muitas vezes sendo difícil a separação entre essas duas entidades.

Os quadros de humor e disfunção cognitiva são responsáveis pelos principais sintomas psiquiátricos relacionados ao lúpus. Depressão está presente em 11 a 39% dos pacientes, e quadros de humor podem ser o primeiro sintoma da doença. Mania está presente em 3% dos pacientes, tanto como manifestação da doença como secundária ao uso de corticoides.

Psicose está presente em aproximadamente 2 a 3% dos pacientes, podendo ocorrer em até 19 a 31% dos pacientes em uso de altas doses de corticoides. Em estudos de coorte, aproximadamente um terço dos pacientes com sintomas psicóticos apresentam psicose desencadeada por uso de corticoides.

Ao contrário de depressão e dos transtornos de ansiedade, que têm prevalência muito próxima para artrite reumatoide e lúpus, indicando que o fator de doença crônica é importante para o desencadeamento do quadro, a psicose parece ser exclusiva do lúpus, com uma prevalência de cerca de 10% nesses pacientes, contra menos de 1% em pacientes com artrite reumatoide.

O uso de corticoides também está relacionado a sintomas psiquiátricos, com dados de literatura indicando sintomas depressivos em 40% dos pacientes, de mania em 27,8%, psicose em 13,9% e *delirium* em 10,1%.

Manejo clínico

O tratamento do LES consiste em imunossupressores (corticoides, antimaláricos, talidomida, metotrexato, dapsona, azatioprina e ciclofosfamida), assim como medidas de proteção a raios solares.

O tratamento para sintomas neuropsiquiátricos é semelhante àquele utilizado para pacientes não lúpicos. Geralmente, os pacientes lúpicos em psicose secundária a doença respondem a tratamento com corticoides, imunomoduladores e doses baixas de neurolépticos, apresentando sensibilidade maior para efeitos extrapiramidais.

Como os sintomas neuropsiquiátricos estão relacionados ao uso de corticoides, a redução/suspensão da dose apresenta boa resposta, assim como a introdução de antipsicóticos, estabilizadores de humor e de ISRS, de acordo com a sintomatologia. Não é recomendável a utilização de AD tricíclicos, pois alguns estudos indicam piora de sintomas de humor em uso concomitante com corticoesteroides.

ARTRITE REUMATOIDE

A artrite reumatoide (AR) é uma doença inflamatória sistêmica do tecido conjuntivo que se manifesta mais comumente nas articulações e estruturas tendinosas. Além disso, há acometimento de outros órgãos, principalmente quando em forma grave.

É uma doença prevalente, acometendo 0,5 a 1% da população norte-americana. Geralmente acomete indivíduos de 30 a 50 anos de idade, e atinge mais mulheres (proporção de 3:1). Afeta mais pacientes com classe socioeconômica baixa e menos de 12 anos de educação formal.

As articulações inicialmente afetadas são as metacarpofalângicas e as interfalângicas proximais das mãos, interfalângicas dos polegares e punhos. O padrão é inflamatório, com edema, calor, rubor e dor. Há rigidez, tipicamente matinal e prolongada (> 60 minutos).

Os acometimentos sistêmicos incluem os nódulos subcutâneos (reumatoides); vasculites; miocardites e pericardites; maior risco para eventos cardiovasculares isquêmicos; pleurites e derrames pleurais; ceratoconjuntivites e xerostomias, principalmente quando associada com a síndrome de Sjögren.

Os critérios do American College of Rheumatology e da Liga Europeia contra o Reumatismo de 2010 envolvem os níveis de acometimento articular, a duração das sinovites e os níveis de provas sorológicas específicas e de atividade inflamatória.

Mecanismos fisiopatológicos

A AR é uma doença multifatorial, com fatores genéticos, tabagismo e fatores hormonais relacionados à doença. Há, no início, atividade autoimune voltada contra a membrana sinovial, com posterior ativação de linfócitos B, plasmócitos e formação de imunocomplexos, com alteração morfológica da membrana sinovial e formação de *pannus*.

Comorbidades

A prevalência de algum transtorno psiquiátrico em pacientes com AR, por volta de 35% em mulheres e de 6% em homens, é muito maior do que a prevalência na população geral, de 2,4 e 1,3%, respectivamente. As principais comorbidades psiquiátricas em pacientes com AR são transtornos de ansiedade e transtornos depressivos. A prevalência de pacientes depressivos com AR, de acordo com a literatura, é de 13 a 20%; de transtornos ansiosos, 8,8 a 13%. Além disso, a prevalência de transtorno do pânico, 5,1%, e de transtornos fóbicos, 5,7%, também é aumentada em relação à população geral (0,34 e 3,1%, respectivamente). Diferentemente do LES, na AR não se observa um aumento da proporção de pacientes psicóticos em relação à população geral.

Aspectos clínicos relevantes

Pacientes que apresentam comorbidades psiquiátricas, principalmente do espectro ansioso e depressivo, têm uma qualidade de vida pior, com escores mais altos em escalas de dor, além de sintomatologia mais duradoura. A relação entre piora de sintomas depressivos e piora dos sintomas de AR ainda não está bem estabelecida; contudo, muitos clínicos a notam em sua prática diária. O padrão de sintomas de depressão e ansiedade presentes na AR se assemelha muito ao encontrado em outras doenças crônicas limitantes, o que indica que o estresse por doença crônica limitante é fator importante para desencadear tais transtornos.

Manejo clínico

São usadas fisioterapia e principalmente drogas anti-inflamatórias (AINE), e drogas modificadoras de doença (p. ex., hidroxicloroquina). Em casos moderados e graves, também recomenda-se a utilização de corticoides. Tratar comorbidades associadas também é importante, uma vez que ajuda a melhorar a qualidade de vida do paciente. As principais drogas de escolha para os transtornos depressivos e ansiosos são os ISRS.

SÍNDROME DE SJÖGREN

A síndrome de Sjögren (SS) é uma doença autoimune, que causa inflamação leucocitária de glândulas exócrinas, diminuindo sobretudo a quantidade de lágrima e saliva. A sua prevalência é de 0,17% no Brasil. Ocorre mais em mulheres (mais de 90% dos pacientes), geralmente a partir dos 50 anos de idade. Pode ocorrer isoladamente, mas comumente está associada com outras doenças, principalmente LES e AR.

As alterações sistêmicas são menos comuns, mas conotam gravidade: alterações musculoesqueléticas, hematológicas (anemias hemolíticas, citopenias) e neurológicas.

Aspectos clínicos relevantes

Em alguns casos, há sintomas neuropsiquiátricos. Há casos descritos de transtornos de humor, de ansiedade, pânico e psicóticos, com resposta a uso de imunossupressores e corticoide.

Manejo clínico

O tratamento consiste em fornecer hidratação das regiões secas, com lágrimas e saliva artificial, além do uso de imunossupressores. Os pacientes com apresentações psiquiátricas da síndrome respondem a tratamento similar ao dado a pacientes com doenças psiquiátricas primárias.

BIBLIOGRAFIA SUGERIDA

1. Aletaha D, Neogi T, Silman AJ, Funovits J, Felson DT, Bingham III CO, et al. 2010 Rehumatoid arthrits classification criteria. Arthrits & Rheumatism. 2010;62(9):2569-81.

2. Carvalho MA, Bértolo MB, Lanna CCD. Reumatologia: diagnóstico e tratamento. 4.ed. São Paulo: AC Farmacêutica; 2014. p. 210-21; 303-39; 378-410.
3. Carvalho MAP, Rego R, Provenza JR. Fibromialgia. In: Carvalho MAP, Lana CCD, Bértolo MB. Reumatologia: diagnóstico e tratamento. 3.ed. Rio de Janeiro: Guanabara Koogan; 2008. p. 210-22.
4. Cooper GS, Dooley MA, Treadwell EL, St Clair EW, Gilkeson GS. Risk factors for development of systemic lupus erythematosus: allergies, infections, and family history. J Clin Epidemiol. 2002;55:982-9.
5. Lesley MA. Management of fibromyalgia and comorbid psychiatric disorders. J Clin Psychiatry. 2008;69(suppl 2).
6. Meszaros ZS, Pearl A, Faraone SV. Psychiatric symptoms in systemic lupus erythematosus: a systematic review. J Clin Psychiatric. 2012;73:7.
7. Shiboski SC, Shiboski CH, Criswell LA, Baer AN, Challacombe S, Lanfranchi H, et al. American College of Rheumatology classification criteria for Sjögren's syndrome: a data-driven, expert consensus approach inte the Sjögren's International Collaborative Clinical Alliance Cohort. Arthrits Care & Research. 2012;64(4);475-87.
8. Silman AJ, Pearson JE. Epidemiology and genetics of rheumathoid arthritis. Res. 2002;4(Suppl 3):S265-72.
9. Simard JF, Costenbader KH. Epidemiology and classification of systemic lupus erythematosus. In: Hochberg MC. Rheumathology. 5.ed. St. Louis: Mosby Elsevier; 2011. p. 1223-8.
10. 2012 SLICE SCE criteria. Disponível em: <http://www.rheumtutor.com/2012-slicc-sle-criteria/>.
11. Russel IJ. Neurohormonal aspects of fibromyalgia syndrome. Clin Rheum Dis N Am. 1989;15:115-34.
12. Russel IJ, Vaeroy H, Javors M, Nyberg F. Cerebrospinal fluid biogenic amines in fibrositis/fibromyalgia syndrome and rheumatoid arthritis. Arthritis Rheum. 1992;35:550-6.
13. Piccinni AT, Maser JD, Bazzichi L, Rucci P, Vivarelli L, Del Debbio A, et al. Clinical significance of lifetime mood and panic-agoraphobic spectrum symptoms on quality of life of patients with rheumatoid arthritis. Comprehensive Psychiatry. 2006; 47:201-8.
14. Waheed A, Hameed K, Khan AM, Syed JA, Mirza AI. The burden of anxiety and depression among patients with chronic rheumatologic disorders at a tertiary care hospital clinic in Karachi, Pakistan. J Pak Med Assoc. 2006;56(5):243-7
15. Wolfe F, Clauw DJ, Fitzcharles MA, Goldenberg DL, Katz RS, Mease P, et al. The American College of Rheumatology preliminary diagnostic criteria for fibromyalgia and measurement of sympton severity. Arthrits Care & Research. 2010;62(5):600-10.
16. Wong JKF, Nortley R, Andrews T, D'Cruz D. Psychiatric manifestations of primary Sjögren's syndrome: a case report and literature review. BMJ Case Rep. 2014.

Endocrinologia 33

Taís Michele Minatogawa-Chang

Existe um crescente interesse sobre o estudo do controle límbico-hipotalâmico da função hormonal. Nesse contexto, a compreensão de aspectos psicossociais das doenças endócrinas, como o papel do estresse na patogênese de algumas doenças, a sua associação com transtornos do humor e a presença de sintomas residuais após o tratamento, é crucial para o manejo clínico adequado. Assim, a preocupação com o bem-estar emocional, a capacidade funcional e os aspectos sociais e interpessoais da doença clínica e a promoção da qualidade de vida podem proporcionar novas perspectivas para a endocrinologia clínica.

DIABETE

A associação entre diabete e depressão é uma condição grave que pode complicar tanto os sintomas de depressão como as consequências clínicas associadas com o diabete. Mais especificamente, os pacientes diabéticos com controle glicêmico inadequado apresentam um risco maior de depressão do que aqueles com a glicemia bem controlada. Os pacientes com essa associação apresentam um prognóstico mais desfavorável, pois têm menor adesão ao tratamento para o diabete e aos antidepressivos e estão predispostos a terem fatores de risco como obesidade, falta de controle glicêmico, tabagismo e sedentarismo.

Comorbidades

A prevalência de transtornos psiquiátricos em pacientes diabéticos pode chegar a 53,6% para transtornos de humor e a 60% para transtornos de ansiedade. Um estudo avaliou a presença de comorbidades psiquiátricas em pacientes com diabete tipos 1 e 2. O primeiro grupo apresentou maiores taxas de prevalência de transtorno de ansiedade (24%), distimia (20%), fobia social (6%), depressão (9% atual e 5% ao longo da vida), transtorno do pânico (5%) e risco de suicídio (3%), e todos os valores foram superiores aos encontrados na população em geral ou em pacientes com diabete tipo 2.

Aspectos clínicos relevantes

A prevalência de depressão em pacientes com diabete é cerca de duas a quatro vezes maior do que a observada na população geral. Uma metanálise confirmou que pacientes diabéticos apresentam um risco dobrado de desenvolver depressão em comparação com a população geral. Além disso, mulheres com diabete apresentaram um risco maior de depressão (28%) do que os homens diabéticos (18%).

Outro aspecto relevante é que a ansiedade em pacientes diabéticos tipo 1 relaciona-se com uma maior dificuldade para o controle glicêmico adequado.

Sintomas fisiológicos de hipoglicemia e hiperglicemia, além do aumento de peso, dor, hipertensão, cardiopatias, perda de habilidades motoras e prejuízo da acuidade visual, podem provocar sintomas de ansiedade por conta da geração de sintomas físicos semelhantes aos encontrados em transtornos de ansiedade, que também podem precipitar alterações de humor.

Mecanismos fisiopatológicos

Uma recente revisão sistemática e uma metanálise mostraram que há associação entre depressão e resistência à insulina, situando ambas as condições no estágio pré-diabete, o que aumenta a plausibilidade da existência de uma ligação biológica entre depressão e o risco de desenvolver diabete.

A depressão está associada com alterações no eixo hipotálamo-hipófise-adrenal, provocando um aumento de cortisol e catecolaminas, que são os hormônios responsáveis por antagonizar o efeito hipoglicemiante da insulina, resultando em resistência à insulina. Além disso, indivíduos com depressão apresentam níveis aumentados de marcadores inflamatórios. O

estresse psicológico ativa a resposta inflamatória inata por meio do aumento de citocinas que se associa com a resistência à insulina e apoptose de células pancreáticas, que são eventos precursores ao desenvolvimento de diabete tipo 2.

Outro ponto importante é que a depressão pode influenciar comportamentos associados com fatores de risco para o diabete, como aumento de ingesta calórica, falta de exercício físico e má aderência ao tratamento medicamentoso. Assim, conhecer a fisiopatologia da relação bidirecional entre depressão e resistência à insulina é uma premissa relevante ao se considerar estratégias de prevenção do diabete.

Manejo clínico

Os pacientes com diabete frequentemente usam antidepressivos. Entretanto, alguns desses psicofármacos podem dificultar o controle glicêmico, aumentando o risco de hiper e hipoglicemia. A ocorrência de hiperglicemia é associada ao uso de antidepressivos com alta afinidade para o receptor 5-HT2c, os receptores H1 e transportador de norepinefrina (NE). Por outro lado, o desenvolvimento de hipoglicemia ocorre principalmente em associação com antidepressivos com afinidade para os transportadores de recaptação da serotonina (sertralina, fluvoxamina, paroxetina, venlafaxina, fluoxetina, citalopram e clomipramina).

Como explicar a influência do perfil farmacodinâmico dos antidepressivos sobre a homeostase da glicose? Tem sido sugerido que a inibição dos transportadores da recaptação da NE aumenta a disponibilidade de NE sináptica diretamente pela estimulação da glicogenólise e da gliconeogênese, resultando em níveis elevados de glicose no sangue. Além disso, o bloqueio central do receptor H1 e do receptor 5-HT2c estimula o consumo de energia por meio do aumento do apetite, promovendo ganho de peso. Por sua vez, o ganho de peso pode aumentar a resistência à insulina e elevar o risco de hiperglicemia. Os antidepressivos que possuem afinidade para receptores M3 e alfa-1-adrenérgicos causam efeitos colaterais como boca seca, levando a beber grandes quantidades de bebidas, muitas vezes de alto teor calórico. Por fim, o bloqueio periférico dos receptores M3 em células beta pancreáticas resulta na supressão da secreção de insulina e aumenta os níveis de leptina.

Pontos a serem sempre avaliados em consulta

A American Diabetes Association e a American Psychiatric Association sugeriram práticas para otimizar o manejo de pacientes em uso de psicofármacos que promovem ganho de peso e síndrome metabólica, principalmente os antipsicóticos atípicos.

Antes de iniciar um tratamento com antipsicóticos atípicos, cada paciente deve ser avaliado em relação a peso, circunferência abdominal, pressão arterial, glicemia, perfil lipídico, história familiar de obesidade, diabete, dislipidemia, hipertensão arterial e doença cardiovascular. Além disso, durante os primeiros 3 meses, o ganho de peso deve ser monitorado mensalmente, e mais tarde a cada 3 meses. A análise bioquímica deve ser realizada após os primeiros 3 meses, e em seguida uma vez por ano.

Em pacientes com ganho de peso significativo, aumento do nível de glicose no sangue ou dislipidemia, deve-se considerar a troca do psicofármaco.

DISFUNÇÕES TIREOIDIANAS

Os hormônios da tireoide exercem efeitos importantes sobre o desenvolvimento e os processos fisiológicos, principalmente do sistema nervoso central. A oferta reduzida de hormônios tireoidianos durante o desenvolvimento humano pode causar um prejuízo cognitivo irreversível e déficits neurológicos. Em adultos, a disfunção tireoidiana está implicada no desenvolvimento de transtornos de humor e em diminuição da qualidade de vida.

Comorbidades

Tanto o hipertireoidismo como o hipotireoidismo estão associados a mudanças no humor e no desempenho intelectual. As alterações neurocognitivas associadas com as disfunções tireoidianas geralmente são revertidas rapidamente após o retorno ao *status* hormonal eutireóideo. Apesar disso, o hipotireoidismo grave, se não tratado, pode resultar em demência irreversível.

Aspectos clínicos relevantes

O hipertireoidismo, ou tireotoxicose, é acompanhado por sintomas psiquiátricos, incluindo irritabilidade, ansiedade, inquietação, labilidade emocional e dificuldade de concentração (Quadro 1).

Os pacientes que desenvolvem mania quando em um estado tireotóxico comumente apresentam um transtorno de humor subjacente ou história familiar positiva de transtorno de humor.

Pacientes com hipotireoidismo frequentemente apresentam sintomas de depressão e ansiedade, incluindo retardo psicomotor, diminuição do apetite, fadiga e letargia (Quadro 1). O hipotireoidismo grave pode mimetizar depressão melancólica e demência.

Disfunção cognitiva e alterações de humor associadas com sintomas psicóticos (delírios paranoides e alucinações visuais)

Quadro 1 Principais sintomas psiquiátricos associados com doenças endocrinológicas

Doença endocrinológica	Sintomatologia psiquiátrica
Diabete	Alta prevalência de transtornos de humor e de ansiedade que denotam prognóstico desfavorável (associados a maior dificuldade do controle glicêmico) Atenção para os efeitos de alguns antidepressivos no desenvolvimento de síndrome metabólica
Síndrome de Cushing	A depressão principal é uma complicação grave, que pode afetar 50-60% dos pacientes Os antidepressivos são muitas vezes ineficazes; inibidores da produção de esteroides são geralmente eficazes Ansiedade e irritabilidade estão frequentemente presentes Episódios de mania podem alternar com depressão
Doença de Addison	Depressão (apatia, negativismo, retraimento social e irritabilidade) está muitas vezes presente e geralmente responde a reposição de esteroides
Hipertireoidismo	A depressão (muitas vezes associada com ansiedade e irritabilidade) é o transtorno psiquiátrico mais comum em associação com o hipertireoidismo Os sintomas geralmente melhoram com o tratamento endócrino adequado; às vezes, o uso de antidepressivos é necessário
Hipotireoidismo	Depressão, transtorno psicótico e distúrbios cognitivos graves podem ocorrer e, por vezes, podem persistir mesmo após tratamento adequado
Obesidade	Relação bidirecional entre obesidade e transtornos psiquiátricos
Hiperparatireoidismo	Pode estar associado com diversas alterações psiquiátricas, particularmente em mulheres

Modificado de Sonino e Fava, 1998.

podem ocorrer em quadros de disfunção tireoidiana grave.

Mecanismos fisiopatológicos

Existem amplas evidências, particularmente a partir de estudos com animais, de que os efeitos dos hormônios da tireoide sobre o sistema serotoninérgico ocorram em razão de um aumento da neurotransmissão serotoninérgica, por meio de uma redução da sensibilidade de autorreceptores 5-HT1A em núcleos da rafe e do aumento da sensibilidade dos receptores 5-HT2.

Os hormônios tireoidianos também interagem com outros sistemas de neurotransmissores envolvidos na regulação do humor, incluindo pós-receptores dopaminérgicos e processos de transdução de sinal, bem como mecanismos de regulação de genes.

Outro mecanismo proposto para a participação da tireoide na etiologia dos transtornos de humor inclui perturbações no eixo hipotálamo-hipófise-tireoide, tal como se manifesta na resposta atenuada de hormônio estimulante da tireoide (TSH) ao estímulo hormonal encontrado em alguns pacientes com depressão.

Manejo clínico

Tratamento de sintomas psiquiátricos em pacientes com tireoidopatias

Na maioria dos pacientes com doenças da tireoide, os sintomas psiquiátricos secundários são revertidos com a restauração do *status* eutireóideo. O tratamento recomendado para o hipotireoidismo é a monoterapia com tetraiodotironina livre (L-T4), titulada de modo que o nível de TSH situe-se entre 0,5 e 2,0 mUI/L.

Papel dos hormônios tireoidianos no tratamento de transtornos do humor

Existem evidências robustas sobre o efeito da tri-iodotironina (T3) de potencializar a resposta terapêutica aos antidepressivos tricíclicos e no tratamento da depressão refratária.

O uso da L-T4 em doses suprafisiológicas também pode ter uma importância terapêutica no manejo do transtorno bipolar resistente e na depressão unipolar refratária. Para esses pacientes, doses de 250 a 600 μg/dia de L-T4 são necessárias para atingir o efeito terapêutico, e tais doses são muito mais elevadas do que as utilizadas no tratamento de distúrbios da tireoide primários. Embora o tratamento com doses suprafisiológicas de T4 demande um acompanhamento atento, a hipertiroxinemia é surpreendentemente bem tolerada. Potenciais efeitos graves, incluindo a perda de densidade mineral óssea, não foram observados mesmo em pacientes tratados por períodos prolongados.

Pontos a serem sempre avaliados em consulta

Segundo a diretriz da American Association of Clinical Endocrinologists e a American Thyroid Association, o diagnóstico de hipotireoidismo subclínico ou manifesto deve ser considerado em todos os pacientes com depressão. Além disso, todos os pacientes que receberam lítio devem realizar avaliação periódica da função tireoidiana porque o lítio pode induzir bócio e hipotireoidismo.

OBESIDADE

A obesidade é um fator de risco para doenças graves, incluindo doenças cardiovasculares, diabete e alguns tipos de câncer. Alguns transtornos mentais, principalmente a depressão e a ansiedade, têm sido identificados como potenciais contribuintes. Por outro lado, é importante considerar que o mais provável é que exista uma relação bidirecional entre obesidade e transtornos mentais.

Comorbidades

A comorbidade entre depressão e obesidade está associada com o estigma social e a baixa autoestima. Quando depressão e obesidade coexistem, o impacto na saúde e as consequências sociais são significativos. Os sintomas de depressão em pacientes obesos estão fortemente associados com má qualidade de vida, prejuízo no funcionamento social e comprometimento da saúde mental. Além disso, a obesidade, juntamente com a depressão, tem implicações econômicas significativas, por conta da alta frequência de uso dos serviços médicos e da reduzida participação na força de trabalho.

Aspectos clínicos relevantes

A depressão e a ansiedade parecem estar associadas com o ganho de peso, mas não com a obesidade; entretanto, vários estudos demonstram que o uso de determinadas classes de antidepressivos associa-se com obesidade.

Mecanismos fisiopatológicos

Vários mecanismos fisiopatológicos têm sido usados para explicar as relações entre doença mental e obesidade, incluindo o uso de medicamentos (especificamente antidepressivos), distúrbios do sono, aumento do apetite e sedentarismo. Quanto aos antidepressivos, os tricíclicos (ADT) e os inibidores da monoamina oxidase (IMAO) têm sido associados com um maior ganho de peso do que outras classes.

Manejo clínico

Uma recente revisão sistemática recomenda que se ofereça aos pacientes que se beneficiariam com a perda de peso (índice de massa corporal – IMC ≥ 30 sem comorbidades ou ≥ 25 juntamente com uma comorbidade ou fator de risco) intervenção comportamental intensiva e multidisciplinar. A perda de peso é alcançada por meio da criação de um balanço energético negativo mediante a modificação de comportamentos alimentares e de atividade física. A perda de 5 a 10% do peso é um objetivo satisfatório. Não é necessário atingir um IMC de menos de 25 para alcançar um benefício no estado de saúde.

Atualmente, quatro medicamentos foram aprovados pelo órgão regulador norte-americano Food and Drug Administration (FDA) para promover a perda de peso: orlistate, uma combinação de naltrexona + bupropiona, fentermina + topiramato e lorcaserina. Tais medicamentos são divididos em dois grupos. O orlistate (disponível no Brasil) é o único inibidor de absorção de gordura. Os três outros medicamentos atuam no sistema nervoso central como "supressores do apetite".

A lorcaserina (não aprovada no Brasil) é uma pequena molécula seletiva agonista do receptor 5-HT2C. Foi desenvolvida com base na propriedade do receptor anorexígeno para mediar a perda de peso. Os outros dois medicamentos (não disponíveis no Brasil) são combinações de psicofármacos cujo alvo de atuação é o sistema de recompensa dopaminérgico. De modo geral, cada droga isoladamente produz uma perda de peso modesta, enquanto a combinação exerce um efeito sinergético ao suprimir o apetite e promover a saciedade. Essa propriedade é particularmente útil para pacientes obesos, porque impede excessos e incentiva o cumprimento de um plano de alimentação controlada.

Pontos a serem sempre avaliados em consulta

O primeiro passo no tratamento da obesidade é o rastreamento de todos os adultos em relação a sobrepeso e obesidade. A história médica deve priorizar a avaliação dos múltiplos determinantes da obesidade, incluindo dieta e padrões de atividade física, fatores psicossociais, medicamentos associados com o ganho de peso e antecedentes familiares. Para identificar os pacientes que mais se beneficiarão com o tratamento, é mais útil pesquisar as complicações da obesidade do que usar o IMC (calculado como peso em quilogramas dividido pela altura em metros ao quadrado) isoladamente como critério de decisão.

TRANSTORNOS DA PARATIREOIDE

Os sintomas do hiperparatireoidismo refletem diretamente os níveis séricos de cálcio. É comum que uma pessoa com hipercalcemia leve a moderada (10-14 mg/dL) apresente depressão, apatia, irritabilidade, falta de iniciativa e falta de espontaneidade. Na hipercalcemia grave (> 14 mg/dL), os pacientes apresentam sintomas psicóticos, catatonia ou letargia, e podem evoluir para o coma (Quadro 1). Por outro lado, na hipocalcemia leve (do hipoparatireoidismo), os pacientes têm ansiedade, parestesias, irritabilidade e instabilidade emocional. Mania, psicose, contrações tetânicas e convulsões são comuns na hipocalcemia grave.

DISTÚRBIOS ADRENAIS

O hiperadrenalismo (síndrome de Cushing) geralmente resulta do efeito de corticosteroides exógenos, mas pode também ser o resultado dos efeitos do hormônio adrenocorticotrófico (ACTH) por um tumor hipofisário (doença de Cushing) ou da secreção de corticosteroides por um tumor adrenal.

No hiperadrenalismo, são comuns as consequências somáticas, incluindo diabete, hipertensão, fraqueza muscular, obesidade, osteopenia e sintomas psiquiátricos que podem aparecer antes dos sinais físicos. A depressão é o sintoma mais comum, mas a ansiedade, a hipomania/mania, psicose e disfunção cognitiva também são frequentes (Quadro 1). Os sintomas psiquiátricos apresentam difícil resposta ao tratamento psicofarmacológico usual, mas geralmente remitem com o tratamento da doença de base.

A doença de Addison pode ser primária (em consequência do comprometimento da adrenal por doença autoimune, cancro metastático, tuberculose ou infecção por vírus da imunodeficiência humana) ou secundária, por meio da supressão da secreção de ACTH pelo uso crônico de corticosteroides. Os sintomas físicos incluem hipotensão postural, anorexia, náuseas e vômitos e fraqueza. Os sintomas psiquiátricos incluem apatia, anedonia, fadiga e humor deprimido (Quadro 1). A insuficiência adrenal pode às vezes ser erroneamente diagnosticada como transtorno depressivo maior. Enquanto a anorexia é comum em ambas, a presença de náuseas e vômitos deve sugerir doença de Addison.

ACROMEGALIA

A acromegalia resulta de excesso de secreção do hormônio de crescimento por um tumor hipofisário. Sinais e sintomas físicos comuns incluem dor de cabeça, características faciais e corporais desfigurantes, intolerância à glicose e hipertensão. Sintomas psiquiátricos incluem labilidade do humor, mudança de personalidade e depressão. Sintomas psicóticos podem se desenvolver em decorrência do tratamento com agonistas da dopamina, como a bromocriptina.

CONSIDERAÇÕES FINAIS

A inter-relação entre as alterações hormonais e aspectos psicológicos é complexa e deve ser considerada sob uma perspectiva multifatorial. A primeira implicação para o clínico é se lembrar de avaliar rotineiramente o estado mental e os aspectos psicossociais de um paciente com a mesma atenção que é dada ao exame dos aparelhos digestivo, circulatório, excretor e neuromuscular. De modo análogo, o psiquiatra deve realizar uma pesquisa pormenorizada de todos os sistemas fisiológicos, além do exame psicopatológico habitual.

Aspectos comportamentais, neuroendocrinológicos e imunológicos devem ser considerados ao se planejar uma abordagem integrada, pois a visão atual é a de que algumas doenças endocrinológicas são mais bem interpretadas como a via final comum de mecanismos fisiopatológicos diferentes, principalmente diante da presença de síndromes psiquiátricas em comorbidade.

BIBLIOGRAFIA SUGERIDA

1. American Diabetes Association; American Psychiatric Association; American Association of Clinical

Endocrinologists; North American Association for the Study of Obesity. Consensus development conference on antipsychotic drugs and obesity and diabetes. J Clin Psychiatry. 2004;65:267-72.

2. Bauer M, Goetz T, Glenn T, Whybrow PC. The thyroid-brain interaction in thyroid disorders and mood disorders. J Neuroendocrinol. 2008; 20(10): 1101-14.

3. Carey M, Small H, Yoong SL, Boyes A, Bisquera A, Sanson-Fisher R. Prevalence of comorbid depression and obesity in general practice: a cross-sectional survey. Br J Gen Pract. 2014;64(620):e122-7.

4. Garber JR, Cobin RH, Gharib H, Hennessey JV, Klein I, Mechanick JI, et al.; American Association of Clinical Endocrinologists; American Thyroid Association Taskforce on Hypothyroidism in Adults. Clinical practice guidelines for hypothyroidism in adults: cosponsored by the American Association of Clinical Endocrinologists and the American Thyroid Association. Endocr Pract. 2012;18(6):988-1028.

5. Kan C, Silva N, Golden SH, Rajala U, Timonen M, Stahl D, et al. A systematic review and meta-analysis of the association between depression and insulin resistance. Diabetes Care. 2013;36(2):480-9.

6. Kushner RF, Ryan DH. Assessment and lifestyle management of patients with obesity: clinical recommendations from systematic reviews. JAMA. 2014; 312(9):943-52.

7. Levenson JL. Psychiatric issues in endocrinology. Primary Psychiatry. 2006;13(4):27-30.

8. Maia AC, Braga AA, Brouwers A, Nardi AE, Oliveira e Silva AC. Prevalence of psychiatric disorders in patients with diabetes types 1 and 2. Compr Psychiatry. 2012;53(8):1169-73.

9. Sonino N, Fava GA. Psychological aspects of endocrine disease. Clin Endocrinol (Oxf). 1998;49(1): 1-7.

Dermatologia   34

Douglas Motta Calderoni

A pele é o maior e mais extenso órgão do corpo humano e tem um importante papel na psiquiatria. Esse órgão forma uma barreira entre o organismo e o ambiente externo, desempenhando a função de proteção contra radiações, lesões mecânicas, materiais tóxicos e organismos estranhos. É ainda fundamental para a regulação da temperatura corporal, o controle do metabolismo de água e sal pela transpiração, a síntese de vários compostos importantes, a mediação de sensações e as funções de sede e do tato. Também é um suporte para manifestações simbólicas (escarificações, pintura ritual em algumas tribos), culturais (tatuagem, *piercing*), expressão de sentimentos e troca de signos que compõem o campo de funcionamento psíquico mediado pela linguagem. Alterações em sua fisiologia adquirem significado nas relações humanas, comportando a expressão de emoções: enrubescimento, empalidecimento, piloereção, prurido, hiperidrose e outras.

Há uma estreita relação entre patologias psiquiátricas e dermatológicas. Essa relação é explicada, em parte, porque a pele e o sistema nervoso têm a sua origem no mesmo folheto embrionário. Ambos derivam do ectoderma, o folheto externo do embrião, que, na sua evolução, dobra-se sobre si mesmo, formando o tubo neural. A parte que fica por fora vai formar a pele e a parte interna vai desenvolver o sistema nervoso.

Essa interação entre a psiquiatria e a dermatologia pode se dar de diversas formas como: doenças psiquiátricas cujas manifestações são cutâneas, como é o caso dos delírios parasitários; doenças dermatológicas causadas ou agravadas por fatores psicossomáticos como dermatite atópica, urticária, psoríase e outras; doenças dermatológicas que aparecem em pacientes psiquiátricos crônicos, como as parasitoses e a xerodermia causada pelo excesso de lavagem das mãos em pacientes com transtorno obsessivo-compulsivo (TOC); e distúrbios psiquiátricos que aparecem por causa do tratamento de doenças dermatológicas, como é descrito em casos de depressão em pacientes suscetíveis no tratamento de acne ou psicose com uso de corticosteroides; e doenças dermatológicas que surgem em razão do tratamento psiquiátrico, como a psoríase induzida por lítio.

Não será possível, nem é o objetivo deste capítulo, relatar todas as possíveis doenças dermatológicas e suas interações com a psiquiatria. Foram selecionadas algumas delas, que servirão de base para o estudo.

PSORÍASE

Doença inflamatória crônica e recorrente caracterizada por hiperplasia epidérmica, ciclo evolutivo acelerado dos queratinócitos associados a uma ativação imune inapropriada.

Aspectos clínicos relevantes

Sua causa ainda é desconhecida; no entanto, sabe-se que tem base hereditária provavelmente multifatorial, o que significa dizer que é de herança poligênica e requer fatores ambientais para sua manifestação. A psoríase não é uma doença contagiosa e não há necessidade de evitar o contato físico com outras pessoas. Tem distribuição universal, com prevalência variando de 1 a 3%, dependendo da população em estudo. Tem dois picos de incidência: um antes dos 30 anos de idade e outro aos 65 anos.

Mecanismos fisiopatológicos

Os fatores ambientais associados ao surgimento da psoríase são: trauma físico, infecções estreptocócicas e virais, estresse, tabagismo, bebidas alcoólicas e alguns medicamentos como lítio, betabloqueadores, inibidores da enzima conversora da angiotensina, anti-inflamatórios não hormonais e bloqueadores dos canais de cálcio.

A renovação da pele com psoríase se assemelha com a renovação da pele em cicatrização, por meio de um crescimento celular anômalo, mais rápido. Assim, muitas células da pele são desnecessariamente criadas e empurradas para a superfície em um prazo de 2 a 4 dias. Essas células em excesso se acumulam e começam a descamar, formando as lesões típicas da psoríase.

Como a psoríase é uma doença de natureza crônica, é comum ocorrerem fases de melhora e de piora que, muitas vezes, oscilam conjuntamente com as oscilações emocionais.

Comorbidades

Os efeitos da psoríase na qualidade de vida do paciente produzem estresse, o que pode agravar a apresentação dermatológica, criando-se um ciclo vicioso. A psoríase pode deixar pessoas com limitações físicas decorrentes da artrite, desfigurar por conta de lesões na pele e proporcionar grande frustração, ansiedade e depressão. Há casos mais graves com significativa diminuição da autoestima e completo isolamento social.

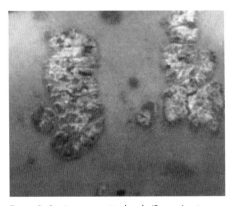

Figura 1 Psoríase em região dorsal. (Fonte: Arquivo pessoal do Dr. Claudio José de Paula.)

Estima-se que cerca de 50% dos pacientes com psoríase apresentam uma comorbidade psiquiátrica, sendo as mais frequentes descritas na Tabela 1.

Tabela 1 Comorbidades psiquiátricas em pacientes com psoríase

Doença psiquiátrica	Prevalência
Transtorno depressivo	19,2%
Transtorno de estresse pós-traumático	17,8%
Dependência do álcool	16,4%
Transtorno de adaptação	15,1%
Transtorno de ansiedade generalizada	9,6%

Manejo clínico

O tratamento da psoríase vai desde o simples uso de medicações tópicas para os casos mais leves, até tratamentos mais complexos para os casos mais graves. A resposta ao tratamento varia de um paciente para outro e o componente emocional nunca deve ser menosprezado.

Deve-se investigar a ocorrência de comorbidade psiquiátrica com a psoríase e esta deve ser tratada de acordo a melhor escolha para a doença psiquiátrica – apenas o uso de carbonato de lítio deve ser evitado. Em casos em que a psoríase surgiu após o uso de lítio, com a suspensão desse medicamento há melhora e até remissão do quadro.

Terapia cognitivo-comportamental, controle de estresse, meditação, hipnose e treinamento de controle de imagens foram eficazes em reduzir a atividade da psoríase.

Embora não exista uma forma definitiva para se acabar com a psoríase, é perfeitamente possível conseguir a remissão total da doença, praticamente como se fosse uma cura clínica.

TRANSTORNOS DE CONTROLE DO IMPULSO/DERMATOCOMPULSÕES

Dermatocompulsões compreendem as lesões dermatológicas causadas por atos compulsivos. Ocorre falha na tentativa de resistir ao impulso, aumento da ansiedade ou mesmo excitação imediatamente antes do ato e prazer momentâneo/alívio após o ato.

As dermatocompulsões pertencem geralmente à esfera do psiquiatra, embora muitas vezes o primeiro especialista a ser procurado seja o dermatologista.

As principais dermatocompulsões são as escoriações neuróticas, a tricotilomania e a onicofagia. As escoriações neuróticas serão tomadas como exemplo, mas os mecanismos das demais dermatocompulsões e o manejo clínico são muito semelhantes.

Escoriações neuróticas

Também conhecidas como escoriações psicogênicas, são lesões causadas pelo próprio paciente que coça ou cutuca compulsivamente a pele. O paciente admite que causa as lesões, muitas vezes de forma involuntária, mas que o impulso foge do seu controle.

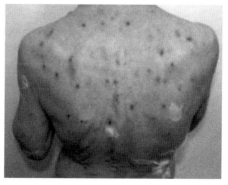

Figura 2 Escoriação neurótica. (Fonte: Arquivo pessoal do Dr. Claudio José de Paula.)

Comorbidades

As comorbidades mais frequentes são: ansiedade, transtorno obsessivo-compulsivo, transtorno afetivo bipolar e transtorno de personalidade emocionalmente instável.

Aspectos clínicos relevantes

As lesões podem ser primárias ou associadas a alguma lesão preexistente de outra natureza.

As escoriações têm geralmente menos de 1 cm de diâmetro, estão recobertas por crostas sanguíneas e apresentam bordas eritematosas. A resolução pode deixar uma cicatriz clara com bordas hiperpigmentadas.

Geralmente, percebe-se nos pacientes lesões em todos os estágios, normalmente mais frequentes em antebraços, face, pescoço e ombros.

A prevalência das escoriações neuróticas é de 2% entre os pacientes da clínica dermatológica, com predomínio de mulheres. A faixa etária mais atingida é entre os 30 e 45 anos de idade.

Causas

Pacientes com escoriações neuróticas em sua maioria apresentam traços compulsivos, visto que se trata de um comportamento repetitivo, ritualístico, com objetivo de redução de ansiedade e que os pacientes tentam resistir à realização do ato, mas muitas vezes não conseguem. Frequentemente, eles têm pensamentos obsessivos em relação a irregularidades da pele e se escoriam em resposta a esses pensamentos.

Manejo clínico

Em um primeiro momento, deve ser realizada uma anamnese psiquiátrica completa, buscando se há uma doença psiquiátrica de base. Essa patologia deve ser tratada, pois a estabilização do paciente costuma ser altamente eficaz para controle das dermatocompulsões.

Associam-se à psicoterapia, com alta eficácia, a terapia cognitivo-comportamental, atividade física e técnicas de relaxamento.

É muito importante distinguir a escoriação neurótica da dermatite artefata que será abordada adiante.

DERMATITE ARTEFATA

Na dermatite artefata, também conhecida como factícia ou pantomímica, o paciente provoca lesões em sua pele utilizando diversos objetos como facas, pinças ou produtos químicos ácidos ou abrasivos.

Comorbidades

A dermatite artefata geralmente está associada a um distúrbio emocional grave na história de vida do paciente. Mais de dois terços dos pacientes afetados tem uma história de distúrbios emocionais na infância ou traumas como abuso sexual, maus-tratos físicos ou negligência, e também é frequentemente associada a abuso de álcool, drogas ou medicamentos psicoativos. Esses sintomas podem ser interpretados como um pedido de socorro por parte do paciente, ou simplesmente como uma maior necessidade de chamar atenção e receber, assim, benefícios psicológicos pelo fato de estar doente.

Transtorno de personalidade *cluster* B, ansiedade e limitações cognitivas são frequentes nesses pacientes. O comportamento autoagressivo ocorre algumas vezes em estado dissociativo com amnésia, dessa forma o paciente pode não recordar suas ações, nem compreender o estado emocional relacionado; mas há casos em que é consciente.

Há uma forte associação com transtorno de personalidade *borderline* e transtornos dissociativos, bem como uma prevalência de 33% nos pacientes diagnosticados com anorexia e bulimia.

Aspectos clínicos relevantes

As lesões costumam surgir abruptamente, sem pródromos, em qualquer região do corpo, mas geralmente em locais de fácil acesso ao paciente. Diferentemente de uma escoriação neurótica, as lesões geralmente estão no mesmo estágio de evolução, a história é vaga e inconsistente, e muitas vezes apresenta lacunas significativas. O paciente geralmente está calmo e colaborativo apesar da extensão ou da gravidade do quadro, como se estivesse falando sobre outra pessoa, e a família demonstra ansiedade e cansaço decorrentes das diversas investigações realizadas. A aparência clínica da dermatite artefata depende do tipo de manipulação usada.

Manejo clínico

O confronto direto deve ser evitado, devendo-se em primeiro lugar estabelecer uma relação de confiança com o paciente até que seja possível a indicação de um tratamento psiquiátrico sem que a relação médico-paciente seja rompida.

Para a escolha terapêutica, deve-se tentar caracterizar o mecanismo das lesões. Por exemplo, no caso de pacientes impulsivos ou com características do espectro obsessivo-compulsivo, podem ser usados inibidores seletivos da recaptação de serotonina com bons resultados. Se houver sintomas psicóticos, há relatos de boa resposta com antipsicóticos atípicos.

A maioria dos pacientes se beneficia de tratamento psicoterápico. Aplicação de curativo oclusivo e observação rigorosa em ambiente hospitalar auxiliam no diagnóstico. Exames anatomopatológicos podem auxiliar a descartar outras patologias dermatológicas.

DERMATITE ATÓPICA

Dermatite atópica, também conhecida como eczema atópico e prurigo disseminado, é a principal manifestação cutânea da atopia. Trata-se de uma doença genética, de herança poligênica, com evidentes alterações imunológicas, fortemente influenciada por fatores ambientais e emocionais.

Aspectos clínicos relevantes

O prurido persistente é um dos primeiros sintomas da dermatite atópica. Quando esse sintoma não é tratado adequadamente, o ato de coçar incessante pode aumentar a resposta inflamatória, resultando no agravamento dos sintomas e consequentemente da doença, piorando a qualidade de vida do paciente.

A incidência da dermatite atópica vem crescendo, assim como a dos demais pro-

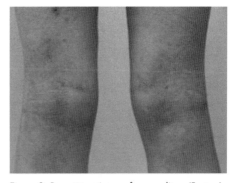

Figura 3 Dermatite atópica – fossa poplítea. (Fonte: Arquivo pessoal do Dr. Claudio José de Paula.)

cessos alérgicos. Inúmeros fatores podem contribuir para esse aumento, como: a exposição precoce a alérgenos e irritantes ambientais e maior ingestão de alimentos industrializados. No Brasil, a prevalência da dermatite atópica é similar à de outras partes do mundo, ao redor de 10 a 15%.

Fisiopatologia

Os alérgenos alimentares são importantes na primeira infância, enquanto ácaros e antígenos microbianos são mais relevantes na adolescência e na idade adulta. A estrutura da pele alterada e uma deficiência de peptídeos antimicrobianos favorecem a colonização com *Staphylococcus aureus*, estimulando a ativação de células T e macrófagos. Também a sensibilização para a levedura *Malassezia* spp. ocorre quase exclusivamente em pacientes com essa patologia. As lesões de pele são causadas pela expressão tecidual local de citocinas pró-inflamatórias e a ativação dos linfócitos T, células dendríticas, macrófagos, queratinócitos, mastócitos e eosinófilos, o que leva à resposta inflamatória.

Manejo clínico

Os principais objetivos do tratamento são: evitar o prurido e as consequentes lesões que podem ser causadas em razão do ato de coçar, evitar xerodermia e afastar agravantes (alérgenos). Recomenda-se o corte de unhas semanalmente, evitando assim as escoriações.

Realizar uma investigação psiquiátrica é fundamental, pois as comorbidades são muito frequentes e com a estabilização psiquiátrica do paciente o prognóstico é significativamente melhor. Deve-se ter um cuidado especial com a investigação de ideação suicida nesses pacientes, visto que cerca de 2,1% de pacientes com dermatite atópica apresentam esse sintoma.

Existem diferentes modalidades de tratamento psiquiátrico para a dermatite atópica. Algumas visam a redução de estresse e interrupção do ciclo vicioso de prurido e coceira. Estudos controlados estabeleceram que técnicas de relaxamento e cognitivo-comportamentais mostraram-se eficazes, reduzindo ansiedade e depressivos, e o uso tópico de doxepina foi eficaz na redução do prurido, provavelmente por conta do efeito anti-histaminérgico potente dessa medicação. Imipramina, outro antidepressivo com antagonismo do receptor histaminérgico, diminuiu a fragmentação do sono e reduziu o tempo do estágio 1 do sono, o que reduziu o ato de coçar-se durante a noite de paciente com dermatite atópica.

O tratamento combinado com técnicas de relaxamento e terapia cognitivo-comportamental se mostra muito superior do que quando é realizado um tratamento de forma isolada.

Delírios parasitários

No final do século XIX, foram descritos casos de pacientes com delírio de infestação parasitária na literatura francesa por Thirbierge, em 1894, como *acarophobia* (acarofobia) e por Perrin, em 1896. Em 1938, essas apresentações foram denominadas *dermatozoenwahn* (delírio dermatozoico) por Ekbom, que descreveu sete casos. Ele acreditava que sensações anormais, como parestesias, levavam o paciente a desenvolver delírios sobre parasitas que estariam infestando seu corpo. Seus relatos e sua teoria ganharam notoriedade e tais quadros passaram a ser denominados síndrome de Ekbom, ou simplesmente delírios parasitários.

Aspectos clínicos relevantes

Os aspectos clínicos mais relevantes são: história de um fator precipitante, história de exposição atual ou anterior a organismos contagiantes, com muitas visitas a profissionais médicos, sobretudo dermatologistas, e queixas de sofrer a parasitose de animais, quase sempre descritos como insetos ou germes, os quais podem ser vistos em alguns casos ou apenas sentidos em outros. Um grande número de casos não chega ao psiquiatra por recusa do paciente ao encaminhamento de seu dermatologista.

Às vezes, as manifestações cutâneas podem ocorrer por uso exagerado de detergentes, inseticidas ou antiparasitários. Os pacientes comumente trazem materiais para o exame do médico acreditando que seja aquilo que o esteja parasitando, porém geralmente trata-se de matéria orgânica, insetos não patógenos ou fragmentos de unha ou cabelo.

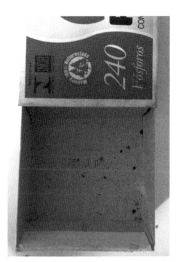

Figura 4 Materiais trazidos por pacientes — delírios parasitários. (Fonte: Arquivo pessoal do Dr. Douglas Motta Calderonil.)

A descrição do parasita delirado varia de termos imprecisos como "coisas", "bichos" até explicações mais elaboradas da aparência, comportamento e ciclo de vida dos organismos. Geralmente, fala-se em aranhas, larvas ou insetos.

O delírio pode ser compartilhado (*folie à deux*) e o medo de contaminação de outros está geralmente presente.

Os pacientes, apesar de carecerem de crítica e de manterem as ideias delirantes imunes à correção pela lógica, podem perceber que suas histórias suscitam espanto nos ouvintes. Diante disso, eles costumam relatá-las somente aos mais íntimos e aos médicos.

Comorbidades

Diversos transtornos psiquiátricos também podem cursar com o aparecimento de delírios parasitários como parte da apresentação, entre eles depressão maior, transtorno afetivo bipolar e esquizofrenia. Também pode ocorrer sem nenhuma outra alteração psicopatológica.

Podem também ocorrer após o uso crônico de anfetaminas, metilfenidato, inibidores da enzima monoamina oxidase (IMAO), alguns anti-hipertensivos, cocaína, álcool e corticosteroides. O quadro clínico normalmente desaparece após a descontinuação do uso da substância.

Manejo clínico

Os antipsicóticos, principalmente os atípicos, são uma boa escolha para o tratamento e frequentemente apresentam bons resultados. A relação médico-paciente é fundamental para o sucesso do tratamento. Ouvir as queixas e propor ajuda fazem com que o paciente se sinta acolhido e são atitudes fundamentais até que se possa melhorar a crítica do doente em relação a sua patologia.

CONSIDERAÇÕES FINAIS

O manejo efetivo de doenças dermatológicas requer a consideração dos fatores psicossociais envolvidos.

Os psicofármacos utilizados no tratamento das doenças psicodermatológicas são aqueles que atuam sobre a ansiedade, a depressão e os transtornos psicóticos. Os efeitos colaterais neuropsiquiátricos de medicamentos aplicados na dermatologia são menos frequentes que os eventos dermatológicos relacionados com os psicofármacos.

Essa estreita relação entre as duas grandes especialidades merece grande atenção, pois fica claro o melhor prognóstico de qualquer que seja a patologia se a doença comórbida estiver compensada.

BIBLIOGRAFIA SUGERIDA

1. Brown GE, Malakouti M, Sorenson E, Gupta R, Koo JY. Psychodermatology. Adv Psychosom Med. 2015;34:123-34.

2. Calderoni DM, Minatogawa-Chang TM, Teng CT. Interconsulta em dermatologia. In: Miguel EC, Gentil V, Gattaz WF. Clínica psiquiátrica. Barueri: Manole; 2011. p. 1737-56.

3. Estellita-Lins C, Azulay DR, Azulay RD. Psicodermatologia, medicina psicocutânea e dermatologia. In: Azulay RD, Azulay DR. Dermatologia. 5.ed. Rio de Janeiro: Guanabara Koogan; 2008. p. 656-69.

4. França K, Chacon A, Ledon J, Savas J, Nouri K. Pyschodermatology: a trip through history. An Brasdermatol. 2013;88(5):842-3.

5. Fried RG, Gupta MA, Gupta AK. Depression and skin disease. Dermatol Clin. 2005;23(4):657-64.

6. Leon A, Levin EC, Koo JY. Psychodermatology: an overview. Semin Cutan Med Surg. 2013;32(2):64-7. Review.

7. Patel V, Koo JY. Delusions of parasitosis; suggested dialogue between dermatologist and patient. J Dermatolog Treat. 2015;1-5.

8. Ograczyk A, Miniszewska J, Kępska A, Zalewska-Janowska A. Itch, disease coping strategies and quality of life in psoriasis patients. Postepy Dermatol Alergol. 2014;31(5):299-304.

9. Sambhi R, Lepping P. Psychiatric treatments in dermatology: an update. Clin Exp Dermatol. 2010; 35(2):120-5.

10. Schaffer LC, Schaffer CB, Hunter S, Miller A. Psychiatric reactions to isotretinoin in patients with bipolar disorder. J Affect Disord. 2010;122(3):306-8.

11. Weber MB, Fontes Neto PTL. Psicodermatologia. São Caetano do Sul: Yendis; 2009.

12. Yadav S, Narang T, Kumaran MS. Psychodermatology: a comprehensive review. Indian J Dermatol Venereol Leprol. 2013;79(2):176-92.

Procedimentos estéticos 35

Ana Clara Franco Floresi
Maria Antônia Simões Rêgo
Sofia Barbieri de Senço
Paula Waki Lopes da Rosa
Táki Athanássios Cordás

INTRODUÇÃO

Na sociedade contemporânea, a veiculação de padrões de beleza distantes e incompatíveis com as características da maior parte da população tem sido uma constante. Esses ideais estéticos distorcidos, irreais, de excessiva magreza e/ou de musculatura avantajada disseminam a insatisfação com a aparência física e podem levar alguns indivíduos a adotarem comportamentos extremos para alcançá-los.

A busca por procedimentos dermatológicos, intervenções cirúrgicas plásticas e antiobesidade nunca foi tão intensa como nos dias atuais. Esses tratamentos são, obviamente, consagrados, validados cientificamente, com propósitos bem estabelecidos e indicações claras e específicas. Nesse contexto, é de fundamental importância que a comunidade médica esteja alerta às comorbidades psiquiátricas que se configuram como contraindicações para essas abordagens e que podem motivar demandas questionáveis e resultar em desfechos terapêuticos pouco satisfatórios ou, até mesmo, catastróficos.

TRANSTORNO DISMÓRFICO CORPORAL

O transtorno dismórfico corporal (TDC) é um transtorno psiquiátrico que se caracteriza por uma percepção distorcida da imagem corporal, resultando em uma preocupação patológica com uma anomalia imaginária ou com um mínimo defeito corporal existente.

Recentemente, o TDC foi classificado como pertencente ao espectro obsessivo compulsivo pelo *Manual Diagnóstico e Estatístico de Transtornos Mentais* – 5ª edição (DSM-5), da Associação Americana de Psiquiatria, por compartilhar características psicopatológicas, evolução clínica, perfil de comorbidades e resposta terapêutica com o transtorno obsessivo-compulsivo (TOC).

Também segundo o DSM-5, a dismorfia muscular, conhecida como vigorexia e transtorno dismórfico muscular (TDM), foi descrita como uma forma especificada de TDC na qual os indivíduos acometidos desenvolvem uma crença obsessiva com relação ao tamanho de seu corpo e músculos.

Os critérios diagnósticos de acordo com o DSM-5 para TDC e seus especificadores são apresentados no Quadro 1.

Dados epidemiológicos

O TDC geralmente se inicia na adolescência, parece acometer ambos os sexos em frequência semelhante e o curso tende a ser crônico. Estima-se que sua prevalência na população geral seja de aproximadamente 1 a 2%. Levantamento americano mais amplo e recente encontrou uma prevalência populacional de 2,4%.

Estudos que avaliaram frequentadores de serviços de dermatologia e cirurgia plástica estética mostraram prevalências bem maiores do que as encontradas na população geral. Uma revisão conduzida por um grupo italiano encontrou prevalência de TDC em pacientes de cirurgia plástica cosmética variando de 6 a 15%. Com relação à população dermatológica, Conrado et al. encontraram prevalência de TDC em 14% de uma amostra de pacientes em tratamento cosmético e em 6,7% daqueles em atendimento dermatológico geral. Não estão disponíveis perfis epidemiológicos de populações em tratamento estético com profissionais não médicos, mas alguns estudiosos sugerem que pacientes com TDC tendem a procurar esses profissionais.

Quadro 1 Critérios diagnósticos para o transtorno dismórfico corporal segundo o DSM-5

A. Preocupação com um ou mais defeitos ou falhas percebidas na aparência física que não são observáveis ou que parecem leves para os outros

B. Em algum momento durante o curso do transtorno, o indivíduo executou comportamentos repetitivos (p. ex., verificar-se no espelho, arrumar-se excessivamente, beliscar a pele, buscar tranquilização) ou atos mentais (p. ex., comparando sua aparência com a de outros) em resposta às preocupações com a aparência

C. A preocupação causa sofrimento clinicamente significativo ou prejuízo na vida social, profissional ou em outras áreas importantes da vida do indivíduo

D. A preocupação não é mais bem explicada por preocupações com a gordura ou o peso corporal em um indivíduo cujos sintomas satisfazem os critérios diagnósticos para um transtorno alimentar

Especificar se:
Com dismorfia muscular: o indivíduo está preocupado com a ideia de que sua estrutura corporal é muito pequena ou insuficientemente musculosa. O especificador é usado mesmo que o indivíduo esteja preocupado com outras áreas do corpo, o que com frequência é o caso

Indicar o grau de *insight* em relação às crenças do transtorno dismórfico corporal (p. ex., "eu pareço feio" ou "eu pareço deformado")
· Com *insight* bom ou razoável: o indivíduo reconhece que as crenças do transtorno dismórfico corporal são definitivas ou provavelmente não verdadeiras ou que podem não ser verdadeiras
· Com *insight* pobre: o indivíduo acredita que as crenças do transtorno dismórfico corporal são provavelmente verdadeiras
· Com *insight* ausente ou delirante: o indivíduo está completamente convencido de que as crenças do transtorno dismórfico corporal são verdadeiras

Já a dismorfia corporal é uma condição que acomete principalmente homens fisiculturistas. A prevalência populacional dessa forma de TDC ainda não foi estabelecida.

Aspectos clínicos relevantes

Diferentemente de queixas habituais com a aparência, a insatisfação com determinado atributo físico nos pacientes com TDC se torna algo central em suas vidas, consumindo grande parte de seu tempo e gerando importante sofrimento e interferência no funcionamento cotidiano e nas suas relações interpessoais.

Embora qualquer parte do corpo possa ser motivo das preocupações, as mais comuns são a face, como pele (acne, linhas de expressão, cicatrizes, alteração de cor ou textura, entre outros), os cabelos e o nariz. Nos homens, também são comuns insatisfações patológicas com os genitais, com o peso e forma corporal; enquanto nas mulheres, elas se referem a peso, quadril, pernas e mamas.

Na tentativa de minimizar ou eliminar o incômodo vivenciado, os pacientes adotam estratégias desgastantes como checar sua imagem excessivamente no espelho e camuflar compulsivamente o defeito imaginado com maquiagem, cosméticos, chapéus, roupas, entre outros. Em contrapartida, aqueles com dismorfia corporal tendem a adotar outros comportamentos, como gastar horas em academia e buscar indevidamente o uso de anabolizantes.

Pacientes com TDC podem realizar escoriações patológicas (*skin picking*), com o intuito de melhorar a sua aparência. Com o mesmo objetivo, podem arrancar cabelos e pelos. Vale lembrar que esse comportamento se diferencia da tricotilomania, a qual se caracteriza pela retirada impulsiva de cabelos e pelos, sem finalidade estética.

Apesar da escassez de estudos prospectivos avaliando os tratamentos dermatológicos e cirúrgicos nesses pacientes, sabe-se, com base em observações clínicas, que pacientes com TDC buscam com frequência procedimentos estéticos invasivos e não invasivos, como terapias a *laser*, transplantes de cabelos e cirurgias plásticas, geralmente sem indicação médica e com resultados pobres.

Um estudo recente encontrou que a presença de sintomas de TDC identificados em pré-operatórios de rinoplastia está inversamente correlacionada à satisfação e à qualidade de vida pós-operatória dos pacientes. Trata-se, portanto, de um achado do impacto negativo de sintomas de TDC nos resultados subjetivos após esse procedimento.

A evolução e a gravidade dos casos são variáveis, mas estudos têm demonstrado que o TDC impacta de forma significativa na qualidade de vida de seus portadores. Sabe-se também que indivíduos com esse transtorno têm altas taxas de ideação suicida e de tentativas de suicídio.

Comorbidades

O TDC costuma estar associado a outros transtornos psiquiátricos, sendo o transtorno depressivo maior a sua comorbidade mais comumente encontrada. Estudo recente mostrou que mais de 75% de uma população avaliada com TDC teve ao menos um episódios ao longo da vida, e aproximadamente metade dela preencheu critérios para episódio depressivo atual.

Também é frequente a sua associação a transtornos ansiosos (principalmente fobia social), TOC, transtornos do impulso, transtornos alimentares, transtornos por uso de substâncias (principalmente o álcool) e transtornos de personalidade.

Intervenções não farmacológicas

A maioria dos estudos que avaliou e encontrou eficácia do tratamento psicoterápico para o TDC utilizou o método da terapia cognitivo-comportamental (TCC). São aplicadas estratégias cognitivas e comportamentais, principalmente de exposição e prevenção de resposta (EPR), objetivando reduzir a evitação (p. ex., de situações sociais) e comportamentos ritualizados (p. ex., checagem no espelho) e, assim, melhorar o funcionamento global do indivíduo e sua qualidade de vida.

Intervenções farmacológicas

Os inibidores seletivos da recaptação de serotonina (ISRS) e a clomipramina são considerados as medicações de escolha para o tratamento do TDC. Pesquisas disponíveis evidenciaram que 53 a 73% dos pacientes responderam ao tratamento medicamentoso, com redução da frequência dos pensamentos obsessivos, diminuição da urgência para realizar comportamentos compulsivos e de reasseguração, além da redução do sofrimento causado por essas vivências. Também foi observada a melhora em sintomatologia depressiva, ansiedade, raiva/hostilidade, somatização, ideação suicida e funcionamento psicossocial, em uso dessas medicações. As doses necessárias tendem a ser maiores do que as prescritas para depressão, mas ainda faltam estudos para determiná-las. Mesmo a forma delirante desse transtorno, deve ser *a priori* tratada com essa classe de medicamentos.

Uma pesquisa que analisou pequena amostra de pacientes mostrou resposta dos sintomas do TDC à venlafaxina em monoterapia. Todavia, não é considerada tratamento de primeira linha para esse transtorno, em razão da ausência de estudos maiores que corroborem esse achado. Apesar de estratégias de potencialização ainda não terem sido sistematicamente investigadas, já foi descrito o uso combinado de ISRS com buspirona, clomipramina, antipsicóticos atípicos, bupropiona, venlafaxina, lítio e metilfenidato.

Pontos a serem sempre avaliados na consulta

Em razão da falta de crítica ou vergonha dos sintomas, os pacientes com TDC tendem a procurar tratamentos com a finalidade estética e a resistirem a iniciar os tratamentos psiquiátricos e psicoterápicos necessários e aderir a eles.

Sugere-se aos profissionais das diversas especialidades (principalmente dermatologistas e cirurgiões plásticos) que considerem esse diagnóstico quando estiverem diante de queixas estéticas desproporcionais, infundadas e migratórias; desconformidade entre o resultado de algumas intervenção e o descontentamento do paciente; e busca por múltiplos procedimentos sem indicação formal. Diante da suspeita, desaconselham-se novas abordagens e recomenda-se que seja feito o encaminhamento do paciente para uma avaliação psiquiátrica.

Em consulta psiquiátrica, é importante a avaliação do grau de entendimento e motivação do paciente para o tratamento. As técnicas de entrevista motivacional podem ser úteis para a condução desses casos.

ASPECTOS PSIQUIÁTRICOS NA CIRURGIA BARIÁTRICA

Cirurgia bariátrica é o tratamento mais efetivo para perda de peso em indivíduos com obesidade grave, resultando em maior e mais sustentada perda de peso em relação a intervenções não cirúrgicas como dieta, exercício e tratamento medicamentoso. É somente indicada para indivíduos com índice de massa corporal (IMC) maior que 40 kg/m² ou maior que 35 kg/m² e menor que 40 kg/m² com comorbidades associadas à obesidade e que não tiveram sucesso na perda de peso sustentada com tratamento clínico. Sendo a obesidade uma doença, não se trata de um procedimento meramente estético.

As cirurgias bariátricas mais comumente realizadas são o *bypass* em Y de Roux, a banda gástrica ajustável e a gastrectomia vertical. Estas cirurgias reduzem o volume do estômago para diminuir o volume de comida ingerido e induzir à saciedade mais precoce ou combinam essa restrição com disabsorção, alterando o processo digestivo para reduzir a absorção de calorias e nutrientes. Além disso, há outros mecanismos complexos associados, envolvendo alterações hormonais, inflamatórias, em sistema nervoso central (SNC) e de microbiota intestinal.

Após a cirurgia, é esperado que os pacientes desenvolvam e mantenham alguns hábitos alimentares recomendados, como: comer em porções pequenas, mastigar devagar, evitar bebidas alcoólicas ou muito calóricas, evitar comidas ricas em gordura e açúcar, aumentar ingesta de água etc. Para ajudar o indivíduo que é submetido à cirurgia bariátrica a atingir os objetivos de perda de peso, melhora metabólica e comportamento alimentar, é importante que os especialistas envolvidos estejam a par do comportamento alimentar desse paciente e de qual a sua expectativa em relação a como a cirurgia afetará sua fome e saciedade.

Aspectos clínicos relevantes

A preocupação se estende ao impacto psíquico geral da cirurgia nos pacientes e à repercussão sobre todas as doenças psiquiátricas previamente existentes, que nem sempre já estão diagnosticadas. De fato, já é conhecido que pacientes superobesos apresentam maior prevalência de transtornos alimentares (como compulsão alimentar, ruminação, síndrome do comedor noturno e adicção por comida) e de humor em relação à população geral e que a presença de depressão antes da cirurgia está associada a piores resultados em relação à redução do peso. No entanto, White et al. mostraram em um estudo realizado em 2015 com pacientes submetidos à cirurgia de *bypass* intestinal que a prevalência de indivíduos com sintomas depressivos no período pós-operatório é bem menor do que no período que antecede a cirurgia e que a depressão após a cirurgia está associada à menor perda ponderal, embora não se saiba se o surgimento desses sintomas é causa ou consequência da pior evolução do peso.

Outra condição que demanda atenção é o desenvolvimento de alcoolismo após a cirurgia. Já se comprovou que indivíduos submetidos ao *bypass* intestinal têm a farmacocinética do álcool alterada no organismo, com maior valor de pico no sangue e no hálito, além de demorarem mais tempo para voltarem à sobriedade. Estudos apresentam resultados conflitantes em relação à evolução para abuso de álcool após a cirurgia bariátrica, mas sexo masculino, idade mais jovem, uso regular ou abusivo de álcool e/ou recreacional de outras drogas antes da cirurgia e o *bypass* intestinal em Y de Roux foram fatores descritos como independentemente associados à maior probabilidade de desenvolvimento de alcoolismo após a cirurgia. O montante de peso perdido não parece ter associação com o aparecimento do abuso de álcool, mas a necessidade de tratamento psiquiátrico e psicoterápico no período pós-operatório está fortemente relacionada ao desenvolvimento de alcoolismo nesse mesmo período.

De qualquer forma, ainda são necessários muitos estudos prospectivos para o desenvolvimento de melhores ferramentas que possam ajudar a identificar pacientes com maior potencial de risco para o desenvolvimento de transtornos psiquiátricos nessa população.

Pontos a serem sempre avaliados na consulta

Por todos os motivos apresentados, a Sociedade Americana de Cirurgia Bariátrica e Metabólica sugere a avaliação pré-operatória por profissional de saúde mental, sendo realizada a investigação do funcionamento emocional e cognitivo dos pacientes, assim como o rastreio de psicopatologias atuais e prévias. Dessa maneira, é possível identificar se o paciente é capaz de compreender riscos, benefícios, alternativas e mudanças necessárias de estilo de vida, ligados à cirurgia.

Outro objetivo fundamental dessa avaliação é a busca por comorbidades psiquiátricas descompensadas atuais, incluindo história de dependência de álcool e drogas, consideradas condições adversas para esse procedimento.

Como a cirurgia bariátrica é muitas vezes apontada como a única opção viável para esses pacientes conseguirem mudar seu peso e seus hábitos alimentares, o grau de expectativa é muito elevado e, comumente, os candidatos veem no procedimento cirúrgico a solução para todos os seus problemas de peso, de saúde e de várias questões psicossociais. Sendo assim, é de extrema importância trabalhar também as expectativas dos pacientes e de todos ao seu redor, inclusive dos especialistas que o acompanham.

ANOREXÍGENOS E SAÚDE MENTAL

A obesidade é um dos maiores problemas de saúde pública nos Estados Unidos e em muitos outros países desenvolvidos e em desenvolvimento. Isso se deve a muitos fatores, entre eles estão o sedentarismo dos dias de hoje e a imensa oferta de produtos altamente industrializados e de alto valor calórico. No Brasil, a obesidade e o excesso de peso têm aumentado na população rapidamente, com a obesidade chegando a atingir 12,5% dos homens e 16,9% das mulheres.

O tratamento da obesidade consiste, primordialmente, na adoção de medidas não farmacológicas, como a manutenção de uma dieta adequada, a prática de atividade física regular e mudanças de hábitos de vida. O uso de medicações antiobesidade está indicado quando existe falha do tratamento não farmacológico em indivíduos obesos que possuem IMC maior que 30 kg/m^2, em indivíduos que têm IMC entre 25 e 29,9 kg/m^2 associado a outras comorbidades relacionadas ao peso, como *diabetes mellitus* tipo 2, hipertensão arterial, osteoartrose, hiperlipidemia, apneia do sono ou outras; ou naqueles que têm circunferência abdominal maior ou igual a 102 cm (homens) e 88 cm (mulheres).

No Brasil, há atualmente apenas duas drogas registradas para o tratamento da obesidade: sibutramina e orlistate. A anfepramona, o femproporex e o mazindol também eram usados até 2011, quando tiveram sua venda proibida pela Anvisa. Recentemente, um decreto suspendeu essa proibição e eles devem voltar a ser comercializados no Brasil. Antes de 2011, o Brasil era um dos países com maior consumo dessas substâncias no mundo, sendo que o uso indiscriminado e sem indicação foi um dos principais motivos para elas terem sido retiradas do mercado.

A sibutramina, a anfepramona, o femproporex e o mazindol são drogas de efeito anorexígeno, enquanto o orlistate provoca uma redução na absorção intestinal de gorduras. Outras medicações que frequentemente são usadas na prática clínica para emagrecimento, como fluoxetina, sertralina, bupropiona, topiramato, naltrexona, liraglutide (Victoza®), metformina, lorcaserina, entre outras, não são oficialmente aprovadas para esse fim no Brasil. No entanto, o liraglutide já foi aprovado como medicação antiobesidade.

Aspectos clínicos relevantes

A sibutramina é um inibidor da recaptação de serotonina e de noradrenalina no SNC, que tem efeito anorexígeno e estimula a saciedade. Apesar de aprovada no Brasil (com algumas restrições ao seu uso), ela foi retirada do mercado nos Estados Unidos e na Europa após um controverso estudo chamado SCOUT (*Sibutramine Cardiovascular Outcomes Trial*) ter encontrado maior incidência de eventos cardiovasculares em pacientes em uso de sibutramina, em comparação com o grupo placebo. Além de poder causar efeitos colaterais como insônia, irritabilidade e agitação, ela pode induzir a hipomania e mania, principalmente em pacientes com história de transtorno bipolar. Também existe relato de psicose associada ao seu uso, embora seja um evento aparentemente raro. Estudos mostram resultados conflitantes quanto à possibilidade da sibutramina melhorar ou piorar a

depressão em pacientes com esse transtorno. Aparentemente, não há riscos de dependência com essa droga.

A anfepramona (dietilpropiona) e o femproporex são derivados anfetamínicos que têm efeito catecolaminérgico no SNC, aumentando a liberação noradrenérgica na fenda sináptica de neurônios hipotalâmicos, estimulando os receptores noradrenérgicos e com isso inibindo a fome. Os principais efeitos colaterais dessas medicações são: boca seca, cefaleia, obstipação intestinal, taquicardia, ansiedade e insônia; mas também podem causar irritabilidade e euforia. Há alguns relatos de psicose, alucinações e agitação, mas estes eventos são mais frequentes em pacientes com alterações psiquiátricas prévias ao uso da medicação. Abuso e dependência química podem acontecer principalmente com a anfepramona, sendo mais frequentes em pacientes com história prévia de adição, abuso de álcool, depressão ou outros transtornos psiquiátricos.

O mazindol é um derivado tricíclico de ação no SNC que bloqueia a recaptação de noradrenalina nas terminações pré-sinápticas. Seus principais efeitos colaterais são boca seca, constipação, náuseas e alteração de sono. Agitação é um efeito raro, e ele tem baixo potencial de abuso.

Pontos a serem sempre avaliados na consulta

Em resumo, as medicações com efeito anorexígeno agem no SNC e, portanto, podem ter efeitos na saúde mental dos indivíduos que as usam. No Brasil, houve um uso indiscriminado e abusivo dessas substâncias até algumas delas serem retiradas do mercado em 2011. Embora sejam importantes no tratamento da obesidade, o consumo sem indicação e supervisão médica dessas drogas traz sérios riscos à saúde, principalmente de pessoas com transtornos psiquiátricos.

ACNE E TRANSTORNOS PSIQUIÁTRICOS

A *acne vulgaris* é uma doença dermatológica muito comum na população geral, sendo o principal motivo de consulta com o dermatologista. De etiologia inflamatória e curso muitas vezes crônico, afeta principalmente a população de 11 a 30 anos de idade. Sua prevalência nessa faixa etária chega a 85%.

Aspectos clínicos relevantes

Caracterizada por lesões de pele que atingem principalmente a face, a *acne vulgaris* tem impacto na percepção da autoimagem, na autoestima e no sentimento de autoconfiança, que por sua vez influenciam a interação social, ocupacional e a qualidade de vida da pessoa afetada. Por se tratar de doença que ocorre principalmente na adolescência, fase de importante desenvolvimento físico, social e psíquico, esse impacto tem ainda maior importância, podendo influenciar esse processo de desenvolvimento. A literatura mostra correlação entre acne e pior qualidade de vida (evidenciada por menor interação social, pior desempenho escolar, menor taxa de relacionamentos afetivos/sexuais) em adolescentes com acne grave em comparação aos sem acne ou com acne leve. As evidências de maior prevalência de sintomas depressivos e ansiosos, bem como de ideação suicida, em pessoas com acne são frequentes na literatura.

O tratamento da acne é de suma importância e tem sido relacionado com melhora na qualidade de vida e na autoestima dos pacientes, bem como em seus sintomas depressivos e ansiosos.

A isotretinoína de uso oral ou sistêmico (um retinoide, derivado da vitamina A) é uma das medicações mais amplamente utilizadas nesse tratamento, tendo bastante eficácia no controle da acne. No entanto, existe controvérsia em torno do uso dessa droga, pois desde o seu surgimento tem sido relacionada a sintomas psiquiátricos diversos, principalmente sintomas depressivos e ideação suicida. Muitos estudos mostram essa correlação, havendo também relatos de casos de psicose e mania relacionados à exposição à isotretinoína. No entanto, não há consenso na literatura quanto a esse possível efeito adverso; há muitos outros estudos que sugerem que essa sintomatologia na verdade está relacionada à acne em si e não ao tratamento, enquanto a isotretinoína contribui indiretamente para a melhora de sintomas depressivos e ansiosos, uma vez que melhora o quadro de acne que estaria contribuindo para esses sintomas.

O uso da isotretinoína pode trazer muitos benefícios em razão da sua boa eficácia, porém deve ser restrito a casos de acne grave ou refratária por conta do seu potencial iatrogênico e deve ser feito com um acompanhamento cauteloso do paciente. Antes do início do tratamento, deve-se questionar sobre antecedentes psiquiátricos pessoais e familiares, bem como sobre sintomas psiquiátricos atuais. Não existe contraindicação formal à isotretinoína, embora estudos tenham mostrado piora do quadro psiquiátrico em pacientes com transtorno bipolar quando em uso dessa medicação, o que indica uma situação em que possivelmente os riscos superam os benefícios do tratamento. Uma vez iniciado o uso, deve-se atentar para sintomas depressivos que possam estar se instalando ou se agravando, tomando-se um cuidado especial quanto a ideias de morte que venham a surgir. O aparecimento desses sintomas pode ser indicativo da necessidade de acompanhamento psiquiátrico concomitante ao acompanhamento dermatológico ou mesmo da necessidade de suspensão da droga.

A isotretinoína é uma droga altamente teratogênica, e o médico envolvido no cuidado de adolescente do sexo feminino em uso dessa medicação deve fazer trabalho minucioso de conscientização a respeito da necessidade de uso de método anticoncepcional.

Pontos a serem sempre avaliados na consulta

Convém salientar que os pacientes podem já estar deprimidos ao procurar o dermatologista, situação na qual o tratamento para a depressão deverá também ser instituído. Esses pacientes podem ter menor adesão aos tratamentos propostos em decorrência de sintomas próprios da depressão (como pessimismo, cansaço e desmotivação); é recomendado abordar essa questão com orientações acerca dos benefícios do tratamento. Os pacientes podem se beneficiar de psicoterapia como terapia adjuvante para o tratamento global da acne.

Cada vez mais estudada e abordada não só como uma doença dermatológica, mas sim como uma condição com muitas repercussões psicossociais, a *acne vulgaris* exige atenção especial de dermatologistas e psiquiatras. Faz-se necessário que esses profissionais estejam atentos para a inter-relação entre acne e sintomas depressivos e ansiosos para estabelecer uma abordagem abrangente e adequada à plena recuperação do paciente acometido.

CONSIDERAÇÕES FINAIS

Para minimizar a ocorrência de iatrogenias, múltiplas abordagens, desfechos desfavoráveis e para permitir o acesso precoce ao diagnóstico e ao tratamento psiquiátrico, é fundamental que não só os psiquiatras, mas também os demais especialistas estejam familiarizados com os aspectos discutidos ao longo deste capítulo.

BIBLIOGRAFIA SUGERIDA

1. Adams TD, Davidson LE, Litwin SE, Kolotkin RL, LaMonte MJ, Pendleton RC, et al. Health benefits of gastric bypass surgery after 6 years. JAMA. 2012;308:1122-31.
2. American Psychiatric Association. Diagnostic and statistical manual of mental disorders. 5.ed (DSM-5). Arlington: APA; 2013.
3. Atualização das diretrizes para o tratamento farmacológico da obesidade e do sobrepeso. Posicionamento oficial da ABESO/ SBEM – 2010. Disponível em: < http://www.abeso.org.br/uploads/downloads/2/5521af637d07c.pdf > Acesso em 15 de agosto de 2015.
4. Carlini EL, Nappo SA. The pharmacovigilance of psychoactive medications in Brazil. Rev Bras Psiquiatr. 2003;25:200-5.
5. Cercato C, Roizenblatt VA, Leanc-a CC, Segal A, Lopes Filho AP, Mancini MC, et al. A randomized double-blind placebo-controlled study of the long-term efficacy and safety of diethylpropion in the treatment of obese subjects. Int J Obes. 2009;33:857-65.
6. Cohen S. Diethylpropion (tenuate): an infrequently abused anorectic. Psychosomatics. 1977;18:28-33.
7. Conrado LA, Cordás TA. Transtorno dismórfico corporal. In: Miguel EC, Gentil V, Gattaz WF. Clínica psiquiátrica. Barueri: Manole; 2011. p. 872-92.
8. Conrado LA, Hounie AG, Diniz JB, Fossaluza V, Torres AR, Miguel EC, et al. Body dysmorphic disorder among dermatologic patients: prevalence and clinical features. J Am Acad Dermatol. 2010; 63(2):235-43.
9. Consenso Bariátrico Brasileiro. Disponível em: < http://www.sbcb.org.br/imagens/pdf/consenso_baraitrico_brasileiro.pdf > Acesso em 15 de agosto de 2015.
10. de Zwaan M, Enderle J, Wagner S, Mühlhans B, Ditzen B, Gefeller O, et al. Anxiety and depression in bariatric surgery patients: a prospective, follow-up study using structured clinical interviews. J Affect Disord. 2011;133:61-8.

11. Gieler U, Gieler T, Kupfer JP. Acne and quality of life – impact and management. J Eur Acad Dermatol Venereol. 2015;29 Suppl 4:12-4.

12. Golchai J, Khani SH, Heidarzadeh A, Eshkevari SS, Alizade N, Eftekhari H. Comparison of anxiety and depression in patients with acne vulgaris and healthy individuals. Indian J Dermatol. 2010;55(4):352-4.

13. Gunstad J, Phillips KA. Axis I comorbidity in body dysmorphic disorder. Compr Psychiatry. 2003; 44(4):270-6.

14. Halpern A, Mancini M. Treatment of obesity. An update on anti-obesity medications. Obesity Review. 2003;4:25-42.

15. Halvorsen JA, Stern RS, Dalgard F, Thoresen M, Bjertness E, Lien L. Suicidal ideation, mental health problems, and social impairment are increased in adolescents with acne: a population-based study. J Invest Dermatol. 2011;131:363-70.

16. Hoyoung A, Hyunjoo S, Seockhoon C. Phentermine, sibutramine and affective disorders. Clin Psychopharmacology and Neuroscience. 2013;11(1):7-12.

17. IsHak WW, Bolton MA, Bensoussan JC, Dous GV, Nguyen TT, Powell-Hicks AL, et al. Quality of life in body dysmorphic disorder. CNS Spectr. 2012; 17(4):167-75.

18. Kalarchian MA, Marcus MD, Levine MD, Courcoulas AP, Pilkonis PA, Ringham RM, et al. Psychiatric disorders among bariatric surgery candidates: relationship to obesity and functional health status. Am J Psychiatry. 2007;164:328-334; quiz 374.

19. King WC, Chen JY, Mitchell JE, Kalarchian MA, Steffen KJ, Engel SG, et al. Prevalence of alcohol use disorders before and after bariatric surgery. JAMA. 2012;307:2516-25.

20. Koran LM, Abujaoude E, Large MD, Serpe RT. The prevalence of body dysmorphic disorder in the United States adult population. CNS Spectr. 2008; 13(4):316-22.

21. Ludot M, Mouchabac S, Ferreri F. Inter-relationships between isotretinoin treatment and psychiatric disorders: depression, bipolar disorder, anxiety, psychosis and suicide risks. World J Psychiatry. 2015;5(2):222-7.

22. Mechanick JI, Youdim A, Jones DB, Garvey WT, Hurley DL, McMahon MM, et al.; Endocrinologists AAoC, Society O, Surgery ASfMB. Clinical practice guidelines for the perioperative nutritional, metabolic, and nonsurgical support of the bariatric surgery patient – 2013 update: cosponsored by American Association of Clinical Endocrinologists, The Obesity Society, and American Society for Metabolic & Bariatric Surgery. Obesity (Silver Spring). 2013;21(Suppl 1):S1-27.

23. Medicamentos tipo anfetamínicos. Disponível em: <http://portal.anvisa.gov.br/wps/wcm/connect/92 88030047458ad3944dd43fbc4c6735/anexo. pdf?MOD =AJPERES> Acesso em 15 de agosto de 2015.

24. Mitchell JE, Selzer F, Kalarchian MA, Devlin MJ, Strain GW, Elder KA, et al. Psychopathology before surgery in the longitudinal assessment of bariatric surgery-3 (LABS-3) psychosocial study. Surg Obes Relat Dis. 2012;8:533-41.

25. Mosley PE. Bigorexia: bodybuilding and muscle dysmorphia. Eur Eat Disord Rev. 2009;17(3):191-8.

26. Opolski M, Chur-Hansen A, Wittert G. The eating-related behaviours, disorders and expectations of candidates for bariatric surgery. Clin Obes. 2015;5:165-97.

27. Pavan C, Simonato P, Marini M, Mazzoleni F, Pavan L, Vindigni V. Psychopathologic aspects of body dysmorphic disorder: a literature review. Aesthetic Plast Surg. 2008;32(3):473-84.

28. Phillips KA, Hollander E. Treating body dysmorphic disorder with medication: evidence, misconceptions, and a suggested approach. Body Image. 2008;5(1):13-27.

29. Phillips KA, Menard W. Suicidally in body dysmorphic disorder: a prospective study. Am J Psychiatry. 2006;163:1280-2.

30. Pi-Sunyer X, Astrup A, Fujioka K, Greenway F, Halpern A, Krempf M, et al.; SCALE Obesity and Prediabetes NN8022-1839 Study Group. A randomized, controlled trial of 3.0 mg of liraglutide in weight management. N Engl J Med. 2015;373(1):11-22.

31. Picavet VA, Gabriëls L, Grietens J, Jorissen M, Prokopakis EP, Hellings PW. Preoperative symptoms of body dysmorphic disorder determine postoperative satisfaction and quality of life in aesthetic rhinoplasty. Plast Reconstr Surg. 2013;131(4):861-8.

32. Rosenberger PH, Henderson KE, Grilo CM. Psychiatric disorder comorbidity and association with eating disorders in bariatric surgery patients: A cross-sectional study using structured interview-based diagnosis. J Clin Psychiatry. 2006;67:1080-5.

33. Spadola CE, Wagner EF, Dillon FR, Trepka MJ, De La Cruz-Munoz N, Messiah SE. Alcohol and drug use among postoperative bariatric patients: a systematic review of the emerging research and its implications. Alcohol Clin Exp Res. 2015.

34. Strauss RS, Pollack HA. Epidemic increase in childhood overweight. 1986-1998. JAMA. 2001;286:2845.

35. Wee CC, Mukamal KJ, Huskey KW, Davis RB, Colten ME, Bolcic-Jankovic D, et al. High-risk alcohol

use after weight loss surgery. Surg Obes Relat Dis. 2014;10:508-13.

36. White MA, Kalarchian MA, Levine MD, Masheb RM, Marcus MD, Grilo CM. Prognostic significance of depressive symptoms on weight loss and psychosocial outcomes following gastric bypass surgery: a prospective 24-month follow-up study. Obes Surg. 2015.

37. Williams J, Hadjistavropoulos T, Sharpe D. A meta-analysis of psychological and pharmacological treatments for body dysmorphic disorder. Behav Res Ther. 2006;44(1):99-111.

38. Woodard GA, Downey J, Hernandez-Boussard T, Morton JM. Impaired alcohol metabolism after gastric bypass surgery: a case-crossover trial. J Am Coll Surg. 2011;212:209-14.

36 Urologia

Saulo Vito Ciasca

INTRODUÇÃO

O escopo deste capítulo é abordar algumas relações e peculiaridades psiquiátricas de condições urológicas mais prevalentes, atestando o impacto delas na saúde mental e qualidade de vida dos indivíduos afetados. A interface da psiquiatria com a urologia é ainda pouco estudada e, via de regra, negligenciada. Iniciaremos discorrendo sobre a associação entre depressão, ansiedade e sintomas do trato urinário inferior (STUI), destacando a bexiga hiperativa e hiperplasia prostática benigna. Posteriormente, será feita uma breve discussão sobre a enurese, condição prevalente e que exige um íntimo contato entre a urologia e a psiquiatria. Por fim, serão abordadas disfunções sexuais comuns no cotidiano do urologista, especificamente o transtorno erétil e a ejaculação precoce e aspectos específicos de seu manejo.

DEPRESSÃO, ANSIEDADE E SINTOMAS DO TRATO URINÁRIO INFERIOR

Sabe-se que depressão e ansiedade causam alterações físicas, incluindo insônia, anorexia, disfunção erétil/sexual, disfunção intestinal e disfunção vesical. Pacientes com depressão e ansiedade não tratadas apresentam maior probabilidade de terem sintomas do trato urinário inferior (STUI) associados, como urgência urinária, aumento de frequência miccional à noite, incontinência urinária, intermitência e sensação de não esvaziamento completo da bexiga. O sintoma mais comum e importante relacionado ao trato urinário inferior (STUI) nesses pacientes é a bexiga hiperativa (caracterizada por urgência com aumento da frequência miccional com ou sem incontinência urinária). Já nos pacientes com qualquer disfunção vesical que procuram o urologista, depressão e ansiedade são comorbidades relativamente comuns (16 a 40% dos pacientes).

Os sintomas do trato urinário inferior (STUI) são classificados como obstrutivos ou irritativos. Os sintomas obstrutivos (retenção urinária) incluem hesitação, intermitência, esvaziamento incompleto da bexiga e jato fraco de urina. Os sintomas irritativos (bexiga hiperativa) se referem a aumento da frequência de micções, mudanças no ritmo miccional (prevalecendo no período noturno) e urgência miccional (necessidade de esvaziar a bexiga que não pode ser protelada). A retenção urinária aguda é outra forma de progressão, traduzindo-se na incapacidade de esvaziar a bexiga completamente. Alguns pacientes que sofrem de retenção urinária crônica podem finalmente progredir para insuficiência renal, uma condição conhecida como uropatia obstrutiva. Nesta seção discorreremos sobre hiperplasia prostática benigna e bexiga hiperativa, condições que produzem STUI e frequentemente estão associadas a morbidades psiquiátricas.

HIPERPLASIA PROSTÁTICA BENIGNA

A hiperplasia prostática benigna (HPB) é uma das doenças mais comuns no homem idoso e tem importante impacto na qualidade de vida, por interferir diretamente nas atividades diárias e no padrão do sono. Histologicamente, é caracterizada pelo aumento benigno da próstata em razão da hiperplasia das células do estroma e do epitélio, podendo provocar estreitamento da uretra e dificuldades na micção. Esse aumento está relacionado com a idade e com a produção de testosterona (di-hidrotestosterona).

A próstata aumenta de tamanho na maioria dos homens à medida que eles envelhecem, e, de forma geral, 45% dos homens acima dos 46 anos de idade irão so-

frer os sintomas da HBP se sobreviverem até os 70 anos de idade. As taxas de incidência aumentam de três casos por 1.000 homens na faixa etária de 45 a 49 anos, para 38 casos por 1.000 na faixa etária dos 75 a 79 anos; enquanto as taxas de prevalência são de 2,7% para homens na faixa etária dos 45 a 49 anos, aumentando para 24% na idade dos 80 anos.

Homens com HPB têm maior sofrimento atribuído a sintomas urinários e maior interferência destes em suas atividades diárias, além de piores escores de qualidade de vida em vários aspectos, com maior frequência de comorbidade com depressão (Tabela 1). A HPB constitui-se na segunda maior indicação de cirurgia na população de homens acima dos 50 anos.

Tabela 1 Comorbidades comuns à hiperplasia prostática benigna (HPB)

Comorbidades	Frequência
Hipertensão arterial	53%
Dislipidemia	45%
Disfunção erétil	36%
Artrite	20%
Cardiopatia	18%
Diabete melito	17%
Depressão	16%

Fonte: Adaptada de Roehrborn et al., 2007.

BEXIGA HIPERATIVA

Aproximadamente 50 a 100 milhões de pessoas no mundo têm algum sintoma de bexiga hiperativa, nome dado a uma condição médica que inclui os sintomas irritativos do trato urinário inferior. Os principais sintomas são urgeincontinência, ir ao toalete frequentemente por conta do aumento de frequência miccional (mais de 8 vezes em 24 horas), sensação de resíduo na bexiga por não esvaziamento completo e noctúria (acordar duas ou mais vezes à noite para urinar). Isso ocorre em decorrência de contrações involuntárias dos músculos da bexiga (mesmo quando o volume de urina é baixo), que produzem a sensação de urgência. Uma condição comumente associada à bexiga hiperativa é a bexiga neurogênica, associada a lesões espinais com perda de comunicação entre o cérebro e a bexiga, esclerose múltipla e espinha bífida.

As principais causas de bexiga hiperativa incluem distúrbios neurológicos (AVC, esclerose múltipla, doença de Parkinson), aumento de produção de urina (por conta de diabete, má função renal e excessiva ingestão de fluidos), medicamentos (diuréticos), infecções do trato urinário, anormalidades vesicais (tumores, cálculos urinários), fatores obstrutivos (próstata aumentada, constipação, cirurgias), uso excessivo de álcool e cafeína e piora de funções cognitivas por conta da idade. Quanto a algumas causas psiquiátricas, a bexiga hiperativa foi associada a transtorno conversivo, retardo mental, autismo, hipocondria e diversos transtornos ansiosos, principalmente o transtorno de pânico.

Bexiga hiperativa e incontinência urinária associada aumentam risco de quedas (em 26-35%) e fraturas (34-45%) no idoso, infecções do trato urinário e de pele, distúrbios do sono e depressão. A prevalência de depressão é maior nos pacientes com urgeincontinência idiopática (60%), em comparação com pacientes com incontinência por causa do estresse (14%), incontinência em razão da doença neurológica (8%) ou obstrução vesical (33%), o que sugere uma relação entre depressão e urgeincontinência que é desconhecida e merece ser estudada.

A incontinência urinária impacta profundamente a qualidade de vida dos pacientes acometidos, por causa da necessidade de uso de fraldas/absorventes, da possibilidade de exposição e perda urinária na frente de outras pessoas (com possível evitação de saídas do domicílio e maior isolamento social) e alterações do sono por conta da noctúria.

Mecanismos fisiopatológicos

Recentemente, estudos de neuroimagem funcional sugeriram que a bexiga sofre influência cerebral. Os mecanismos que relacionam a depressão e ansiedade a alterações vesicais ainda são desconhecidos. Quanto às condições que produzem STUI, enquanto nos homens acima de 60 anos a hiperplasia prostática benigna é comum, mulheres são geralmente acometidas por incontinência urinária induzida por estresse físico. Fatores periféricos para STUI incluem síndrome metabólica, diabete, dislipidemia, hipertensão, tabagismo, todos relacionados a aterosclerose.

Na depressão e ansiedade, pode ocorrer aumento da sensibilidade à bexiga, com ansiedade aumentada associada à percepção de bexiga repleta. Tal hipersensibilidade está relacionada a fatores emocionais mediados pela amídala, pelo hipocampo, hipotálamo e córtex pré-frontal medial. Evidências recentes mostraram que serotonina administrada por via central no cérebro tem efeitos modulatórios na função vesical. Benzodiazepínicos (agonistas gabaérgicos) são muito utilizados no tratamento de transtornos da ansiedade, e sabe-se que o fenômeno da micção sofre uma inibição tônica de vias gabaérgicas. Esses achados mostram uma possível correlação entre fenômenos depressivos e ansiosos e sintomas do trato urinário inferior.

Manejo clínico

As opções de tratamento da HBP incluem: observação expectante, terapêutica farmacológica e intervenção cirúrgica. As duas principais classes farmacológicas utilizadas para HPB são os bloqueadores dos receptores α1-adrenérgicos (p. ex., tansulosina) e os inibidores da 5α-redutase (finasterida). Os bloqueadores dos receptores α1-adrenérgicos atuam no componente dinâmico, caracterizando-se por um rápido início de ação, com melhoria clínica ao fim de 5 dias, o que os torna a terapêutica de primeira linha na maioria dos doentes com sintomas moderados a graves. No tratamento de pacientes com depressão ou ansiedade e HPB comórbidas, recomenda-se evitar medicamentos com reconhecido efeito anticolinérgico, como os antidepressivos da classe dos tricíclicos (p. ex., amitriptilina). Para pacientes com sintomas extrapiramidais decorrentes do uso de antipsicóticos, pode-se usar o biperideno (anticolinérgico), porém com cautela para evitar a ocorrência de retenção urinária grave e consequente bexigoma.

Os antidepressivos inibidores seletivos da receptação de serotonina (ISRS) e inibidores da receptação de serotonina e noradrenalina (IRSN) têm demonstrado benefício no tratamento de pacientes com depressão e ansiedade com bexiga hiperativa associada. Há relatos de que a duloxetina beneficiou mulheres com incontinência urinária associada ao estresse. Associadamente, sabe-se que retenção urinária é um efeito colateral possível nos ISRS e IRSN. A literatura sugere que os IRSN (duloxetina, venlafaxina) são uma boa escolha para pacientes com depressão e ansiedade com bexiga hiperativa associada.

É importante ainda citar que, em casos selecionados, a fisioterapia do assoalho pélvico é importante, visto que os exercícios de fortalecimento da musculatura pélvica são fundamentais para restabelecimento da continência em ambos os sexos, muitas vezes sem necessidade de cirurgia ou uso de medicamentos.

ENURESE

A característica essencial da enurese é a eliminação repetida de urina, mais comumente involuntária, na cama ou na roupa. Também pode ser intencional. Para ser realizado o diagnóstico de enurese, é necessário que a eliminação de urina ocorra no mínimo duas vezes por semana durante pelo menos 3 meses consecutivos e que cause sofrimento clinicamente significativo ou prejuízo no funcionamento social, profissional ou em outras áreas importantes da vida do indivíduo.

É importante que o indivíduo tenha uma idade cronológica de no mínimo 5 anos, idade na qual a continência é esperada. A prevalência de enurese é de 5 a 10% entre crianças de 5 anos, de 3 a 5% entre crianças de 10 anos e em torno de 1% entre indivíduos com 15 anos ou mais.

Comorbidades

Atrasos no desenvolvimento, incluindo atrasos na linguagem, aprendizagem, motoras e na fala estão presentes em uma parcela de crianças com enurese. Infecções do trato urinário são mais comuns também. A comorbidade com transtornos de ansiedade em geral é bastante frequente nessas crianças, sendo o transtorno de ansiedade de separação o de maior prevalência (22%). Outras comorbidades relevantes são transtorno de déficit de atenção e hiperatividade, transtorno de conduta e transtorno opositivo-desafiador.

Mecanismos fisiopatológicos

Enurese noturna é uma inadequação entre a quantidade de urina produzida durante a noite e a capacidade funcional da bexiga, em um paciente incapaz de acordar diante do estímulo de uma bexiga repleta. Foi associada a atrasos no desenvolvimento dos ritmos circadianos normais da produção da urina, o que resulta em anormalidades da sensibilidade do receptor central de vasopressina, bem como em capacidades funcionais reduzidas da bexiga com hiper-reatividade vesical. Há uma herdabilidade genética que tem sido demonstrada, sendo o risco de enurese noturna na infância 3,6 vezes maior quando a progenitora é/foi enurética, e 10,1 vezes maior quando o pai apresenta(ou) incontinência urinária.

Aspectos clínicos relevantes

O diagnóstico de enurese não é realizado na presença de bexiga neurogênica ou de outra condição médica que cause urgência ou poliúria (p. ex., infecções agudas do trato urinário, diabete melito não tratado, diabete insípido). Pode também ocorrer durante o tratamento com antipsicóticos, que tem o potencial de induzir incontinência.

Manejo clínico

O tratamento medicamentoso e a terapia comportamental para enurese são duas modalidades comprovadamente eficazes. A criança com o transtorno evoca frequentemente sentimentos de vergonha e baixa autoestima por conta do uso de fralda diante dos colegas e amigos, afastando-se de programas em que isso pode ser revelado. Não é recomendável aos pais censurar a criança por urinar na cama ou na roupa, ou privá-la de atividades sociais, com risco de maiores danos à autoestima da criança. Dessa forma, o tratamento de modo geral deve ser desencorajado antes dos 7 anos de idade, exceto quando a família e a criança estiverem preparadas e motivadas para tal. A terapia comportamental deve ser considerada como primeira opção no tratamento de crianças com enurese. As principais técnicas para modificação comportamental com intuito de controlar a enurese incluem: alarme urinário, técnicas de treinamento vesical, responsabilidade reforçada, reforço positivo, despertar em horários programados, orientações sobre micção e treinamento de retenção controlado. Os medicamentos mais utilizados são os anticolinérgicos, a imipramina (antidepressivo da classe dos tricíclicos) e desmopressina (DDAVP).

DISFUNÇÕES SEXUAIS

As disfunções sexuais formam um grupo heterogêneo (que incluem ejaculação retardada, transtorno erétil, transtorno do orgasmo feminino, transtorno do interesse/excitação sexual feminino, transtorno de dor pélvica/penetração, transtorno do desejo sexual masculino hipoativo, ejaculação prematura ou precoce e disfunção sexual induzida por medicamento/substância) que, em geral, se caracterizam por uma perturbação clinicamente significativa na capacidade de uma pessoa responder sexualmente ou experimentar prazer sexual. Deve ocorrer alguma alteração nos processos próprios do ciclo de resposta sexual (desejo, excitação, orgasmo e resolução) ou presença de dor associada ao intercurso, por no mínimo 6 meses, com acentuado sofrimento ou dificuldade interpessoal. O transtorno erétil e ejaculação precoce são disfunções que frequentemente se apresentam no coti-

Transtorno erétil

O transtorno erétil é caracterizado por uma incapacidade persistente ou recorrente de ter ou manter uma ereção adequada até se completar a relação sexual. As principais causas de origem orgânica são descritas na Tabela 2. O paciente normalmente se queixa de dificuldade de obter e manter ereção durante a atividade sexual e/ou diminuição da rigidez da ereção. Havendo ereção completa durante o sono, a probabilidade maior é de que seja psicogênica. Entre as causas não orgânicas, as mais importantes são depressão (homens com depressão têm 2,2 vezes mais chance de apresentar disfunção erétil que a população geral), ansiedade antecipatória, transtorno de pânico, fobia, estresse, medo da rejeição, culpa, conflitos conjugais, religiosos e de orientação sexual.

Ejaculação rápida ou precoce

O diagnóstico de ejaculação rápida inclui um padrão persistente ou recorrente de ejaculação, que ocorre durante atividade sexual com parceria, com duração aproximada de 1 minuto após a penetração e antes que o indivíduo queira. Ocorre sensação de falta de controle sobre a ejaculação e apreensão a respeito da incapacidade prevista para retardar a ejaculação em futuros encontros sexuais. A prevalência é de 20 a 30%. Antes da finalização do diagnóstico, é importante considerar a idade do indivíduo, a mudança de parceiro, as situações especiais e a frequência da atividade sexual. Inexperiência, parceiro recente, estresse e frequência baixa são fatores que provocam naturalmente esse descontrole, sem significar disfunção.

Mecanismos fisiopatogênicos

O controle neurológico da ereção peniana desenvolve-se em três níveis, a saber: percursos neurológicos locais, percursos centrais e da medula espinal e centros cerebrais superiores. Fatores hormonais, neurológicos, vasculares, endocrinológicos e psicológicos influenciam a função erétil ao longo da vida do homem. A ejaculação precoce, por outro lado, afeta homens em todas as faixas etárias, podendo ser primária (ao longo da vida) ou secundária (adquirida). Atualmente, firmam-se evidências de que determinantes orgânicos associados a psíquicos (ansiedade) estão envolvidos em sua etiologia. Dessa forma, a ejaculação precoce tem causas multidimensionais, as quais refletem predisposição biológica (hipersensibilidade aos receptores) a uma latência ejaculatória curta (pênis pouco ou nenhum tempo dentro da vagina), associadas a questões psicossociais.

Manejo clínico

Os medicamentos utilizados para tratar os diferentes tipos de disfunção sexual têm mecanismos de ação que resgatam a fisiologia do ciclo de resposta sexual (desejo, excitação, orgasmo e resolução).

Para disfunção erétil, os medicamentos de primeira escolha são os inibidores da fosfodiesterase tipo 5 (iPDE-5), que recuperam e mantêm a resposta erétil perante o estímulo sexual (p. ex., tadalafila, citrato de sildenafila, cloridrato de vardenafila e carbonato de lodenafila). Tratamentos de segunda e terceira linha para o transtorno erétil incluem a administração de injeções intracavernosas de substâncias vasoativas,

Tabela 2 Causas orgânicas da disfunção erétil

Condições médicas	Medicamentos
Neurológicas	**Anti-hipertensivos**
Esclerose múltipla	Clonidina
Doença de Parkinson	Metildopa
Doença de Alzheimer	Espironolactona
Neuropatias periféricas	Hidroclorotiazida
Sífilis no sistema nervoso central	Reserpina
Esclerose lateral amiotrófica	**Psiquiátricos**
Endócrinas	Antidepressivos
Diabete melito	Inibidores da monoaminoxidase
Doença de Addison	Carbonato de lítio
Hipo ou hipertireoidismo	Antipsicóticos (neurolépticos)
Acromegalia	Benzodiazepínicos
Hipotestosteronismo	**Abuso**
Cardiovasculares	Álcool
Síndrome de Leriche	Anfetaminas
Aneurisma aórtico	Barbitúricos
Insuficiência cardíaca	Cocaína
Aterosclerose	Metadona
Hipertensão arterial sistêmica	Heroína
Dislipidemia	Morfina
Metabólicas	**Anticolinérgicos**
Insuficiência renal crônica	Antiparkinsonianos
Insuficiência respiratória	Anti-histamínicos
Cirrose	Atropínicos
Deficiências vitamínicas	**Diversos**
Traumáticas ou cirúrgicas	Propranolol
Lesões da medula espinal	Digoxina
Prostatectomia radical	Indometacina
Cistectomia radical	Cimetidina
Ressecções aortoilíacas	Dissulfiram
Fratura pélvica	
Radioterapia	
Infecciosas	
Doenças febris agudas	
Caxumba	
Outras	
Deformidades penianas (doença de Peyronie)	

medicações intrauretrais (alprostadil), dispositivos a vácuo aplicados no pênis e uso de próteses penianas.

Mudanças no estilo de vida e promoção de hábitos saudáveis, com tratamento dos principais fatores de risco (uso de álcool em excesso, tabagismo, sedentarismo, estresse, alimentação hipercalórica, uso de drogas ilícitas) são primordiais. A psicoterapia, terapia sexual ou terapia de casal também são instrumentos de fundamental importância para esses pacientes.

O tratamento medicamentoso para ejaculação precoce consiste em medicamentos que interferem na transmissão serotoninérgica, retardando a ejaculação. Os fármacos de primeira escolha para tal são os inibidores seletivos da receptação de serotonina (ISRS), principalmente a paroxetina, os quais determinam retardo ejaculatório como efeito adverso.

Antidepressivos e seus efeitos na esfera sexual

Antidepressivos podem causar sedação, alterações hormonais, distúrbios no equilíbrio adrenérgico/colinérgico, antagonismo alfa-adrenérgico periférico, inibição do óxido nítrico (responsável pela vasodilatação peniana) e aumento da neurotransmissão serotoninérgica, todos fatores que podem resultar em disfunções sexuais.

Os efeitos colaterais dos antidepressivos tricíclicos (ADT) melhoram com o tempo e estão associados à afinidade pelos receptores muscarínicos, histaminérgicos, noradrenérgicos e alfa-1-adrenérgicos. Os mais comuns são os anticolinérgicos: boca seca, visão turva, constipação e retenção urinária. Por conta deste último efeito, deve-se evitá-los em pacientes com hiperplasia prostática benigna, como já discutido, sob risco de retenção grave e formação de bexigoma, com possível progressão para insuficiência renal pós-renal (obstrutiva). Os ADT estão associados a disfunções sexuais como redução da libido, disfunção erétil, retardo ou inibição ejaculatória e inibição do orgasmo. Tais efeitos ocorrem em 30% dos pacientes.

Retardo ejaculatório em homens e diminuição de libido em homens e mulheres são os efeitos sexuais mais comuns dos inibidores seletivos da receptação de setonina (ISRS), mais frequentemente com a paroxetina, o que poderia ser explicado pela potente inibição da recaptação de 5-HT e mínima atividade dopaminérgica. Anestesia peniana é raramente reportada em pacientes em uso de fluoxetina.

Em relação à venlafaxina, os efeitos colaterais na esfera sexual aparentam ser dose-dependentes e parece não haver desenvolvimento de tolerância. Ocorrem em 70% dos pacientes. Pode ocorrer diminuição de libido, anorgasmia, retardo ejaculatório e transtorno erétil.

A trazodona está relacionada à ocorrência de priapismo (ereção peniana prolongada na ausência de estímulo), que ocorre em 0,01% dos pacientes. Nesse caso, opta-se pela suspensão da droga. Sugere-se avaliar com o paciente a troca do antidepressivo caso ele perceba que a frequência e a duração das ereções estão aumentando. O tratamento do priapismo consiste na injeção intracavernosa de solução de epinefrina (1 mcg/mL). Outras disfunções sexuais podem aparecer, mas pode ocorrer também aumento de libido. Em virtude desse efeito, é às vezes utilizada como "antídoto" para diminuição de libido induzida por ISRS.

A bupropiona está associada a aumento da libido/desejo sexual, interferindo em várias etapas do ciclo sexual. É considerada uma das drogas de escolha para pacientes com desejo sexual hipoativo ou falta de excitação.

A mirtazapina é frequentemente relacionada com diminuição de libido, porém pode melhorar a qualidade e intensidade do orgasmo, podendo ser utilizada como antídoto em casos de anorgasmia.

Aos efeitos adversos dos antidepressivos, são sugeridos "antídotos" como complementares ao tratamento de depressão (Tabela 3).

Tabela 3 "Antídotos" para disfunção sexual secundária aos ISRS

Droga	Fase(s) do ciclo sexual envolvida(s)	Dose (mg/dia)
Bupropiona	Desejo, excitação, orgasmo	150-400
Mirtazapina	Orgasmo	15-45
Trazodona	Desejo	200-400
Buspirona	Desejo, orgasmo	30-60
Inibidores da PDE-5	Excitação, orgasmo	Variável
Ciproeptadina	Orgasmo	4-8
Hormônios sexuais	Desejo, excitação	Variável
Psicoestimulantes	Desejo, excitação, orgasmo	Variável
Amantadina	Desejo, orgasmo	200-400

Fonte: Adaptada de Clayton e West, 2003.

CONSIDERAÇÕES FINAIS

A interface da psiquiatria com a urologia é um campo ainda pouco estudado e documentado, apesar da prevalência de condições urológicas (STUI), da multicausalidade de disfunções sexuais e sua íntima relação com afecções psiquiátricas prevalentes, como a depressão e a ansiedade. O atendimento multiprofissional é a regra para o acompanhamento desses pacientes, sendo a comunicação entre essas áreas cada vez mais importante, favorecendo a redução na ocorrência de comorbidades e maior cuidado na prescrição medicamentosa.

BIBLIOGRAFIA SUGERIDA

1. Bancroft J. Human Sexuality and its Problems, 3. ed. Edinburgh: Churchill Livingstone-Elsevier; 2009.
2. Clayton AH, West SG. The effects of antidepressants on human sexuality. Primary Psychiatry. 2003;10(2):62-70.
3. McVary KT, Monnig W, Caps JL, Young JM, Tseng LJ, van den Ende G. Sildenafil Citrate Improves Erectile Function and Urinary Symptoms in Men With Erectile Dysfunction and Lower Urinary Tract Symptoms Associated With Benign Prostatic Hyperplasia: A Randomized, Double-Blind Trial. J Urol. 2007;177(3):1071-7.
4. Naughton MJ, Wyman JF. Quality of life in geriatric patients with lower urinary tract dysfunction. Am J Med Sci. 1997;314:219-27.
5. Nitti VW. Clinical impact of overactive bladder. Rev Urol. 2002;4(Suppl 4):S2-S6.
6. Roehrborn CG, Nuckolls JG, Weit JT, Steers W. The Benign Prostatic Hyperplasia Registry and Patient Survey: study design, methods and patient baseline characteristics. BJU Int. 2007;100(4):813-9.
7. Sakakibara R, Ito T, Yamamoto T, Uchiyama T, Yamanishi T, Kishi M, Tsuyusaki Y, et al. Depression, anxiety and the bladder. LUTS: Lower Urinary Tract Symptoms. 2013;5(3):109-120.
8. Shabsigh R, Klein LT, Seidman S, Kaplan SA, Lehrhoff BJ, Ritter JS. Increased incidence of depressive symptoms in men with erectile dysfunction. Urology. 1998;52(5):848-852.
9. Taylor D, Paton C, Kerwin R. The Maudsley – prescribing guidelines, 9. ed. London: Informa Healthcare; 2007.

Infectologia 37

Luiz Teixeira Sperry Cezar

INTRODUÇÃO

Pode-se encontrar na literatura relações bem estabelecidas entre as doenças infecciosas e alterações psiquiátricas. Essa associação se explica em parte por lesões diretas no sistema nervoso central, mas também por reações psíquicas às situações inerentes ao processo infeccioso, assim como ao tratamento por vezes necessário para o controle da infecção.

Com o desenvolvimento de novos medicamentos, sobretudo para o controle das infecções crônicas, torna-se significativa a importância das interações medicamentosas entre psicofármacos e agentes antimicrobianos e imunomediadores. A atenção a esses fatores pode certamente levar a mudanças de prognóstico, tanto na evolução da doença infecciosa como na doença psiquiátrica.

HIV/AIDS

A síndrome da imunodeficiência humana adquirida (aids) é uma imunodeficiência causada pelo vírus HIV (vírus da imunodeficiência humana). O vírus é transmitido por: relação sexual desprotegida, sangue ou materiais contaminados (p. ex., agulhas não esterilizadas) ou de mãe para filho durante a gestação ou aleitamento. No organismo, o HIV leva a uma destruição progressiva dos linfócitos CD4+, comprometendo gravemente a resposta imunológica e levando a infecções pelas chamadas doenças oportunistas e consequentemente, ao óbito. É considerada aids se a contagem de linfócitos CD4+ for < 200 células/μL, ou se houver presença de uma doença definidora de aids (Quadro 1).

A associação com transtornos psiquiátricos pode chegar a 30% em pessoas vivendo com HIV/aids (PVHA). A presença de um transtorno psiquiátrico não tratado está relacionada a uma pior evolução da doença, maior morbimortalidade, pior adesão ao tratamento proposto e aumento de risco de transmissão da doença.

Comorbidades

Por ser uma doença sexualmente transmissível, é evidente a forte correlação da infecção pelo HIV e outras DST (11%). Mas também a hepatite C, transmitida principal-

Quadro 1 Doenças definidoras de aids

Síndrome consumptiva associada ao HIV associada a diarreia crônica ou fadiga crônica e febre ≥ 1 mês
Pneumonia por *Pneumocystis jirovecii*
Pneumonia bacteriana recorrente
Herpes simples com úlceras mucocutâneas ou visceral em qualquer localização
Candidíase esofágica ou de traqueia, brônquios ou pulmões
Tuberculose extrapulmonar
Sarcoma de Kaposi
Doença por citomegalovírus (retinite ou outros órgãos, exceto fígado, baço ou linfonodos)
Neurotoxoplasmose
Encefalopatia pelo HIV
Criptococose extrapulmonar
Infecção disseminada por micobactérias não *M. tuberculosis*
Leucoencefalopatia multifocal progressiva
Criptosporidiose intestinal crônica (duração > 1 mês)
Isosporíase intestinal crônica (duração > 1 mês)
Micoses disseminadas (histoplasmose, coccidiomicose)
Septicemia recorrente por *Salmonella* não *typhi*
Linfoma não Hodgkin de células B ou primário do sistema nervoso central
Carcinoma cervical invasivo
Reativação de doença de Chagas (meningoencefalite e/ou miocardite)
Leishmaniose atípica disseminada
Nefropatia ou cardiomiopatia sintomática associada ao HIV

---

mente por sangue contaminado (13%) e tuberculose (10%), são coinfecções bastante frequentes. Em decorrência do tratamento com terapia antirretroviral (TARV), é elevada a prevalência de PVAH com hipertrigliceridemia (14%) e dislipidemia (25%).

Entre as doenças psiquiátricas, os transtornos de humor são os mais importantes. A prevalência ao longo da vida de um episódio depressivo em PVHA é de cerca de 50%. A associação com transtorno bipolar é de cerca de 8%. Déficits cognitivos de graus variados (até 50%) e abuso e dependência de substâncias também são clinicamente significativos.

Aspectos clínicos

Tanto as doenças e infecções associadas com o HIV quanto os efeitos adversos causados pela TARV podem ser fatores de confusão no diagnóstico de transtornos psiquiátricos, sobretudo depressão. Fadiga, perda de peso, insônia ou déficit cognitivo podem ser decorrência de condições clínicas próprias da doença ou mesmo do uso de antirretrovirais. Além disso, espera-se que PVHA reajam à doença de maneira depressiva e/ou ansiosa, o que muitas vezes leva ao subdiagnóstico de transtornos de humor ou ansiosos.

Mecanismos fisiopatológicos

Pode-se classificar os três principais mecanismos que relacionam a infecção por HIV com transtornos psiquiátricos:

- Transtornos psiquiátricos orgânicos causados pela invasão do HIV no sistema nervoso central (SNC), pelas infecções oportunistas e pelo uso de medicamentos com efeitos colaterais neuropsiquiátricos.

- Transtornos psiquiátricos primários desencadeados ou exacerbados pelos fatores de estresse consequentes da vida com HIV/aids.
- Reações emocionais ou transtornos de ajustamento desencadeados pelas dificuldades de viver com HIV/aids.

Manejo clínico

Depressão

Diversos estudos têm mostrado que o uso de antidepressivos no tratamento da depressão e PVHA é bastante seguro e eficaz. No entanto, deve-se evitar doses muito elevadas ou aumentos rápidos da medicação, com o intuito de melhorar a adesão. Os inibidores seletivos de receptação de serotonina (ISRS) são os medicamentos mais estudados e utilizados para o tratamento da depressão em PVHA. Os antidepressivos tricíclicos (ADTc) também podem ser utilizados, embora seu perfil de efeitos adversos em geral diminua sua tolerância. Antidepressivos mais novos, como inibidores de receptação de serotonina e noradrenalina, agomelatina, bupropiona e mirtazapina, também têm se mostrado como boas opções. A principal contraindicação é o uso de *Hypericum perforatum*, que pode causar diminuição significativa no efeito da TARV.

Alterações neurocognitivas associadas ao HIV (*HAND-HIV associated neurocognitive disease*)

As HAND estão associadas pela invasão e presença do HIV no SNC. Apesar das novas diretrizes no tratamento do HIV/aids preconizarem a introdução precoce da TARV, a prevalência de HAND pode chegar a 50%. O uso correto da TARV diminui a prevalência para cerca de 25%. As HAND são classificadas de acordo com alterações clínicas e neuropsicológicas.

Quadro 2 Alterações neurocognitivas associadas ao HIV
Assintomática: alterações em 2 ou mais domínios pela avaliação neuropsicológica, sem repercussão clínica
Leve/moderada: alterações em 2 ou mais domínios pela avaliação neuropsicológica, com comprometimento funcional leve ou moderado
Demência: alterações graves em 2 ou mais domínios pela avaliação neuropsicológica com comprometimento funcional grave

Os principais fatores de risco associados às HAND são: contagem de linfócitos T CD4+ < 350 células/mm^3, idade > 50 anos, coinfecção por hepatite C, diabetes melito, doença cardiovascular e baixa escolaridade.

Não existe evidência de nenhum tratamento específico para a HAND. O que parece ser mais eficaz no manejo desses sintomas, embora ainda controverso, é a utilização de antirretrovirais com alta penetração no SNC. Via de regra é preconizado o uso de antirretrovirais com alta penetração no SNC, como efavirenz, zidovudina (AZT), lopinavir/r ou nevirapina, e tende-se a evitar aqueles com penetração muito baixa em SNC, como tenofovir e saquinavir.

Interações medicamentosas

O início precoce da TARV faz com que as possíveis interações desses medicamentos com os psicofármacos seja um desafio a mais no tratamento dos transtornos mentais em PVHA. Em relação aos antidepressivos já citados, pode-se observar que a fluoxetina aumenta o nível sérico de alguns antirretrovirais, sem impacto clínico. Os ADTc podem ter seu nível sérico aumentado pelo uso concomitante com o ritonavir, exigindo cautela nas dosagens. O *Hypericum perforatum* deve ser evitado (diminui nível sérico de inibidores de protease).

Entre os estabilizadores de humor, o lítio, o divalproato, a lamotrigina e os antipsicóticos atípicos (olanzapina, quetiapina e aripiprazol) são medicamentos seguros e eficazes. O uso de lopinavir/r pode diminuir os níveis séricos de lamotrigina, sendo necessário eventual ajuste. A carbamazepina pode diminuir a concentração de antirretrovirais e deve ser evitada.

O uso de ritonavir pode induzir a metabolização da olanzapina e inibir a metabolização da risperidona, com eventual necessidade de ajuste de dose.

Os benzodiazepínicos podem interferir no nível sérico de inibidores de protease, em especial o alprazolam e o midazolam. O lorazepam tem se demonstrado a opção mais segura.

HEPATITE C

A hepatite C é uma infecção, geralmente crônica, causada pelo HCV (hepatite C vírus). A doença tem progressão lenta e evolui, ao longo de anos, para cirrose hepática e carcinoma hepatocelular. A transmissão ocorre principalmente por via parenteral, por meio de sangue e material contaminado. A transmissão vertical e sexual é rara. A prevalência de hepatite C é congruente com os dados mundiais, que variam de 1 a 3%.

Comorbidades

A hepatite está associada a coinfecção com hepatite B e com infecção com HIV, conforme citado anteriormente. A evolução para cirrose, em períodos variáveis, é de 20% e o carcinoma hepatocelutar acomete 5% dos pacientes com HCV. Entre as doenças psiquiátricas, as mais prevalentes são: abuso e dependência de substâncias, além de depressão.

Aspectos clínicos

O diagnóstico da hepatite C é sorológico. Cerca de 60% dos pacientes infectados com HCV evoluem para a forma crônica da doença. Em geral, não apresentam sintomas, sendo notadas apenas alterações, pouco significativas, nas dosagens de transaminases. Sintomas de cirrose e insuficiência hepática podem ser encontrados em fases avançadas da doença e indicam um prognóstico evidentemente pior. O principal fator relacionado a transtornos mentais na infecção por HCV é o tratamento com interferona. São fatores predisponentes para depressão por interferona: depressão prévia, sintomas depressivos subclínicos, tratamento prolongado e altas doses de interferona.

Mecanismos fisiopatológicos

Apesar de ser um vírus neurotrópico e invadir o SNC, a principal implicação da hepatite C no que se refere aos transtornos mentais é o tratamento. A principal droga utilizada no tratamento da infecção por HCV é a interferona, que está associada a alta morbidade psiquiátrica. A interferona parece levar a uma diminuição das reservas de triptofano, um precursor fundamental da síntese da serotonina, desregulando, assim, as vias serotoninérgicas e levando a disfunção de diversos sistemas cerebrais e somáticos por ela mediados. Recentemente, foram desenvolvidos esquemas de tratamento com antivirais que prescindem do uso de interferona, o que aponta para uma diminuição importante dessas ocorrências no futuro.

Manejo clínico

Depressão

O principal transtorno causado pelo uso de interferona é a depressão, tecnicamente uma depressão orgânica causada por substância. Os ISRS são os medicamentos mais estudados e utilizados. A profilaxia com ISRS para pacientes com indicação de tratamento com interferona não demonstrou evidência que indique o seu uso. Os ISRS também são eficazes e são drogas de primeira escolha no tratamento dos transtornos de ansiedade e sintomas de ansiedade associados. Outros antidepressivos também podem ser úteis por suas ações específicas, como bupropiona (melhora o déficit cognitivo, a fadiga e o controle do tabagismo; diminui o limiar convulsivo), venlafaxina (rápida resposta terapêutica; risco de hipertensão em doses maiores, rara hepatotoxicidade) e mirtazapina (potencial sedativo e aumento de peso). O uso concomitante do psicoestimulante metilfenidato mostrou benefício em alguns casos. A suplementação com hidroxitriptofano foi pouco estudada e seu benefício foi inconclusivo.

Mania e psicose

A interferona pode causar mais raramente episódios de mania e psicose. Nos episódios de mania aguda, o lítio, a carbamazepina e o valproato devem ser evitados por apresentarem risco maior de toxicidade, leucopenia (carbamazepina) e trombocitopenia (carbamazepina e valproato). Os antipsicóticos atípicos são as drogas de primeira escolha, assim como em episódios psicóticos, em especial a olanzapina, embora quetiapina, ziprasidona e risperidona também possam ser utilizadas.

SÍFILIS

A sífilis é uma doença sexualmente transmissível causada pela infecção pelo *Treponema pallidum*, uma bactéria Gram-negativa. Manifesta-se inicialmente por uma lesão indolor no local de inoculação (fase primária), após cerca de 3 semanas. No período de 1 ano, ela pode se manifestar novamente, uma ou mais vezes, como um exantema papular, podendo afetar palmas e plantas (fase secundária). Após esse período, a sífilis se mantém assintomática (fase latente) e volta a se manifestar num período de 5 a 20 anos (fase terciária). A sífilis terciária pode acometer diversos órgãos, inclusive o SNC.

Estudos estimam a prevalência de sífilis no Brasil em torno de 1,6%, mas a tendência é de aumento na última década. A prevalência de neurossífilis tende a cair historicamente em virtude da eficácia no tratamento.

Aspectos clínicos

O diagnóstico da sífilis é sorológico, por meio de testes treponêmicos (FT-Abs, FTHA) e não treponêmicos (VDRL). O diagnóstico da neurossífilis pode ser feito com pesquisa de VDRL no liquor. Sua apresentação clínica é variada e inespecífica, podendo causar inicialmente sintomas inespecíficos, como fadiga, cefaleia (inclusive com sinais meníngeos) e irritabilidade. A evolução do caso tende a acentuar os sintomas de humor e cursar com um quadro demencial, em geral com sintomas psicóticos.

Mecanismos fisiopatológicos

Os sintomas da neurossífilis são causados pela ação direta do *Treponema* no SNC. São achados comuns a presença de espiroquetas nos tecidos, reação inflamatória perivascular e espessamento meníngeo.

Tratamento

O tratamento é geralmente com penicilina benzatina nas fases iniciais, mas na fase terciária a droga de escolha é a penicilina cristalina ou a ceftriaxona. Os sintomas psiquiátricos em geral são tratados com antipsicóticos, não havendo evidências suficientes que indiquem um medicamento específico em detrimento de outro. Haloperidol, quetiapina e risperidona são as drogas mais estudadas.

SEPSE/*DELIRIUM*

Sepse é uma condição médica geral caracterizada por uma reação inflamatória sistêmica em vigência de um agente infeccioso. Os critérios de sepse estão descritos na Tabela 1.

Tabela 1 Critérios de sepse

Presença de infecção (comprovada ou presumida) MAIS 2 entre os seguintes critérios:
- Febre ou hipotermia (T < 36°C ou > 38°C)
- Frequência cardíaca > 90 bpm
- Frequência respiratória > 20 movimentos por minuto
- Linfócitos totais < 4.000 células/µL ou > 12.000 células/µL ou desvio à esquerda

É uma condição extremamente prevalente em hospitais gerais e é uma importante causa de morbimortalidade, principalmente em unidades de terapia intensiva.

Quando a sepse é acompanhada por confusão mental, é definida como sepse grave.

O *delirium* é uma condição psiquiátrica, normalmente aguda, causada por uma alteração sistêmica. É caracterizado por flutuação do nível de consciência, confusão mental, sintomas psicóticos, alteração do ciclo sono-vigília e alterações da psicomotricidade. É importante ressaltar que apesar de a sepse ser a principal causa de *delirium*, há outras causas não infecciosas, conforme demonstrado na Tabela 2.

Tabela 2 Causas não infecciosas de *delirium*

Hipovolemia	Distúrbios metabólicos	Insuficiência cardíaca
Hipóxia	Queimaduras extensas	Lúpus eritematoso sistêmico
Trauma	Abstinência de álcool (*delirium tremens*)	Lesões de sistema nervoso central
Intoxicação exógena	Dor	

Aspectos clínicos

Pacientes com *delirium* são muitas vezes confundidos com psicoses primárias. É importante uma avaliação dos antecedentes clínicos e psiquiátricos de cada paciente sempre que possível. São fatores de risco aumentado para *delirium*: demência prévia (incluindo HAND), idade > 65 anos, sexo masculino, antecedente de abuso de substâncias, hospitalização e condições sociais precárias.

Mecanismos fisiopatológicos

Apesar de os mecanismos exatos de instalação do *delirium* não estarem totalmente esclarecidos, sabe-se que a ação das citocinas inflamatórias e a alteração na perfusão cerebral estão entre os principais fatores associados a essa condição.

Tratamento

O tratamento do *delirium* na sepse passa evidentemente pelo tratamento da infecção. No entanto, medicação psiquiátrica específica é indicada e tem impacto na mortalidade. Haloperidol é a droga mais utilizada, embora também possam ser utilizadas. Antipsicóticos atípicos podem ter efeito muito sedativo e rebaixar o nível de consciência, o que pode ser uma variável de confusão clínica. Benzodiazepínicos são utilizados muitas vezes de forma equivocada, pois seu uso, em geral, piora os sintomas, estando indicado apenas quando há um quadro específico de *delirium tremens*.

BIBLIOGRAFIA SUGERIDA

1. Basu S, Chwastiak LA, Bruce D. Clinical management of depression and anxiety in HIV-infected adults. AIDS. 2005;19:2057-67.
2. Brasil. Ministério da Saúde. Protocolo clínico e diretrizes terapêuticas para manejo da infecção pelo HIV em adultos.
3. Caixeta LF, Reis GS, Vilela ACM. Neurossifilis: uma breve revisão. Rev Patol Trop. 2014;43(2): 121-129.
4. Cezar LTS, Mello VA. Interconsulta em infectologia. In: Miguel EC, Gentil V, Gattaz WF. Clínica psiquiátrica. vol. 2. Barueri: Manole; 2011. p. 1647-65.
5. Dubé B, Benton T, Cruess DG, Evans DL. Neuropsychiatric manifestations of HIV infection and AIDS. J Psychiatry Neurosci. 2005;30(4):237-346.
6. El-Serag HB, Kunik M, Richardson P, Rabeneck L. Psychiatric disorders among veterans with hepatitis C infection. Gastroenterology. 2002;123(2):476-82.
7. Gutierrez EB, Atomya AN, Segurado AC, Santos SS, Ho YL, Sartori AMC, et al. Infecção pelo vírus da imunodeficiência humana (HIV) e síndrome da imunodeficiência adquirida. In: Martins MA, Carrilho FJ, Alves VAF, Castilho EA, Cerri GG, Chão LW . Clínica médica. vol. 7. Barueri: Manole; 2009.
8. Repetito MJ, Petitto JM. Psychopharmacology in HIV-infected patients. Psychosomatic Medicine. 2008;70:585-92.
9. Righetto RC, Reis RK, Reinato LAF, Gir E. Comorbidades e coinfecções em pessoas vivendo com HIV/aids. Rev Rene. 2014;15(6):942-8.

38 Oncologia

Simone Maria Santa Rita Soares

Entre todas as alterações que o paciente com câncer pode vivenciar no decorrer da doença, os quadros psiquiátricos estão entre os que trazem maior sofrimento ao paciente e sua família. Embora a elevada prevalência de quadros psiquiátricos em pacientes com câncer seja amplamente reconhecida na literatura, pouco se encontra sobre as especificidades dessas condições.

Os quadros psiquiátricos em pacientes oncológicos muitas vezes estão relacionados a um transtorno mental orgânico, ou seja, são causados secundariamente, como complicação de uma condição médica ou efeito adverso de medicação que interfere direta ou indiretamente no funcionamento do sistema nervoso central. Em estudos sobre depressão e ansiedade associadas ao câncer, poucas vezes é feita a diferenciação relativa à etiologia primária ou secundária da patologia.

Neste capítulo serão tratados os quadros psiquiátricos de relevância em oncologia, que são o *delirium*, a disfunção cognitiva decorrente de quimioterapia (*chemobrain*), depressão e ansiedade (primárias ou secundárias), limitando-se a descrever as particularidades relativas a essa população.

DELIRIUM

Delirium é um transtorno bastante frequente em pacientes com câncer, em especial em casos terminais. Trata-se de um estado confusional agudo, que representa uma resposta comportamental a um distúrbio do metabolismo cerebral. Tem início súbito e curso flutuante, tendo entre seus sintomas a alteração do nível de consciência, o prejuízo da percepção do ambiente e da atenção, além de alteração do ciclo sono- -vigília. Disfunção cognitiva global e alterações de sensopercepção comumente acompanham o quadro. É habitualmente reversível em horas ou dias com o controle do distúrbio de base, porém em pacientes terminais pode ser irreversível.

O seu rápido reconhecimento e tratamento são importantes para diminuir o sofrimento e melhorar o prognóstico. Entretanto, o câncer é uma doença na qual diversas alterações podem coexistir, como caquexia, distúrbios eletrolíticos, uso de medicamentos etc., o que pode tornar mais difícil a identificação e a resolução da etiologia.

Epidemiologia

A prevalência do *delirium* é bastante controversa na literatura, por conta da variação no reconhecimento da síndrome por diferentes equipes e da falta de uniformidade na terminologia utilizada. Acredita-se que a prevalência em pacientes com câncer seja de 20 a 70%, alcançando 90 a 95% dos indivíduos nas últimas 24 horas de vida.

Como em outras clínicas, o *delirium* é subdiagnosticado nos pacientes oncológicos. Pacientes encaminhados para o serviço de cuidados paliativos frequentemente (33%) apresentam o diagnóstico de *delirium*, muitas vezes (61%) sem diagnóstico anterior, em especial em pacientes com o subtipo hipoativo, em que a dor e o uso de opioides estão relacionados.

Etiologia

A etiologia do *delirium* é multifatorial e qualquer condição que afete a homeostase do organismo pode precipitar o quadro. Em pacientes com câncer, causas comuns são: efeitos colaterais de medicações (como esteroides, opioides, anticolinérgicos ou agentes citotóxicos), abstinência de certas substâncias (opioides, benzodiazepínicos, nicotina ou álcool), infecções, desidratação, hipóxia, síndromes paraneoplásicas ou distúrbios metabólicos decorrentes de alterações hepáticas e renais, hiponatremia, hipo ou hipercalcemia, hipo ou hiperglicemia.

Tumores cerebrais primários ou metastáticos podem causar déficits neurológicos focais e *delirium* subsindrômico. Outras doenças intracranianas e do SNC, como encefalite paraneoplásica, doença leptome-níngea, período pós-ictal da atividade epiléptica, estado de mal epiléptico não convulsivo e leucoencefalopatia posterior reversível, também podem estar relacionadas a *delirium*.

Tratamento

O objetivo principal do tratamento do paciente em *delirium* deve ser identificar e tratar a causa de base. Para manejo dos sintomas, medidas farmacológicas e não farmacológicas podem ser adotadas. De maneira geral, seguem-se as mesmas condutas observadas para os demais pacientes com *delirium*.

Um dos fatores precipitantes mais comuns de *delirium* é o uso de medicações como os opioides, frequentemente prescritos para pacientes oncológicos, sobretudo aqueles em fase avançada da doença. Se, por um lado, o tratamento ineficaz da dor pode estar relacionado a *delirium*, por outro o estado confusional é um potencial efeito adverso do uso de opioides.

Neurotoxicidade induzida por opioides pode causar sedação grave, alucinações (geralmente visual ou tátil), mioclonia, convulsões e hiperalgesia ou alodínia. Embora não haja nível de evidência elevado na literatura, uma estratégia bastante utilizada no tratamento dessa condição é a troca por outro opioide, com redução de 30 a 50% na dose equivalente, caso a dor esteja controlada. Outras medicações que podem aumentar o risco de *delirium* são os benzodiazepínicos, antidepressivos e corticosteroides, também utilizados com frequência em pacientes oncológicos.

Considerações em pacientes terminais

O *delirium* em pacientes com câncer avançado é um fator preditor independente de mortalidade. Sendo assim, o prognóstico é reservado em pacientes terminais. Isso deve ser levado em consideração ao se avaliar os esforços diagnósticos e terapêuticos que serão instituídos.

Medidas de suporte sempre devem ser oferecidas. Exames invasivos ou que tragam desconforto ao paciente, como coleta de liquor e ressonância magnética, bem como o uso de medicamentos para controle dos sintomas devem ser avaliados individualmente.

Um conjunto de sintomas conhecido como inquietação terminal pode acometer o paciente que está próximo ao final no processo de morte ou nas últimas 48 horas de vida. Sintomas de flutuação do nível de consciência, atividade motora despropositada, mioclonia multifocal, ansiedade, alteração no ciclo sono-vigília e agitação podem ocorrer em pacientes com *delirium* irreversível.

A experiência clínica no manejo desses pacientes mostra que os neurolépticos podem controlar de maneira eficaz e segura a agitação e os sintomas psicóticos. No entanto, deve-se ter cautela caso o paciente esteja letárgico ou sonolento. É interessante notar que os neurolépticos podem melhorar o estado de alerta do paciente em *delirium* hipoativo, ao contrário do que se poderia pensar.

Estima-se que 10 a 20% dos pacientes não apresentam resposta adequada ao tratamento medicamentoso padrão, o que pode ser uma situação clínica particularmente desafiadora. *Delirium* no fim de vida é considerado refratário quando todas as tentativas para controlar os sintomas falham e quando há uma falta de outros métodos paliativos dentro de um período de tempo aceitável e sem efeitos adversos inaceitáveis. Quando essa situação é alcançada, a sedação paliativa pode ser indicada. Ela é definida como o uso monitorado e proporcional de medicação sedativa para reduzir o nível de consciência do paciente a respeito dos sintomas não tratáveis e refratários que ocorrem próximo ao fim de vida (últimos dias a semanas). A droga mais utilizada para esse fim é o midazolam, por sua meia-vida curta, seu rápido início de ação e a sedação dose-dependente. Doses apropriadas não reduzem o tempo de vida e são eticamente aceitas.

A decisão por prosseguir com a sedação paliativa deve ser avaliada de maneira individualizada. Antes de tal conduta ser tomada, deve-se discuti-la com a família e, se possível, com o paciente, em algum momento do tratamento. O objetivo deve ser proporcionar conforto, respeitando a dignidade e os valores do indivíduo e da família.

DISFUNÇÃO COGNITIVA DECORRENTE DE QUIMIOTERAPIA (*CHEMOBRAIN* OU *CHEMOFOG*)

O termo *chemobrain* ou *chemofog* refere-se a alterações em diversas esferas da cognição que ocorrem em decorrência do tratamento quimioterápico. Os déficits surgem de maneira súbita durante o tratamento e geralmente melhoram após cessação da quimioterapia. No entanto, uma parcela desses indivíduos persiste com as alterações, que podem perdurar por mais de 20 anos. Os sintomas são leves a moderados e podem ter um impacto substancial na qualidade de vida e funcionalidade.

As áreas mais comumente afetadas são atenção e concentração, memória visual e verbal e velocidade de processamento. Esses prejuízos tornam-se mais evidentes quando o paciente efetua mais de uma atividade por vez (multitarefa). As alterações vistas no *chemobrain* parecem mais compatíveis com disfunção subcortical.

É importante notar que a maior parte dos estudos nessa área é realizada em pacientes com câncer de mama, possivelmente pela alta prevalência do transtorno e maior sobrevida dessas pacientes, permitindo estudos de mais longo prazo.

Avaliação do desempenho cognitivo

A avaliação do prejuízo cognitivo é um desafio no diagnóstico do *chemobrain*. Mesmo quando os pacientes reportam declínio cognitivo após a quimioterapia, a testagem neuropsicológica pode falhar na detecção. Os testes existentes, específicos para outras condições como demência de Alzheimer, podem não ser sensíveis o suficiente para avaliar as mudanças súbitas vistas no *chemobrain*. Também é possível que os pacientes consigam compensar parte dos prejuízos por meio de modificação da atividade neural, em especial indivíduos com maior reserva cognitiva.

Escalas de autoavaliação apresentam maior correlação com as queixas subjetivas dos pacientes, porém são consideradas um método menos confiável. Sendo assim, a testagem neuropsicológica continua sendo o padrão-ouro nesses casos, ainda que a dificuldade do diagnóstico contribua para a divergência de dados na literatura.

Epidemiologia

A incidência de *chemobrain* varia de 17 a 75% na literatura. Entretanto, esses dados devem ser analisados com cuidado, pois como a maior parte dos estudos necessita de avaliação neuropsicológica prévia ao tratamento, não se sabe qual era a performance cognitiva basal dos pacientes incluídos. Outro fator é a dificuldade em atribuir o declínio à quimioterapia, já que outros elementos comumente estão presentes e podem levar às mesmas alterações, como depressão, ansiedade, fadiga e interferência de doenças crônicas.

Fisiopatologia

O mecanismo pelo qual se dá a alteração cognitiva no *chemobrain* não é claro, mas é provavelmente multifatorial. Fatores possivelmente relacionados são: liberação de citocinas pelo próprio tumor, efeito neurotóxico direto (por lesão neuronal ou desregulação de neurotransmissores), influência de hormônios endógenos, dano oxidativo e hipóxia por obstrução tromboembólica de pequenos vasos ou por anemia. Pode ainda haver uma predisposição genética em alguns indivíduos.

Redução da substância cinzenta e da substância branca em locais específicos são vistos em ressonância magnética (RM) e tomografia por emissão de pósitrons (PET) de pacientes acometidos por *chemobrain*. Durante a realização de tarefa que utiliza memória de trabalho foi visto aumento da ativação na área cingulada em RM e no giro frontal inferior do córtex pré-frontal e no cerebelo posterior em PET, além de redução do metabolismo na área parietal e no córtex visual contralateral primário quando comparados a controles sem disfunção cognitiva. O eletroencefalograma pode mostrar lentificação e alteração da amplitude em relação aos controles. No entanto, como não há alterações laboratoriais ou de imagem específicas de *chemobrain*, o diagnóstico é essencialmente clínico.

Outros fatores determinantes de declínio cognitivo no câncer

Além do *chemobrain*, a radioterapia ou ainda o câncer em si têm sido considerados como potenciais causas para o declínio cognitivo nessa população.

O câncer pode acarretar declínio cognitivo por meio de alterações bioquímicas relacionadas a ele, ao impacto da doença crônica ou à liberação de citocinas pelo tumor, entre outros. Diversos estudos mostram que a performance cognitiva prévia à quimioterapia em pacientes com câncer pode estar prejudicada em relação a controles sem a doença.

A implicação da radioterapia na cognição é objeto de discussão na literatura. Esse tratamento é usado para cura ou paliação, sozinho ou adjuvância, em 60% ou mais dos pacientes com câncer. Após irradiação craniana, a consequência mais comum é prejuízo na memória de curto prazo, mas outros déficits podem ser observados até meses ou anos após o tratamento, como redução da atenção e alteração do processamento visual motor e relações espaciais. A disfunção hipocampal predomina nos achados neuropsicológicos e a gravidade do acometimento está relacionada à dose de radiação no lobo temporal medial. Demência franca acomete até 12% dos pacientes. Leucoencefalopatia ou necrose secundária à radiação são vistas em pacientes com maior acometimento. Entretanto, casos leves e moderados podem não apresentar nenhuma correlação com exames de imagem.

Fatores de risco

O quimioterápico utilizado varia de acordo com a localização do tumor primário. A neurotoxicidade de cada droga parece estar relacionada à sua capacidade de cruzar a barreira hematoencefálica. O cérebro é frequentemente acometido por metástases de câncer de mama. As medicações usadas para seu tratamento estão mais associadas a declínio cognitivo, uma vez que precisam ter penetração no SNC, como

a ciclofosfamida, metotrexato e 5-fluouracila. Comparativamente, câncer de ovário raramente gera metástases cerebrais e a incidência de *chemobrain* nessa população é muito baixa ou inexistente. É possível que, além do esquema quimioterápico utilizado, a dose e duração do tratamento estejam implicadas na incidência e gravidade da disfunção cognitiva. Pacientes que foram submetidos a um tratamento para câncer no passado têm risco aumentado para *chemobrain*, principalmente se já tiverem tido prejuízo cognitivo no tratamento anterior.

Outros fatores que potencialmente têm sido associados a um maior risco de ocorrência do *chemobrain* são altos níveis de homocisteína circulante (pelo risco aumentado para eventos cardiovasculares e demência vascular ou de Alzheimer) e presença do alelo *e*4 da apolipoproteína, que é também um fator de risco para demência e para performance inferior na testagem neuropsicológica.

Diagnóstico diferencial

Quadros psiquiátricos como ansiedade e depressão, transtorno de ajustamento com sintomas depressivos, efeitos colaterais de tratamentos (como hormonioterapia ou radioterapia), efeitos diretos de medicamentos, como opioides ou corticosteroides, metástases cerebrais, deficiências nutricionais, anormalidades metabólicas, hematológicas ou hormonais, disfunções cognitivas relacionadas ao envelhecer e distúrbios do sono são diagnósticos diferenciais de *chemobrain*. *Sickness behaviour* ocorre como uma resposta à doença e seu tratamento e está relacionado à liberação de citocinas pró-inflamatórias. Trata-se de um estado de economia de energia e os sintomas são hipersonia, febre, fraqueza, incapacidade de concentrar, anedonia, interesse reduzido no ambiente e nas interações sociais, sendo outro diagnóstico diferencial.

Tratamento

Tratamento farmacológico

Apesar de não se saber o mecanismo exato pelo qual ocorre o *chemobrain*, algumas medicações foram testadas visando a prevenção ou tratamento; no entanto, nenhuma demonstrou eficácia incontestável.

A eritropoetina é um hormônio que estimula a produção de células vermelhas do sangue e receptores para ele foram encontrados em células do sistema nervoso central. Em ratos que sofreram injúria cerebral, observou-se melhora funcional após sua administração, além de redução do tamanho da lesão em vítimas de acidente vascular cerebral. Contudo, os estudos clínicos em seres humanos são controversos, sendo necessários mais estudos para elucidação da questão. *Gingko biloba* administrado durante a quimioterapia não demonstrou eficácia tanto na avaliação objetiva como subjetiva.

Metilfenidato é uma outra possibilidade de tratamento, por ter demonstrado melhora da função cognitiva em crianças submetidas à quimioterapia adjuvante, em pacientes com tumores cerebrais e pacientes com HIV. No entanto, sua eficácia não foi comprovada no *chemobrain*.

Modafinila, psicoestimulante usado para tratar narcolepsia, mostrou resultados mais promissores, no entanto, restritos a ganhos em atenção e memória em pacientes durante quimioterapia.

Há uma carência de estudos que correlacionem anticolinesterásicos e quimioterapia na literatura, havendo apenas estudos preliminares e pouco promissores. Drogas que devem ser consideradas para futuros estudos são anti-inflamatórios não esteroidais, aspirina e varfarina em baixas doses, por prevenirem a coagulação, mecanismo possivelmente implicado na etiologia do quadro.

Tratamento não farmacológico

Enquanto o tratamento medicamentoso ainda é objeto de estudo e tem eficácia limitada, a reabilitação cognitiva pode ajudar o paciente a lidar com os déficits e recuperar sua funcionalidade. As técnicas empregadas visam ou restaurar alguma função que foi prejudicada ou auxiliar o paciente na adaptação ao déficit.

Apesar dos resultados ainda escassos em pacientes com câncer, estratégias de manejo e reabilitação dos déficits cognitivos podem ser úteis e algumas delas são apresentadas no Quadro 1. Programas psicossociais são importantes para a melhora do bem-estar, melhor entendimento e manejo dos déficits decorrentes do tratamento.

DEPRESSÃO

Ao contrário do que se pode pensar, a depressão não é uma reação natural ao diagnóstico de câncer. Diferentemente da tristeza reativa, o sintoma depressivo é desadaptativo. A tristeza reativa permite que o paciente possa rever seus valores, rever sua qualidade de vida, seus relacionamentos e se reorganizar. Ele ainda sente que pode conectar-se às pessoas, mantém esperança e a capacidade de sentir prazer, tem desejo de viver e os sintomas são ocasionais. Por outro lado, sintomas depressivos, mesmo leves, podem comprometer a aderência ao tratamento e prognóstico.

Outro aspecto é a superposição dos sintomas da depressão e do câncer. Sintomas

316 Parte III – Peculiaridades do diagnóstico e tratamento em função de comorbidades ou unidades médicas

---

Quadro 1 Estratégias de manejo de déficits cognitivos decorrente de tratamento quimioterápico

Ter um lugar para tudo e manter tudo no lugar
- Colocar objetos de uso frequente no mesmo lugar, como as chaves do carro e da casa
- Se precisar levar alguma coisa quando sair de casa, deixar perto da porta

Organizar-se
- Preparar listas de coisas a fazer
- Escrever o que deve ser feito em um calendário ou uma agenda
- Usar lembretes
- Escrever notas detalhadas

Fazer um diário
- Observar em que situações os déficits são mais evidentes
- Monitorizar a frequência e características dos sintomas e informar o médico

Pedir ajuda para colegas de trabalho, amigos e familiares
- Identificar em que situações ajuda pode ser necessária
- Dividir responsabilidades, em casa e no trabalho
- Solicitar aos demais que lembrem o paciente de atividades planejadas em conjunto
- Dizer aos outros o que está acontecendo e como o paciente se sente

Exercitar a mente
- Palavras cruzadas e sudoku podem auxiliar a concentração e nomeação de objetos
- Calcular coisas sem auxílio, como o troco a ser recebido

Exercitar o corpo
- Melhora a fadiga, que tem sido associada ao prejuízo cognitivo
- Pode auxiliar no sono, necessário para melhorar o desempenho cognitivo

Cuidados pessoais
- Usar uma caixa de medicamentos para organizar as medicações
- Gravar ou anotar dados da consulta com o médico, de maneira a não esquecer algo importante

Atenção a causas subjacentes
- Reportar sintomas de depressão, ansiedade, fadiga ou alterações do sono para o médico

Manter-se relaxado
- Se ocorrer alguma situação em que fique evidente o prejuízo cognitivo, ao invés de ficar ansioso ou chateado, tentar acalmar-se. A ansiedade piora ainda mais o déficit
- Procurar atividades que ajudem a relaxar, como exercício, leitura, meditação ou ioga
- Tentar manter o senso de humor

Fonte: Baseado em Mulrooney, 2008.

---

como fadiga, apatia, lentificação psicomotora, diminuição do apetite, distúrbios do sono e prejuízo da concentração podem decorrer tanto do câncer como da depressão. Nessa situação, é frequente que os sintomas sejam atribuídos exclusivamente ao câncer e, assim, o diagnóstico de depressão é negligenciado.

Habitualmente a literatura não faz diferenciação entre depressão primária ou secundária, mas é importante reconhecer que muitos casos de depressão são de natureza orgânica, decorrente de complicações do câncer ou de seu tratamento. A distinção entre localização do tumor, estadiamento e outras características também é infrequen-

Capítulo 38 – Oncologia **317**

te. Tal qual no *chemobrain*, a maior parte dos estudos é realizada com pacientes com câncer de mama.

Prevalência

Os estudos de prevalência de depressão em pacientes com câncer, assim como em outras condições médicas, não especificam se a depressão é orgânica ou não. A prevalência da depressão no câncer varia em razão da metodologia utilizada, dos critérios para se definir depressão, bem como de aspectos específicos relacionados ao câncer. Por exemplo, em pacientes com câncer de mama, a prevalência relatada de depressão foi de 15 a 30% quando se utiliza instrumentos de triagem e em 5 a 15% das pacientes quando se utilizam entrevistas estruturadas.

A prevalência pode variar também em razão do tempo de diagnóstico do câncer. Prevalências mais elevadas são descritas ao longo do primeiro ano após o câncer, particularmente em adultos jovens. Em idosos com câncer, a prevalência de depressão varia entre 3 a 25% e, embora esse grupo de pacientes apresente melhor adaptação psicológica em relação aos mais jovens, eles estão mais vulneráveis à síndrome mental orgânica.

O sítio primário do câncer também influencia a prevalência da depressão: próximo a 50% no câncer de pâncreas, podendo inclusive anteceder o seu diagnóstico, e ao redor de 10% a 25% no câncer de mama.

Etiologia

Além dos fatores presentes na população geral, os pacientes com câncer estão expostos a fatores adicionais, pois são mais comumente submetidos a cirurgia, quimioterapia e/ou radioterapia.

Inúmeros estudos têm demonstrado associação entre depressão e terapia com alfainterferona. Antecedente pessoal de depressão e sintomatologia depressiva inicial são fatores de risco para o desenvolvimento de depressão por interferona. Outros medicamentos envolvidos no tratamento do câncer também podem predispor o indivíduo à depressão, como a interleucina-2, os corticoides, e o tamoxifeno, um modulador de receptores hormonais utilizado em pacientes com câncer de mama. Algumas drogas quimioterápicas também estão mais frequentemente associadas ao desenvolvimento de depressão, como a vimblastina, vincristina, procarbazina, L-asparaginase e a ciproterona. Deve-se, portanto, ter especial atenção nos casos em que essas medicações são necessárias.

Tratamento

O médico deve sempre procurar estabelecer o diagnóstico etiológico para cada sintoma e tratar os sintomas potencialmente reversíveis, decorrentes de alguma terapia associada ao câncer. Caso não seja evidente tal associação, deve-se investigar sintomas que indiquem a presença de um quadro depressivo primário, como anedonia, desespero ou desesperança, dificuldade para tomar decisões, sentimentos de culpa, diminuição da autoestima, ideação ou planejamento suicidas. Em situações de dúvida em relação a um sintoma ser de origem depressiva ou do câncer pode-se, a critério clínico, considerar o sintoma como primário e iniciar um tratamento.

A melhora da depressão se faz necessária tanto para aprimorar a qualidade de vida e atenuar o sofrimento quanto para impedir o comprometimento à aderência ao tratamento, melhorar o prognóstico e consequentemente reduzir a mortalidade. Cabe lembrar ainda que a depressão é fator de risco para o suicídio.

Tratamento farmacológico

Não há diretrizes específicas para o tratamento da depressão em pacientes com câncer, sendo recomendadas as mesmas estratégias utilizadas para a população geral. No entanto, esses pacientes estão particularmente suscetíveis a efeitos colaterais e interações medicamentosas, tanto por sua fragilidade física (como desnutrição, perda de peso, condição clínica, idade) quanto pela frequente polifarmácia a que são submetidos. As interações farmacológicas mais importantes entre antidepressivos e agentes antineoplásicos se dão por meio da indução ou inibição do citocromo P450 (CYP450). De maneira geral, venlafaxina, mirtazapina, escitalpram e citalopram se destacam pelo seu nível mais baixo de inibição do CYP450 e, portanto, são opções mais seguras.

O tamoxifeno, modulador hormonal utilizado em pacientes com câncer de mama com receptores de estrógeno positivo, requer especial atenção, pois sofre transformação por meio da isoenzima CYP 2D6 em endoxifeno, seu metabólito ativo. Paroxetina, fluoxetina e outras medicações que inibem essa isoenzima comprometem a eficácia do tamoxifeno e podem, inclusive, aumentar a mortalidade por câncer de mama. A venlafaxina, pela sua baixa interação com CYP 2D6, é atualmente considerada a mais segura, e apresenta o benefício adicional de reduzir os fogachos, frequentemente associados ao uso do tamoxifeno.

Em relação aos quadros de etiologia orgânica associada ao câncer, a depressão secundária ao uso de interferona é o que mais tem recebido atenção na literatura. O tratamento profilático com inibidores seletivos de recaptura de serotonina (ISRS) para pacientes que se submeterão a tratamento com alfainterferona tem sido sugerido por alguns autores. Entretanto, seu uso rotineiro ainda é controverso e a maioria dos especialistas recomenda reservá-lo apenas para pacientes de maior risco.

Tratamento não farmacológico

Várias modalidades de psicoterapia têm mostrado eficácia para reduzir a sintomatologia depressiva em pacientes com câncer, incluindo relaxamento, aconselhamento, terapia via computador e terapia cognitivo-comportamental. A intervenção psicoterápica precoce permite prevenir o surgimento de sintomas depressivos e ansiosos.

TRANSTORNOS ANSIOSOS

Como já mencionado anteriormente, pouco se encontra na literatura sobre especificidades dos transtornos psiquiátricos em câncer. Isso é ainda mais marcante quando se trata dos transtornos ansiosos. Referência especial é feita, ainda que de maneira acanhada, ao transtorno de estresse pós-traumático (TEPT) ou a sintomas de estresse pós-traumático (quando os sintomas não são suficientes para completar o diagnóstico de TEPT, mas causam estresse clinicamente significativo ou prejuízo da funcionalidade).

Doenças que estão associadas a risco de vida são reconhecidas desde 1994 pela American Psychiatric Association (APA) como um estressor traumático que pode desencadear o TEPT. Em pacientes com câncer, são comuns situações que relembrem o trauma, como os retornos ao hospital ou mesmo lidar com a mudança corporal resultante de uma cirurgia, trazendo grande estresse a esses pacientes.

Até 19% dos adultos com câncer podem ter sintomas de TEPT, quando se utiliza o método de diagnóstico por *cluster*. Fatores preditores para esses sintomas são alterações psicológicas prévias ao diagnóstico de câncer, elevado nível de estresse subsequente ao diagnóstico, pacientes jovens, sexo feminino, *status* socioeconômico mais baixo, baixo suporte e funcionamento social e traço evitativo da personalidade. A literatura é controversa quanto à relação dos sintomas de estresse pós-traumático e o estágio do câncer.

Os sintomas de TEPT podem interferir na adesão ao tratamento e aumentar o risco de morbidades físicas. Além disso, o quadro pode perdurar por longo período.

Como nos demais quadros psiquiátricos, não há protocolos específicos para tratamento do TEPT em pacientes com câncer. De maneira geral, segue-se as diretrizes para tratamento dessa condição, levando em consideração os aspectos farmacológicos mencionados na seção de tratamento da depressão.

Condição que vem sendo estudada mais recentemente, o crescimento pós-traumático é caracterizado por mudanças positivas significativas na vida cognitiva e emocional do indivíduo, que podem ter manifestações externas. O crescimento faz com que o paciente passe a funcionar em um nível acima do pré-traumático em termos de apreciação da vida e mudança de prioridades, relações mais essenciais com os outros, sentimento de maior força pessoal, novas possibilidades para o futuro e crescimento existencial/espiritual. O termo faz oposição direta com o TEPT, uma vez que a mudança é positiva e mostra uma real transformação, se comparado ao funcionamento prévio ao trauma.

Apenas alguns pacientes que passam por situações traumáticas evoluem com crescimento pós-traumático. Parece haver uma relação complexa entre o evento traumático, traços de personalidade (em geral, ligados a um maior otimismo), maneira de lidar com a situação (p. ex., pacientes que reagem com elevado nível de estresse necessitam de um maior processamento cognitivo e reconstrução de crenças, que favorecem o crescimento) e fatores que favorecem o fortalecimento do paciente (como um bom suporte social ou até mesmo ter a possibilidade de falar sobre o câncer com pares), determinando quais indivíduos se beneficiarão de tais mudanças.

BIBLIOGRAFIA SUGERIDA

1. Ahles TA, Saykin A. Cognitive effects of standard--dose chemotherapy in patients with cancer. Cancer Invest. 2001;19(8):812-20.
2. Arnaboldi P, Lucchiari C, Santoro L, Sangalli C, Luini A, Pravettoni G. PTSD symptoms as a consequence of breast cancer diagnosis: clinical implications. Disponível em: <http://www.springerplus.com/content/3/1/392>.
3. Bender CM, Merriman JD. Cancer and treatment--related cognitive changes: what can we do now? What lies ahead? Oncology (Williston Park). 2014 Sep;28(9):806-8.
4. Breitbart W, Strout D. Delirium in the terminally ill. Clin Geriatr Med. 2000;16(2):357-72.
5. de la Cruz M, Fan J, Yennu S, Tanco K, Shin S, Wu J, et al. The frequency of missed delirium in patients referred to palliative care in a comprehensive cancer center. Support Care Cancer. 2015;23(8):2427-33.
6. Evans DL, Charney DS, Lewis L, Golden RN, Gorman JM, Krishnan KR, et al. Mood disorders in the medically ill: scientific review and recommendations. Biol Psychiatry. 2005;58(3):175-89.
7. Galvao-de Almeida A, Guindaline C, Batista-Neves S, de Oliveira IR, Miranda-Scippa A, Quarantine LC. Can antidepressants prevent interferon-alpha-induced depression? A review of the literature. Gen Hosp Psychiatry. 2010;32(4):401-5.

8. Hensley ML, Correa DD, Thaler H, Wilton A, Venkatraman E, Sabbatini P, et al. Phase I/II study of weekly paclitaxel plus carboplatin and gemcitabine as first-line treatment of advanced-stage ovarian cancer: pathologic complete response and longitudinal assessment of impact on cognitive functioning. Gynecol Oncol. 2006.;102(2):270-7.

9. Kehl KA. Treatment of terminal restlessness: a review of the evidence. J Pain Palliat Care Pharmacother. 2004;18(1):5-30.

10. Kolokotroni P, Anagnostopoulos F, Tsikkinis A. Psychosocial factors related to Posttraumatic Growth in breast cancer survivors: a review. Women & Health. 2014;54(6):569-92.

11. Kua J. The prevalence of psychological and psychiatric sequelae of cancer in the elderly – how much do we know? Ann Acad Med Singapore. 2005;34(3):250-6.

12. Lawlor PG, Bush SH. Delirium in patients with cancer: assessment, impact, mechanisms and management. Nat Rev Clin Oncol. 2014;12:77-92.

13. Leonard M, Agar M, Mason C, Lawlor P. Delirium issues in palliative care settings. J Psychosom Res. 2008. 65(3):289-98.

14. Miguel C, Albuquerque E. Drug interaction in psycho-oncology: Antidepressants and Antineoplastics. Pharmacology. 2011;88:333-9.

15. Monje M. Cranial radiation therapy and damage to hippocampal neurogenesis. Dev Disabil Res Rev. 2008;14(3):238-42.

16. Moore HC. An overview of chemotherapy-related cognitive dysfunction, or chemobrain'. Oncology (Williston Park). 2014;28(9):797-804.

17. Moye J, Rouse SJ. Posttraumatic Stress in older adults: when medical diagnoses or treatment causes traumatic stress. Clin Geriatr Med. 2014;30(3):577-89.

18. Mulrooney T. Cognitive impairment after breast cancer treatment. Clin J Oncol Nurs. 2008;12(4):678-80.

19. Myers JS. Proinflammatory cytokines and sickness behavior: implications for depression and cancer-related symptoms. Oncol Nurs Forum. 2008; 35(5):802-7.

20. Nauck F, Alt-Epping B. Crises in palliative care: a comprehensive approach. Lancet Oncol. 2008. 9(11):1086-91.

21. Tannock IF, Ahles TA, Ganz PA, Van Dam FS. Cognitive impairment associated with chemotherapy for cancer: report of a workshop. J Clin Oncol. 2004;22(11):2233-9.

22. Vardy J, Tannock I. Cognitive function after chemotherapy in adults with solid tumours. Crit Rev Oncol Hematol. 2007;63(3):183-202.

23. Williams S, Dale J. The effectiveness of treatment for depression/depressive symptoms in adults with cancer: a systematic review. Br J Cancer. 2006;94(3):372-90.

Dor 39

Henrique Gonçalves Ribeiro
Leonardo Hiroshi Akaishi
Adriana Kumagai

INTRODUÇÃO

A Associação Internacional para Estudo da Dor define dor como "uma experiência sensorial e emocional desagradável associada a dano real ou potencial de tecidos ou descrita em termos de tal dano". Essa definição, de 1979, trouxe à luz o conceito de que a dor não necessariamente está relacionada a dano tecidual, assim como desconecta a relação de proporcionalidade entre intensidade da dor com o dano tecidual objetivamente observável, enfatizando então os aspectos cognitivo e afetivo da experiência dolorosa. Trata-se, então, no território da subjetividade, da modulação da vivência dolorosa por experiências prévias ou situações atuais e do atual estado de saúde mental da pessoa.

O conceito de dor total, definido pela médica, enfermeira e assistente social britânica Dame Cecily Sounders, estabelece que a dor engloba as dimensões física, psicológica, social e espiritual. Com base em seu trabalho com pacientes portadores de doenças graves e diante da morte, no qual o alívio do sofrimento foi o principal objetivo, o controle da dor passou a ser mundialmente considerado prioritário na assistência médica de qualidade.

Em todo o mundo, a dor é uma causa comum na procura por serviços de saúde entre todas as faixas etárias. No Brasil, dor é a principal queixa de idosos que utilizam o Sistema Único de Saúde (SUS), sendo frequentemente atendidos e hospitalizados. A prevalência de dor crônica varia de acordo com a população e a região estudadas, no Brasil atinge 41,4% em maiores de 20 anos em Salvador, 51,4% em idosos de Londrina e 29,7% em adultos de São Paulo.

Aspectos neurofisiológicos envolvidos na percepção dolorosa incluem estruturas periféricas que recebem e transmitem estímulos nocivos para regiões do sistema nervoso central (SNC), responsável pelo processamento sensitivo, afetivo e cognitivo do estímulo, com o qual interage de forma bidirecional, ou seja, podendo interferir ativamente na sua percepção.

CLASSIFICAÇÃO DA DOR

A dor pode ser caracterizada conforme a sua duração, sendo, portanto, aguda, com início e fim bem definidos; e crônica, com duração entre 3 e 6 meses; ou persistente, além da evidência do reparo tecidual que a causou em primeira instância.

Quanto à neurofisiologia, ela é classificada como:

- Dor nociceptiva: quando receptores de estímulos nocivos (nociceptores) são ativados, é transmitida de forma rápida (aguda) e tem caráter fisiológico e protetor. Por exemplo, quando se toca em algo excessivamente quente.
- Dor inflamatória: quando existe atividade inflamatória com dano tecidual, com liberação de bradicinina, prostaglandinas e IL-1. Por exemplo, paciente com doença autoimune ou com doença oncológica.
- Dor neuropática: está relacionada a um funcionamento anormal do sistema nervoso periférico ou central. Por exemplo, neuralgia pós-herpética e traumatismo cranioencefálico, respectivamente.

NEUROBIOLOGIA DA DOR

Os estímulos nociceptivos captados por meio dos receptores químicos, térmicos e mecânicos são conduzidos por diferentes fibras nervosas, que divergem quanto a calibre e mielinização, impactando na velocidade de transmissão do estímulo. A via rápida ou do trato neoespinotalâmico, estimulada por fatores mecânicos ou térmicos, é constituída por fibras A-beta, que conduz estímulos agudos e bem localizados de tendões e músculos. Já as fibras A--delta e C conduzem estímulos químicos e térmicos nocivos. O seu neurônio ocupa a lâmina I da medula espinhal e cruza imediatamente para o lado contrário. Aí ascende na substância branca na região anterolateral até fazer sinapse no tálamo. A via lenta ou do trato paleoespinotalâmico é estimulada por fatores químicos. Ela utiliza fibras C, axônios de diâmetro reduzido. Essa via produz dor contínua e mal localizada. O seu neurônio ocupa a lâmina V da medula espinhal e ascende depois de cruzar para o lado oposto no trato anterolateral, às vezes não cruzando. Faz sinapse na formação reticular, no colículo superior e na substância cinzenta periaqueductal.

De modo geral, tal dor pode ser descrita pelo paciente como somática ou visceral. Quando somática, a sensação dolorosa é exacerbada ao movimento e aliviada pelo repouso, além de ser bem localizada. Já a visceral surge quando há distensão da víscera oca, sendo, portanto, mal localizada, profunda e constritiva. De modo frequente, está associada a náuseas, vômitos e sudorese. Na maioria das vezes, a dor está localmente relatada, ou seja, surge em ombro ou mandíbula quando relacionada ao coração ou em dorso referente ao pâncreas.

A dor neuropática ocorre quando há lesão ou disfunção do SNC ou do sistema nervoso periférico (SNP). Tal dor pode ser subdividida em neuropática ou psicogênica. A dor neuropática é descrita como recorrente, "em queimação, peso, agulhada ou choque", com ou sem parestesia, podendo haver alodínia (sensação de dor quando, normalmente, o estímulo não é doloroso). A dor psicogênica, por sua vez, é aquela que ocorre quando não há nenhum mecanismo nociceptivo ou neuropático identificável, mas há sintomas psicológicos presentes, podendo estar relacionada a transtorno psiquiátrico.

Os estímulos dolorosos transmitidos via SNP projetam-se para substância cinzenta periaquedutal, núcleo parabraquial lateral, tálamo, núcleo do trato solitário e formação reticular. Avanços neurocientíficos permitiram o reconhecimento de estruturas encefálicas relacionadas ao processamento da dor, sobretudo em seus aspectos afetivo e cognitivo. As regiões do SNC relacionadas ao processamento do estímulo doloroso incluem córtex do cíngulo anterior, córtex insular, córtex somatossensorial primário e secundário, núcleo accumbens e substância periaquedutal.

É descrito um fenômeno de amplificação da percepção dolorosa no SNC, chamado em inglês de *wind-up*, no qual estímulos dolorosos periféricos repetitivos interferem na atividade de receptores glutamatérgicos AMPA/NK1/NMDA e resultam em facilitação na transmissão pós-sináptica para regiões encefálicas já mencionadas. A interação desses circuitos centrais e periféricos ocorre de forma dinâmica e recíproca na modulação dos estímulos dolorosos.

ESCALAS DE AVALIAÇÃO DA DOR

Escalas podem ser utilizadas por profissionais de saúde e cuidadores e estão indicadas para uma avaliação precisa da dor, pois ajudam no monitoramento do seu impacto na vida do paciente e no tratamento impecável. Desde uma escala numérica de 0 a 10, em que 0 indica "sem dor" e 10 indica "a pior dor já sentida" ou visual analógica até instrumentos de avaliação multidimensional da dor como o *Brief Pain Inventory* (BPI-B), versão brasileira, estão indicadas como instrumentos de utilização clínica.

INTERFACE DA DOR COM TRANSTORNOS PSIQUIÁTRICOS

Uma grande parcela dos pacientes que procuram tratamento psiquiátrico por sintomas depressivos possui alguma queixa álgica e, mais especificamente, uma proporção importante dos pacientes diagnosticados com transtorno depressivo maior (TDM) apresenta dor crônica (DC), cuja intensidade é tanto maior quanto mais grave o episódio depressivo. A prevalência de dor em uma população com TDM é de 43,4%, enquanto a prevalência de TDM na população com dor DC chega a 54,5%. Na história familiar, os pacientes com DC têm maior número de parentes em primeiro grau com depressão, mesmo quando o paciente não apresente a doença ou tenha histórico pessoal. Os principais sintomas dolorosos relatados são cefaleia, lombalgia, dor torácica e musculoesquelética crônica, sintomas estes que, quando presentes em um paciente depressivo, levam a uma busca até 20% maior de sistemas de saúde e consultas médicas.

Em estudos em laboratório, ao se evocar estados de felicidade e depressivos, respectivamente, notam-se melhora e piora na experiência da dor em pacientes saudáveis e com dor crônica, fato que pode ser embasado em evidências de sobreposição dos sistemas relacionados ao TDM e a dor:

1. Vias noradrenérgica e serotoninérgica envolvidas na regulação do humor e no controle do estímulo doloroso ascendente explicam parcialmente a eficácia no tratamento da dor quando utilizados antidepressivos inibidores de recaptação duais e tricíclicos.

2. Outros tratamentos utilizados para ambos, como estimulação magnética transcraniana e estimulação do nervo vago.

3. Envolvimento do sistema opioide e seu funcionamento anormal na regulação da emoção em pacientes com TDM. Por exemplo, o receptor de opioide μ, que alguns estudos mostram estar envolvido

na diminuição da dor física, assim como a dor social, em eventos de exclusão social ou traumáticos.

Dessa forma, DC e TDM podem se perpetuar e desencadear-se mutuamente por conta dessa sobreposição de circuitos neurais.

Enquanto o TDM pode exacerbar a experiência da dor, pacientes com transtorno de personalidade *borderline* (TPB) que apresentam desregulação emocional, labilidade emocional e comportamentos impulsivos tendem a apresentar maior tolerância a dor.

Ao comparar pacientes saudáveis com pacientes com TPB, estes apresentam maior neurotransmissão por opioides, assim como maior ativação em ressonância magnética funcional (RMf) no córtex pré-frontal e menor atividade na amídala e giro anterior cingulado. Nessas regiões, o sistema opioide endógeno tem função-chave na modulação na interface entre emoção, dor e regulação do estresse.

A impulsividade, presente tanto nos pacientes com maior propensão à drogadição como nos pacientes com TBP, também está associada a maior funcionamento do sistema endógeno opioide nas regiões cerebrais já descritas, quando comparados a cérebro de pessoas saudáveis. Causas multifatoriais relacionadas a causas psicossociais e neurobiológicas provavelmente explicam a alta prevalência de pacientes com dor e com drogadição.

O sistema de recompensas e motivacional possivelmente tem um papel central. A via dopaminérgica mesoaccumbens com início no tegmento ventral até o núcleo accumbens é um componente crucial nesse sistema. Acredita-se que o aumento dopaminérgico no núcleo accumbens é um dos responsáveis (mas não exclusivo) para

a sensação de prazer (*"high"*), tão buscada entre os pacientes propensos à drogadição.

Tanto a dor aguda quanto drogas que produzem euforia causam um aumento da transmissão dopaminérgica nessas vias de recompensa. Entretanto, a dor prolongada ou o consumo constante de drogas causam o efeito inverso, o que leva a menor motivação a estímulos prazerosos normais.

A procura por melhora/resolução da dor mal tratada/crônica ou o medo de sintomas de abstinência podem ser responsáveis pela perpetuação da busca e do uso de drogas.

Enquanto algumas doenças psiquiátricas podem aumentar e outras diminuir a vivência da dor, esta é central na estabilização e na sedimentação de alguns transtornos ansiosos.

Um dos fatores de risco para a ocorrência de um transtorno de estresse pós-traumático (TEPT) é a dor peritraumática, ocorrida logo após o evento desencadeador e associado a ele. Nessa situação, o uso adequado de morfina como analgesia pode diminuir a gravidade e até prevenir o desenvolvimento de TEPT, visto que a dor, ao ser pareada com o trauma emocional, pode se tornar um estímulo condicionado que evoca respostas de medo e ansiedade, aumentando então a percepção subjetiva de dor e a correlação neural existente, sedimentando o TEPT ao levar a comportamentos evitativos relacionados ao evento desencadeante.

Nos transtornos ansiosos, há um aumento na probabilidade de perceber a dor e, por conseguinte, manter a tensão muscular. Esta tensão favorece um exagero no autorrelato da intensidade dolorosa. Porém, não é possível determinar se a ansiedade em si ou o foco atencional influencia na percepção dolorosa.

Sabe-se que as regiões terminais dopaminérgicas, como núcleo accumbens, córtex pré-frontal medial e amígdala, têm um papel central no estresse, nas respostas aversivas e no TEPT, e pacientes com TEPT podem estar mais sensíveis a dor por conta da amplificação de vias excitatórias (p. ex., glutamatérgica) em razão da maior atividade opioide no SNC. Esse fato gera o racional no tratamento proposto com antagonistas de receptores opioides, como visto em diversos ensaios clínicos, e que apresentaram melhora discreta de sintomas de TEPT, como pesadelos, *flashbacks*, pensamentos intrusivos, alcoolismo comórbido e entorpecimento emocional, mas não suficiente para ser definido como tratamento.

Deve-se ressaltar a relação entre a dor e o transtorno somatoforme (TS), no qual é importante haver ausência ou insuficiência da doença orgânica de base e evidência de fatores emocionais ou psicológicos levando à condição dolorosa, e os fatores psicológicos não devem ser decorrentes de outro transtorno mental, como transtorno factício, transtorno do humor ou de ansiedade.

Na comorbidade entre dor e TS, há maior número de sintomas somáticos inexplicados, o que gera maior morbidade dada por maior incapacidade funcional, maior uso de medicações não necessárias e maior uso do sistema de saúde.

Uma das linhas de tratamento propõe que os componentes do processo sejam abordados individualmente e de forma integrada, com tratamentos racionais, como psicoterapia, *biofeedback* e psicofármacos.

Essa dificuldade em explicar sintomas, obter informações fidedignas com menos viés e relatos mais concretos pode complicar a investigação de dor em pacientes com esquizofrenia, que apresentam uma prevalência de dor crônica, no mínimo, igual a encontrada na população geral, atingindo 36,6% em um estudo. Os locais mais acometidos pela dor são: abdome, 30,7%, cabe-

ça, face e boca, 24%, região lombar, sacrococcígea, 14,7%. Destes, 24% relataram dor todos os dias, com um tempo médio de dor de 41 meses, com intensidade moderada.

Dificuldades específicas da doença e que podem trazer um viés aos números são: obstáculos à obtenção de dados, espectro de gravidade da doença, levando a subdiagnóstico, subtratamento e complicações relacionadas ao longo deste capítulo.

Tratamento da dor

Tratamento não farmacológico

Atualmente, há estudos que investigam a eficácia de redução de estresse com base em *mindfulness*.

Já está é estabelecido o efeito benéfico de exercícios em transtorno humor e de ansiedade, porém não há dados específicos sobre os efeitos no tratamento da dor.

Tratamento farmacológico

Quando necessário, o manejo específico da dor idealmente deve se dar no início, com analgésicos comuns, observando possíveis interações medicamentosas e otimizando como preconizado pela Organização Mundial da Saúde (OMS) na escada de anal-

Tabela 1 Tratamentos comportamentais e orientados para o *insight*

Biofeedback	Hipnose	Dessensibilização
Reabilitação vocacional	Treinamento de relaxamento muscular progressivo	Manejo de contingente
Modificação comportamental	*Coping*	*Mindfulness*

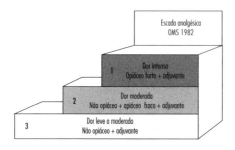

Figura 1 Escada de analgesia.

gesia (Figura 1). É de máxima importância tratar impecavelmente os transtornos psiquiátricos comórbidos que possam contribuir com o ciclo doloroso.

Parte do tratamento farmacológico da dor é coberta no tratamento da doença psiquiátrica comórbida, visto que a maioria dos psicofármacos acaba tendo um efeito de controle da dor. Isso ocorre de forma sinérgica em casos como o ISRS, tricíclicos e duais nos comórbidos de transtorno depressivo e DC como cefaleia; o uso de anticonvulsivantes, como ácido valproico e

Tabela 2 Tratamento da dor – anti-inflamatórios não esteroidais

Anti-inflamatórios não esteroidais	Dose inicial	Duração	Meia-vida plasmática
Aspirina	325 mg	4-6 h	4-6 h
Ibuprofeno	400-600 mg	—	—

Tabela 3 Tratamento da dor – opioides fracos

Opioides fracos	Dose inicial	Duração	Meia-vida plasmática
Codeína	32-65 mg	3-4 h	—
Oxicodona	5-10 mg	3-4 h	—

Tabela 4 Tratamento da dor – opioides moderados-fortes

Opioides moderados-fortes	Via de administração	Dose inicial (mg)	Duração (h)	Meia-vida plasmática (h)
Morfina	VO	30-60	4-6	2-3
	IM, EV, SC	10	3-6	
Oxicodona	VO	20-30	8-12	—
Metadona	VO, IM, EV	20	4-8	15-30
		10	—	15-30
Fentanil	TC	0,1	48-72	20-22
	EV	0,01	—	—

EV: endovenosa; IM: intramuscular; SC: subcutânea; VO: via oral.

derivados, gabapentina ou carbamazepina para dores nevrálgicas crônicas, uma vez que algumas dessas dores ocorrem por uma hipersensitividade neural, ou de antipsicóticos e benzodiazepínicos em casos específicos. É essencial e central no tratamento investigar ativamente os sintomas de dor e tratar intensivamente tanto a doença de base como a comórbida, de modo a evitar sintomas residuais.

Os opioides devem ser usados com cautela, por conta de maiores riscos de distúrbios de humor após o início do uso dessa classe de medicações, além disso apresentam resultados não muito consistentes como analgesia a longo prazo.

Alvo de possíveis futuros tratamentos farmacológicos nas vias moduladoras descendentes que realizam uma modulação afetivo-emocional das funções cognitivas

Tabela 5 Tratamento da dor – psicotrópicos

Psicotrópico	Via de administração	Dosagem diária aproximada (mg)
Amitriptilina	VO	10-150
Nortriptilina	VO	10-150
Imipramina	VO	15,5-150
Trazodona	VO	125-300
Fluoxetina	VO	20-80
Paroxetina	VO	10-60
Sertralina	VO	50-200
Escitalopram	VO	10-20
Venlafaxina	VO	75-300
Duloxetina	VO	20-90
Mirtazapina	VO	7,5-60
Metilfenidato	VO	2,5-20; duas vezes ao dia
Dextroanfetamina	VO	2,5-20; duas vezes ao dia
Modafinil	VO	100-400
Haloperidol	VO, IM	1-3
Hidroxizina	VO	50; 6/6 h ou 4/4 h
Carbamazepina	VO	200-400; 8/8 h
Fenitoína	VO	300-400
Valproato	VO	500-1.000; 8/8 h
Gabapentina	VO	300-1.000; 8/8 h
Pregabalina	VO	50, 8/8 h; até 150, 12/12 h
Alprazolam	VO	0,25-2; 8/8 h
Clonazepam	VO	0,5-4; 12/12 h

IM: intramuscular; VO: via oral.

CONSIDERAÇÕES FINAIS

da dor, nas quais participam áreas cerebrais como o córtex pré-frontal e a amígdala.

Poucos pacientes com dor crônica não são acometidos por alguma doença psiquiátrica, e embora possa haver maior observação da vivência da dor, em razão das vias moduladoras descendentes disfuncionais que a exacerba, poucos pacientes recebem tratamento adequado.

A grande comorbidade entre dor e transtorno psiquiátricos e a relação sinérgica entre eles acarreta maiores morbidade e mortalidade, piorando de forma importante o prognóstico do tratamento, seja por subdiagnóstico, por falta de treinamento específico para acessar esse tema, por falta de treinamento específico para tratar, uma vez diagnosticado, e pela perpetuação do ciclo quando não conhecido.

É difícil definir e estabelecer protocolos de tratamentos para a comorbidade entre dor e transtornos psiquiátricos, em razão de seu amplo espectro e de toda a ampla gama de variáveis, por vezes não acessíveis, que levam aos transtornos. O tratamento depende de um diagnóstico preciso, do transtorno de base, intensidade, gravidade e outras comorbidades. Sabe-se que é importante valorizar e reforçar tratamentos não medicamentosos, que por vezes conseguem quebrar o ciclo de perpetuação.

O desenvolvimento tecnológico e estudos aprofundados das vias neurais podem levar a novas descobertas que consigam propor tratamentos específicos e mais eficazes.

BIBLIOGRAFIA SUGERIDA

1. Almeida JGD, Kurita GP, Braga PE, Pimenta CADM. Dor crônica em pacientes esquizofrenicos: prevalência e características. Cadernos de Saúde Pública/Ministério da Saúde, Fundação Oswaldo Cruz, Escola Nacional de Saúde Pública. 2010;26(32):591-602.

2. Bair MJ, Robinson RL, Katon W, Kroenke K. Depression and pain comorbidity. Arch Intern Med. 2003;163(20):2433-45.

3. Breitbart WS, Alici Y; International Psycho-Oncology Society. Psychosocial palliative care. Oxford, 2014.

4. Carvalho MMMJ. Dor: um estudo multidisciplinar. São Paulo: Summus; 1999.

5. Dellaroza MSG, Pimenta CAM, Lebrão ML, Duarte YA. Associação de dor crônica com uso de serviços de saúde em idosos residentes em São Paulo. Revista de Saúde Pública. 2013;47(5):914-22.

6. Dellaroza MSG, Pimenta CAM, Matsuo T. Prevalência e caracterização da dor crônica em idosos não institucionalizados. Cad Saúde Pública. 2007; 23(5).

7. Dellaroza MSG. Dor crônica em idosos residentes em São Paulo, Brasil: prevalência, características e associação com capacidade funcional e mobilidade. Cad Saúde Pública. 2013;29(2).

8. Elman I, Zubieta JK, Borsook D. The missing p in psychiatric training: why it is important to teach pain to psychiatrists. Arch Gen Psychiatry. 2011;68(1):12-20.

9. Ferreira KA, Teixeira MJ, Mendonza TR. Validation of brief pain inventory to Brazilian patients with pain. Supportive Care in Cancer. 2011;19(Issue 4):505-11.

10. Fishbain DA, Cutler BR, Rosomoff HL, Rosomoff RS. Comorbidity between psychiatric disorders and chronic pain. Current Review of Pain. 1998;2(1):1-10.

11. Hatchard T, Lepage C, Hutton B, Skidmore B, Poulin PA. Comparative evaluation of group-based mindfulness-based stress reduction and cognitive behavioral therapy for the treatment and management of chronic pain disorders: protocol for a systematic review and meta-analysis with indirect comparisons. Syst Rev. 2014;3:134.

12. Holland JC, Breitbart WS, Jacobsen PB, Lederberg MS, Loscalzo MJ, McCorkle R. Psycho-oncology. 2.ed. Oxford; 2010.

13. Hsu DT, Sanford BJ, Meyers KK, Love TM, Hazlett KE, Walker SJ, et al. It still hurts: altered endogenous opioid activity in the brain during social rejection and acceptance in major depressive disorder. Mol Psychiatry. 2015;20(2):193-200.

14. Letter HMH. Depression and pain. 2004; Disponível em: <http://www.health.harvard.edu/mind-and-mood/depression_and_pain>.

15. Letter HMH. Pain, anxiety, and depression. Disponível em: <http://www.health.harvard.edu/newsletter_article/pain-anxiety-and-depression>.

Capítulo 39 – Dor **329**

16. Lubin G, Weizman A, Shmushkevitz M, Valevski A. Short-term treatment of post-traumatic stress disorder with naltrexone: an open-label preliminary study. Hum Psychopharmacol. 2002;17(4):181-5.
17. Moulin DE, Clark AJ, Gordon A, Lynch M, Morley-Forster PK, Nathan H, et al. Long term outcome of the management of chronic neuropathic pain: a Prospective Observational Study. 2015.
18. Norman SB, Stein MB, Dimsdale JE, Hoyt DB. Pain in the aftermath of trauma is a risk factor for post-traumatic stress disorder. Psychol Med. 2008;38(4): 533-42.
19. Ohayon MM, Schatzberg AF. Using chronic pain to predict depressive morbidity in the general population. 2003;60(1):39-47.
20. Ong C-K, Forbes D. Embracing Cicely Saunders's concept of total pain. BMJ. 2005;331(7516):576.
21. Ossipov MH, Dussor GO, Porreca F. Central modulation of pain. J Clin Invest. 2010;120(11):3779-87.
22. Robb-Nicholson C. The pain-anxiety-depression connection. 2010. Disponível em: <http://www.health.harvard.edu/healthbeat/the-pain-anxiety-depression-connection>.
23. Sá K, Baptista AF, Matos MA, Lessa I. Prevalência de dor crônica e fatores associados na população de Salvador, Bahia. Rev Saúde Pública. 2009;43(4).
24. Schweinhardt P, Bushnell MC. Neuroimaging of pain: insights into normal and pathological pain mechanisms. Neurosci Lett. 2012;520(2):129-30.
25. Seagrove LC, Suzuki R, Dickenson AH. Electrophysiological characterisations of rat lamina I dorsal horn neurones and the involvement of excitatory amino acid receptors. Pain. Mar 2004;108(1-2):76-87.
26. Slavich GM, Tartter MA, Brennan PA, Hammen C, et al. Endogenous opioid system influences depressive reactions to socially painful targeted rejection life events. Psychoneuroendocrinology. 2014;49:141-9.
27. Smith K, Mattick RP, Bruno R, Nielsen S, Cohen M, Campbell G, et al. Factors associated with the development of depression in chronic non-cancer pain patients following the onset of opioid treatment for pain. J Affect Disord. 2015;184:72-80.
28. Tracey I, Johns A. The pain matrix: reloaded or reborn as we image tonic pain using arterial spin labelling. Pain. 2010;148(3):359-60.
29. Woo CW, Roy M, Buhle JT, Wager TD. Distinct brain systems mediate the effects of nociceptive input and self-regulation on pain. PLoS Biol. 2015;13(1):e1002036.
30. Woolf CJ. What is this thing called pain? J Clin Invest. 2010;120(11):3742-4.

40 Psiquiatria e cuidados paliativos

Henrique Gonçalves Ribeiro

INTRODUÇÃO – CUIDADOS PALIATIVOS

Os cuidados paliativos surgiram há cerca de 50 anos como proposta de equacionamento do uso de recursos terapêuticos para pacientes portadores de enfermidades graves que ameaçam a continuidade da vida, priorizando o conforto, a autonomia e a dignidade do ser humano adoecido até o momento de sua morte. No início, consistiram em iniciativas isoladas em países da América do Norte e da Europa, com destaque para o trabalho da Dame Cecily Sounders, na Inglaterra, que atuava principalmente no estágio avançado das doenças e no controle de sintomas. Com o avanço de sua regulamentação e implantação em programas de saúde nacionais e internacionais, passaram a ser oferecidos em um momento mais precoce da evolução da doença, a partir do diagnóstico até o momento da morte do paciente e posterior luto da família.

De acordo com a Organização Mundial da Saúde (OMS), o objetivo principal dos cuidados paliativos é melhorar a qualidade de vida do paciente e de sua família diante de uma doença ameaçadora da vida por meio do alívio do sofrimento nas dimensões física, emocional, familiar e espiritual. Além disso, resgata princípios éticos da boa prática clínica no emprego de terapias modificadoras da doença, ajudando o indivíduo a alcançar todo o seu potencial durante a experiência do adoecimento. Áreas da saúde mental como a psico-oncologia e a medicina psicossomática compartilham princípios fundamentais dos cuidados paliativos, como a abordagem multidisciplinar e integrativa dos fenômenos físicos, psíquicos, sociais, familiares, existenciais e espirituais do sofrimento humano quando ameaçado por uma doença.

No relatório publicado pela OMS em 2014, estima-se que 20 milhões de pessoas necessitam receber cuidados paliativos, porém apenas 10% dos pacientes têm acesso a esse tipo de tratamento. Os adultos com mais de 60 anos representam a maioria dessas pessoas, sendo as doenças cardiovasculares e oncológicas as responsáveis por 72% dos casos. Ademais, recomenda-se a implantação dos cuidados paliativos em programas governamentais.

Considerando a evolução crônica das doenças, ainda que retardadas ou modificadas pelas terapêuticas disponíveis, torna-se imprescindível o reconhecimento do estágio em que o paciente se encontra no curso da doença para o adequado planejamento terapêutico. Os cuidados paliativos devem ser iniciados no momento do diagnóstico de uma doença potencialmente letal, seja em curto ou longo prazo. Na fase inicial, a terapêutica tem foco estritamente curativo e busca modificar o curso da doença, contudo ações paliativas referentes às expectativas do paciente relacionadas com o adoecimento devem ser realizadas. Com a evolução da doença e suas complicações, os cuidados paliativos ganham progressivamente espaço e importância no tratamento, tanto no controle de sintomas físicos, psíquicos, sociais, familiares, existenciais e espirituais dos pacientes quanto ao oferecer uma abordagem proporcional e que garanta ao paciente qualidade de vida, conforto e dignidade até o fim da sua vida. Quando não houver mais possibilidade de controle ou reversão da doença, especialmente na fase final da vida e no processo ativo de morte, os cuidados paliativos tornam-se exclusivos.

Contrariando a crença de que os cuidados paliativos podem abreviar a vida do paciente, há evidências indicando que a introdução precoce dos cuidados paliativos no tratamento do paciente está associada com maior qualidade de vida, menor sofrimento por sintomas físicos e psíquicos (incluindo depressão) e maior sobrevida dos pacientes com doenças avançadas.

CUIDADOS PALIATIVOS NO BRASIL

No Brasil, a prática da medicina paliativa tem sido regulamentada por meio de resoluções do Conselho Federal de Medicina por meio de mudanças no Código de Ética Médica (CEM), melhor compreensão das bases legais brasileiras ligadas à terminalidade da vida, reconhecimento da medicina paliativa como área de atuação médica e surgimento de programas de residência médica pelo país.

De acordo com o atual CEM, configura dever do médico propiciar os cuidados paliativos para o paciente em situações clínicas irreversíveis e terminais em detrimento de medidas diagnósticas e terapêuticas desnecessárias, com permissão, inclusive de suspender ou limitar procedimentos que prolonguem a vida do paciente, respeitada a sua vontade.

Por intermédio da Resolução n. 1995 de 2012, o Conselho Federal de Medicina (CFM) regulamenta as Diretivas Antecipadas de Vontade (DAV) como um instrumento que garante a autonomia do paciente, assegurando que ele possa escolher os cuidados e os tratamentos que deseja receber quando estiver incapacitado de expressar, livre e autonomamente, sua vontade, desde que estejam de acordo com as normativas éticas da medicina. Para isso, basta que o paciente tenha solicitado ao médico o tratamento desejado e o pedido esteja documentado em prontuário médico.

Os procedimentos de eutanásia, no qual o médico mata o paciente mediante solicitação voluntária, e suicídio-assistido, no qual o médico prescreve uma dose letal de medicação para que o paciente seja o agente ativo da própria morte, permitidos em países como Estados Unidos, Holanda, Suíça e Bélgica, são proibidos no Brasil e configuram crime de homicídio pelo Código Penal Brasileiro, além de corresponder a infração ética de acordo com o CEM. A prática de tais procedimentos está relaciona-

PRINCIPAIS TRANSTORNOS PSIQUIÁTRICOS EM PACIENTES COM DOENÇA AVANÇADA

da a uma oferta insuficiente de cuidados paliativos e corresponde a uma controvérsia no campo médico, ético, jurídico e social. Além disso, pacientes que solicitam procedimentos que abreviam a vida frequentemente possuem um transtorno psiquiátrico subjacente e, por isso, necessitam de uma avaliação psiquiátrica pormenorizada.

A INTERFACE DA PSIQUIATRIA COM OS CUIDADOS PALIATIVOS

O trabalho do psiquiatra, bem como da equipe de cuidados paliativos, ocorre em três frentes: com o paciente, com a família e com a equipe de saúde. A intervenção do médico psiquiatra pode ser feita por meio de interconsulta ou como membro da equipe multidisciplinar. A *expertise* do psiquiatra no tratamento do sofrimento existencial, incluindo habilidades de comunicação, conhecimentos de psicopatologia, psiquiatria clínica e psicoterapia, torna-se valiosa nos cuidados paliativos. Existem interesses comuns da psiquiatria e dos cuidados paliativos, abrindo um amplo campo de atua-

ção na interface dessas especialidades para o psiquiatra, como ilustra o Quadro 1.

PRINCIPAIS TRANSTORNOS PSIQUIÁTRICOS EM PACIENTES COM DOENÇA AVANÇADA

Os transtornos mentais apresentam elevada prevalência em pacientes que recebem cuidados paliativos, principalmente depressão, ansiedade e *delirium*, os quais são frequentemente subdiagnosticados e subtratados. A sobreposição de sintomas físicos e psíquicos dificulta o diagnóstico etiológico e exige do médico um raciocínio clínico integrativo e minucioso para determinar quando e qual o melhor tratamento com o objetivo de promover conforto e alívio impecável do sofrimento do paciente. O diagnóstico nosológico prescinde da compreensibilidade dos fenômenos psicopatológicos e deve ser feito por meio dos sistemas de classificação diagnóstica utilizados pela psiquiatria clínica, como a Classificação Internacional de Doenças (CID-10) e o *Manual Diagnóstico e Estatístico de Transtornos Mentais* (DSM-5),

---

Quadro 1 Papel do psiquiatra nos cuidados paliativos

Diagnóstico e tratamento de transtornos psiquiátricos comórbidos

Abordagem do sofrimento existencial diante de um diagnóstico de terminalidade da vida

Suporte psicológico para a equipe de saúde e cuidadores/familiares

Fornecer cuidados no período de luto

Especificidades psicofarmacológicas no tratamento de sintomas físicos e psíquicos

Facilitar comunicação entre paciente-família-equipe no processo de tomada de decisões referentes ao fim da vida (diretiva antecipada de vontade)

Avaliação forense da capacidade para tomada de decisão

Direcionamento de questões espirituais, éticas, legais e sociais

Manejo dos pedidos de sedação, eutanásia ou suicídio-assistido

Treinamento de profissionais de saúde sobre aspectos psíquicos envolvidos nos cuidados de um paciente com doença avançada ainda que instrumentos de rastreio possam ser utilizados.

Depressão

Um estudo metanalítico com mais de 4.000 pacientes, baseado em critérios diagnósticos mais restritos, evidenciou prevalência de 40% de transtornos de humor em pacientes oncológicos e paliativos, sendo a depressão o principal deles. A depressão reduz a qualidade de vida, prejudica o controle dos sintomas físicos, associa-se com maior taxa de internação hospitalar, menor adesão ao tratamento médico e aumento de pedidos por procedimentos abreviadores da vida, como suicídio assistido e eutanásia. Com isso, torna-se imprescindível uma avaliação psiquiátrica nesses casos. Instrumentos de rastreio e entrevistas estruturadas podem ser utilizados para a identificação de depressão em pacientes com doença avançada, porém uma única pergunta mostrou-se superior: "você tem se sentido deprimido na maior parte do dia, aproximadamente todos os dias, nas últimas 2 semanas ou mais?"

O tratamento da depressão em pacientes com doença avançada consiste na combinação de medicações antidepressivas com psicoterapia, incluindo o tratamento da dor e dos sintomas físicos concomitantes. Aspectos farmacodinâmicos e farmacocinéticos, além de especificidades psicofarmacológicas, são de extrema importância na escolha de uma medicação segura e eficaz, considerando que pacientes com doença avançada frequentemente usam múltiplas medicações e apresentam condições clínicas limítrofes. Baixo suporte social de amigos/familiares e tratamento inadequado dos sintomas físicos são fatores relacionados com a não remissão de sintomas depressivos de pacientes sob cuidados paliativos.

Ansiedade

A prevalência de sintomas ansiosos em pacientes que recebem cuidados paliativos é maior conforme a progressão da doença e a piora funcional do paciente, chegando a 50% em pacientes com doença respiratória avançada. Eles podem estar associados a um transtorno psiquiátrico, como transtorno depressivo maior, pânico ou ansiedade generalizada, mas também podem estar relacionados a questões situacionais (recebimento de más notícias referentes ao tratamento/prognóstico, preocupações financeiras/sociais/familiares), orgânicas (associadas a dispneia, náusea, dor, hipertireoidismo), existencial (relacionada a questões existenciais da finitude) ou secundária a outras medicações (corticoides, abstinência de benzodiazepínicos).

O melhor método diagnóstico para a ansiedade é a realização de anamnese e exame físico, incluindo história psiquiátrica com atenção para uso de substâncias, ainda que existam instrumentos de utilização clínica para rastreio de sintomas ansiosos. Destaca-se a importância de diferenciar fenômenos ansiosos de acatisia e *delirium*, distúrbios frequentes nessa população. Além disso, o acolhimento empático do sofrimento existencial dos pacientes diante da proximidade da morte contribui para o controle dos sintomas ansiosos, sobretudo em pacientes que não estão em estado confusional. O tratamento é baseado em farmacoterapia, sendo os benzodiazepínicos a principal classe, e em medidas não farmacológicas, como psicoterapia existencial, cognitiva, psicodinâmica breve, psicoeducação, hipnose ou massagem.

Delirium

O *delirium*, por definição, corresponde a um transtorno neuropsiquiátrico de origem orgânica, ou seja, decorrente de distúrbios sistêmicos e/ou cerebrais. Seu diagnóstico é clínico e implica início agudo, curso flutuante, alteração da consciência, agitação ou lentificação psicomotora, déficits cognitivos nos campos da atenção, memória, linguagem, juízo de realidade e/ou sensopercepção, além de uma alteração física relacionada. Sua prevalência em pacientes portadores de uma doença avançada chega a 88% e a reversibilidade ocorre em até 50% dos casos, com maior possibilidade de reversão quando causado por intoxicação medicamentosa, infecção, desidratação e distúrbio hidreletrolítico.

O tratamento do *delirium* é essencialmente clínico, implica correção do distúrbio orgânico de base e controle dos sintomas comportamentais associados e o desfecho ideal consiste em manter o paciente alerta, calmo, sem sintomas psicóticos, cognitivamente adequado e capaz de comunicar-se com familiares, uma vez que o *delirium* causa sofrimento significativo ao paciente e seus familiares. A retirada cautelosa de medicações indutoras de estados confusionais, como benzodiazepínicos, corticoides, anticolinérgicos, opioides e outros psicotrópicos é suficiente para controle dos sintomas em boa parte dos casos. Na necessidade de manutenção da terapia analgésica com opioide para o controle da dor do paciente, recomenda-se a rotação dele.

A terapia farmacológica para controle dos sintomas comportamentais consiste na utilização de antipsicóticos, destacando-se o haloperidol como droga de escolha em doses baixas (raramente, excede a dose de 10 mg/dia). Antipsicóticos de segunda geração, como olanzapina, risperidona e quetiapina, também podem ser utilizados. Abordagens não farmacológicas incluem o fornecimento de lentes oculares corretivas, aparelhos auditivos para déficits sensoriais, relógio e calendário para desorientação, promoção de deambulação e mobilidade, higiene do sono e psicoeducação.

No caso de irreversibilidade do *delirium* e de seus sintomas comportamentais na fase final da vida, a paliação dele poderá ser feita por meio da sedação, desde que a decisão clínica esteja previamente acordada com a equipe multidisciplinar de saúde, familiares do paciente e, quando presente, com a DAV. Nesse caso, o objetivo da intervenção não é abreviar a vida do paciente, mas garantir conforto e dignidade.

DIRETIVA ANTECIPADA DE VONTADE E TOMADA DE DECISÃO

Para se entender melhor a autonomia, deve-se atentar para seus componentes: vontade, capacidade e informação. A vontade, por ser autônoma e determinar-se em razão da própria essência, deve ser instrumentalizada por informações adequadas. No caso do paciente com doença avançada, as informações devem ser fornecidas pelo profissional de saúde, no caso o médico, sobre a doença, os riscos/benefícios de cada possibilidade terapêutica e o prognóstico.

O processo de tomada de decisão envolve aspectos cognitivos e emocionais, colocando a competência e a capacidade do paciente numa posição fundamental na elaboração das DAV. A vontade de um indivíduo sofre interferência de alterações psicopatológicas como a ocorrência de distorções cognitivas e de percepção da realidade com consequente prejuízo na capacidade de julgamento em pacientes com episódios depressivos, transtornos psicóticos ou síndromes demenciais. Decisões relacionadas ao tratamento médico desejado em situações ameaçadoras à continuidade da vida e geradoras de sofrimento significativo necessitam de uma avaliação pormenorizada e criteriosa da capacidade de julgamento do paciente para elaboração das DAV.

Psiquiatras forenses, especialistas em avaliar a capacidade de autodeterminação de uma pessoa para os atos da vida civil tendem a considerar uma pessoa deprimida como incapaz de tomar decisões referentes ao fim da vida, considerando que o desejo de abreviar a vida ou de não receber um tratamento que a mantenha pode ser decorrente do transtorno de humor. O tratamento adequado do transtorno de humor impacta o julgamento do paciente com relação ao tratamento que deseja receber no fim da vida.

CONCLUSÃO

Os cuidados paliativos constituem uma área da medicina cuja filosofia consiste em oferecer conforto e qualidade de vida ao paciente que enfrenta uma doença ameaçadora da vida por meio de todos os recursos disponíveis, assegurando a autonomia e a dignidade do ser humano durante o processo de adoecimento até o momento de sua morte. Conhecimentos específicos de psicopatologia, psiquiatria clínica, psicofarmacologia e medicina paliativa, quando integrados, promovem uma assistência de excelência aos pacientes, familiares e profissionais de saúde envolvidos no tratamento.

O profissional de saúde que trabalha na área de cuidados paliativos é convidado para a criação de uma filosofia pessoal e profissional mais profunda sobre o viver e o morrer. O surgimento de programas de treinamento em cuidados paliativos e psico-oncologia para médicos psiquiatras reforça a importância da interface entre as especialidades e a necessidade de ampliação dos investimentos para o desenvolvimento da área.

BIBLIOGRAFIA SUGERIDA

1. Appelbaum PS. Ought we to require emotional capacity as part of decisional competence? Kennedy Institute of Ethics Journal. 1998;8(4):377-87.
2. Barros DM. Psiquiatria forense: interfaces jurídicas, éticas e clínicas. São Paulo: Elsevier Medicina Brasil; 2014.
3. Berghmans RLP, Dickenson DL, Meulen RHJ. Mental capacity: in search of alternative perspectives. Health Care Analysis. 2004;12(4):251-63.
4. Berghmans RLP, Widdershoven GAM. Ethical perspectives on decision-making capacity and consent for treatment and research. Medicine and Law. 2013;22(3):391-400.
5. Breitbart WS, Alici Y. Delirium. In: Holland JC, Breitbart WS, Jacobsen PB, Lederberg MS, Loscalzo MJ, McCorkle R. Psycho-oncology. 2. ed. Oxford University Press. 2010;332-9.
6. Breitbart W, Bruera E, Chochinov H, Lynch M. Neuropsychiatric syndromes and psychological symptoms in patients with advanced cancer. J Pain Symptom Manage. 1995;10(2):131-41.
7. Breitbart W, Rosenfeld B, Pessin H, Kaim M, Funesti-Esch J, Galietta M, et al. Depression, hopelessness and desire for hastened death in terminally ill patients with cancer. JAMA. 2000;284:2907-11.
8. Bush SH, Bruera E, Lawlor PG, Kanji S, Davis DH, Agar M, et al. Clinical practice guidelines for Delirium Management: potential application in palliative care. J Pain Symptom Manage. 2014;48(2):249-58.
9. Caruso R, Grassi L, Nanni MG, Riba M. Psychopharmacology in psycho-oncology. Curr Psychiatry Rep. 2013;15:393.
10. Chochinov HM, Wilson KG, Enns M, Lander S. "Are you depressed?" Screening for depression in the terminally ill. Am J Psychiatry. 1997;154:674-76.
11. Connor SR, Pyenson B, Fitch K, Spence C, Iwasaki. Comparing hospice and non-hospice patient survival among patients who die within three-year window. J Pain Symptom Manage. 2007;33:238-46.
12. Conselho Federal de Medicina. Resolução n. 1.931, de 24 de setembro de 2009. Aprova o Código de Ética Médica. Diário Oficial da União, 24 de setembro de 2009; 183(seção I):90-2. Retificações em: Diário Oficial da União, 13 de outubro de 2009; 195 (seção I):173. Disponível em: <www.in.gov.br>.
13. Conselho Federal de Medicina. Resolução n. 1.995, de 9 de agosto de 2012. Diário Oficial da União. 31 de agosto de 2012. Seção I, p. 269-270.
14. Conselho Federal de Medicina. Resolução CFM n. 1973/2011. Diário Oficial da União, de 1 de agosto de 2011. Seção I, p.144-7.

15. Delgado-Guay M, Parsons HA, Li Z, Palmer JL, Bruera E. Symptom distress in advanced cancer patients with anxiety and depression in the palliative care setting. Support Care Cancer. 2009;17:573-9.
16. Dickinson GE, Clark D, Winslow M, Marples R. US physicians' attitudes concerning euthanasia and physician-assisted death: a systematic literature review. Mortality. 2005;10(1):43-52.
17. Hendry M, Pasterfield D, Lewis R, Carter B, Hodgson D, Wilkinson C. Why do we want the right to die? A systematic review of the international literature on the views of patients, carers and the public on assisted dying. Palliat Med. 2013;27:13-26.
18. Ganzini L, Lee MA, Heintz RT, Bloom JD, Fenn DS, et al. The effect of depression treatment on elderly patients' preferences for life-sustaining medical therapy. Am J Psychiatry. 1994;151:1631-6.
19. Ganzini L, Leong GB, Fenn DS, Silva JA, Weinstock R, et al. Evaluation of competence to consent to assisted suicide: views of forensic psychiatrists. Am J Psychiatry. 2000;157:595-600.
20. Gielen J, Van Den Branden S, Broeckaert B. Attitudes of European physicians toward euthanasia and physicianassisted suicide: a review of the recent literature. J Palliat Care. 2008;24(3):173-84.
21. Goodwin L, Lee W, Price A, Rayner L, Monroe B, Sykes N, et al. Predictor of non-remission depression in a palliative care population. Palliat Med. 2012;26(5):683-95.
22. Irwin AS, Ferris FD. The opportunity for psychiatry in palliative care. Can J Psychiatry. 2008; 53(11):713-24.
23. Kolva E, Rosenfeld B, Pessin H, Breitbart W, Brescia R. Anxiety in terminally ill cancer patients. J Pain Symptom Manage. 2011;42(5):691-701.
24. Kugaya A, Akechi T, Nakano T, Okamura H, Shima Y, Uchitomi Y. Successful antidepressant treatment for five terminally ill cancer patients with major depression, suicidal ideation and a desire for death. Support Care Cancer. 1999;7:432-6.
25. Levin TT, Alici Y. Anxiety disorders. In: Holland JC, Breitbart WS, Jacobsen PB, Lederberg MS, Loscalzo MJ, McCorkle R. Psycho-oncology. 2. ed. Oxford University Press. 2010. p.324-31.
26. Li M, Fitzgerald P, Rodin G. Evidence-based treatment of depression in patients with cancer. JCO. 2012;1187-96.
27. Luckett T, Butow PN, King MT, Oguchi M, Heading G, Hackl NA, et al. A review and recommendations for optimal outcome measures of anxiety, depression and general distress in studies evaluating psychosocial interventions for English-speaking adults with heterogeneous cancer diagnoses. Support Care Cancer. 2010;18:1241-62.
28. Lynn J. Living long in fragile health: the new demographics shape end of life care. Hastings Center Report. 2005;35(6):S14-S18.
29. Matsumoto DY. Cuidados paliativos: conceitos, fundamentos e princípios. In: Carvalho RT, Parsons HA. Manual de cuidados paliativos ANCP. 2. ed. Porto Alegre: Sulina; 2012. p.23-30.
30. McCormack R, Clifford M, Conroy M. Attitudes of UK doctors towards euthanasia and physician-assisted suicide: a systematic literature review. Palliat Med. 2011;26(1):23-33.
31. Miller K, Massie MJ. Depression. In: Holland J, Breitbart W, Jacobsen P (eds.). Psycho-oncology. 2. ed. New York: Oxford University Press; 2010.
32. Mitchell AJ, Chan M, Bhatti H, Halton M, Grassi L, Johansen C, et al. Prevalence of depression, anxiety and adjustment disorder in oncological, haematological and palliative care settings: a meta-analysis of 94 interview-based studies. Lancet Oncol. 2001;12:160-74.
33. Morita T, Tusunoda J, Ihoue S, Chihara S. Effects on high dose opioids and sedatives on survival in terminally ill cancer patients. J Pain Symptom Manage. 2007;33:238-46.
34. Stoklosa J, Petterson K, Rosielle D, Arnold RM. Anxiety in palliative care: causes and diagnosis. J Palliat Med. 2011;14(10):1173-4.
35. Temel JS, Greer JA, Muzikansky A, Gallagher ER, Admane S, Jackson VA, et al. Early palliative care for patients with mestastatic non-small-cell lung cancer. N Engl J Med. 2010;363(8):733-42.
36. Traeger L. Evidence-based treatment of anxiety in cancer patients. J Clin Oncol, 2012;30(11):1197.
37. van der Lee ML, van der Bom JG, Swarte NB, Heintz AP, de Graeff A, van den Bout J. Euthanasia and depression: a prospective cohort study among terminally ill cancer patients. J Clin Oncol. 2005;23(27):6607-12.
38. Wilson KG, Chochinov HM, Skirko MG, Allard P, Chary S, Gagnon PR, et al. Depression and anxiety disorders in palliative cancer care. J Pain Symptom Manage. 2007;33(2):118-29.
39. World Health Organization, World Palliative Care Alliance. Global atlas of palliative care in the end of life. January, 2014. Disponível em: <http://www.who.int/nmh/Global_Atlas_of_Palliative_Care.pdf>. Acesso em: 5 abr. 2014.

Pacientes críticos: queimados 41

Márcio Eduardo Bergamini Vieira

INTRODUÇÃO

A pele, como o maior órgão do corpo humano, é a primeira linha de defesa do corpo humano para a resposta imune. Pacientes gravemente queimados não somente perdem essa proteção, mas também perdem grande quantidade de calor, plasma e outros líquidos que, se não forem corrigidos rapidamente, causam hipotermia, choque hipovolêmico e insuficiência renal.

Lesões por queimaduras graves frequentemente resultam em significativa dificuldade para o retorno ao trabalho, o que inclui contraturas das cicatrizes, amputações, fraqueza e algumas alterações psicológicas como preocupações com a imagem corporal, depressão e estresse pós-traumático. Como o impacto do quadro psicossocial é bastante grande nessa população, as unidades de queimados têm constituído um grupo de trabalho que contemple a presença de profissionais da área de saúde mental para suporte ao queimado. Existem dois grandes aspectos a serem avaliados por esses profissionais: um deles é o portador de transtornos mentais que, em decorrência de sua descompensação, acaba se queimando (autoinfligido), e o outro é aquele que, por uma queimadura acidental, se descompensa psiquicamente.

Vários estudos sugerem que a grande incidência de psicopatologia na população de queimados merece uma melhor avaliação psiquiátrica dessa população. Observa-se que essa população requer tratamento psiquiátrico especializado para *delirium*, depressão, transtorno do estresse pós-traumático, abuso de substâncias e outros transtornos, incluindo transtornos do sono, dor crônica, psicose, transtorno do déficit de atenção e hiperatividade, demência e intervenções para minimizar o estigma da desfiguração pela queimadura. Muito do que é o quadro geral do paciente queimado, como distúrbios hidroeletrolíticos e dificuldades respiratórias, acaba limitando o uso de psicotrópicos e analgésicos, piorando a evolução psíquica desses pacientes.

TRANSTORNOS MENTAIS MAIS PREVALENTES

Muitos dos diagnósticos observados em unidades de queimados por interconsultores em psiquiatria já estavam presentes nos pacientes queimados e frequentemente têm íntima relação com o acidente em si. Some-se a isso o aspecto psicológico da queimadura em si e de suas sequelas. Além de tudo isso, um outro aspecto importante de queimaduras é a ativação da cascata inflamatória em nível local e em outros órgãos periféricos, tendo muitos efeitos neuroendócrinos e em sistema nervoso central. Como exemplo disso, as citocinas atuam em hipotálamo mudando a temperatura corpórea basal e induzem sonolência, anorexia, além de outras alterações neuroendócrinas, com repercussão sistêmica.

Depressão

A depressão aparece em 4% dos pacientes queimados na ocasião da alta, chegando até a valores de 10 a 23% após 1 ano do trauma. Não há formas de avaliação específica que tenha sido padronizada para queimados, obedecendo os critérios atuais para diagnóstico, bem como seu tratamento. Especula-se que mesmo alguns sintomas depressivos possam dificultar os cuidados e a aderência ao tratamento no paciente queimado e, assim sendo, recomenda-se que o paciente seja tratado para depressão, mesmo sem um diagnóstico de depressão formalmente estabelecido.

Transtorno do estresse agudo e transtorno do estresse pós-traumático

Muitos pacientes queimados manifestam resiliência e superam quadros como o estresse agudo grave por meio de suas habilidades, assim como por meio de muitos suportes terapêuticos fornecidos pelas equipes de queimados. Entretanto, para uma minoria, esse estresse agudo prediz um futuro transtorno de estresse pós-traumático (TEPT).

O transtorno do estresse agudo (TEA) é caracterizado por sintomas de dissociação, *flashbacks*, esquiva e uma excitação aumentada em até 30 dias da queimadura e, passado esse prazo, de maneira simplista, vira TEPT. Além desses critérios de estresse agudo, alguns estados mentais ainda incluem um limiar reduzido para dor (hiperalgesia), transtornos do sono, angústia patológica e até depressão aguda suicida ou mania. A prevalência de TEA em sobreviventes de queimaduras varia entre 6 e 33%, independentemente do tipo de trauma. O TEPT é ainda mais frequente, com prevalência de 24 a 40% nos primeiros 6 meses pós-lesão. É importante lembrar que o TEA nem sempre levará a um quadro de TEPT, mas que a presença do primeiro é um dos mais fortes preditores do aparecimento do segundo.

O surgimento de ambos os quadros pode dificultar a aderência ao tratamento, piorar a evolução de um eventual *delirium* e até aumentar a necessidade de contenções físicas e/ou químicas. Assim como na depressão, mesmo que o paciente queimado não preencha totalmente os critérios para essas patologias, os sintomas são bastante incapacitantes para esse tipo de paciente e o profissional deve considerar tratá-los.

Aspectos do manejo farmacológico

Como prevenção de quadro de TEA e TEPT, a terapia cognitivo-comportamental (TCC) tem mostrado resultados bastante positivos. A prevenção do TEPT com medicação tem sólida base teórica, e as drogas podem ter efeito preventivo se usadas logo após o aparecimento dos primeiros sintomas de estresse.

Ainda que haja poucos estudos em pacientes queimados, os inibidores seletivos de recaptura de serotonina são os medicamentos de primeira escolha para o tratamento do TEPT em outras populações de trauma. Drogas promissoras incluem propranolol, morfina e alguns antidepressivos, como os inibidores seletivos de recaptura de serotonina e os inibidores de recaptura de serotonina e noradrenalina. Outras medicações como os tricíclicos e alguns anticonvulsivantes como a gabapentina não possuem evidência científica de resultados nessa população, mas seria interessante pensar nesse uso por conta de outros efeitos desse tipo de medicação, como melhora dos quadros de dor e uma certa sedação, corrigindo a insônia que frequentemente acompanha esses casos.

Um dos padrões de resposta nos queimados é a ativação de vias do sistema nervoso central que aumentam a responsividade da amídala em relação ao córtex pré-frontal medial, o que parece ser a base fenotípica para os sintomas do transtorno do estresse pós-traumático.

Delirium

O *delirium* pode ocorrer em 10 a 50% dos pacientes queimados, especialmente entre os mais idosos. Em pacientes queimados, o *delirium* pode estar relacionado à resposta inflamatória sistêmica, sepse e disfunção de múltiplos órgãos, que frequentemente acompanham os traumas por queimaduras. Nesses casos, os pacientes permanecem desestabilizados do ponto de vista médico por um período muito longo e tendem a passar por repetidas cirurgias, talvez mais do que qualquer outra situação médica, pois os desbridamentos e enxertias tendem a ser realizadas várias vezes durante uma semana.

Uma avaliação laboratorial adequada desses casos inclui urina I, dosagem de vitamina B12, hemograma completo, bioquímica (incluindo dosagem de cálcio, magnésio e fósforo), função renal, ácido úrico, função hepática, litemia (ou outras dosagens séricas de droga, se o paciente tiver histórico de uso), TSH, troponina e prolactina (que muda após convulsões). Além disso, eletrocardiograma, radiografia de tórax, oximetria de pulso e sinais vitais são essenciais. Uma investigação mais extensa, como tomografia computadorizada de crânio ou ressonância magnética, eletroencefalografia, coleta de liquor, Doppler de membros inferiores (quando se suspeitar de trombose venosa profunda), gasometria arterial e estudo de perfusão pulmonar (quando se suspeitar de embolia pulmonar) devem ser solicitados caso haja condição clínica suspeita.

Aspectos do manejo farmacológico

Risperidona oral e haloperidol parenteral são os agentes antipsicóticos mais comuns usados em adultos e crianças para a agitação que não pode ser gerenciada com benzodiazepínicos, particularmente durante o desmame do suporte ventilatório, quando os benzodiazepínicos precisam ser reduzidos para ativação respiratória. Os antipsicóticos para esses pacientes são utilizados em baixas dosagens para se evitar efeitos colaterais. Nos queimados, os antipsicóticos são as drogas de escolha para o controle do *delirium* com agitação, a menos que a causa deste seja a abstinência por benzodiazepínicos e/ou álcool, em que os benzodiazepínicos são a droga de escolha. O diagnóstico diferencial de insônia, ansiedade, agitação e *delirium* é fundamental, visto que para os primeiros os benzodiazepínicos são as drogas de escolha. Em queimados adultos, o uso de haloperidol parenteral, começando com 0,5 mg a 2 mg e aumentando de 5 mg a 10 mg a cada 30 minutos até sedação leve, com monitorização, normalmente levam à contenção da agitação no *delirium* em alguns minutos a horas. É importante ressaltar que o haloperidol é aprovado pelo FDA (United States Food and Drug Administration) para uso oral e intramuscular. O uso endovenoso desse medicamento não é aprovado, por conta do risco de prolongamento de intervalo QT.

OBJETIVOS DE TRATAMENTO GERAL EM PACIENTES QUEIMADOS

Entre as alterações que mais incomodam inicialmente o paciente queimado, pode-se destacar a dor e o prurido. A dor, além disso, é um dos fatores limitantes mais importantes para a adequada realização de procedimentos de reabilitação. A dor pode estar relacionada a procedimentos médicos ou não. Quanto à relacionada aos procedimentos, o uso de opioides são a base do tratamento. Entretanto, alguns agentes anestésicos de curta duração, como óxido nitroso, quetamina e propofol, podem ser usados, inclusive em manobras para se evitar a contratura de cicatrizes, que limitam bastante a flexibilidade do paciente. Para as dores não relacionadas a procedimentos (repouso), o uso de analgésicos de longa duração acaba sendo uma boa opção.

No contexto da dor, a ansiedade pré-procedimentos age de maneira bastante significativa, potencializando a primeira. Para isso, alguns sugerem a adição de medicações ansiolíticas juntamente com os opioides para reduzir a dor relacionada a procedimentos. Pacientes queimados ficam muito ansiosos em relação à dor. Ainda que o ideal seja neutralizar toda e qualquer forma de dor, o gerenciamento desta é satisfa-

tório quando o paciente autoavalia a dor em escala de 0 a 10 (0 para ausência de dor e 10 para dor máxima, lembrando que em crianças pequenas a avaliação pode ser feita por profissionais de enfermagem ou pela avaliação dos pais), entre 3 e 5 ou menos ao repouso, ou de 5 a 7 ou menos durante procedimentos que envolvam manipulação das áreas afetadas. O uso de morfina para a dor e do midazolam para a ansiedade relacionada a ela deve ser sempre acompanhado de suporte ventilatório, uma vez que depressão respiratória é muito frequente no uso dessas medicações.

Outra preocupação bastante importante em pacientes em unidades de queimados é a polifarmácia. Muitas das medicações de uso psiquiátrico têm importante interação medicamentosa e esses pacientes são medicados com várias outras medicações para a sua completa estabilização.

Após a estabilização inicial do paciente, os cuidados deste passam da equipe de queimados agudos para a de cirurgia plástica e reconstrução. Os cirurgiões plásticos desenvolvem habilidades psicológicas na avaliação de pacientes queimados e podem precisar da interconsulta psiquiátrica para facilitar esse processo. Intervenções focais usando TCC breve podem diminuir o estigma da desfiguração.

Uma das atuações da interconsulta em unidades de queimados é a de facilitar o retorno do paciente às atividades de trabalho. A meta de um programa de reabilitação para pessoas que estavam empregadas antes das lesões por queimaduras é o retorno ao mesmo tipo de trabalho que executavam previamente.

CONSIDERAÇÕES FINAIS

Alguns movimentos são importantes na hora de avaliar e tratar pacientes com queimaduras. O primeiro de todos é lembrar que todos os pacientes internados devem ser pesquisados para sintomas de transtorno do estresse agudo e depressão nas primeiras 48 horas de estabilidade (isto é, descartando-se a presença de um eventual *delirium*) e ao menos uma vez antes da alta, repetindo-se essa avaliação na primeira visita ambulatorial pós-alta.

BIBLIOGRAFIA SUGERIDA

1. Al-Mousawi AM, Mecott-Rivera GA, Herndon DN. Burn teams and burn centers: the importance of a comprehensive team approach to burn care. Clin Plastic Surg. 2009;36:547-54.
2. Ballantyne J. The Massachusetts General Hospital handbook of pain management, 2. ed. Philadelphia: Lippincott Williams & Wilkins; 2002.
3. Blank K, Perry S. Relationship of psychological processes during delirium outcome. Am J Psychiatry. 1984;141:843-7.
4. Bryant RA, Moulds ML, Nixon RV. Cognitive behavior therapy of acute stress disorder: a four year follow-up. Behav Res Ther. 2003;41:489-94.
5. Carrougher GJ, Ptacek JT, Honari S, Schmidt AE, Tininenko JR, Gibran NS, et al. Self-reports of anxiety in burn-injuried hospitalized adults during routine wound care. J Burn Care Res. 2006;27:676-81.
6. Caplam JP, Cassem NH, Murray GB, Park JM, Stern TA. Delirious patients. In: Stern TA, Fricchione GL, Cassem NH, Jellinek M, Rosenbaum JF, eds. Massachusetts General Hospital Handbook of general hospital psychiatry, 6. ed. Philadelphia: Saunders/Elsevier; 2010. p. 93-104.
7. Chipp E, Walton J, Gorman DF, Naiem SM. A 1 year study of burn injuries in a British Emergency Department. Burns. 2008;34:516-20.
8. Connor KM, Sutherland SM, Tupler LA, Malik ML, Davidson JR, et al. Fluoxetine in posttraumatic stress disorder: randomized, double-blind study. Br J Psychiatry. 1999;175:17-22.
9. Davidson J, Pearlstein T, Londborg P, Brady KT, Rothbaum B, Bell J, et al. Efficacy of sertraline in preventing relapse of posttraumatic stress disorder: result of a 28-week double-blind placebo-controlled study. Am J Psychiatry. 2001;158:1974-81.
10. Faucher L, Furukawa K. Practice guidelines for the management of pain. J Burn Care Res. 2006;27:659-68.
11. Gibran NS, Wiechman S, Meyer W, Edelman L, Fauerbach J, Gibbons L, et al. American Burn Association consensus statements. J Burn Care Res. 2013;34(4):361-85.
12. Kok LP, Lee ST. Psychiatric disorders associated with burns. Annals Academy of Medicine.1992;21:672-6.
13. Mashreky SR, Rahman A, Chowdhury SM, Giashuddin S, Svanström L, Khan TF, et al. Burn injury: economic and social impact on a family. Public Health. 2008;122:1418-24.
14. Meyer W, Marvin J, Patternson D, Thomas C, Blakeney P. Management of pain and other discomforts in burn patients. In: Herndon D, ed. Total burn care. Philadelphia: WB Saunders; 2002.
15. Mulholland R, Green L, Longstaff C, Horner B, Ross E, Myers S, et al. Deliberate self-harm by burning: a retrospective case controlled study. J Burn Care Res. 2008;29:644-9.
16. Musselman DI, Hawthorne CN, Stoudemire A. Screening for delirium: a means to improve outcome in hospitalized elderly patients. Rev Clin Gerontol. 1997;7(3):235-56.
17. Partridge J, Robinson E. Psychological and social aspects of burns. Burns. 1995;21(6):453-7.
18. Perry S, Disede J, Musngi G, Frances A, Jacobs L. Predictors of post-traumatic stress disorder after burn injury. Am J Psychiatry. 1992;149:931-5.
19. Shin LM, Whalen PJ, Pitman RK, Bush G, Macklin ML, Lasko NB, et al. An MRI study of anterior cingulated function in posttraumatic stress disorder. Biol Psychiatry. 2001;50:932-42.
20. Wallace KL, Pegg SP. Self-inflicted burn injuries: an 11-year retrospective study. J Burn Care Rehabil. 1999;20:191-4.

42 Pacientes críticos: unidade de terapia intensiva

Thiago José Buer Reginato

INTRODUÇÃO

Diversos são os motivos pelos quais o psiquiatra pode fazer parte do cotidiano de uma unidade de terapia intensiva (UTI). Muitos pacientes ali internados podem apresentar uma gama de sintomas, os quais podem compor diversas síndromes psiquiátricas, sendo as mais frequentes nesse ambiente: quadros de ajustamentos (TA), episódios depressivos, quadros de abstinência de substâncias e *delirium*. Assim, o psiquiatra acaba assumindo um papel frequente e muitas vezes relevante como interconsultor nessas situações.

POSSÍVEIS MECANISMOS ASSOCIADOS

O estresse da internação em uma UTI, o tempo prolongado de permanência e o uso de medicações sedativas podem potencializar o aparecimento de quadros psiquiátricos. Além disso, muitos pacientes podem ter o agravamento de quadros psiquiátricos anteriores à internação, seja pelos motivos colocados, seja porque eventualmente deixem de usar alguma substância da qual seja dependente.

O ambiente estressor da UTI muitas vezes também acaba gerando demandas na própria equipe de trabalho, o que mais uma vez pode motivar o auxílio de um psiquiatra.

Vale dizer que muitos dos sintomas possivelmente psiquiátricos apresentados por um paciente em uma UTI podem ser confundidos com sintomas associados eventualmente à doença de base (p. ex., agitação por uma psicose lúpica), à internação de longa permanência, ou a interações ou efeitos colaterais de medicamentos. Desse modo, o atendimento de um paciente nessas condições precisa ser bastante minucioso e atento a todas as variáveis citadas, a fim de determinar se há um diagnóstico plausível psiquiátrico ou se trata-se de uma entidade que mimetiza um quadro psiquiátrico, por exemplo, uma reação normal e compreensível não patológica ou um efeito colateral oriundo de interações medicamentosas prescritas na internação.

EPIDEMIOLOGIA

Os dados epidemiológicos dos transtornos psiquiátricos em UTI variam um pouco, a depender da casuística, mas em geral

Capítulo 42 – Pacientes críticos: unidade de terapia intensiva **343**

mostram que os transtornos psiquiátricos são bastante prevalentes nesse local: *delirium*: 7,3%; depressão: 13,7%; ansiedade: 24%; abuso de álcool: 37,9%.

ASPECTOS CLÍNICOS ESPECÍFICOS

Transtorno de ajustamento

Os transtornos de ajustamento são aqueles caracterizados por sintomas ansiosos e/ou depressivos de instalação relativamente aguda após evento estressor de grande impacto para o paciente, como a descoberta de uma doença grave ou de um prognóstico ruim, o que pode ser muito frequente em uma UTI. Assim, o paciente pode evoluir com tristeza, desesperança, falta de prazer, crises de choro, nervosismo, ansiedade, preocupação, desespero, insônia, dificuldade de concentração, sensação de estar oprimido e pensamentos suicidas, sinais emocionais do transtorno. Vale dizer que muitos dos sintomas ansiosos que o paciente apresenta em uma UTI não são classificados, de acordo com *Manual Diagnóstico e Estatístico de Transtornos Mentais – 5ª edição* (DSM-5), como transtornos de ansiedade por definição porque estes necessitam de mais tempo de manifestação de sintomas para o diagnóstico. Por exemplo, são necessários 6 meses de sintomas ansiosos para que se possa classificar um transtorno de ansiedade generalizada.

Depressão

Os episódios depressivos também são frequentes em ambiente de UTI. Os pacientes podem evoluir com humor depressivo, alterações de apetite e sono, anedonia, sentimentos de desesperança, ideação suicida ou pensamentos de morte. Geralmente, os episódios depressivos podem estar relacionados com a longevidade da internação, com o quadro clínico de base (aumento da incidência pós-acidente vascular cerebral ou infato agudo do miocárdio), com o uso de determinadas medicações (p. ex., corticoides e betabloqueadores).

Síndrome de abstinência de substâncias

Os quadros de abstinência de substâncias também podem aparecer em uma UTI. As principais substâncias envolvidas são: álcool, tabaco, cocaína e medicações como os benzodiazepínicos. Em geral, os pacientes acabam cessando abruptamente o uso por conta da internação, o que promove uma gama de sintomas, como agitação, agressividade, desorientação no tempo e no espaço, sudorese, irritabilidade, fissura, labilidade emocional, alucinações e delírios. Cabe ao psiquiatra eventualmente ajudar a equipe da UTI a colher informações verossímeis sobre o padrão de uso, como frequência, quantidade e prejuízos associados ao uso. O tempo de remissão do quadro pode variar de acordo com a droga utilizada, o padrão de uso e uma variabilidade individual própria a cada um dos pacientes.

Delirium

O *delirium* é uma síndrome de repercussão psíquica significativa com caráter reversível atribuível a uma condição médica orgânica. Assim, o quadro evolui de forma aguda e flutuante com alteração da memória recente – principalmente desorientação no tempo e no espaço –, alteração do ritmo circadiano, hipo ou hiperatividade, alucinações auditivas e/ou visuais e delírios. O paciente deve ser investigado clinicamente em busca da causa orgânica de base para se instituir o tratamento adequado. Nesses casos, o psiquiatra interconsultor ganha o papel de colaborar com o manejo clínico do *delirium*, sugerindo medidas farmacológicas e não farmacológicas.

INTERVENÇÕES FARMACOLÓGICAS

Transtornos de ajustamento

O papel do psiquiatra como interconsultor nos casos de transtornos de ajustamento deve envolver a orientação da equipe da UTI sobre a necessidade de intervenção precoce e a observação da evolução do quadro. Além disso, do ponto de vista farmacológico, o uso de sintomáticos como antipsicóticos típicos e atípicos (geralmente em doses baixas), benzodiazepínicos a depender da expressão clínica dos sintomas (insônia, agitação, angústia) e inclusive antidepressivos (inibidores seletivos de recaptação da serotonina são os mais validados) pode ser recomendado.

Depressão

O tratamento medicamentoso com antidepressivo muitas vezes deve ser sugerido pelo psiquiatra interconsultor. Nesse caso, muitos fatores devem ser considerados para a escolha da medicação: idade do paciente, a interação entre as medicações prescritas, a gama de sintomatologia apresentada pelo paciente (p. ex., antidepressivos mais sedativos para pacientes insones). Via de regra, o uso de inibidores seletivos da recaptação de serotonina e dos antidepressivos duais é o mais validado em estudos em função da menor interação medicamentosa, da melhor tolerância e do menor índice de efeitos colaterais. O uso de sintomáticos como benzodiazepínicos pode ser necessário para melhor resposta e adesão do paciente ao tratamento.

Síndrome de abstinência de substâncias

Em relação ao tratamento, a proposta deve ser ajudar no manejo comportamental relacionado à abstinência, introduzindo-se medicações que minimizem os sintomas, como os benzodiazepínicos. Deve-se considerar a função hepática do paciente, assim como a meia-vida da medicação, para sua escolha. Além disso, o uso deve ser reduzido à medida que os sintomas vão se abrandando.

Delirium

O tratamento medicamentoso do *delirium* requer uso de antipsicóticos típicos ou atípicos com o intuito de manejar o comportamento do paciente. O haloperidol é o mais utilizado, contudo pode-se considerar olanzapina, risperidona ou quetiapina, caso haja risco de sintomas extrapiramidais. Deve-se lembrar que o uso de benzodiazepínicos é proscrito no *delirium* pelo risco de efeitos paradoxais.

INTERVENÇÕES NÃO FARMACOLÓGICAS

Transtornos de ajustamento

É primordial sugerir à equipe assistente da UTI a solicitação de acompanhamento psicoterapêutico pelo serviço de psicologia hospitalar, visando permitir ao paciente uma possibilidade de acolhimento e elaboração de suas perspectivas diante dos eventos estressores.

Depressão

O suporte pela psicologia hospitalar com atendimentos frequentes pode ser necessário para potencializar a resposta do paciente ao tratamento da depressão.

Delirium

As medidas não farmacológicas no *delirium* compreendem uma série de medidas relativamente simples, como manutenção das próteses dos pacientes, disponibilização de calendários e relógios, presença de janelas, equipes ou familiares disponíveis para contatar frequentemente o paciente.

PONTOS A SEREM AVALIADOS

Existe um papel pouco discutido, mas bastante comum no dia a dia da UTI, que coloca o psiquiatra na função de aconselhar a equipe da UTI quanto às próprias demandas. Levando-se em consideração que o cotidiano desse ambiente envolve uma série de decisões e situações delicadas, algumas a serem tomadas rapidamente, comumente revestidas de muito estresse e familiares angustiados, membros da equipe multidisciplinar podem requerer algum tipo de orientação na esfera pessoal ou profissional, auxílio para lidar com seus próprios limites, entre outros. Nesses casos, o psiquiatra pode inclusive propor grupos de apoio para os profissionais conduzidos por ele mesmo ou pela psicologia hospitalar, a fim de levantar e discutir pontos mais nevrálgicos acerca do trabalho e possibilitar formas de lidar com eles.

Assim, pode-se notar que, embora uma UTI não seja o principal local de atuação de um psiquiatra, seu papel como interconsultor pode ser de grande valia tanto para ajudar o corpo clínico no manejo dos transtornos mentais mais prevalentes, quanto no suporte das questões mais relevantes da própria equipe da UTI.

BIBLIOGRAFIA SUGERIDA

1. Botega NJ. Prática psiquiátrica no hospital geral: interconsulta e emergência. 3.ed. Porto Alegre: Artmed; 2012.
2. Forlenza OV, Miguel EC. Compêndio de clínica psiquiátrica. Barueri: Manole; 2012.
3. Geringer ES, Stern TA. Psychiatric issues in intensive care: recognition and treatment of depression in ICU patient. In: Rippe JM, Irwin RS. Intensive care medicine. Boston: Little, Brown & Co.; 1991. p. 1887-902.
4. Gonzales JJ, Stern TA. Recognition and management of staff stress in the ICU. In: Rippe JM, Irwin RS. Intensive care medicine. Boston: Little, Brown & Co.; 1991. p. 1916-23.
5. Miguel EC, Gentil V, Gattaz WF. Clínica psiquiátrica. Barueri: Manole; 2011.
6. Rincon HG, Granados M, Unutzer J, Gomez M, Duran R, et al. Prevalence, detection and treatment of anxiety, depression, and delirium in the adult critical care unit. Psychosomatics. 2001;42(5):391-6.
7. Sadock, BJ, Sadock VA, Ruiz P. Kaplan and Sadock's synopsis of psychiatry: behavioral sciences/clinical psychiatry. 11.ed. Philadelphia: Wolters Kluwer; 2014.
8. Wool C, Geringer ES, Stern TA. Psychiatric issues in intensive care: the management of behavioral problems in the ICU. In: Rippe JM, Irwin RS. Intensive care medicine. Boston: Little, Brown & Co.; 1991. p. 1906-16.

43 Paciente com transplante de órgãos

Renério Fráguas Júnior
Nayara Karoline Correa Pereira

INTRODUÇÃO

Para muitos pacientes, o transplante é a única perspectiva de uma vida mais longa e com qualidade. Entretanto, a pouca disponibilidade de um órgão de doador cadáver para ser transplantado acarreta uma longa espera para o transplante e, consequentemente, elevados níveis de estresse em pacientes e familiares. A modalidade de transplante intervivos mostra-se atrativa por reduzir esse tempo de espera, mas é uma opção delicada que pode potencializar a tensão entre os familiares. Somado aos sintomas da falência do órgão e de medicamentos, e os riscos da intervenção cirúrgica, o paciente que aguarda o transplante está vulnerável a vários sintomas psiquiátricos.

MANIFESTAÇÕES PSIQUIÁTRICAS NO PRÉ-TRANSPLANTE

Ansiedade

Vários fatores geram ansiedade no pré-transplante, incluindo a condição física e a evolução do estado clínico, a avaliação para indicar o transplante e se este realmente irá ocorrer. Essa associação pode configurar uma reação de ajustamento, ou o sintoma ansioso ser decorrente de alterações fisiológicas causadas por efeitos secundários da medicação, ou de outras condições médicas (p. ex., desequilíbrio eletrolítico). Contudo, sintomas como dispneia, náuseas e vômitos podem também ocorrer por conta da doença somática e não constituir um sintoma ansioso.

Depressão

Poucos estudos investigam a depressão no pré-transplante. De modo geral, no entanto, descreve-se que a prevalência seja maior do que após o transplante. Cabe lembrar que a depressão no contexto médico como um todo é subdiagnosticada, em parte em razão de os sintomas depressivos serem considerados decorrentes de uma outra condição médica, incluindo indisposição, falta de energia e cansaço e o próprio julgamento do paciente, que não se reconhece depressivo.

Instrumentos que podem ser utilizados para detectar a depressão incluem a escala de Zung para depressão, a escala Hospitalar para Ansiedade e Depressão (HAD), o Inventário de Beck para Depressão – II (BDI-II) e o Questionário de Saúde do Paciente-9 (PHQ-9).

Fatores psicológicos que podem contribuir para o surgimento da depressão incluem o medo da rejeição e perda, o doador vivo, as relações familiares precárias, o medo do fracasso do transplante (p. ex., retornar à diálise), viver sozinho, a ausência de rendimentos financeiros regulares, não expressar o desejo de realizar o transplante.

Comprometimento cognitivo

O paciente pode apresentar um transtorno cognitivo prévio ao transplante, que poderá comprometer o pós-transplante. A própria falência do órgão pode comprometer a cognição (vide encefalopatia hepática, descrita a seguir).

Fatores psiquiátricos que interferem no prognóstico

Vários fatores psicossociais identificáveis no pré-transplante podem contribuir para o prognóstico do transplante (Quadro 1). Alguns defendem a contraindicação de transplante para pacientes com transtornos mentais graves no pré-operatório (Quadro 2). Contudo, vários centros relatam transplantes bem-sucedidos em pacientes com diagnóstico de esquizofrenia, depressão maior, transtorno de personalidade, abuso de substância e retardo mental moderado. Uma eventual contraindicação deve ser avaliada por toda a equipe à luz dos demais fatores determinantes do prognóstico cirúrgico e prognóstico clínico. A adesão aos medicamentos e procedimentos necessários após

o transplante é essencial para assegurar a boa qualidade de vida, saúde e sobrevida. A história de adesão prévia pode oferecer uma previsão (não necessariamente) da adesão pós-transplante. Um acompanhamento psicológico e psiquiátrico prévio deve ser considerado para casos com transtornos mentais ou mesmo casos duvidosos, visando não apenas tratar o transtorno mental, mas também viabilizar que o paciente desenvolva recursos para melhorar a adesão ao tratamento e consequente prognóstico cirúrgico.

Pelo menos duas escalas têm sido utilizadas para avaliar a adequação ao transplante: a Avaliação Psicossocial de Candidatos a Transplante (*Psychosocial Assessment of Candidates for Transplantations*) e a Escala para Avaliar Transplante (*Transplant Evaluaton Rating Scale*).

Quadro 1 Fatores psiquiátricos que contribuem para o prognóstico do transplante

Transtorno psiquiátrico
Estilo de vida
Suporte social
Compreensão do transplante
Adesão ao tratamento

Quadro 2 Fatores psiquiátricos considerados contraindicação para o transplante

Dependência/uso abusivo de drogas
Sintomas psicóticos que limitam a capacidade de assinar o termo de consentimento livre e esclarecido
Sintomas psicóticos que prejudiquem a adesão aos procedimentos e tratamentos
Ideação suicida em atividade
Transtorno factício com sintomas físicos
Não adesão sistemática e relevante a tratamentos médicos
Não colaboração em realizar o tratamento psiquiátrico
Mania em atividade

MANIFESTAÇÕES PSIQUIÁTRICAS NO PÓS-TRANSPLANTE

No pós-transplante, o paciente pode desenvolver quadros depressivos, ansiosos e mesmo *delirium*.

Fatores psicológicos, sociais e biológicos (p. ex., imunossupressores [Quadro 3] e doenças oportunistas) podem contribuir para o surgimento de um quadro psiquiátrico.

Depressão

Vários pacientes apresentam sintomas depressivos na primeira semana após o transplante. Com frequência esse quadro está associado a frustração das expectativas, falta de independência e dificuldade em aceitar mudanças corporais. Esse estado pode remitir espontaneamente, configurando uma reação de adaptação com humor depressivo. Fatores estressantes do pós-operatório, como piora do estado clínico, rejeição do enxerto e a morte de outro paciente transplantado podem contribuir para a continuidade do estado depressivo. Fatores clínicos que podem contribuir para a depressão incluem: episódio de rejeição, uso de medicamentos que podem causar depressão, comorbidades como hiperparatireoidismo e fracasso do transplante.

Alguns sintomas, como baixa energia vital, anorexia, insônia, entre outros, podem decorrer das condições médicas ou de uma depressão. Sintomas que indicam tratar-se de um quadro depressivo incluem anedonia, culpa, desesperança e ideação suicida.

Atenção deve ser dada a pacientes com depressão, mas que por terem recebido o transplante julgam ter o dever de sentirem-se gratos e satisfeitos. Desse modo, minimizam ou negam os sintomas depressivos, dificultando o diagnóstico.

A fadiga é frequente, compromete a qualidade de vida e pode permanecer ao longo de 1 a 2 anos após o transplante.

Quadro 3 Imunossupressores: mecanismos de ação e manifestações neuropsiquiátricas

Ciclosporina
- Inibição da calcineurina, produzindo inibição da transcrição da interleucina 2
- Tremor, inquietude, cefaleia, convulsões, *delirium* e psicose, anorexia, prurido, vômito, cefaleia. Muito raramente mielinólise, abscesso cerebral e leucoencefalopatia

Tacrolimo
- Inibição da calcineurina, produzindo inibição da transcrição da interleucina 2
- Manifestações similares à ciclosporina, mas menos frequentes. As manifestações são dose-dependente e o uso intravenoso aumenta o risco

Glicocorticosteroides
- Inibição não seletiva da apresentação de antígenos, da produção de citocinas e da proliferação de linfócitos
- Principalmente em altas doses podem causar *delirium*, comprometimento cognitivo, euforia, psicose e alucinações, depressão, insônia e alterações do humor

Azatioprina
- Inibição não seletiva da síntese das purinas
- Anorexia e cefaleia

Micofenolato de mofetila
- Inibição da enzima inosina monofosfato desidrogenase, produzindo inibição da síntese *de novo* das purinas
- Melhor perfil de efeitos colaterais do que a azatioprina, mas 3 a 20% têm quadros neuropsiquiátricos incluindo ansiedade, depressão, parestesia, sonolência, neuropatia, psicose, *delirium* e convulsão. É comumente associado ao tacrolimo ou ciclosporina, o que dificulta a avaliação

Sirolimo (rapamicina e everolimo)
- Bloqueio da quinase mTOR e inibição da transdução do sinal de fatores de crescimento
- Efeito positivo sobre o sistema nervoso central, podendo melhorar a cognição e o humor

Depressão no pós-operatório e prognóstico

A depressão no pós-operatório compromete o prognóstico. A apatia, a fadiga e o comprometimento da memória prejudicam o autocuidado e a adesão ao tratamento, incluindo medicação, exercícios e consultas clínicas.

A depressão pode levar a um maior consumo de opioides por diminuir o limiar da dor. Pela insegurança de ficar com uma dose menor do que a necessária, o paciente pode se queixar mais da dor. Pode, ainda, visar ao efeito sobre o humor do opioide e não especificamente ao efeito sobre a dor.

A depressão compromete a qualidade de vida tanto em relação a aspectos mentais como físicos.

Ansiedade

Contribuem para a ansiedade no pós-transplante o funcionamento do enxerto, viver com o órgão de outra pessoa, a possibilidade de rejeição, as complicações médicas, o receio de se afastar da equipe médica após a alta hospitalar, a insegurança em conseguir acompanhar as orientações em casa, o desejo e a incerteza para retornar à vida em família, trabalho e sociedade e a possibilidade de morte. A ansiedade pode também decorrer do efeito no sistema nervoso central de medicações e condições médicas, privação de sono, complicações pós-cirúrgicas, episódios de rejeição do enxerto e efeitos secundários de medicamentos.

Transtornos psicóticos

Transtornos psicóticos ocorrem geralmente na unidade de terapia intensiva, em função de fatores como estimulação ambiental excessiva, falta de referencial dia/noite evidente, perda de controle, dependência de desconhecidos, gravidade da doença, transtorno mental prévio e descontinuação de medicamento antipsicótico/estabilizador de humor. O paciente pode apresentar agitação, delírio paranoide e alucinações visuais ou auditivas.

Transtornos cognitivos

O comprometimento cognitivo pode variar de sintomas subclínicos até o *delirium*. Fatores que contribuem para o comprometimento cognitivo incluem o comprometimento do órgão em falência, alterações eletrolíticas, infecções, doenças comórbidas, traumatismo craniano e quadros neurológios prévios (acidente vascular cerebral) e medicamentos.

TRANSPLANTE HEPÁTICO

O transplante hepático é indicado para hepatopatias graves, crônicas e terminais. A insuficiência hepática acarreta expressivo comprometimento do sistema nervoso central por conta da desnutrição, risco de sangramento de varizes esofágicas ou recorrentes episódios de encefalopatia.

Aspectos psicossociais associados ao transplante hepático

Pré-transplante

Alterações mentais podem decorrer de estressores psicossociais durante o período de falência do órgão, bem como ser secundárias a substâncias não metabolizadas adequadamente. A depressão tem sido relatada em 33%, variando entre 4,5 e 64%. É mais frequente em mulheres, pacientes com hepatite C, pacientes com transtornos associados ao álcool e doentes com carcinoma hepatocelular.

Em torno de 31 a 37% dos pacientes apresentam ansiedade clinicamente significativa no pré-transplante, podendo variar de 7% (grave) a 55% (mínima). Em pacientes com cirrose autoimune, ansiedade grave foi descrita em 27%.

A encefalopatia hepática

É caracterizada por flutuações do nível de consciência, alterações da senso-percepção, desorganização do pensamento, desorientação, labilidade afetiva e *Asterix*. Resulta da função hepática terminal, acarretando acúmulo de medicamentos e substâncias que comprometem a cognição. Miotto et al., com casuística brasileira, mostrou que pacientes no pré-transplante com MELD ≥ 15 (*Model for End-stage Liver Disease*), índice que sintetiza a gravidade dos valores de bilirrubina, creatinina e atividade de protrombina, apresentaram pior desempenho cognitivo em relação ao QI estimado, memória episódica de evocação tardia e de reconhecimento visuoespacial, além de memória de curto prazo, quando comparados com aqueles com MELD < 15.

Vale lembrar que sintomas de ansiedade e depressão podem decorrer da encefalopatia, cujo tratamento permite a melhora desses sintomas.

Pós-transplante

O transplante hepático melhora a qualidade de vida, viabilizando a retomada das atividades diárias, profissionais e mesmo do *status* social. A aceitação psicológica do órgão é uma das maiores dificuldades encontradas pelo paciente e pelos familiares.

Depressão e ansiedade

A prevalência de depressão no período pós-transplante tende a ser menor em relação ao pré-transplante, mas pode variar de 2,9 a 85%, sendo a média de 29,6%.

A ansiedade com significado clínico no pós-transplante tem sido descrita entre 10 e 65% dos pacientes.

Transtornos psicóticos

A prevalência de transtornos psicóticos no período pós-transplante hepático é de 3,2 a 15%, com média de 7,5%. Geralmente são exacerbação de transtornos psicóticos prévios causados pela parada de estabilizadores de humor e/ou estresse do transplante.

TRANSPLANTE RENAL

O transplante renal é indicado para a insuficiência renal crônica terminal, estando o paciente em hemodiálise ou em fase pré-dialítica. Aspectos difíceis de serem considerados incluem o valor a se dar para a disposição do paciente em realizar o transplante, em aceitar um rim de doador mais idoso, ou mesmo um paciente sensibilizado com altos níveis de anticorpos pré-formados.

Aspectos psicossociais associados ao transplante renal

Pré-transplante

Depressão

A prevalência da depressão em pacientes em lista de espera tende a diminuir com o transplante, conforme exemplificado por um estudo que encontrou prevalência, respectivamente, de 33 e 22%.

A insuficiência renal tende a se associar a pior desempenho na memória verbal e habilidades de funcionamento executivo do que controles saudáveis.

Pós-transplante

Sintomas depressivos têm sido detectados em 22 a 39%, e depressão clínica em torno de 10 a 22% dos pacientes com transplante renal. De acordo com dados de 47.899 pacientes transplantados no sistema do *Medicare* dos Estados Unidos, a incidência cumulativa de depressão clinicamente diagnosticada após o transplante foi 5, 7 e 9%, respectivamente, 1, 2 e 3 anos após o transplante; prevalência que tende a ser menor que em outras doenças crônicas, como talassemia ou hemofilia. Um estudo de coorte retrospectivo encontrou depressão em 41,4% dos pacientes transplantados renais, definida como pontuação maior ou igual a 50 na escala de Zung para depressão. Entretanto, pacientes com transplante apresentaram elevada taxa de comportamentos suicidas, e pensamentos recorrentes de morte e ideias de suicídio foram descritos em 40% dos casos.

Não se tem evidência de uma maior incidência de psicose em pacientes em diálise e pós-transplante. Com o transplante renal tende a ocorrer uma melhora no desempenho cognitivo, em particular a memória e a capacidade de inibição de resposta.

Fatores associados ao *delirium* no transplante renal incluem uremia, distúrbios hidroeletrolíticos, medicações, disfunções endócrinas, anemia, infecções e alterações cardiovasculares, entre outras.

TRANSPLANTE CARDÍACO

O transplante cardíaco é indicado para pacientes com insuficiência cardíaca grave, sintomática em repouso e não responsiva à terapêutica conservadora. Pode decorrer de doenças coronarianas, miocardiopatias e malformações congênitas.

Aspectos psicossociais associados ao transplante cardíaco

Pré-transplante

A natureza simbólica do coração como o lugar das emoções, da vitalidade, dos sentimentos, da alma e da vida afetiva traz aspectos particulares para o transplantado cardíaco. Descreve-se fantasias sobre perder a própria essência e seus sentimentos, a sua capacidade de amar ou adquirir características do doador. A prevalência de depressão maior no pré-transplante varia de 23 a 29%.

Pós-transplante

Existe uma tendência para melhora da sintomatologia depressiva e ansiosa após o transplante. Para alguns, os sintomas depressivos e ansiosos são leves e representam uma elaboração da perda do coração, aquisição de um novo coração e adaptação ao novo estilo de vida.

Depressão

Maiores taxas de sintomatologia depressiva têm sido descritas nas primeiras 3 semanas após o transplante. Depressão maior tem sido descrita em torno de 15 a 17% no primeiro ano após o transplante bem-sucedido e em 25,5% em 3 anos após o transplante. A prevalência de sintomas depressivos em pacientes que sobreviveram mais de 10 anos ao transplante tem sido descrita em torno de 22 a 32% dos pacientes.

Os fatores que têm sido associados à depressão pós-transplante cardíaco são: internações de longa duração, maior número de convocações para o transplante que não se concretizam, baixos níveis de ciclosporina e uso de dose elevada de corticoide.

Ansiedade

Os sintomas ansiosos são frequentes nas doenças cardíacas, e mantêm uma estreita relação com a condição clínica. Sintomas da doença cardíaca como angina, arritmia e insuficiência cardíaca aguda fazem com que o paciente sinta medo de sofrer um ataque cardíaco, de ficar inválido ou morrer subitamente, mantendo um estado permanente de ansiedade.

Ansiedade significativa foi descrita em até 52% dos pacientes no período do pré--transplante cardíaco. A ansiedade tende a diminuir com o transplante, mas pode aumentar em até 40% dos casos. O pós-transplante é um período complexo e descreve--se que, mesmo entre aqueles que referem uma diminuição da ansiedade, essa pode ser secundária a uma negação da condição de transplantado.

Maior risco de ocorrência de transtornos de ansiedade no período do pós-transplante foi associado a pacientes idosos, com internações de longa duração, doenças coexistentes, convocações para transplante que não se concretizaram. Complicações clínicas no pós-operatório, drogas imunossupressoras e medo de voltar para casa, medo da rejeição do enxerto, infecção e medo da própria morte são fatores associados a sintomas ansiosos no pós-transplante. A ansiedade excessiva pode comprometer a adesão ao tratamento.

Transtornos cognitivos

Pacientes com insuficiência cardíaca podem apresentar comprometimento da função cognitiva, em parte, em decorrência de um prejuízo da perfusão cerebral decorrente da doença cardíaca terminal. O transplante e consequente melhor perfusão tende a reverter o comprometimento cognitivo. O pior desempenho cognitivo foi associado ao uso de medicamentos, maior idade, maior tempo de circulação e menor pressão de perfusão, além de altos escores de depressão.

Delirium

Estudos avaliando *delirium* pós-transplante cardíaco têm mostrado incidência de 18 a 34,3%. A prevalência tende a ser mais elevada em estudos prospectivos e na presença de fatores de risco (ambientais, metabólicos, cirúrgicos – isquemia cerebral intraoperatória –, fenômenos embólicos, hemorrágicos e farmacológicos). A gravidade do quadro varia de estados transitórios que podem ter remissão sem tratamento a estados graves que podem colocar a vida em risco se não tratados com urgência. Sintomas psicóticos são mais comuns nas primeiras horas e dias após o transplante. Em geral, o quadro é transitório e a resposta a antipsicóticos é boa.

TRATAMENTO

O tratamento implica uma atitude proativa de detectar dificuldades psicológicas e sintomas psiquiátricos no pré e no pós--transplante.

Pré-transplante

Intervenção psicológica

É consenso na literatura que o transplante gera sentimentos angustiantes e ambivalentes, sugerindo a necessidade de intervenções psicológicas em paciente, familiares e equipe. A intervenção do psicólogo em um Serviço de Transplante inicia-se a partir do momento em que o paciente recebe indicação de cirurgia e ingressa na lista de espera do órgão a ser transplantado (fase pré-transplante); também inclui o período de internação na enfermaria ou UTI e, por fim, o período do pós-transplante. O posicionamento diante do transplante e o modo de lidar com a doença crônica e terminal serão singulares para cada paciente. O papel do psicólogo será de propiciar um espaço de escuta dessa singularidade e, com isso, intervir em aspectos importantes que podem influenciar no tratamento. As intervenções nesse contexto incluem gestão de estresse, psicoeducação e intervenções sistêmicas. Pesquisas evidenciam que a intervenção do psicólogo é relevante, pois gera significativa melhora da autonomia, da compreensão, das habilidades de enfrentamento, da capacidade de atender as responsabilidades, da qualidade de vida e da adesão ao tratamento. As técnicas comportamentais e cognitivas podem viabilizar que o paciente controle sintomas ansiosos leves e moderados. De modo específico, as intervenções psicológicas na modalidade de grupos mostraram ser fonte de esclarecimentos, socialização, promoção de saúde e apoio, com retorno mais rápido às atividades ocupacionais, diminuição na propensão e gravidade da depressão, diminuição da ansiedade e significativa melhora nas habilidades de enfrentamento. O encontro com pessoas que foram submetidas a transplante permite a modulação das expectativas, motivação e atitudes relacionadas ao tratamento.

Um aspecto digno de atenção para o trabalho do psicólogo é a decisão do paciente em transplantar ou não. Nessa fase, muitos pacientes, diante da iminência de morte e do sofrimento causado pela própria doença que indica o transplante, se sentem obrigados a transplantar para continuar a viver. O paciente precisa lidar com o luto pela perda do próprio órgão doente e aceitar a incorporação de um órgão doado pela família de um desconhecido morto, ou receber um órgão de um doador vivo (transplante intervivos). O período pré-transplante desencadeia muitas dificuldades emocionais, como o medo dos riscos da cirurgia (possibilidade de falha), medo da rejeição do enxerto transplantado, dificuldade de se adaptar à nova situação e tristeza pelo doador. Alguns pacientes fantasiam que ao receber um órgão de outra pessoa também herdarão algumas de suas características. Em transplantes de coração esse tipo de fantasia se destaca em razão da representação social do coração, visto como o órgão do amor e sede das emoções. Essas fantasias corroboram para desestabilizar o paciente, deixá-lo ainda mais ambivalente diante da escolha entre transplantar ou não. Se não tratadas precocemente, essas dificuldades podem resultar em uma baixa qualidade de vida pós-transplante e na perda do enxerto. A psicoterapia pode ajudar o paciente a identificar esses conflitos e a lidar com as expectativas irreais ou as distorções sobre o processo de transplante.

A avaliação psicológica inclui entrevistas abertas para verificar demandas e questões relativas ao transplante, além de rastreio de histórico de doenças psiquiátricas, capacidade de adaptação, uso de álcool e outras drogas e qualidade do suporte familiar e social. A avaliação pode contar com protocolos, escalas e testes psicológicos. A depender do caso, familiares ou outros cuidadores podem também ser chamados para entrevista.

Avaliação do doador vivo

Atenção especial deve ser dada em relação ao doador vivo familiar. O psicólogo precisa estar atento à motivação da doação de órgão, para evitar que surjam sentimentos de culpa ou de dívida. É necessário garantir que a decisão de ambas as partes seja autônoma e esclarecida de todos os riscos do transplante. Há estudos que chamam atenção para a doação como um modo de ser aceito na família, principalmente para indivíduos com baixa autoestima e pouco valorizados no núcleo familiar. A taxa de mortalidade para o doador vivo de rim é em torno de 0,03% e para o doador de lobo direito hepático, de 1%.

Uso de medicamentos no período pré-transplante

No pré-transplante pode-se ter alterações na absorção, capacidade de ligação às proteínas plasmáticas (insuficiência hepática), volume de distribuição (maior na insuficiência renal e cardíaca), biodisponibilidade e capacidade de depuração, aumentando o risco de toxicidade. Essas modificações são relevantes em particular para o risco associado a gabapentina e lítio.

Depressão e ansiedade

Faltam estudos randomizados para o tratamento da ansiedade e depressão no pré-transplante. Benzodiazepínicos são comumente utilizados e os inibidores seletivos de recaptura de serotonina (ISRS) podem ser utilizados para a depressão e para a ansiedade.

Comprometimento cognitivo e *delirium*

A identificação precoce do *delirium* é fundamental principalmente em um paciente ambulatorial, uma vez que o quadro necessita de internação e cuidados intensivos.

Insuficiência hepática

No pré-transplante, o nível sérico de medicamentos pode se elevar e tornar-se tóxico, em razão da insuficiente metabolização hepática. Dependendo do grau de insuficiência hepática, recomenda-se a utilização de 25 a 75% da dose usual. Deve-se ter cautela com os ISRS que inibem o sistema P-450 (2-D-6 pela paroxetina, fluoxetina e doses elevadas de sertralina); por exemplo, elevação dos níveis de ciclosporina ocorrem com o uso de fluoxetina. O tempo de uso dos benzodiazepínicos deve ser limitado e recomenda-se aqueles com metabolização hepática mais simples, como o lorazepam.

A encefalopatia hepática deve ser detectada precocemente e se institui o tratamento com redução da absorção de amônia e lactulose, um laxante osmótico.

Insuficiência cardíaca

Na insuficiência cardíaca forma-se o terceiro espaço e aumento do volume de distribuição, resultando em diminuição da metabolização e *clearance* de medicamentos.

Insuficiência renal

Apesar de faltarem estudos com metodologia mais apurada, antidepressivos têm mostrado eficácia para tratar a depressão em pacientes com insuficiência renal. Antidepressivos tricíclicos podem apresentar maior efeito sedativo, hipotensor e anticolinérgico. Deve-se considerar a existência de metabólitos ativos (p. ex., norfluoxetina). O metilfenidato tem sido utilizado com boa resposta em casos específicos. A eletroconvulsoterapia também pode ser utili-

Pós-transplante

Intervenção psicológica

A necessidade do psicólogo na fase pós--transplante é evidenciada pelas grandes mudanças físicas e emocionais que podem gerar instabilidade emocional, limitações do funcionamento no papel social, dificuldades na adaptação ocupacional, depressão e ansiedade. As intervenções do psicólogo nessa fase servem principalmente para melhorar os recursos de enfrentamento do paciente, ajudá-lo a assumir um novo posicionamento e mediar as expectativas e frustrações em relação à recuperação física e emocional. No período pós-cirúrgico imediato pode haver uma mudança no comportamento, no humor e nas atividades, por conta do medo de rejeição do órgão enxertado.

O paciente também enfrenta permanentes contatos médicos relacionados ao procedimento cirúrgico e à rigorosa vigilância médica para a manutenção da imunossupressão, o que pode resultar na adoção de um papel contínuo de doente. Portanto, essa fase precisa ser bem avaliada para que haja a melhora na qualidade de vida, aspecto fundamental da indicação do transplante. Apesar dos avanços dos imunossupressores e das técnicas cirúrgicas, complicações mais subjetivas no pós-transplante ainda não têm resposta. Aspectos sociodemográficos, doenças crônicas, psiquiátricas e condições físicas (depressão, tabagismo, ansiedade, uremia, desnutrição e anemia, entre outros), qualidade do sono e presença de distúrbios do sono podem ser fatores que comprometem essa melhora da qualidade de vida.

A interconsulta psiquiátrica deve ser feita sempre que houver sintomas psicóticos que interferem no manejo médico ou estão associados a pensamentos suicidas. Em casos de depressão e de ansiedade o tratamento deve ser avaliado de acordo com a necessidade de cada caso e pode contemplar a psicoterapia na abordagem cognitiva, comportamental, psicanalítica e interpessoal e/ou farmacoterapia.

Sintomas psiquiátricos por corticosteroides

A tendência atual é usar o corticosteroide por um pequeno período e substituí--lo por uma associação de doses menores de outros medicamentos. A psicofarmacoterapia deve ser realizada, quando necessário, de acordo com a manifestação psicopatológica associada ao corticosteroide.

Tratamento dos transtornos cognitivos e *delirium*

O tratamento do *delirium* abrange a investigação e a correção dos fatores etiológicos, incluindo medicações. Não existem estudos controlados comparando a eficácia entre os antipsicóticos, e tanto típicos como atípicos podem ser utilizados. O uso intravenoso do haloperidol tem sido restrito por relatos de arritmias ventriculares malignas. Pode-se utilizar a apresentação oral dispersiva (p. ex., olanzapina). Deve-se monitorar os efeitos colaterais, incluindo sintomas extrapiramidais, acatisia e síndrome neuroléptica maligna dos antipsicóticos típicos (ou mesmo atípicos) mais incisivos, como o haloperidol e a hiperglicemia, além de hiperlipidemia de alguns antipsicóticos atípicos.

Tratamento da depressão em pacientes com transplante cardíaco

Os ISRS são eficazes para a depressão em geral e são a primeira escolha para pacientes transplantados. O uso dos ADTc deve ser restrito principalmente em cardiopatas em função do efeito hipotensor postural, da lentificação da condução do estímulo elétrico intracardíaco e do aumento de peso. Não existe contraindicação formal para o uso da eletroconvulsoterapia (ECT) em pacientes transplantados.

BIBLIOGRAFIA SUGERIDA

1. Michaelsen K, Arnold RM. Treating depression after heart transplantation #273. J Palliat Med. 2013; 16(11):1477-8.

2. Miotto EC, Campanholo KR, Machado MA, Benute GG, Lucia MC, Fráguas R Jr, et al. Cognitive performance and mood in patients on the waiting list for liver transplantation and their relation to the model for end-stage liver disease. Arq Neuropsiquiatr. 2010;68(1):62-6.

3. Moretto MLT. O psicanalista num programa de transplante de fígado: a experiência do "outro em si". Tese (Doutorado) – Instituto de Psicologia da Universidade de São Paulo, São Paulo. 2006.

4. Mullish BH, Kabir MS, Thursz MR, Dhar A. Review article: depression and the use of antidepressants in patients with chronic liver disease or liver transplantation. Aliment Pharmacol Ther. 2014;40(8):880-92.

5. Rainer JP, Thompson CH, Lambros H. Psychological and psychosocial aspects of the solid organ transplant experience – a practice review. Psychotherapy: Theory, Research, Practice, Training. 2010;47(3): 403-12.

6. Telles-Correia D, João Freire M, Mega I, Barreiras D, Cortez Pinto H. Anxiety and depression symptoms in hepatic encephalopathy: are they psychiatric or organic? Transplant Proc. 2015;47(4):1005-7.

Populações especiais: idosos 44

Ricardo Barcelos-Ferreira
Cássio Machado de Campos Bottino

TRANSTORNOS PSIQUIÁTRICOS EM IDOSOS

Transtornos psiquiátricos são definidos como uma síndrome comportamental ou psicológica clinicamente importante, que ocorre em um indivíduo e que está associado com sofrimento emocional ou incapacitação. Esse termo abrange os transtornos psiquiátricos maiores ou menores, que preencham os critérios diagnósticos do *Manual Diagnóstico e Estatístico de Transtornos Mentais* (DSM-5) ou da Classificação de Transtornos Mentais e de Comportamento (CID-10), incluindo quadros secundários a doenças clínicas, uso de medicamentos e drogas de abuso.

Em virtude da extensa literatura acerca do adoecimento em pacientes idosos, descreveremos o diagnóstico e manejo de seus principais transtornos, com ênfase em condições clínicas próprias do envelhecimento.

Transtornos depressivos

O envelhecimento traz consigo uma modificação global na vida do ser humano, deixando-o mais suscetível a determinadas doenças, entre as quais a depressão ocupa uma posição de destaque. Apesar de sua relevância, a depressão é uma morbidade de difícil mensuração, especialmente em estudos epidemiológicos. Isso se deve ao fato de que o quadro depressivo é composto de sintomas que traduzem estados e sentimentos que podem diferir acentuadamente em grau e, algumas vezes, em sua qualidade. Particularmente na população idosa, os quadros depressivos têm características clínicas peculiares.

Nessa faixa etária, há uma diminuição da resposta emocional (restrição afetiva), predomínio de sintomas como diminuição do sono, perda de prazer ou interesse, ruminações sobre o passado, perda de energia para atividades habituais e sintomas cognitivos. Essa diferença na apresentação dos quadros de depressão dos idosos em relação aos adultos jovens fez com que Mann formulasse uma hipótese a respeito da menor prevalência de transtornos depressivos em idosos, encontrada em estudos na literatura. Para o autor, ela seria decorrente do uso de instrumentos não adequados para medir depressão em idosos, os quais não contemplariam as manifestações clínicas mais típicas dessa faixa etária. Hoje sabemos que apesar da diferença na apresentação dos quadros de humor, não necessariamente idosos vão se deprimir menos frequentemente.

Epidemiologia dos transtornos depressivos em idosos

Em 2000, a depressão foi considerada pela Organização Mundial da Saúde (OMS), a principal causa de incapacidade, quando avaliada pelo índice de "anos vividos com incapacidade" (*Years Lived with Disability* [YLDs]), sendo responsável por substancial impacto no funcionamento e na qualidade de vida dos pacientes, além de aumentar os gastos com saúde. Apesar da grande importância clínica, a depressão permanece subdiagnosticada e não adequadamente tratada em cerca de 70% dos casos na população em geral. Em serviços de atenção primária nos EUA, apenas 22,7% dos deprimidos estavam sendo medicados com antidepressivos (AD) e apenas 13,7% estavam recebendo a dose adequada desses medicamentos.

O transtorno depressivo continuará sendo um problema de saúde global e, de acordo com a OMS, a depressão será em 2020 a principal doença associada a um impacto negativo e a um alto custo para a sociedade moderna. Nos idosos, o transtorno depressivo causa um impacto ainda maior na saúde por conta da alta prevalência e associação com o aumento da incapacidade funcional, da mortalidade e da maior utilização dos serviços de saúde.

No paciente idoso, apesar de o humor depressivo ser normalmente aparente, não é uma queixa espontânea frequente, havendo maior tendência em mascarar seus sintomas. Quando comparados aos adultos jovens, os idosos experimentam mais frequentemente perda do que ganho de peso, sintomas psicóticos, além de apatia e anedonia. A anedonia persistente acompanhada de falta de resposta a estímulos prazerosos, é um sintoma comum e central em idosos deprimidos.

Quanto às características clínicas da depressão, o adulto idoso pode apresentar um quadro de depressão maior (DM) unipolar, depressão no transtorno afetivo bipolar (TAB), ciclotimia, distimia ou sintomas depressivos clinicamente relevantes (SDCR), sendo importante a diferenciação entre quadros de início precoce e tardio, além de se determinar a presença de causas ou comorbidades orgânicas.

Em um dos estudos desenvolvidos pelo serviço de psiquiatria geriátrica do Programa Terceira Idade do Instituto de Psiquiatria do Hospital das Clínicas da Faculdade de Medicina da Universidade de São Paulo (PROTER-IPq-HC-FMUSP), os autores desenvolveram uma metanálise acerca da prevalência de transtorno depressivo, entre idosos hospitalizados, ambulatoriais e residentes em instituições de longa permanência (ILP). Foram avaliados 2.592 idosos, por meio de 15 estudos, com prevalências altas em todos os serviços envolvidos na pesquisa. As prevalências de SDCR variaram entre 20 e 56%, em 1.454 pacientes ambulatoriais; entre 28,2 e 45%, em 299 pacientes hospitalizados; e entre 11 e 65%, em 839 pacientes em ILP. As prevalências de DM variaram entre 23,4 e 41,9%, em pacientes hospitalizados, não sendo encontrados estudos que estimassem DM em ambiente ambulatorial ou ILP. Nessa metanálise, não foram encontrados estudos que avaliassem distimia em pacientes idosos, seja em ambiente ambulatorial, hospitalar ou em ILP.

Subtipos de depressão em idosos

Como citado anteriormente, a depressão é dividida nos seguintes grupos clínicos:

- Depressão maior unipolar;
- Depressão maior bipolar, no transtorno afetivo bipolar (TAB);
- Ciclotimia;
- Distimia;
- Depressão secundária.

Porém, sintomas depressivos clinicamente relevantes (SDCR) têm sido alvo frequente de investigações epidemiológicas em idosos.

A seguir, descreveremos cada subtipo depressivo, além de suas relações com doenças clínicas em pacientes idosos.

Depressão maior

Os episódios de depressão maior (DM) são caracterizados pela presença de sintomas de humor (tristeza, anedonia, apatia, desesperança, ansiedade, irritabilidade, ideias e/ou planos suicidas), alterações psicomotoras (lentificação ou agitação), somáticas (dores e sintomas físicos em geral), cognitivas (déficits em atenção, cálculos, memória) e neurovegetativas (alterações do sono, apetite, libido e ritmos biológicos). A duração mínima dos episódios é de 2 semanas, geralmente persistindo por 6 meses a 2 anos. No Quadro 1, são apresentados os critérios diagnósticos para episódio depressivo maior, conforme o DSM-5.

Depressão maior de início precoce

A depressão precoce compreende os quadros depressivos que tiveram seu início antes dos 60 anos, geralmente na idade adulta, mas podendo ser na adolescência ou até mesmo na infância. Pacientes idosos com muita frequência experimentam sintomas depressivos provenientes de recaídas ou exacerbações de quadros crônicos, as quais podem ocorrer em função dos eventos estressantes que permeiam o envelhecimento, como a perda de parentes e amigos, e o impacto de condições como aposentadoria e viuvez. Quando comparada aos quadros tardios, a depressão precoce que se manifesta no paciente idoso parece sofrer maior influência da herança genética e dos traços de personalidade, consequentemente, da vulnerabilidade psíquica e biológica.

Depressão maior de início tardio

A depressão tardia é caracterizada por quadro depressivo de início após os 60 anos, com apresentação clínica e fatores de risco por vezes distintos, quando comparados à depressão de início precoce. Há maior associação com doenças clínicas (hipertensão arterial, insuficiência cardíaca, diabete melito, dislipdemia etc.), eventos estressantes de vida (luto, aposentadoria etc.), uso crônico de medicamentos, declínio cognitivo e aumento da incidência de demência. Em relação à herdabilidade genética, a depressão tardia parece estar mais associada a traços de personalidade e doenças neurodegenerativas do que a histórico depressivo em parentes próximos. Além disso, a depressão tardia pode se desenvolver a partir de experiências mal adaptativas secundárias ao impacto do processo natural de envelhecimento, como limitação funcional, diminuição da autonomia de vida e mudança no papel social.

Um representante clínico do grupo de transtornos depressivos tardios foi proposto por Alexopoulos et al., em 1997, recebendo a alcunha de depressão vascular. Trata-se de DM caracterizada por pouca ideação depressiva, redução da crítica, apatia, retardo psicomotor, comprometimento cognitivo (principalmente disfunção executiva) e alterações de neuroimagem, que sugerem isquemia cerebral subcortical e/ou infartos corticais lacunares. Apresenta frequente associação com fatores de risco cardiovasculares, como hipertensão arterial sistêmica (HAS), diabete melito, dislipidemia e tabagismo. Os quadros depressivos de origem vascular estão associados a maior dificuldade diagnóstica e falha na resposta terapêutica aos antidepressivos, representando desafio clínico constante para profissionais que atendem pacientes idosos. As explicações para esses fatos não são claras, mas o déficit circulatório regional e a diminuição do aporte de nutrientes, causados pela injúria vascular, podem ser explicações plausíveis.

Distimia

A distimia é um quadro depressivo insidioso, com sintomas mais brandos, que persistem por mais de 2 anos e são insuficientes para preencher os critérios de depressão maior. Sua duração prolongada, com sintomas menos evidentes, e a presença frequente de traços de personalidade reforçando a depressão do humor (negativismo persistente) fazem com que a distimia seja, muitas vezes, um quadro de diagnóstico difícil, o que pode retardar o tratamento adequado e aumentar o risco de desenvolvimento futuro de episódios de depressão maior.

Sintomas depressivos clinicamente relevantes

A ocorrência de um número significativo de sintomas depressivos em pacientes idosos, embora não cumpram critérios diagnósticos para depressão maior, depressão menor ou distimia, de acordo com o DSM-5, pode determinar um impacto bastante negativo na qualidade de vida. A existência desse grupo de sintomas já é consagrada na literatura científica, sendo conhecidos como sintomas depressivos clinicamente relevantes (SDCR) e, em geral, são alterações do sono, apetite, perda do interesse em atividades novas e falta de iniciativa. São mais frequentes em pacientes idosos que em adultos jovens, estando associados com maiores riscos de depressão maior, deficiência física, doença clínica e altos índices de utilização de serviços de saúde, com impacto relevante na vida de pacientes e familiares.

A alta prevalência de SDCR encontrada em pacientes idosos reforça a importância da investigação de sintomas depressivos subsindrômicos, os quais têm sido associados a doenças cardiovasculares e com o risco futuro de desenvolver depressão maior, que pode chegar a 24% em apenas 3 meses. É importante notar que os SDCR representam uma ampla categoria de indivíduos com sintomas depressivos detectados por meio de escalas de rastreamento, podendo incluir aqueles com depressão maior, menor ou distimia.

Depressão e comorbidades clínicas

Principalmente em idosos, comorbidades clínicas são uma preocupação constante ao se diagnosticar e tratar a depressão. Essas comorbidades constituem, por si só, potenciais fatores de risco para depressão, que pode estar diretamente relacionada ao processo fisiopatológico, ser secundária a medicações clínicas (p. ex., reserpina, alfa--metil dopa, cimetidina, digoxina, interferona e indometacina) ou ser consequência da reação do paciente ao seu estado patológico (transtorno de ajustamento com depressão). Além disso, a coexistência de déficits cognitivos com as queixas de humor pode mascarar sinais de transtornos funcionais, prejudicando a identificação de estados subsindrômicos.

Depressão e cardiopatias

O interesse dos estudos na relação entre depressão e doença cardíaca já é antigo e motivado pela frequente associação de sintomas depressivos com fatores de risco cardiovasculares. Como visto na epidemiologia da depressão em idosos, quanto aos fatores de risco avaliados em metanálise desenvolvida pelo nosso grupo, foi observada uma associação significativa entre doenças cardiovasculares e depressão maior ou SDCS, em oito dos 17 estudos avaliados. No grupo dos nove estudos restantes, em três os autores não avaliaram a variável fator de risco cardiovascular; em outros três, essa variável não foi incluída na análise dos dados; e, finalmente, em apenas três estudos foi relatado um resultado negativo. Esse achado está de acordo com a literatura internacional, que tem considerado sintomas depressivos como fator de risco independente para aumento da mortalidade.

Depressão e diabete melito

Em 2001, uma metanálise que avaliou estudos com grupos-controle normais observou prevalências de depressão em pacientes diabéticos de 11 a 31%, enquanto a presença de diabete aumentou em duas vezes o risco de depressão em relação aos grupos controle, independentemente de ser diabete melito tipo I ou II. Pacientes com depressão também têm maior risco de desenvolver diabete tipo 2. Os mecanismos biológicos envolvidos na associação entre diabete e depressão ainda não estão claros. Algumas evidências sugerem que as alterações no transporte de glicose em regiões específicas do cérebro poderiam ocorrer em pacientes diabéticos, favorecendo o desencadeamento da depressão. Estudos adicionais são necessários para confirmar essa hipótese.

Depressão e tireoideopatias

Tanto o hipotireoidismo como o hipertireoidismo estão associados a sintomas de astenia, lentificação, alteração de apetite e sono, dificultando o diagnóstico diferencial dessas patologias com a depressão. Ainda assim, pacientes com depressão podem apresentar alterações tiroidianas com frequência, sendo mais comum o hipotireoidismo,

que pode ocorrer em formas subsindrômicas em até 17% dos pacientes com transtornos do humor. Pacientes agudamente deprimidos apresentam aumento nos níveis de T4 livre no liquor, e níveis séricos baixos de T3 estão mais propensos à recorrência de quadros depressivos. Baixos níveis de hormônios tireoidianos livres e altos índices de TSH (hormônio tiroestimulante), mesmo dentro dos níveis normais, estão associados à demora na resposta terapêutica em depressão bipolar e unipolar. Distúrbios da função tireoidiana estão francamente relacionados à evolução e à resposta ao tratamento antidepressivo, sendo muitas vezes necessária a reposição de T4 no hipotireoidismo, ou potencialização com T3, na resistência ao tratamento antidepressivo. Apesar dessas constatações, não há evidências que sugiram que tireoidopatias possam ser a causa principal de francos episódios depressivos.

Depressão e oncologia

A grande maioria dos pacientes portadores de câncer apresentará algum sintoma de estresse emocional, especialmente no momento do diagnóstico. Com frequência, são observados sentimentos intensos como sensação de "choque" ou de descrença, seguidos por período turbulento no qual são aparentes sintomas como ansiedade, tristeza, irritabilidade, alteração do sono e mudança do apetite. A possibilidade da incapacitação, da perda do *status* social, da alteração na imagem corporal e da dependência ou perda de controle também são vivências comuns. Aproximadamente 10 a 25% dos indivíduos com câncer apresentarão episódio de depressão maior e/ou de ansiedade.

Depressão e doenças neurológicas

Grande parte dos transtornos neurológicos que envolvem o sistema nervoso central apresenta depressão, tanto pelas alterações neurofisiológicas relacionadas à gênese da depressão, como pelas consequências adversas para a adaptação psicossocial dos pacientes.

A doença de Parkinson pode apresentar comorbidade com depressão em até 50% dos pacientes, tanto pela reação psicológica à incapacitação gerada pela doença quanto pela neurodegeneração, principalmente no circuito gânglios da base-tálamo-córtex pré-frontal e frontal, com consequente redução da atividade serotoninérgica, dopaminérgica e noradrenérgica. Depressão pós-acidente vascular cerebral (AVC) foi extensamente estudada, ocorrendo entre 19 e 23% dos casos, já nos primeiros 6 meses após a injúria vascular. Depressão na fase aguda pós-AVC está associada com pior recuperação e maior mortalidade. Quadros depressivos tendem a ocorrer em lesões do hemisfério esquerdo, enquanto quadros maníacos ocorrem mais com lesões em hemisfério direito, incluindo áreas subcorticais. Outras doenças neurológicas, como a doença de Alzheimer e a esclerose múltipla, seguem o padrão dos citados anteriormente, com alta prevalência de depressão.

Depressão e comprometimento cognitivo

A depressão está claramente associada a déficits cognitivos e funcionais, mesmo em pacientes com sintomas depressivos menos graves. Associados a déficits cognitivos, os sintomas depressivos em idosos podem configurar pródromos de quadros demenciais, ou aumentar o risco de desenvolvimento destes, incluindo a doença de Alzheimer. No entanto, o que se tem verificado em muitos estudos com pacientes deprimidos é que a avaliação da memória desses pacientes é supervalorizada, deixando-se de investigar outras habilidades cognitivas, como atenção, funções executivas e velocidade de

processamento de informações. Em pacientes com depressão maior, várias habilidades cognitivas podem estar comprometidas, como psicomotricidade, memória não verbal, memória verbal, aprendizagem, compreensão de leitura, fluência verbal e funções executivas. Esses pacientes parecem apresentar mais dificuldade em tarefas complexas que demandam envolvimento do córtex pré-frontal, como tarefas de atenção e intenção, enquanto os processos mais automáticos parecem não estar comprometidos.

Alguns estudos revelam que a história pessoal de depressão tem sido relacionada a aumento no risco de desenvolvimento de DA, apesar de não haver um consenso. A depressão aparece em alguns estudos como fator de risco potencial para o aparecimento de demência no futuro, mas persiste certa controvérsia, pois a depressão poderia constituir um pródromo, mais do que um fator de risco para demência.

Em uma metanálise sobre a relação entre depressão e DA, Ownby et al. analisaram 20 estudos, com um total de 102.172 idosos, comparando pacientes deprimidos *versus* pacientes não deprimidos, em relação ao risco futuro de desenvolver DA. A avaliação encontrou uma razão de chances de 2,03 (IC 95%; 1,73-2,38) para estudos caso-controle, e 1,90 (IC 95%; 1,55-2,33) para estudos de coorte. O intervalo entre o diagnóstico de depressão e DA estava positivamente associado ao aumento do risco de DA, sugerindo que mais do que um pródromo, depressão poderia ser um fator de risco independente para DA.

Barnes et al. investigaram sete fatores de risco potencialmente modificáveis mais frequentemente relacionados à DA e observaram que, em todo o mundo, mais de 10% dos casos poderiam ser atribuídos à depressão. Em estudo retrospectivo mais recente, também conduzido pelo grupo de Barnes et al., foi avaliada uma coorte de 13.535 idosos do instituto Kaiser de longa permanência, situado no norte da Califórnia, em que os autores observaram um aumento significativo no risco de desenvolvimento de DA e DV, em pacientes com histórico de depressão na meia-idade e na terceira idade, da ordem de duas e três vezes, respectivamente.

No que concerne às características da depressão, alguns autores sugerem que a cada episódio depressivo o risco de DA pode aumentar em até 14%. Tendo em vista que dois terços dos pacientes com um primeiro episódio depressivo moderado a grave desenvolvem depressão crônica, o diagnóstico precoce e a prevenção de recaídas nesses pacientes constituem medidas fundamentais para frear essa relação.

TRANSTORNOS PSICÓTICOS

Os transtornos psicóticos são aqueles nos quais alucinações, delírios, pensamento e discurso desorganizado e/ou alterações grosseiras do comportamento, como agitação, hiperatividade ou retardo psicomotor e catatonia, são sintomas característicos, segundo a 10ª edição da Classificação Internacional das Doenças (CID-10). Os transtornos psicóticos podem ser identificados, na sua origem, como transtornos clássicos ou primários, e os transtornos secundários. Nesse caso, os sintomas seriam decorrentes de medicações, substâncias psicoativas ou doenças clínicas (cérebro e cardiovasculares, metabólicas, tumorais etc.). Neste capítulo, serão abordados os transtornos psicóticos clássicos ou primários, em pacientes idosos.

Transtornos psicóticos em idosos

O principal representante do grupo dos transtornos psicóticos é a esquizofrenia, sendo o transtorno psicótico clássico mais prevalente e o mais bem descrito na literatura. A esquizofrenia afeta cerca de 1 a 1,5% da po-

pulação geral, sendo descrita como uma das piores doenças que afeta a humanidade, em termos de custos pessoais e econômicos. Isso porque ela tem início precoce na grande maioria dos casos, com uma evolução crônica, levando a incapacidade cognitiva e funcional nos pacientes. Os outros transtornos incluídos neste capítulo são o transtorno esquizoafetivo, transtorno delirante persistente e os transtornos psicóticos agudos e transitórios.

O transtorno delirante persistente (TDP) faz parte do grupo dos transtornos psicóticos crônicos, sendo a causa mais frequente de desconfiança em pacientes idosos, podendo ser de início tardio ($\geq$ 60 anos), primários ou secundários a medicações, substâncias psicoativas e a doenças clínicas. O TDP tem seu início em torno de 55 anos, com sintomas presentes, em média, até 6 meses, e pelo menos um dos seguintes sintomas:

- Delírios independentes de sintomas afetivos.
- Roubo, inserção, transmissão ou eco do pensamento.
- Alucinações persistentes acompanhadas de delírios ou de ideias delirantes parciais ou de ideias sobrevalorizadas persistentes.

Além da esquizofrenia e do TDP, outros transtornos incluídos no contexto das psicoses em idosos são os transtornos psicóticos agudos e transitórios.

Além dos quadros psiquiátricos maiores, a desconfiança, ideação persecutória e delírio paranoide são sintomas psiquiátricos isolados, comumente encontrados em pacientes idosos com déficits cognitivos ou alterações de humor. Alem disso, alguns sintomas esquizofrênicos símile nesses pacientes podem ser atribuídos a quadros orgânicos. Nesse contexto, as alterações cognitivas transitórias (p. ex., *delirium*) são provavelmente a causa mais comum de sintomas paranoides em pacientes idosos[65]. Essas alterações podem causar sintomas como distúrbio da percepção e do pensamento, déficit de memória, diminuição da atenção e agitação ou lentificação psicomotora. Frequentemente, os pacientes perdem a capacidade de distinguir imaginação, sonho, realidade e até mesmo alucinações. Por exemplo, percebem a visita de pacientes que já morreram ou vivem em regiões muito distantes, alternando períodos de diálogo entre o contexto real e o fantasioso.

Transtornos distintos podem levar a desconfiança, delírios e agitação em idosos. O transtorno esquizofrênico crônico, que tem seu início mais cedo e persiste até a terceira idade, talvez seja a causa mais facilmente identificada. Como a esquizofrenia tende a ser caracterizada por um declínio no funcionamento social ao longo da vida e uma sobrevida mais curta, é incomum ocorrer esquizofrenia crônica que persista até a terceira idade sem outros sintomas. Contudo, as pessoas podem experimentar sintomas graves da doença nos estágios iniciais ou intermediários da vida e depois entrar em período de remissão, sem ocorrerem recaídas até a terceira idade.

Os delírios predominantes em idosos são os delírios persecutórios e somáticos. Os delírios persecutórios frequentemente giram em torno de um único tema ou de uma série de temas conectados, como conspirações da família e dos amigos contra o idoso ou delírios de abuso sexual.

Outra causa comum de desconfiança em idosos é a síndrome delirante orgânica ou demência com psicose. Os delírios de perseguição são os mais comuns e normalmente surgem quando o ambiente do idoso muda. A síndrome delirante orgânica costuma surgir com medicamentos ou com lesões cerebrais localizadas, como na coreia da doença de Huntington e no abuso de álcool. Para certos pacientes com doença de Alzheimer, os pensamentos paranoides podem dominar outros sintomas da demência, especialmente nos estágios iniciais.

Diagnóstico

De maneira geral, os principais sintomas dos transtornos psicóticos em idosos são os mesmos que ocorrem nos transtornos precoces, ou seja, delírios e alucinações associados a impacto funcional grave. Os principais tipos de delírio incluem delírios de perseguição, delírios de referência, delírios de influência ou controle, delírios místicos ou religiosos, delírios de infidelidade ou ciúmes, delírios eróticos (erotomania), e os delírios depressivos (ruína, ou niilista, culpa ou autoacusação, negação de órgãos e hipocondríaco). Os tipos mais comuns de alucinação incluem alucinações auditivas, musicais, visuais, táteis, olfativas e gustativas, cenestésicas e cinestésicas.

Nos quadros tardios, a principal manifestação clínica de um idoso com sintomas psicóticos se faz por meio da desconfiança e agitação, causas frequentes de complicações clínicas e hospitalização. A chave do processo diagnóstico do idoso delirante ou desconfiado é a avaliação psiquiátrica. O pensamento delirante e a agitação normalmente tornam imprecisa a história clínica, sendo fundamental a entrevista com os familiares, principalmente para identificar as características e o início das alterações do comportamento do paciente, bem como episódios anteriores e tratamentos realizados. Os clínicos devem lembrar que idosos desconfiados são vítimas frequentes de abuso de familiares, podendo haver algo de verdade em seus relatos delirantes. A utilização de exames complementares é de fundamental importância para o diagnóstico diferencial, e a constatação de quadros psicóticos secundários.

Além dos aspectos diferenciais entre esquizofrenia tardia *versus* esquizofrenia de início precoce, é importante o diagnóstico diferencial com outras patologias:

- Transtornos de humor: depressão psicótica, mania delirante.
- *Delirium*.
- Demência: demência de Alzheimer, demência vascular.
- Alucinose orgânica: por álcool ou drogas.
- Síndrome delirante orgânica.
- Causas neurológicas: epilepsia, tumores.
- Distúrbios metabólicos: hipoglicemia, hiponatremia e hipercalcemia.
- Distúrbios endócrinos: hipo e hipertireoidismo e doença de Cushing.
- Medicamentos: L-dopa, corticoides e anticolinérgicos.
- Infecções crônicas: aids, neurossífilis.

Esquizofrenia

Conceito e epidemiologia

A prevalência da esquizofrenia em idosos varia entre 0,1 e 1,7%. Estima-se que a proporção de pacientes com início da doença após os 40 anos seja de 23,5%. Em uma pesquisa na comunidade, a desconfiança e o comportamento paranoide em idosos foram observados em 17% dos casos, e a sensação de perseguição sendo comum em 4% dos idosos entrevistados. Em relação ao TDP, a prevalência está entre 0,1 e 0,5%.

Os fatores de risco para esquizofrenia e transtornos psicóticos em idosos são:

- Sexo (mais comum em mulheres).
- Déficits sensoriais (principalmente auditivos e visuais).
- Isolamento social (40% vivem sozinhos).
- Doença cerebral e lesões cerebrais menores (hiperintensidade de substância branca e infartos).

- Desempenho cognitivo prejudicado (principalmente funções frontais).

Apesar de existirem relatos de alterações mentais que hoje seriam consideradas esquizofrenia desde a Antiguidade, descrições claras começaram a ser feitas só no final do século XVIII, 100 anos antes de sua conceituação. Vários autores contribuíram para a construção do seu conceito. Os principais são Kraepelin, Bleuler e Schneider.

Em 1896, Kraepelin conceituou a *dementia praecox* (demência precoce); grupo de doenças com sintomas psicóticos nas quais havia piora progressiva das habilidades cognitivas e pragmáticas até invalidade crônica ou, se ocorria melhora, esta era parcial ou temporária. Em 1908, Bleuler cunhou para essa doença o termo esquizofrenia, que significa "mente dividida", e este passou a ser usado desde então. Pensava que essa doença era decorrente de perda da associação entre as diferentes funções psíquicas, afetando tanto a transição de uma ideia para a próxima no discurso e no pensamento como a coordenação entre os processos afetivos, volicionais e cognitivos em geral. Os sintomas psicóticos seriam secundários à perda das associações. Kurt Schneider, em 1959, descreveu vários sintomas da fase aguda da doença, chamados de sintomas de primeira ordem, como alucinações na forma de vozes que comentam, dialogam ou dão ordens, que seriam característicos da esquizofrenia.

A ambiguidade e a confusão causadas pelas diferenças não resolvidas entre esses conceitos levou à criação de critérios diagnósticos, que são importantes tanto para a pesquisa como para a prática clínica. Uma vez que a esquizofrenia é reconhecida por suas manifestações clínicas, já que sua etiologia não é completamente estabelecida, ela é definida pela presença de combinação de sintomas, pelo seu curso ou por uma associação destes. Os critérios diagnósticos mais usados atualmente são o CID-10 da Organização Mundial da Saúde e o DSM-5 da American Psychiatric Association, que combinam conceitos dos vários autores para definir esquizofrenia e são bastante semelhantes.

Etiologia

Existem evidências de que a esquizofrenia é uma doença cerebral, na qual aspectos determinados geneticamente e lesões causadas por traumas e infecções levam a uma vulnerabilidade neurológica. Em virtude desta, os pacientes ficam sujeitos às manifestações da doença na vigência de fatores de estresse ambiental (uso de drogas psicoativas e estressores psicossociais). Nesse modelo, chamado de estresse-vulnerabilidade, a remissão e a recorrência dos sintomas são vistos como produtos da interação entre a vulnerabilidade neurológica e os estressores ambientais.

Diagnóstico

O diagnóstico é eminentemente clínico. A história clínica é a base do diagnóstico psiquiátrico, juntamente com o exame psíquico. A anamnese segue, de um modo geral, os roteiros da anamnese médica, devendo ser detalhada, com obtenção de dados referentes ao curso, evolução da doença e às características de personalidade do paciente, além de interrogatório sobre os diversos aparelhos, antecedentes pessoais e familiares. É importante ressaltar que essa anamnese deve ser complementada pela entrevista realizada com parentes ou pessoas próximas. O exame físico, que inclui exame neurológico, pode auxiliar no diagnóstico das doenças clínicas e neurológicas que causam transtornos mentais orgânicos. O exame psíquico consiste na exploração das funções mentais, que são constituídas pelas funções básicas (nível de consciência, orientação, atenção e memória), pensamento, sensopercepção, inteligência, juízo e crítica da realidade, afetividade e humor, volição e psicomotricidade. Por fim, exames subsidiários são úteis para confirmar ou excluir a presença de doenças clínicas ou neurológicas sugeridas pela história ou pelo exame físico e psíquico. Incluem exames de neuroimagem cerebral, eletroencefalograma, dosagens hormonais, testes para excluir doenças infecciosas, como sífilis e exames bioquímicos. É importante realizar também avaliação de fatores relacionados a possíveis efeitos colaterais do tratamento medicamentoso.

Alterações estruturais (atrofia temporal e frontal, alargamento ventricular) podem ser encontradas na ressonância magnética, mas não são específicas o suficiente para ter valor diagnóstico. Nos exames funcionais, pode-se encontrar uso diminuído de oxigênio e glicose no córtex pré-frontal e mesolímbico. Para se efetuar o diagnóstico, deve-se apresentar um sintoma psicótico claro ou dois se menos claros por um mês, e deve-se excluir transtorno de humor e transtornos psicóticos secundários ao uso de substâncias ou doenças clínicas.

Diagnóstico diferencial

Deve ser feito com uma série de doenças e transtornos. Um princípio geral da psiquiatria é, diante de um transtorno mental, a investigação de causas orgânicas conhecidas. Assim, o primeiro passo diante de um paciente psicótico é a avaliação detalhada clínica e laboratorial, visando a diagnosticar ou excluir possíveis condições médicas que possam explicar o quadro. Numerosas doenças médicas podem provocar quadros agudos com sintomas psicóticos (quadros confusionais ou *delirium*) ou crônicos (síndromes demenciais, amnésticas, esquizofreniformes, entre outras). É importante lembrar que substâncias psicoativas (álcool, maconha, cocaína e outras drogas ilícitas) podem provocar também quadros psicótico.

Uma vez excluído quadro de base orgânica conhecida, o diagnóstico diferencial deve ser feito com outros transtornos psicóticos, transtornos do humor e de personalidade. Os outros transtornos psicóticos são descritos neste capítulo. Os transtornos do humor (mania ou depressão) podem cursar com sintomas psicóticos; nesse caso, esses sintomas mostram, em geral, alguma relação de conteúdo com o humor do paciente (p. ex., o paciente maníaco apresenta delírios de grandeza, o paciente deprimido delírios de culpa e ruína). Pacientes com transtornos de personalidade têm história prévia de desadaptação crônica, de longa duração, em relação às demandas sociais e ocupacionais de seu meio. Em geral, iniciam-se no final da infância e adolescência, continuando pela fase adulta, quando há desarmonia de condutas e atitudes em diversas situações cotidianas. Alguns desses pacientes podem apresentar quadros psicóticos agudos e breves.

Tratamento

Os pacientes com esquizofrenia tendem a desenvolver sintomas psicóticos em média 12 a 24 meses antes de se apresentar para cuidado médico, porém esse período, chamado de duração da psicose não tratada, pode chegar a vários anos, inclusive até a terceira idade. Há correlação entre este e rapidez de resposta ao tratamento inicial, qualidade da resposta ao tratamento e gravidade de sintomas negativos. Quando tratados mais precocemente, os pacientes respondem mais rapidamente e completa-

mente. Sem tratamento profilático com antipsicóticos, 70 a 80% dos pacientes que tiveram um episódio de esquizofrenia desenvolvem um outro episódio em 12 meses, enquanto o tratamento contínuo com antipsicóticos pode reduzir as taxas de recaída em 1 ano para 30%. Os objetivos gerais do tratamento incluem reduzir a gravidade dos sintomas psicóticos, prevenir recorrências de episódios sintomáticos e a deterioração de funcionamento associada a estes e ajudar o paciente a funcionar do melhor modo possível. Medicações antipsicóticas, reabilitação com serviços de suporte na comunidade e psicoterapia são os componentes do tratamento.

Tratamento medicamentoso

A base do tratamento é o uso de medicação antipsicótica, não sendo diferente em idosos. Depois da clorpromazina, foram sintetizadas várias medicações com propriedades antipsicóticas, conhecidas como antipsicóticos de primeira geração, que têm alto potencial de indução de efeitos extrapiramidais. A clozapina, antipsicótico que praticamente não produz sintomas extrapiramidais, sintetizada em 1959, foi retirada do mercado em 1975 pelo risco de causar agranulocitose fatal e voltou a ser usada em pacientes refratários na década de 1980, quando descobriu-se que a sua prevalência era mais rara do que se imaginava e poderia ser prevenida na grande maioria dos casos. Outros antipsicóticos com pouca propensão a causar sintomas extrapiramidais, chamados de antipsicóticos de segunda geração, foram sintetizados a partir da década de 1990. Entre eles estão risperidona, olanzapina, quetipina, ziprasidona e aripiprazol.

Com a administração dos medicamentos, os pacientes psicóticos ficam menos agitados e pacientes isolados e autistas ficam mais responsivos e comunicativos, com comportamento agressivo e impulsivo diminuídos. Gradualmente, em 2 a 4 semanas, os sintomas psicóticos, como delírios, alucinações e pensamento desorganizado, diminuem. Nesse período, podem aparecer os sintomas extrapiramidais (bradicinesia, rigidez, tremor e acatisia). Quase todos os antipsicóticos produzem, em maior ou menor grau, os sintomas extrapiramidais; os antipsicóticos de nova geração causam menor incidência de sintomas extrapiramidais nas doses terapêuticas habituais.

Efeitos colaterais

Os antipsicóticos podem produzir vários efeitos colaterais, porém, em geral, os pacientes apresentam sintomas leves e transitórios e a ocorrência de efeitos sérios e irreversíveis é rara.

Sistema nervoso central

Síndromes extrapiramidais ocorrem com o uso de antipsicóticos de primeira geração e risperidona acima de 6 mg/dia, e são os efeitos colaterais mais comuns e problemáticos dessas medicações, atingindo 60% dos pacientes. Podem ser divididas em agudas (parkinsonismo, distonia e acatisia) e crônicas (discinesia e distonia tardias).

O parkinsonismo é idêntico à doença de Parkinson idiopática, com a tríade clássica de tremor, rigidez e bradicinesia ou acinesia. Quando aparece parkinsonismo, deve-se reduzir a dose do antipsicótico. Se essa medida não for possível ou suficiente, iniciar o uso de anticolinérgicos. Outra opção é a mudança para outro tipo de antipsicótico que apresente menor incidência desses sintomas.

A distonia aguda é caracterizada por espasmos involuntários de músculos que produzem posturas anormais brevemente sustentadas ou fixas. Inclui posições bizarras de tronco e membros, crise oculógira, blefaroespasmo, protrusão de língua, trismo,

torcicolite e contração laringo-faringeal. Com frequência são dolorosas e podem causar deslocamento de mandíbula e até morte súbita por espasmo laríngeo. Os sintomas ocorrem dentro dos 5 dias iniciais do tratamento ou do aumento da dose. Agudamente, deve-se prescrever anticolinérgico injetável (biperideno, 5 mg) até três doses dadas a cada 45 minutos. Depois manter o mesmo agente via oral por várias semanas, em dose efetiva (p. ex., biperideno, 2 mg, três vezes por dia), para evitar recorrência. É também recomendada a troca do antipsicótico por outro tipo que cause menos sintomas de distonia aguda.

A acatisia é uma síndrome caracterizada por sentimentos subjetivos que os pacientes podem descrever como ansiedade, acompanhada de sinais objetivos de inquietação, como ficar andando ou se movimentando sem parar. A primeira medida a ser tomada é a redução da dose do antipsicótico. Se essa medida não for possível ou suficiente, é preciso iniciar o uso de betabloqueadores (propranolol, 20 a 80 mg/dia). Se não houver melhora, pode-se mudar para antipsicótico de outra classe, ou até mesmo para clozapina.

A discinesia tardia (DT) é caracterizada por movimentos hipercinéticos repetitivos involuntários (mascar, movimento de protrusão de língua, movimentos vermiculares de língua e movimentos de protrusão dos lábios, também conhecida como síndrome do coelho). Podem ocorrer também movimentos coreoatetoicos em membros e tronco, assim como em mãos e dedos. Pioram com a retirada do antipsicótico e melhoram com o aumento da dose deste. Há relatos com antipsicóticos de primeira e segunda geração, mas o risco é dez vezes menor com estes. Melhoram com sono e pioram com nervosismo e sua intensidade varia durante o decorrer do dia, podendo até desaparecer em certos períodos. Existem quadros que são

Capítulo 44 – Populações especiais: idosos **369**

considerados variantes da discinesia tardia, como a distonia tardia, que se caracteriza por posturas ou posições anormais sustentadas, e a acatisia tardia. Para evitar DT e manejar sua ocorrência, deve-se indicar o tratamento antipsicótico adequadamente, com dose mínima efetiva de antipsicótico, minimizando o risco de discinesia tardia. Uma vez estabelecida, diminuir a dose do antipsicótico ou mudar para um de segunda geração. O tratamento com outras medicações deve ser realizado para discinesia moderada a grave, que ocorre em 10% dos pacientes. Clozapina pode ser usada em substituição ao antipsicótico causador da DT.

Outro efeito colateral por bloqueio de receptores de dopamina é a síndrome neuroléptica maligna. Esta é caracterizada por rigidez muscular intensa, que geralmente precede o aumento de temperatura (38,3°C a 42°C) e instabilidade autonômica, com respostas alternadas simpáticas (diaforese, taquicardia, hipertensão) e parassimpáticas (bradicardia, incontinência fecal e urinária). A taquicardia e as arritmias podem levar a colapso cardíaco. Ocorre geralmente até 2 semanas após início ou aumento da dose de antipsicótico, progride rapidamente, levando a uma taxa de mortalidade de 21% quando não tratada. O diagnóstico é confirmado com dosagem da enzima creatinofosfoquinase (CPK), que se eleva até 1.500 a 15.000 U/L, refletindo necrose muscular decorrente de contrações musculares contínuas e intensas. Porém, essa alteração é inespecífica, podendo ocorrer com outros traumas musculares. Também ocorrem alterações de enzimas hepáticas e leucocitose (15.000 a 30.000/mm^3) com desvio a esquerda em 40% dos casos. O diagnóstico diferencial mais importante é o de parkinsonismo grave associado com infecção. A incidência varia de 0,02 a 2,4% e é maior na presença de distúrbio mental orgânico, agitação psicomotora ou desidratação. O uso concomitante de gran-

de número de injeções intramusculares de antipsicóticos aumenta o risco. O tratamento consiste na retirada do antipsicótico, seguida de medidas de suporte, como resfriamento, hidratação, oxigenação e ventilação mecânica. Inicialmente, pode ser feito uso de anticolinérgicos, se a febre não for muito alta (até 38ºC). Em seguida, se não houver resposta, deve-se fazer tratamento com medicações dopaminérgicas: bromocriptina (2,5 mg a 10 mg, três vezes por dia, até 60 mg/dia). Se não for rapidamente efetivo, pode-se associar dantroleno, um bloqueador da contração muscular (2-3 mg/kg a cada 15 minutos, até um total de 10 mg/kg/dia) ou benzodiazepínicos.

Convulsões podem ocorrer; geralmente consistem em episódio único e não trazem complicações. São causadas sobretudo por clorpromazina e também por clozapina. Costumam ocorrer logo após aumento da dose e o risco é maior com doses mais elevadas. O risco de aparecimento de convulsões com clorpromazina é de 9% com 1.000 mg/dia e de 0,3% com doses menores que 500 mg/dia. Com clozapina, doses abaixo de 300 mg/dia trazem risco de 1 a 2%; doses acima de 600 mg/dia elevam o risco para 5%. O tratamento inicial consiste na diminuição da dose de antipsicótico, com posterior aumento lento e gradual, se necessário, ou mudança de antipsicótico. Se essas medidas não forem possíveis ou suficientes, pode-se adicionar medicação antiepiléptica.

A sedação é um efeito comum que costuma ocorrer nos dias iniciais de uso de antipsicóticos, com desenvolvimento, em geral, rápido de tolerância. Quando o paciente tem sonolência diurna excessiva, pode-se dar a dose inteira à noite ou reduzir a dose da medicação.

Efeitos colaterais anticolinérgicos centrais incluem dificuldade de aprendizado e memória. Sintomas de toxicidade incluem confusão, sonolência e alucinações.

Efeitos cardiovasculares

O efeito cardiovascular mais comum é a hipotensão ortostática. Ocorre geralmente com a primeira dose, piora no segundo ou terceiro dia e depois diminui por desenvolvimento de tolerância. A maior complicação são as quedas, pela possibilidade de ferimentos e fraturas. Geralmente, ocorrem em idosos e em pacientes que recebem altas doses de medicação parenteral. Cabe orientar o paciente para levantar-se gradualmente, a fim de evitar a hipotensão. O uso de expansores de volume ou vasopressores raramente é necessário.

Efeitos gastrointestinais

A xerostomia é um efeito muito comum no início do tratamento, em seguida pode ocorrer tolerância. Os sintomas são: boca seca, amargor, aftas, quelites, dificuldade para mastigar pela diminuição da secreção de saliva. Há risco maior de ocorrência de cáries. Outro efeito gastrointestinal é a sensação de peso em epigástrio, acompanhada de náuseas e vômitos, mais intenso com antipsicóticos com efeito anticolinérgico importante. Para evitar esse efeito, pode-se fracionar a dieta ou trocar antipsicótico por um menos anticolinérgico. A esofagite de refluxo caracteriza-se por pirose epigástrica. O refluxo é causado por gastroparese e relaxamento do piloro, e é agravado pela diminuição da motilidade esofágica e diminuição da secreção de saliva. Como todo sintoma anticolinérgico, é agravado com o uso concomitante de medicações anticolinérgicas. A constipação intestinal é um efeito muito comum com antipsicóticos mais anticolinérgicos. Deve-se prescrever dieta rica em fibras e laxantes.

Sistema geniturinário

A retenção ou hesitação urinária ocorre com maior frequência em pacientes idosos, e é mais intensa em pacientes com hipertrofia de próstata. Ocorre com maior frequência no uso de antipsicóticos com maiores efeitos anticolinérgicos.

A impotência e a ejaculação retardada ou ausente são efeitos relativamente comuns e problemáticos, pois levam ao abandono do tratamento. São mais comuns com fenotiazinas. Podem melhorar com a redução da dose ou substituição do antipsicótico.

Efeitos dermatológicos

Ocorrem vários tipos de reações dermatológicas em aproximadamente 5% dos pacientes que recebem clorpromazina e também ocorre com menor frequência com outras fenotiazinas. Estas incluem reações de hipersensibilidade e dermatoses de contato e a fotossensibilidade, com queimaduras graves quando há exposição ao sol. Deve-se interromper o uso da medicação e pode-se usar anti-histamínicos, como a prometazina, para aliviar os sintomas.

Efeitos oculares

Antipsicóticos com efeito colateral anticolinérgico alteram a visão de objetos próximos, que fica borrada por bloqueio da acomodação do cristalino (cicloplegia). Pode ser acompanhada de fotofobia decorrente de midríase. O uso de antipsicóticos com anticolinérgicos deve ser evitado em pacientes com glaucoma de ângulo estreito, pois pode precipitar glaucoma agudo. A retinite pigmentosa leva a prejuízo da visão e até cegueira e as lesões podem permanecer mesmo após retirada do antipsicótico. Não há relatos desta complicação em humanos em uso de antipsicóticos, mas sabe-se que doses superiores a 600 mg/dia de tioridazina são mais prováveis de causar efeitos colaterais oculares.

Efeitos endócrinos

Aumento de volume de mamas e galactorreia e amenorreia podem ocorrer nas mulheres. A amenorreia prolongada pode aumentar o risco de osteoporose. O aumento do volume das mamas pode também ocorrer em homens, porém é raro. Decorrem da hiperprolactinemia, provocada principalmente pelos antipsicóticos clássicos; os medicamentos de nova geração causam, em geral, pouco ou nenhum aumento da prolactina sérica, com exceção da risperidona. Deve-se diminuir a dose ou trocar o antipsicótico.

Efeitos hematológicos

Agranulocitose (neutrófilos < 500/mm^3) é uma complicação que ocorre em 1/10.000 pacientes recebendo clorpromazina ou outro antipsicótico de baixa potência. Incide com maior frequência em idosos, no início do tratamento (oitava a décima segunda semana), com alta taxa de mortalidade (cerca de 30% se não tratada). O uso de clozapina traz risco de agranulocitose de 1%, independentemente da dose utilizada, sendo mais frequente entre a quinta e vigésima semana de tratamento. Com o controle hematológico semanal nas 18 semanas iniciais de uso de clozapina e mensal em seguida, o risco de agranulocitose diminuiu, mas não foi eliminado. Como o início pode ser súbito, o aparecimento de febre, mal-estar ou infecção das vias aéreas superiores deve ser seguido imediatamente por contagem sanguínea completa. O tratamento consiste em descontinuação da clozapina, isolamento reverso, uso de estimulantes de medula óssea e tratamento agressivo de infecções.

Aumento de peso

Aumento de peso é um efeito frequente e persistente; costuma levar a aumento de mais de 20% além do peso ideal. Esse aumento de peso leva a riscos metabólicos e cardiovasculares aumentados, por causar intolerância à glicose e aumento de triglicérides e colesterol. Também é estressante, principalmente em mulheres, e leva ao abandono do tratamento. Podendo ser causado pelo uso de qualquer antipsicótico, o ganho de peso costuma ser mais frequente com a clozapina e olanzapina, não sendo diferente nas populações idosas. A etiopatogenia envolve diminuição do metabolismo e aumento da ingestão alimentar, com mudança no ponto ideal de peso.

BIBLIOGRAFIA SUGERIDA

1. Alexopoulos GS, Meyers BS, Young RC, Campbell S, Silbersweig D, Charlson M: Vascular depression hypothesis. Arch Gen Psychiatry. 1997;54:915-22.
2. Alves TF, Renério F, Mauricio W. Depressão e infarto agudo do miocárdio. Revista de Psiquiatria Clínica. 2009;36(Suppl. 3):88-92.
3. American Psychiatric Association. Diagnostic and statistical manual of mental disorders, 5th ed. Washington: American Psychiatric Association, 2013.
4. Anderson RJ, Freedland KE, Clouse RE, Lustman PJ. The prevalence of co-morbid depression in adults with dabetes. Diabetes Care. 2001;24:1069-78.
5. Andrade L, Walters EE, Gentil V, Laurenti R. Prevalence of ICD-10 mental disorders in a catchment area in the city of São Paulo, Brazil. Social Psychiatry and Psychiatric Epidemiology. 2002;37:316-25.
6. Barcelos R, Faria J, Grossi P, Moscoso MAM, Bottino CMC. Vascular depression in elderly: response to treatment with antidepressant associated to cholinesterase inhibitor. Revista de Psiquiatria Clínica. 2007;34:290-93.
7. Barcelos-Ferreira R, Bottino CMC, Alves TC, Bassit DP. Protective and risk factors for psychiatric morbidity. In: Miguel EC, Gentil V, Gattaz WF (eds). Clínica psiquiátrica. Barueri: Manole; 2011. p. 136-53.
8. Barcelos-Ferreira R, Izbicki R, Steffens DC, Bottino CMC. Depressive morbidity and gender in community-dwelling Brazilian elderly: systematic review and meta-analysis. International Psychogeriatrics. 2010;22(5):712-26.
9. Barnes DE, Yaffe K, Byers AL, McCormick M, Schaefer C, Whitmer RA. Midlife vs. late-life depressive symptoms and risk of dementia: differential effects for Alzheimer disease and vascular dementia. Arch Gen Psychiatry. 2012;69:493-8.
10. Barnes DE, Yaffe K. The projected effect of risk factor reduction on Alzheimer's disease prevalence. Lancet Neurol. 2011;10(9):819-28.

11. Beekman AT, Copeland JR, Prince MJ. Review of community prevalence of depression in later life. Br J Psychiatry. 1999;174:307-11.

12. Beekman AT, Deeg DJ, Braam AW, Smith JH, Van Tilburg W. Consequences of major and minor depression in later life: a study of disability, well-being and service utilization. Psychol Med. 1997;27:1397-409.

13. Beekman ATF, Copeland JRM, Prince MJ. Review of the community prevalence of depression in later life. Brit J Psych. 1999;174: 307-11.

14. Blay SL, Andreoli SB, Fillenbaum GG, Gastal FL. Depression morbidity in later life: prevalence and correlates in a developing country. Am J Geriatr Psychiatry. 2007;15:790-9.

15. Blay SL, Gastal F, Andreoli SB. Prevalência de distúrbios mentais em idosos vivendo na comunidade. Anais do XX Congresso Brasileiro de Psiquiatria, Florianópolis; 2002.

16. Blazer D. Psiquiatria geriátrica: desconfiança em idosos. In: Hales ER, Yudofsky SC. Tratado de psiquiatria clínica. Porto Alegre: Artmed; 2006.

17. Blazer DG. Depression in late life: review and commentary. J Gerontol A Biol Sci Med Sci. 2003;58(3): 249-65.

18. Bottino CMC, CID CG, Camargo CHP. Avaliação neuropsicológica. In: Forlenza OV, Almeida OP. Depressão e demência no idoso, eds. São Paulo: Lemos; 1997.

19. Castro-De-Araujo LFS, Barcelos-Ferreira R, Martins CB, Bottino CMC. Depressão entre idosos internados, residentes em casas de repouso e em acompanhamento ambulatorial no Brasil: uma meta-análise. Rev Bras Psiquiatr. (no prelo).

20. Christensen H, Griffiths K, Mackinnon A, Jacomb P. A quantitative review of cognitive deficits in depression and Alzheimer-type dementia. J Int Neuropsychol Soc. 1997;3(6):631-51.

21. Christenson R, Blazer D. Epidemiology of persecutory ideation in an elderly population in the community. Am J Psych. 1984;141:1088-91.

22. Cole DP, Thase ME, Mallinger AG, Soares JC, Luther JF, Kupfer DJ, et al. Slower treatment response in bipolar depression predicted by lower pretreatment thyroid function. Am J Psychiatry. 2002; 159:116- 21.

23. Cole MG, Dendukuri N. Risk factors for depression among elderly community subjects: a systematic review and meta-analysis. Am J Psych. 2003;160:1147-56.

24. Conwell Y, Duberstein PR, Caine ED. Risk factors for suicide in later life. Biol Psychiatry. 2002;52:193-204.

25. Cooper JK, Harris Y, McGready J. Sadness predicts death in older people. J Aging Health. 2002;14(4):509-26.

26. Copeland JR, Beekman AT, Dewey ME, Hooijer C, Jordan A, Lawlor BA, et al. Depression in Europe: geographical distribution among older people. Br J Psychiatry. 1999;174:312-21.

27. Costa E, Barreto SM, Uchoa E, Firmo JO, Lima-Costa MF, Prince M. Prevalence of International Classification of Diseases. 10th Revision common mental disorders in the elderly in a brazilian community: The Bambui Health Ageing Study. Am J Geriatr Psychiatry. 2007;15:17-27.

28. Croyle RT, Rowland JH. Mood disorders and cancer: a National Cancer Institute Perspective. Biol Psychiatry. 2003;54:191-4.

29. Dalgalarrondo P. A sensopercepção e suas alterações. In: Psicopatologia e semiologia dos transtornos mentais. 2.ed. Porto Alegre: Artmed; 2008. pp. 124-30.

30. Dalgalarrondo P. O juízo de realidade e suas alterações. In: Psicopatologia e semiologia dos transtornos mentais. 2.ed. Porto Alegre: Artmed; 2008. pp. 209-31.

31. Demetrio FN, Vieira FAHG. Efeito da terapia de reposição estrogênica no humor em mulheres menopausadas: revisão da literatura. Rev Psiq Clín. 2001; 28(2):89-93.

32. Devanand DP, Folz M, Gorlyn M, Moeller JR, Stern Y. Questionable dementia: Clinical course and predictors of outcome. J Am Geriatr Soc. 1997;45:321-8.

33. Dias RS. Estudo do tratamento da depressão em mulheres menopausadas com antidepressivo associado à terapia de reposição hormonal com e sem andrógenos: resultados preliminares. São Paulo, Tese (mestrado). Faculdade de Medicina, Universidade de São Paulo, 2003.

34. Dotson VM, Beydoun MA, Zonderman AB. Recurrent depressive symptoms and the incidence of dementia and mild cognitive impairment. Neurology. 2010; 75:27-34.

35. Eaton WW, Armenian H, Gallo J, Pratt L, Ford DE. Depression and risk for onset of type II diabetes: a prospective population-based study. Diab Care. 1996;22:1097-102.

36. Elderkin-Thompson V, Kumar A, Bilker WB, Dunkin JJ, Mintz J, Moberg PJ, et al. Neuropsychological deficits among patients with late-onset minor and major depression. Arch Clin Neuropsychol. 2003; 18(5):529-49.

37. Elkis H, Kayo M, Oliveira GM, Hiroce VY, Barriviera J, Tassell I. Esquizofrenia. In: Miguel EC, Gentil V, Gattaz WF. Clínica psiquiátrica: a visão do Departamento e Instituto de Psiquiatria do HCFMUSP. Barueri: Manole; 2011. pp. 603-22.

38. Gallo JJ. Epidemiology of mental disorders in middle age and late life: conceptual issues. Epidemiol. 1995;17(1):83-94.

Capítulo 44 – Populações especiais: idosos **373**

39. Green RC, Cupples LA, Kurz A, Auerbach S, Go R, Sadovnick D, et al. Depression as a risk factor for Alzheimer disease: the MIRAGE Study. Arch Neurol. 2003;60:753-9.

40. Iosifescu DV, Clementi-Craven N, Fraguas R, Papakostas GI, Petersen T, Alpert JE, et al. Cardiovascular risk factors may moderate pharmacological treatment effects in major depressive disorder. Psychosom Med. 2005;67(5):703-6.

41. Joffe RT, Marriott M. Thyroid hormone levels and recurrence of major depression. Am J Psychiatry. 2000;157:1689-91.

42. Katon WJ. Clinical and health services relationships between major depression, depressive symptoms, and general medical illness. Biol Psychiatry. 2003;54(3):216-26, Review.

43. Kessing LV. Depression and the risk for dementia. Curr Opin Psychiatry. 2012;25(6):457-61.

44. Kokmen E, Beard CM, Chandra V, Offord KP, Schoenberg BS, Ballard DJ. Clinical risk factors for Alzheimer's disease: a population-based case-control study. Neurology. 1991;41:1393-7.

45. Kolie K. Dieprimdre verrficktheit. Berlin: Leipzig; 1931.

46. Kraepelin E. Dementia praecox. New York: Churchill Livingston; 1971.

47. Kraepelin E. Dementia praecox. New York: Churchill Livingston; 1971.

48. Lipowski JZ. Delirium (acute confusional states). JAMA. 1987;258:1789-92.

49. Lowenthal MF. Lives in distress. New York: Basic Books; 1964.

50. Lyness JM, Kim J, Tang W, Tu X, Conwell Y, King DA, Caine ED. The clinical significance of subsyndromal depression in older primary care patients. Am J Geriatr Psychiatry. 2007;15(3):214-23.

51. Lyness JM, Noel TK, Cox C, King DA, Conwell Y, Caine ED. Screening for depression in elderly primary care patients: a comparison of the center for epidemiologic studies depression scale and the geriatric depression scale. Arch Intern Med. 1997; 157(4):449-54.

52. Lyness JM. Naturalistic outcomes of minor and subsyndromal depression in older primary care patients. Int J Geriatr Psychiatry. 2008;23(8):773-81.

53. Mann A. Depression in the elderly: findings from a community survey. Maturitas. 2001; 28;38(1):53-8; discussion 58-9. Review.

54. Mayer-Gross W. In: Bumke O, ed. Handbuch der Geisteskrankheiten. Berlin: Spec; 1932. p. 594.

55. Mcdonald WM, Richard IH, Delong MR. Prevalence, etiology and treatment of depression in Parkinson's disease. Biol Psychiatry. 2003;54:363-75.

56. Morris PL, Robinson RG, Andrzejewski P, Samuels J, Price TR. Association of depression with 10-Year post--stroke mortality. Am J Psychiatry. 1993;150:124-9.

57. Organização Mundial da Saúde. Classificação internacional de transtornos mentais e de comportamento da CID-10. 10.ed. Porto Alegre: Artes Médicas; 1993.

58. Ownby Rl, Crocco E, Acevedo A, John V, Loewenstein D. Depression and risk for Alzheimer disease: systematic review, meta-analysis, and metaregression analysis. Arch Gen Psychiatry. 2006;63(5):530-8.

59. Palsson S, Skoog I. The epidemiology of affective disarders in the elderly: a review. Int Clin Psychopharmacol. 1997;12(S7):s3-s13.

60. Paolucci S, Antonucci G, Pratesi L, Traballesi M, Grasso MG, Lubich S. Poststroke depression and its role in rehabilitation of inpatients. Arch Phys Med Rehabil. 1999;80:985-90.

61. Penninx BW, Beekman ATF, Smit JH, ZitmanFG, Nolen WA, Spinhoven P, et al. The Netherlands Study of Depression and Anxiety (NESDA): rationale, objectives and methods. Int J Methods Psychiatr Res. 2008;17:121-40.

62. Robinson RG. Poststroke depression: prevalence, diagnosis, treatment, and disease progression. Biol Psychiatry. 2003;54:376-87.

63. Roth M. The natural history of mental disorder in old age. J Ment. Sci. 1955; 101:281-301.

64. Soares CN, Zitek B. Reproductive hormone sensitivity and risk for depression across the female life cycle: a continuum of vulnerability? J Psychiatry Neurosci. 2008;33:331-43.

65. Speck CE, Kukull WA, Brenner DE, Bowen JD, McCormick WC, Teri L, et al. History of depression as a risk factor for Alzheimer's disease. Epidemiology. 1995;6(4):366-9.

66. Steffens DC, Hays JC, Krishnan KR. Disability in geriatric depression. Am J Geriatr Psychiatry. 1997;7:34-40.

67. Targum SD, Abbott JL. Psychoses in the elderly: a spectrum of disorders. J Clin Psychiatry. 1999;60(suppl 8):4-10.

68. Teng CT. Estudo retrospectivo do transtorno disfórico pré-menstrual em uma população homogênea de mulheres universitárias: diagnóstico, fatores de risco e análise fatorial dos sintomas perimenstruais. São Paulo, Tese de doutorado, Faculdade de Medicina da Universidade de São Paulo; 2000.

45 Populações especiais: psiquiatria da infância e adolescência

Márcia Morikawa

INTRODUÇÃO

Por que um livro sobre psiquiatria interdisciplinar possui um capítulo específico a respeito da psiquiatria infantojuvenil? No censo demográfico brasileiro de 2010, estimou-se a população entre 0 e 17 anos em 60.849.269 indivíduos, ou seja, 31% do percentil geral da população brasileira, que gira em torno de 190.977.109 indivíduos. Hoje, o Brasil conta com pouco mais de 500 psiquiatras da infância e adolescência, com título de especialista pela Associação Brasileira de Psiquiatria; sendo assim, há a proporção de um psiquiatra da área infantil para cada 121.698 indivíduos menores de 18 anos, número quatro vezes maior do que o preconizado pela Organização Mundial da Saúde (OMS), que acredita que deve haver um psiquiatra infantil trabalhando em período integral para cada 30.000 crianças e adolescentes. Considerando-se que a prevalência de transtornos mentais nessa população gira em torno de 10 a 20%, compreende-se que, no melhor panorama, existe um psiquiatra infantil para cada 30.000 pacientes psiquiátricos nessa faixa etária.

E quais as características dessa população que a tornam tão peculiar, a ponto de necessitar de uma abordagem diferenciada, com relação aos tratamentos padrão-ouro da população adulta?

Pensar em psiquiatria da infância e adolescência (PIA), sem conhecer o desenvolvimento normal de uma criança, com suas características e variabilidades, é a maior iatrogenia de todas. Um psiquiatra, durante sua formação na residência médica, raramente vivencia a experiência do atendimento de crianças e adolescentes e tampouco adquire conhecimento técnico para compreender o que são os estado normal, patológico e a transição entre um e outro, em um ser em constante mudança, como a criança. O desenvolvimento é estratificado em desenvolvimento motor (sentar sem apoio, ficar em pé, andar, manter equilíbrio sobre um dos pés etc.), de linguagem (vocalização sem choro, grito, imitação de sons da fala, combinação de palavras diferentes etc.), social (olhar para a

Capítulo 45 – Populações especiais: psiquiatria da infância e adolescência

face, sorrir responsiva e espontaneamente, brincar de esconder, indicar desejos sem chorar, imitar tarefas domésticas etc.), cognitivo (Piaget: fase sensório-motora, pré-operacional, operações concretas, operações formais etc.), afetivo (diferentemente explicadas por Freud, Klein, Winnicott).

Com base no desenvolvimento, pode-se compreender que crises de birra, por exemplo, são esperadas em indivíduos de 2 anos (idade conhecida como *terrible two*), mas começam a fugir de contexto em indivíduos de 6 anos. Mas o que esse dado isolado pode contribuir para a compreensão daquele indivíduo, sem saber sobre o meio em que está inserido? O sintoma é mantido desde a fase pré-escolar? Ressurgiu? Algo foi modificado em sua rotina/ambiente?

Crianças não são adultos em miniatura, bem como o atendimento em PIA não é focado somente no paciente. Crianças não apresentam recursos cognitivos para elaborar queixas e sentimentos, como os adultos. Nem relatam a anamnese de forma cronológica ou com riqueza de detalhes e *insights*, como seus pais podem fornecer (e/ou seus professores, psicólogos, psicopedagogos etc.). Conforme a idade vai progredindo, em PIA, deve-se saber qual o estágio do desenvolvimento psicológico, cognitivo, físico e emocional que o paciente se encontra e o que pode estar "fora da curva".

Para além do desenvolvimento, ainda podem-se encontrar as particularidades dos principais tipos de transtornos de cada faixa etária e os tratamentos já preconizados para essa população, baseados nos princípios psicofarmacológicos específicos, para esses indivíduos.

Neste capítulo, serão abordados os aspectos específicos de PIA em depressão, transtorno afetivo bipolar, transtornos de ansiedade, psicoses e "outros transtornos

específicos da PIA", com um *pout-pourri* dos demais transtornos.

TRANSTORNOS MENTAIS MAIS PREVALENTES

Depressão

Os dados sobre a prevalência de depressão nos primeiros anos de vida são escassos, por conta da inadequação de critérios de diagnósticos adequados, que precisam levar em consideração o estágio do desenvolvimento em que o indivíduo se encontra. Os estudos realizados sugerem baixa ocorrência de episódios depressivos em crianças pré-escolares, afetando aproximadamente de 1 a 2,5% dessa população, sem diferenças significativas entre os gêneros. Já as estimativas da prevalência da depressão unipolar até o fim da adolescência são semelhantes às encontradas na população adulta, e 4 a 9% dos pacientes apresentam um episódio depressivo no período de 12 meses, com proporção de duas moças para cada rapaz. Durante a adolescência, o risco cumulativo para a ocorrência de um episódio depressivo aumenta de 5 a 20%, e muitos fatores podem explicar esse aumento na incidência da depressão após a puberdade. A adolescência é um período de mudanças importantes, com a concomitância de alterações biológicas, psicológicas e sociais, que podem predispor à ocorrência de transtornos mentais.

A duração média de um episódio depressivo não tratado, na infância e na adolescência, é de 7 a 9 meses, com chance de recidiva de 50%. Cerca de 10% dos casos cronificarão.

O transtorno depressivo e o transtorno distímico são diagnosticados com base nos mesmos critérios utilizados nos adultos; entretanto, a sua apresentação pode ser distinta. Crianças e adolescentes podem apresentar aumento da irritabilidade, sintomas opositivos desafiadores e acessos de raiva. A perda de peso abrupta pode também ser um sintoma depressivo. Queda no desempenho escolar, perda do interesse na socialização e redução no interesse de ir para a escola e estudar podem ser indícios claros de depressão. A tristeza, a perda do interesse em atividades que antes propiciavam grande prazer, as alterações neurovegetativas (com alteração de sono, apetite) são as evidências mais frequentes da depressão nas crianças e nos adolescentes.

O que fica cada vez mais claro é que a depressão é muitas vezes crônica, recorrente e com probabilidade de continuar na vida adulta. Transtornos psiquiátricos comórbidos (principalmente os disruptivos), exposição a eventos negativos de vida, história familiar de depressão e conflitos familiares estão associados a pior prognóstico. E de 20 a 40% dos pacientes com depressão, na infância e na adolescência, com sintomas psicóticos, história familiar de transtorno afetivo bipolar (TAB) ou episódio maníaco em vigência de antidepressivo desenvolverão o TAB.

Na avaliação de uma criança com suspeita de depressão, é imprescindível realizar uma análise psiquiátrica abrangente, que considere as condições médicas em geral, bem como os demais diagnósticos psiquiátricos possíveis, pois a depressão pode ser uma comorbidade. Deve-se estar alerta também à possibilidade de mania, já que o TAB se apresenta como estado misto, frequentemente nessa população, com concomitância de sintomas depressivos e maníacos.

A psicoeducação e a abordagem psicoterapêutica são essenciais no tratamento de crianças e adolescentes, uma vez que muitos casos tiveram o desenvolvimento desse transtorno por conta da disfuncionalidade do ambiente.

Nos casos em que não é possível a abordagem psicoterapêutica familiar, ou mesmo quando ela foi insuficiente (p. ex., quando há gravidade maior da apresentação clínica e dos sintomas), está indicado o uso de antidepressivos.

O tratamento medicamentoso da depressão é dividido em três fases: aguda, continuação e manutenção. A fase aguda é considerada o início do primeiro transtorno depressivo, no jovem, que geralmente dura de 6 a 12 semanas, sendo os principais objetivos do tratamento obter resposta à conduta instituída e alcançar a remissão dos sintomas depressivos. A fase de continuação geralmente dura de 4 a 12 meses e, nela, ocorre a consolidação da remissão, para prevenção de recaídas. A fase de manutenção dura 1 ano ou mais, e o seu objetivo principal é prevenir as recidivas.

Nos estudos relacionados às classes de antidepressivos e suas eficácias, as evidências apontam que os antidepressivos tricíclicos não apresentam eficácia superior a do placebo. Poucos estudos foram conduzidos com o uso de inibidores irreversíveis da monoaminoxidase (IMAO-I), e o risco apresentado pela necessidade de aderência à dieta alimentar rigorosa não justifica seu uso, principalmente pela alta chance de falência das restrições alimentares.

A maior evidência de resposta e segurança do uso ocorre na classe dos antidepressivos inibidores seletivos de recaptação de serotonina (ISRS), e os ISRS são considerados ineficazes em até um terço dos pacientes tratados dessa população, e alguns estudos não apresentaram significância de resposta superior da molécula estudada com relação ao placebo.

De acordo com o FDA (Food and Drug Administration), a medicação mais segura e aprovada para o tratamento da depressão nessa faixa etária é a fluoxetina. Para tratamento do transtorno obsessivo-compulsivo, é liberado o uso de fluoxetina, sertralina e fluvoxamina.

Alguns poucos estudos sugerem um pequeno, mas significativo, aumento do risco relativo de eventos adversos suicidas, quando comparados com placebo, em jovens com transtorno depressivo grave (4% com ISRS *vs.* 2% com placebo). Todavia, considerando-se o número de jovens com benefício pelo uso da medicação *versus* aqueles que podem apresentar tal aumento de risco (cujo número de indivíduos é bem menor), fica claro o benefício do uso da medicação, com redução do número de tentativas de suicídio, pelo sucesso do tratamento e do controle dos sintomas depressivos.

Transtorno afetivo bipolar

Estima-se que a prevalência de TAB, ao longo da vida, seja de 1%. Já a prevalência TAB em adolescentes entre 13 e 14 anos é de 1,9% e entre 17 e 18 anos é de 4,3%. O TAB de início precoce geralmente se inicia com um quadro depressivo; a estimativa é de que 20 a 30% desses jovens tenham a possibilidade de apresentar sintomas de hipomania/mania ou sintomas mistos até 24 meses subsequentes. Os principais fatores associados à depressão bipolar na infância e na adolescência são: depressão de início precoce (< 13 anos), lentificação psicomotora alternada por períodos de agitação, sintomas psicóticos, sazonalidade, histórico familiar de transtorno de humor, virada maníaca com o uso de antidepressivos e hipersonia e hiperfagia.

Apesar da proporção em adultos ser por volta de 1:1, na faixa dos pré-púberes, há quatro meninos acometidos para cada menina acometida. Na adolescência, o TAB é mais comum no sexo feminino, mas os episódios maníacos são mais frequentes no sexo masculino.

Em adultos, a mania é classicamente caracterizada pela relação do humor, euforia ou disforia com presença de grandiosidade, redução da necessidade de sono, logorreia etc. Em pré-púberes, a manifestação do TAB pode ser difícil, com presença marcante de labilidade do humor, acessos de raivas em crianças e adolescentes. A duração, de acordo com o *Manual Diagnóstico e Estatístico de Transtornos Mentais* – 5ª edição (DSM-5), para o diagnóstico de hipomania é de 4 dias e para a mania é de 1 semana, exceto se houver necessidade de internação. Nesses casos, o diagnóstico de mania é feito, mesmo que com duração inferior a 1 semana.

É importante ressaltar que no TAB as mudanças de humor são graves a ponto de influenciar no comportamento da pessoa em vários ambientes. Deve-se atentar para o fato de que crianças e adolescentes tendem a apresentar ciclagens mais rápidas, com possibilidade duração de horas, dias ou semanas. Há um estudo de 2001 em que foi observado que 50% dos jovens com TAB da amostra apresentaram episódios longos, 50% com ciclagem rápida dentro do episódio sem período de eutimia entre os ciclos e estado misto presente em 20% dos casos.

Os diagnósticos diferenciais do transtorno afetivo bipolar são: o transtorno do déficit de atenção e hiperatividade (TDAH), em vista da inquietação, sendo muitas vezes diagnósticos comórbidos; abuso de substâncias psicoestimulantes como cocaína/anfetaminas; esquizofrenia, e o paciente bipolar pode apresentar sintomas psicóticos tanto na fase depressiva quanto na fase maníaca.

As comorbidades comuns são o TDAH (em torno de 30%), transtornos de conduta, transtorno por abuso de substâncias, transtorno de ansiedade, traços de personalidade *borderline*.

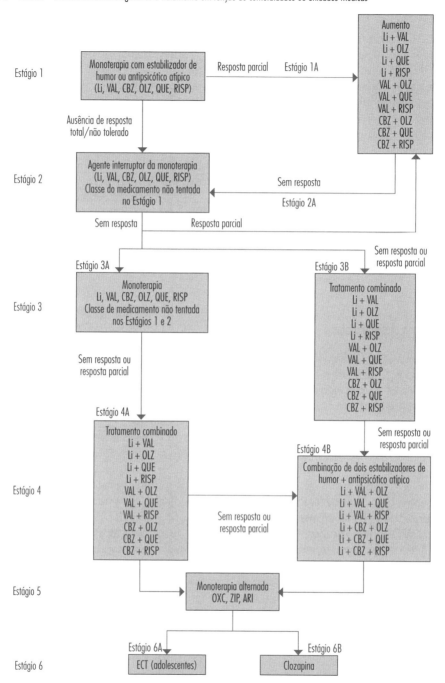

Figura 1 Algoritmo de transtorno bipolar – episódio maníaco ou misto, grave, sem psicose. Li: lítio; VAL: valproato; CBZ: carbamazepina; OLZ: olanzapina; RISP: risperidona; QUE: quetiapina; OXC: oxcarbazepina; ARI: aripiprazol; ECT: eletroconvulsoterapia.

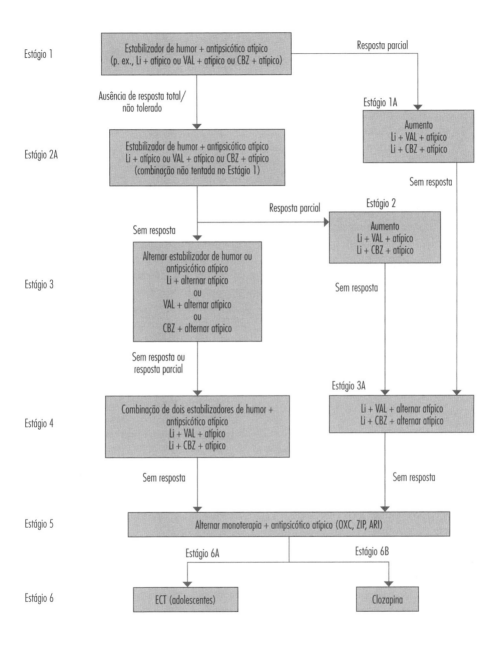

Figura 2 Algoritmo de transtorno bipolar – episódio maníaco ou misto, grave, com psicose. Li: lítio; VAL: valproato; CBZ: carbamazepina; OXC: oxcarbazepina; ARI: aripiprazol; ECT: eletroconvulsoterapia.

O tratamento medicamentoso, que é imprescindível, não difere muito do utilizado em adultos, com o uso de estabilizadores de humor e antipsicóticos atípicos.

O lítio é a única medicação liberada pelo FDA para o tratamento de TAB em adolescentes, mas essa indicação foi feita com base em estudos em adultos.

Os anticonvulsivantes como valproato, carbamazepina e lamotrigina têm aprovação do FDA para tratamento de TAB em adultos, mas são frequentemente utilizados na faixa etária juvenil. O uso dos antipsicóticos atípicos pode ser realizado em monoterapia, com o cuidado para o ganho de peso e distúrbios metabólicos inerentes ao uso dessa categoria de medicação.

No tratamento da mania aguda, a risperidona foi mais eficaz que o lítio e o valproato, bem como nos casos de comorbidades com TDAH.

Quando o paciente não responde à monoterapia, pode-se tentar a combinação de medicações, conforme diretrizes a seguir.

Ansiedade

O grupo dos transtornos ansiosos é o de maior prevalência entre os transtornos psiquiátricos da infância e da adolescência com índices estimados em de 10%. São poucos os dados conhecidos relacionados ao impacto econômico na população infantojuvenil. Porém, existem dados americanos de 1990 que mostram que 31,5% do custo total de saúde mental foram gastos com condições relacionadas à ansiedade em todas as faixas etárias – incluindo a morbidade e a mortalidade relacionadas a esses transtornos, deixando claro o ônus da ansiedade patológica para os serviços de saúde.

Os transtornos de ansiedade na infância e adolescência (TAIA) mais prevalentes são o transtorno de ansiedade de separação (TAS), com prevalência entre 2,8 e 8%; as fobias específicas com 15% e a fobia social, que gira em torno de 10%. A agorafobia e o transtorno de pânico têm baixa prevalência em crianças mais jovens, mas alcançam prevalências semelhantes aos adultos conforme a idade progride na adolescência.

Os TAIA ocorrem mais frequentemente em meninas, na proporção de 2 a 3 meninas para cada menino acometido, e a comorbidade dentro dos próprios sintomas ansiosos chega a 30%.

Com relação aos aspectos etiológicos, não há uma teoria única – de desenvolvimento – que explique a origem dos TAIA. O entendimento atual desses transtornos aponta para a interação entre fatores psicológicos e biológicos. Fatores de risco incluem influências parentais e ambientais, disfunção cognitiva e eventos condicionadores no início da infância. Histórias de sofrimento perinatal, como exposição intrauterina a substâncias nocivas e lesões pós-natais, estão associadas ao aumento do surgimento de transtornos do comportamento (transtorno desafiador de oposição e transtorno de conduta), mas não aos transtornos ansiosos. Há ligação, entretanto, entre antecedente de infecções recorrentes no início da vida e o surgimento dos sintomas.

Por conta de suas características peculiares, serão abordados o TAS e o mutismo seletivo (MS).

O TAS está relacionado ao medo excessivo do afastamento dos pais ou de seus cuidadores, com prejuízo em diferentes áreas da vida da criança acometida. O medo recorrente é de que algo de muito ruim, até a morte, ocorra com o próprio indivíduo ou com seus cuidadores, gerando um apego desmedido e intenso receio da separação. As manifestações somáticas, como nos demais quadros ansiosos infantis, são geralmente inespecíficas, como dor de barriga, vômitos e mal-estar, com dificuldade da elaboração de uma localização da queixa. Pesadelos com conteúdo de separação são frequentes e muitas vezes a criança solicita dormir com os pais ou cuidadores. Em casos mais graves, há a recusa escolar, que acontece em até 75% das crianças com TAS.

O MS é caracterizado pela recusa contínua a falar em quase todas as situações sociais, incluindo escola, e a criança detém a habilidade de compreender a linguagem falada e de falar (essas crianças podem se comunicar por meio de mímicas, gestos com a cabeça ou em alguns casos, por meio de sons, monotônicos e palavras curtas). Algumas das crianças podem apresentar algum atraso na fala e na linguagem, mas tipicamente apresentam desenvolvimento normal nessas áreas. Interfere no desempenho escolar ou ocupacional ou na comunicação social.

A duração mínima do quadro é de 1 mês (não limitado ao 1º mês de escola). O fato de não falar não é causado por falta de conhecimento ou por se sentir à vontade com a língua falada na situação social (p. ex., crianças que iniciam em colégios bilíngues). O mutismo não é causado por nenhum transtorno de comunicação (p. ex., gagueira) e não ocorre durante o transtorno do espectro autista ou esquizofrenia ou outro transtorno psicótico.

A prevalência é de 1% das crianças que procuram serviços de saúde, sendo de 0,02% a 2% de crianças em idade escolar. A maior prevalência se encontra entre crianças da pré-escola e primeira série. O surgimento dos sintomas é mais frequente entre 2 e 4 anos de idade, porém o diagnóstico geralmente é realizado entre os 5 e 6 anos, período em que a criança passa a frequentar o ambiente escolar. É mais frequente em meninas, na proporção de 2 para cada menino acometido.

A comorbidade com fobia social de até 97% indica possível sobreposição de fatores etiológicos e fenomenológicos desses transtornos.

O tratamento dos TAIA baseia-se nos tratamentos não medicamentosos e medicamentosos.

Entre os tratamentos não medicamentosos, estão incluídos:

- Psicoeducação: a ansiedade é uma tendência vitalícia, é importante que o paciente seja orientado quanto ao diagnóstico, seus sintomas, fatores de melhora, de piora e desencadeantes. Os familiares também precisam ser orientados quanto aos aspectos comportamentais, como possíveis crises de raiva e irritabilidade crônica.
- Psicoterapia: diversos trabalhos científicos demonstraram a eficácia da terapia cognitivo-comportamental (TCC) – por meio da diminuição da sintomatologia e da manutenção da resposta ao longo do acompanhamento – para o tratamento dos sintomas ansiosos. A TCC ajuda o paciente a se automonitorizar nas preocupações excessivas e irreais e a rever os problemas em questão de uma forma mais racional. O objetivo dessa modalidade terapêutica é utilizar a combinação de exposição e prevenção à resposta (evitação). Técnicas comportamentais incluem dessensibilização e exposição *in vivo*, e ambas têm o intuito de ampliar a capacidade do paciente de cooperar ou de confrontar as situações/objetos associados à ansiedade e aos ataques de pânico.
- Orientação escolar: para a maior parte dos pacientes ansiosos, a escola é um dos maiores focos ansiogênicos, em razão do ambiente social e da demanda de desempenho. Deve-se

orientar os pais a manter contato com os professores, impedir que o paciente se utilize de desculpas relacionadas ao atendimento médico ou à sua própria saúde, para evitar sua ida à escola (evitação). Além disso, deve-se avaliar se é necessária e possível a transferência para uma escola com menos alunos por turma, ou da contratação de um professor particular, dependendo da disfuncionalidade do paciente.

O tratamento farmacológico assemelha-se muito ao utilizado em adultos ansiosos. Os ISRS, considerando-se eficácia e segurança, constituem a primeira linha no tratamento dos transtornos ansiosos na infância, porém mais estudos são necessários para a confirmação dos dados obtidos nos poucos estudos realizados com populações pediátricas. Em ensaios clínicos nessa faixa etária, os ISRS são bastante eficazes na redução dos sintomas, na melhora da qualidade de vida e – em geral – são bem tolerados. O benefício dos ISRS nos transtornos ansiosos não obsessivo-compulsivos, na infância, mostrou-se ainda maior do que aquele para depressão. Por conta disso, apesar do risco de eventos relacionados ao suicídio existente com o uso dessa classe de medicação ser maior, a sua favorável relação custo-benefício justifica o uso. Outros compostos antidepressivos, como os tricíclicos, devem ser considerados quando não houver resposta aos ISRS ou quando o perfil de efeitos colaterais exceder os benefícios. Já os inibidores da monoaminoxidase (IMAO) não são considerados alternativas ao tratamento, uma vez que não há dados disponíveis sobre sua eficácia na população em questão e o risco potencial de efeitos colaterais é muito grande.

O uso de benzodiazepínicos (BDZ) mantém-se controverso, uma vez que faltam dados que provem sua eficácia em populações pediátricas, apesar do impactante efeito ansiolítico observado no tratamento de adultos. Ensaios clínicos em crianças requerem amostras maiores, duração prolongada e observação metodológica importante no pareamento das respostas dos BZD *versus* placebo. Entretanto, esses trabalhos apresentam pouca viabilidade, já que os BDZ não são seguros para uso pediátrico, por conta do potencial de abuso, sedação, desinibição, risco de depressão respiratória e dificuldade de descontinuação.

Psicose

Crianças e adolescentes podem apresentar diversos tipos de transtornos psicóticos, como o transtorno afetivo bipolar em mania ou depressão psicótica (já mencionado), a esquizofrenia de início precoce e outros eventos psicóticos agudos, desencadeados por substâncias ou condições clínicas.

Em comparação com adolescentes e adultos, a prevalência é muito menor na faixa etária pediátrica. A partir dos 12 anos, a esquizofrenia torna-se o transtorno psicótico mais frequente.

A psicose se manifesta em dado instante na vida da pessoa, sem que sejam necessárias vivências desencadeantes (embora os familiares sempre busquem associar a psicose a alguma vivência supostamente traumática). A sua principal característica é que o julgamento da realidade (juízo) feito pelo paciente está prejudicado.

A esquizofrenia, que é uma das formas mais frequentes de psicoses, engloba um grupo heterogêneo de transtornos, com características muito peculiares em cada um deles, sendo difícil localizar etiologia única que justifique todas as suas apresentações.

A esquizofrenia de início precoce está associada a formas mais graves e de pior

Capítulo 45 – Populações especiais: psiquiatria da infância e adolescência **383**

prognóstico. Na população em geral, sua prevalência é de 1%, sendo muito rara em crianças, cuja incidência é estimada em 0,23%. A proporção é de 3 homens para cada mulher acometida, antes dos 15 anos, mas após os 15 anos é atingida a proporção de 1:1.

No sexo masculino, o início é mais precoce, apresentando um funcionamento pré-mórbido mais pobre, com maior nível de sintomas negativos e menor frequência de sintomas afetivos.

Alguns estudos relatam que os indivíduos do sexo feminino têm menor taxa de sintomas negativos e maior nível de sintomas disfóricos e afetivos, sendo estes existentes mesmo na fase pré-psicótica como parte dos sintomas precoces.

Em geral, o QI das crianças acometidas é menor do que o encontrado na população em geral, com 10 a 20% com QI menor ou igual 70, sendo considerado um fator pré-mórbido e não em decorrência do transtorno. Os sintomas precoces mais comumente vistos estão relacionados a mudanças inespecíficas das emoções e do comportamento, portanto não se trata de mudanças preditivas ou patognomônicas.

Investigações recentes e sistemáticas apontam para a presença de pelo menos um dos sintomas como alteração do sono, ansiedade, humor depressivo, declínio nas relações sociais e funcionamento pessoal, desconfiança, abulia e apatia. Em < 10% dos indivíduos, notam-se sintomas pré-psicóticos como afeto inapropriado, catatonia e experiências de passividade; 40 a 75% apresentam queda no funcionamento global, depressão, ansiedade, isolamento social, ideias estranhas e bizarras e persecutoriedade.

As crianças acometidas podem ter delírios e alucinações (suas expressões variam, havendo maior riqueza nas descrições conforme aumenta a idade), podendo ocorrer a presença de solilóquios e risos imotivados.

Outros sintomas frequentes são estes: dificuldade de prestar atenção, diminuição na memória, alterações de linguagem, afeto inadequado ou embotado, piora das habilidades sociais, humor depressivo, problemas de comportamento (principalmente nos mais jovens, com menos de 12 anos).

Em adultos, em geral, a manifestação do primeiro surto é marcada por início abrupto, mas nas crianças pode haver o início insidioso.

Os critérios diagnósticos são os mesmos utilizados em adultos, e a esquizofrenia dificilmente é diagnosticada antes dos 7 anos de idade e, muitas vezes, ocorre erro em seu diagnóstico.

Quadro 1 Diagnósticos diferenciais a serem realizados
Transtornos invasivos do desenvolvimento
Transtorno psicótico desencadeado por uso de substâncias (principalmente *Cannabis*)
Transtorno psicótico desencadeado por causa orgânica
Transtorno obsessivo-compulsivo
Transtornos de personalidade *cluster* A
Transtornos do humor: transtorno depressivo
Transtorno afetivo bipolar (1% dos adolescentes)
Transtorno de conduta

O diagnóstico e o tratamento precoces são fundamentais na esquizofrenia da infância e adolescência, e é necessária a investigação completa da criança e seu meio ambiente para desenvolver um tratamento individualizado e aplicado às suas possibilidades.

O ideal, para o tratamento do paciente acometido, é promover a combinação entre medicação, terapia (individual, familiar)

Tabela 1 Antipsicóticos típicos

Nome genérico	Indicações	Faixa etária aprovada pelo FDA
Clorpromazina	Esquizofrenia TAB (mania) Hiperatividade Problemas comportamentais graves	Adultos e crianças entre 1 e 12 anos
Haloperidol	Esquizofrenia Síndrome de Tourette Hiperatividade Problemas comportamentais graves	Adultos
Tioridazina	Esquizofrenia	Adultos e crianças
Aripiprazol	Esquizofrenia	Adultos e adolescentes (13-17 anos)
	TAB (mania/estado misto) em monoterapia ou adjunto a lítio ou valproato	Adultos e crianças (10-17 anos)
	Adjunto no tratamento de depressão maior	Adultos
	Irritabilidade associada a transtorno do espectro autista	Crianças (6-17 anos)
	Tratamento de agitação aguda	Adultos
Asenapina	Esquizofrenia aguda	Adultos
	TAB tipo I (mania/estado misto)	
Clozapina	Tratamento da esquizofrenia refratária	Adultos
	Redução do risco de suicídio em pacientes jovens com esquizofrenia	
Olanzapina	Esquizofrenia TAB (mania/estado misto)	Adultos e adolescentes (13-17 anos)
	TAB	Adultos
	Tratamento da depressão resistente	
	Agitação associada a esquizofrenia ou mania	
Paliperidona	Esquizofrenia	Adultos
	Transtorno esquizoafetivo	
Quetiapina	Esquizofrenia	Adultos e adolescentes (13-17 anos)
	TAB mania aguda	Adultos, crianças e adolescentes (10-17 anos)

(continua)

Capítulo 45 – Populações especiais: psiquiatria da infância e adolescência **385**

Tabela 1 Antipsicóticos típicos *(continuação)*

Nome genérico	Indicações	Faixa etária aprovada pelo FDA
Quetiapina	TAB depressão	Adultos
	TAB manutenção	
	Adjunto no tratamento de depressão maior	
Risperidona	Esquizofrenia	Adultos e adolescentes (13-17 anos)
	TAB (mania/misto)	Adultos e adolescentes (13-17 anos)
	Irritabilidade associada a transtorno do espectro autista	Crianças (5-16 anos)
Ziprasidona	Esquizofrenia	Adultos
	TAB (mania/misto)	
	TAB manutenção	
	Agitação aguda em pacientes com esquizofrenia	

FDA: Food and Drug Administration; TAB: transtorno afetivo bipolar.

e orientação escolar (programas especiais ou, no mínimo, continentes).

Pacientes em surto psicótico tem de ser avaliados quanto à necessidade de internação, por conta das seguintes condições: risco aumentado para suicídio, heteroagressão, risco de abuso sofrido enquanto está inapto para se defender, baixa continência familiar, cuidadores não conseguem dar o suporte necessário e sintomas que sugiram a necessidade de investigação médica intensiva.

O tratamento farmacológico segue os mesmos preceitos do tratamento em adultos, com prioridade do uso de antipsicóticos atípicos, comparativamente com os típicos, em razão do perfil de efeitos adversos. Entre crianças, a média da proporção do uso de atípicos para típicos é de 2,7:1. Em adolescentes é de 3,8:1 e entre adultos é de 1,6:1.

Mais sobre a PIA

Discutir PIA em somente um capítulo é tarefa árdua. As nuances que envolvem seres que estão em constante desenvolvimento, sua interação com a família/os pares/escola-terapeutas, o meio em que estão inseridos (características escolares, sociais, econômicas etc.) são extremamente complexas e desenham a apresentação de cada paciente atendido. As crianças se encontram nas sutilezas das garatujas, dos pensamentos mágicos, no faz de conta, no desenvolvimento do pensamento abstrato. Além do transtorno psíquico ou mesmo da patologia clínica que acometem as crianças, existem as variáveis dos estágios de desenvolvimento cognitivo, psicológico, motor, por isso é preciso entender o caso individualizado, para tentar dar o nome de um todo. Estereotipias não fazem um autista, assim como amigos imaginários não fazem esquizofrênicos e crises de birra não determinam o transtorno de conduta.

Infelizmente, a PIA tem sido cada vez menos valorizada, constituindo uma área de atuação e não mais uma subespecialidade psiquiátrica; sendo assim, inúmeros profissionais sem formação no desenvolvimento de crianças, no estudo de seus principais transtornos e manejos acabam sendo os responsáveis pelo diagnóstico e pela orientação desses pacientes. Críticas à parte ao número crescente de medicalização das crianças e adolescentes, e muitos estão – provavelmente – estão sendo mal avaliados e mal diagnosticados, enquanto a PIA não for tratada como uma especialidade fundamental, muitos adultos ainda sofrerão as consequências de suas histórias de maus cuidados psíquicos e de transtornos mentais crônicos.

BIBLIOGRAFIA SUGERIDA

1. Asbahr FR (coord.). Transtornos de ansiedade na infância e adolescência. 2. ed. São Paulo: Casa Leitura Médica; 2010.
2. Assumpção Jr FB, Kuczynski E. Tratado de psiquiatria da infância e adolescência. 2. ed. São Paulo: Atheneu; 2012.
3. Coelho BM, Pereira JG, Assumpção TM, Santana Jr GL. Psiquiatria da infância e adolescência: guia para iniciantes. Novo Hamburgo: Synopsis; 2014.
4. Findling RL. Clinical manual of child and adolescent psychopharmacology. American Psychiatric Publishing, 2007.
5. IBGE. Tabela de resultados. Disponível em: <http://www.ibge.gov.br/home/estatistica/populacao/criancas_adolescentes/defaulttab.shtm>. Acesso em: 17 set. 2015.
6. Kowatch RA, Fristad M, Birmaher B, Wagner KD, Findling RL, Hellander M. Treatment guidelines for children and adolescents with bipolar disorder. J Am Acad Child Adolesc Psychiatry. 2005;44(3):213-35.
7. Lee FI. Transtorno bipolar na infância e na adolescência. São Paulo: Segmento Farma; 2007.
8. Moraes C, Abujadi C, Ciasca SM, Moura-Ribeiro MV. Força-tarefa brasileira de psiquiatras da infância e adolescência. Rev Bras Psiquiatr. 2008;30(3): 294-5.
9. NCBI. Future research needs for first- and second-generation antipsychotics for children and young adults. Disponível em: <http://www.ncbi.nlm.nih.gov/books/NBK84656/>. Acesso em: 17. set. 2015.
10. Rocha TBM, Zeni CP, Caetano SC, Kieling C. Mood disorders in childhood and adolescence. Rev Bras Psiquiatr. 2013;35(supl. 1).
11. Stubbe D. Psiquiatria da infância e adolescência. Porto Alegre: Artmed; 2008.
12. U.S. Food and Drug Administration. Questions and answers on antidepressant use in children, adolescents, and adults: 2007. Disponível em: http://www.fda.gov/Drugs/DrugSafety/InformationbyDrugClass/ucm096321.htm#4. Acesso em: 17 set. 2015.

Populações especiais: gestação e puerpério

46

Vera Tess
Tania Yume Takakura
Eron Luiz dos Santos

INTRODUÇÃO

A prevalência de depressão e da maioria dos transtornos ansiosos é cerca de duas vezes maior em mulheres, sobretudo durante os anos reprodutivos, e existem fortes evidências de uma associação específica entre puerpério e episódios de humor no transtorno bipolar. O período perinatal – que inclui a gestação e o primeiro ano de pós-parto – é uma fase de grandes mudanças e desafios e um momento de especial vulnerabilidade aos transtornos afetivos e ansiosos. Ao contrário do senso comum, a gestação e a chegada de um bebê não parecem oferecer proteção contra transtornos mentais; diversos estudos apontam para taxas de transtornos do humor na gestação comparáveis às de outras fases da vida da mulher, porém com menores taxas de identificação e tratamento.

O ônus da doença materna se estende para além do indivíduo acometido, interferindo na unidade familiar, comprometendo o vínculo afetivo entre mãe e bebê e influenciando profundamente o desenvolvimento infantil. Assim, as decisões acerca do tratamento devem ser tomadas em conjunto com a paciente, seu parceiro, o obstetra e o pediatra e precisam envolver a avaliação dos riscos do medicamento para o bebê e dos riscos associados a uma recaída ou à doença não tratada para a mãe e para o bebê. Deve-se considerar que o bebê será inevitavelmente exposto à doença materna, à medicação ou a ambos.

GESTAÇÃO

Diagnóstico

Muitos sintomas (cansaço, letargia, labilidade emocional, mudança de apetite, diminuição do desejo sexual, distúrbios do sono) são comuns à depressão e à gestação, dificultando o diagnóstico. As características clínicas da depressão na gestação são idênticas às de outros períodos da vida da mulher. Sintomas como anedonia, sentimentos de culpa e desesperança, falta de interesse pela gestação, baixa autoestima e pensamentos de suicídio indicam uma condição psiquiátrica em que pode ser necessária ajuda.

Fatores de risco

O principal fator de risco para doenças psiquiátricas na gestação é a história prévia, seguida por história familiar de doença psiquiátrica, antecedentes de abortos, natimortos ou malformação fetal, eventos estressantes e fatores socioeconômicos – falta de suporte familiar e social, gestação não planejada (sobretudo em jovens), história de violência doméstica e uso de álcool e drogas.

A depressão materna interfere na unidade familiar, compromete o vínculo afetivo entre mãe e bebê e pode ter impacto profundo no desenvolvimento infantil. O vínculo afetivo entre mãe e bebê começa na gestação, cresce e é transferido ao bebê após o nascimento.

O Quadro 1 a seguir resume os riscos de comprometimento da gestação e do desenvolvimento do feto associados à depressão e à ansiedade patológica.

Interrupção da medicação

A maior parte das gestantes em tratamento para transtornos depressivos e ansiosos interrompe a medicação quando se descobre grávida, causando a recaída na maioria – 68% das pacientes recaíram após descontinuarem o tratamento antidepressivo próximo à concepção.

No transtorno bipolar, o risco de recaída é particularmente alto nas pacientes que

Quadro 1 Riscos da doença afetiva e ansiosa não tratada	
Evolução obstétrica e fetal	Maior risco de prematuridade (< 37 semanas) e de recém-nascido de baixo peso (< 2.500 g)
	Comprometimento do crescimento e ganho de peso fetal, maior risco para estresse fetal
	Maior risco de abortamento espontâneo
	Maior risco de pré-eclâmpsia
	Maior risco de cesáreas e fórcipe
Evolução neonatal	Escores mais baixos do Apgar
	Maior probabilidade de admissão nas unidades de cuidados neonatais
	Maiores riscos de lesões pela mãe por desorganização, impulsividade ou agressividade
	Comprometimento do padrão do sono, choro excessivo e irritabilidade
Desenvolvimento infantil	Efeito negativo no vínculo maternofetal e maternoinfantil
	Atraso no desenvolvimento emocional, cognitivo e da linguagem
	Crianças com maior incidência de transtornos psiquiátricos
Riscos para a mãe	Pior adesão às orientações perinatais – nutrição, sono e exercícios físicos
	Agravamento das comorbidades clínicas
	Aumento da exposição ao álcool, nicotina e drogas ilícitas
	Aumento de comportamentos de autoagressão e suicidas
	Aumento do risco de depressão pós-parto
	Impacto no relacionamento conjugal e familiar

interrompem o tratamento profilático, sobretudo se a retirada for abrupta – 85% das gestantes que interromperam o tratamento com lítio recaíram (a maioria no primeiro trimestre).

Muitas gestantes usam medicação em doses inadequadas, em geral pelo receio de exposição do feto à farmacoterapia, comportamento que expõe o feto ao risco simultâneo da medicação e da doença não tratada. Descontinuar um tratamento de manutenção é uma decisão importante. Só deve ser feito com avaliação cuidadosa da história da doença e em conjunto com a paciente e o obstetra.

Tratamento da depressão

As decisões relativas ao uso de medicações psicotrópicas durante a gestação devem ser idealmente feitas antes da concepção. Em pacientes com depressão leve, a retirada da droga antes da gravidez pode ser considerada. Terapias interpessoal e cognitivo-comportamental podem ser usadas antes da concepção de modo a facilitar a diminuição gradual da droga e sua posterior retirada, além do manejo de eventuais sintomas.

Para casos de depressão recorrente ou refratária, a paciente e o médico podem optar por manter o antidepressivo, caso em que a escolha do antidepressivo com mais informações de segurança é a melhor conduta. Em pacientes que responderam apenas a um determinado antidepressivo, este deve em geral ser mantido, mesmo que haja pouca informação disponível.

Mudanças no volume plasmático e aumento do metabolismo hepático e do *clearance* renal durante a gestação podem afetar o nível sérico da droga. Muitas vezes, é necessário aumentar a dose do antidepressivo ao longo da gestação (sobretudo no terceiro trimestre).

O bebê inevitavelmente vai ser exposto à doença materna, à medicação ou a ambos. Tratamentos comportamentais evitam a exposição do feto ao medicamento e são eficazes, porém geralmente requerem meses para a melhora clínica se manifestar e são mais efetivos em episódios leves e moderados.

A gravidade da doença materna é o parâmetro mais relevante para as decisões clínicas, que devem ser tomadas pela paciente, em conjunto com seu parceiro e o obstetra.

Tratamento farmacológico

Praticamente toda droga ou substância química pode passar pela placenta e chegar ao feto, em várias concentrações, dependendo de sua solubilidade lipídica e de sua estrutura química. Quatro tipos de riscos são citados:

- Risco de abortamento.
- Risco de malformação dos órgãos (teratogênese).
- Risco de toxicidade neonatal e síndrome de abstinência durante o período neonatal.
- Risco de sequelas neurocomportamentais no longo prazo (Quadro 2).

Antidepressivos

São os psicotrópicos mais prescritos e estudados na gestação, com mais de 30.000 pares mãe-bebê avaliados. Os inibidores seletivos de recaptura de serotonina (ISRS) são os antidepressivos mais utilizados e, portanto, com mais informação na literatura.

Os estudos que investigam a associação entre malformação e uso de antidepressivos em geral diferem metodologicamente, e seus resultados são raramente replicados. Até o presente, os ISRS como grupo não estão associados ao aumento do risco para malformações fetais. À exceção da paroxe-

Parte III – Peculiaridades do diagnóstico e tratamento em função de comorbidades ou unidades médicas

Quadro 2 Psicotrópicos na gestação

	Malformação fetal	Sintomas neonatais	Sequelas neurocomportamentais
Antidepressivos	Tricíclicos · Sem evidências	Sintomas de abstinência (doses altas no 3º trimestre): irritabilidade, agitação, dificuldade de sucção e de sono Toxicidade pelo efeito anticolinérgico Constipação e retenção urinária Transitórios, até 2 semanas	Poucos estudos controlados (crianças de 6 a 7 anos) Até o momento, sem evidências de comprometimento
	ISRS · Como grupo considerado seguro · Controvérsias: – Paroxetina: ↑ defeitos cardíacos?	Inquietação, tremor, irritabilidade, hipo e hipertonia, hiper-reflexia, vômitos, dificuldades respiratórias e de sucção · Presente em 30% dos neonatos, sobretudo com fluoxetina e paroxetina · 100% dos prematuros com algum sintoma · Transitórios, até 2 semanas	Poucos estudos controlados (crianças de 6 a 7 anos de idade) Até o momento, sem evidências de comprometimento
Benzodiazepínicos (BDZ)	Metanálises com vários BDZ: · Estudos de coorte: o BDZ não estava associado a MF · Estudos caso-controle: associação entre malformações e o uso de BDZ na gestação	Toxicidade neonatal: · Uso próximo do parto: apneia, baixos escores de Apgar, hipotonia muscular, hipotermia e dificuldade de sucção Síndrome de abstinência: · Gestantes em uso crônico: inquietação, irritabilidade, tremor, diarreia, vômitos, hipertonia, convulsão, alteração do sono	Inconclusivo · Estudos positivos (retardo motor e do desenvolvimento) e outros negativos

(continua)

Capítulo 46 – Populações especiais: gestação e puerpério **391**

Quadro 2 Psicotrópicos na gestação (*continuação*)

	Malformação fetal	Sintomas neonatais	Sequelas neurocomportamentais
Antipsicóticos	Haloperidol · Sem ↑ do risco de MF	Sintomas extrapiramidais: · Hipertonicidade, inquietação motora, tremor, dificuldade de sucção Duração de dias (até meses)	Poucos estudos com crianças até 5 anos Sem alterações de inteligência ou comportamentais
	Olanzapina, risperidona e quetiapina · Sem indícios de ↑ de MF	Uso no final da gestação: · Sintomas extrapiramidais (risperidona), dificuldades respiratórias · Remissão nas primeiras semanas (até meses) · ↑ complicações metabólicas gestacionais: aumento de peso, da resistência insulínica e diabete	Sem informação
Lítio	Malformações cardíacas (anomalia de Ebstein) · Incidência na população geral 1:20.000 (0,005%) · Incidência de fetos expostos ao lítio: 1:1.000 a 2:1.000 (0,1 a 0,2%)	Toxicidade neonatal: · Síndrome *floppy baby*: hipotonia, letargia, arritmias, cianose · Autolimitadas, até 2 semanas Casos de hipotireoidismo, *diabetes insipidus* nefrogênico, polidrâmnio	Até o momento, sem evidências de comprometimento
Anticonvulsivantes	Ácido valproico · Uso no 1° trimestre: 6 a 24% de MF · Exposição entre o 17° e o 30° dia após a concepção · Risco associado a dose: doses até 1.000 mg/dia ≅ 10% de MF · Doses > 1.500 mg/dia ≅ 24% de MF · Risco maior com politerapia	Toxicidade neonatal: · Desaceleração do ritmo cardíaco, coagulopatias, risco de toxicidade hepática e hipoglicemia Sintomas de abstinência: · Irritabilidade, inquietação, dificuldade de sucção e tônus anormal	Impacto negativo no desenvolvimento cognitivo, retardo mental e do crescimento, disfunções neurológicas, autismo

(continua)

Parte III – Peculiaridades do diagnóstico e tratamento em função de comorbidades ou unidades médicas

Quadro 2 Psicotrópicos na gestação (*continuação*)

	Malformação fetal	Sintomas neonatais	Sequelas neurocomportamentais
Anticonvulsivantes	Carbamazepina · Uso no 1° trimestre: 3,4 a 8,7% · Defeitos no tubo neural em 0,5 a 1% · Aumenta o risco com ↑ dose < 400 mg/dia ≅ 3,4% 400-1.000 mg/dia ≅ 5,3% ≥ 1.000 mg/dia ≅ 8,7% · Espinha bífida, defeitos craniofaciais, hipoplasia dos dedos e retardo no desenvolvimento Oxacarbazepina · Sem indícios de ↑ de MF	Toxicidade neonatal Dois casos de toxicidade hepática transitória	Retardo do desenvolvimento motor em doses altas?
	Lamotrigina · Exposição no 1º trimestre: 2 a 4,5% · ↑ do risco com politerapia · Sem ↑ significativo do risco com ↑ doses	Toxicidade neonatal Risco de *rash* cutâneo no feto e nos neonatos	Poucos estudos, até o momento sem relatos (até os 12 meses)

ISRS: inibidores seletivos de recaptação da serotonina; MF: malformação fetal.

tina, que parece associar-se em algum grau com aumento de malformação cardíaca.

Recém-nascidos expostos a antidepressivos no final do terceiro trimestre podem apresentar sintomas causados seja pelo efeito tóxico da medicação, seja pela sua descontinuação. Os sintomas têm início no primeiro dia de vida, são transitórios e autolimitados (até 2 semanas). Os neonatos prematuros são mais suscetíveis aos efeitos dos ISRS.

Tricíclicos

Até o momento, não há evidência da associação dos tricíclicos, antidepressivos mais antigos, com malformação. No entanto, existem estudos que apontam que os neonatos têm maior risco de má adaptação neurocomportamental ao nascer, similar ao observado com os ISRS.

Novos antidepressivos

As informações acerca dos novos antidepressivos são muito limitadas, sem evidências de malformação. Os inibidores seletivos de recaptação de noradrenalina e serotonina (ISRN) estão associados a sintomas de descontinuação nos neonatos similares aos dos ISRS.

Estabilizadores de humor

Historicamente, os estabilizadores de humor (ácido valproico, carbamazepina, lamotrigina, carbonato de lítio) têm sido associados a riscos mais elevados de malformação fetal (Tabela 2).

Carbonato de lítio

Análises recentes têm demonstrado que o risco para malformações cardíacas é apenas um pouco maior do que o risco na população não exposta. No caso de toxicidade neonatal, são relatados com frequência sintomas perinatais como a síndrome *floppy baby*, caracterizada por hipotonia, letargia, arritmias, dificuldade respiratória e cianose, o que requer cuidados especiais até o lítio ser totalmente excretado da circulação (de 10 a 14 dias).

O uso pela mãe de diuréticos, anti-inflamatórios não hormonais e dietas com restrição de sal aumenta o risco para toxicidade neonatal pelo lítio. Foram relatados casos de hipotireoidismo, *diabetes insipidus* nefrogênico, macrossomia fetal e, mais raramente, polidrâmnio com o uso de lítio no segundo e no terceiro trimestres.

Anticonvulsivantes

Entre os estabilizadores de humor, o ácido valproico é o que apresenta o maior risco para malformação, sintomas perinatais e sequelas neurocomportamentais e, sempre que possível, deve ser substituído antes da gestação ou no início dela.

A carbamazapina também apresenta risco teratogênico. Estudos prospectivos em gestantes epilépticas mostram que em doses baixas o risco é semelhante ao dos bebês não expostos (3,4% com doses até 400 mg/dia). Os autores identificaram que o risco aumenta com o aumento da dose: 5,3% com doses de 400 a 1.000 mg/dia e 8,7% com doses a partir de 1.000 mg/dia.

O uso da lamotrigina para epilepsia está associado a baixo risco teratogênico (2 a 4,5%) e parece não estar associado ao aumento da dose. Em termos de toxicidade neonatal, foram descritos aumento de risco de *rash* cutâneo no feto e nos neonatos.

Antipsicóticos

O uso de antipsicóticos durante a gestação não demonstra aumento do risco de malformação, mas sugere elevação dos riscos de complicações neonatais (sintomas extrapiramidais, como hipertonicidade, inquietação motora, espasticidade, tremor e dificuldade de sucção) em particular com antipsicóticos de alta potência (haloperidol) e com a risperidona. A maioria dos casos é resolvida em poucos dias, contudo alguns bebês podem manter sintomas por meses.

Muitos dos antipsicóticos de segunda geração podem induzir à síndrome metabólica, aumentando o risco para diabete gestacional, que, por sua vez, eleva os riscos de mortalidade perinatal, prematuridade, anormalidades congênitas (principalmente defeitos do tubo neural), macrossomia e desenvolvimento de diabete no futuro. Por essa razão, a orientação é dar preferência ao uso de antipsicóticos de primeira geração, sobretudo o haloperidol.

Dado o alto risco de recaída de mulheres bipolares com a retirada da medicação e as graves implicações para o bem-estar da mãe e do feto, a orientação clínica é que a maioria das pacientes mantenha a medicação durante a gestação.

As drogas mais seguras para o transtorno bipolar são lítio (sobretudo para transtorno afetivo bipolar –TAB – tipo I), lamotrigina e antipsicóticos de primeira geração. Várias sugestões são descritas para aumentar a segurança, para a mãe e para o feto, da exposição ao lítio e aos anticonvulsivantes (Quadros 3 e 4).

Puerpério

O período pós-parto é único no que diz respeito às mudanças psicossociais e às alterações neuroendócrinas, sendo uma fase de maior vulnerabilidade para as mulheres.

Quadro 3 Orientações relativas ao uso de carbonato de lítio durante a gestação

1. Monitorar mensalmente o nível sérico, sobretudo se houver vômitos, febre, uso de diuréticos ou ingestão diminuída de sódio

2. Manter a dose mínima eficaz. Com a progressão da gestação, há aumento do volume plasmático e da excreção renal e pode ser necessário aumentar a dose do lítio

3. Dividir a dose em três a quatro vezes ao dia para manter o nível sérico estável e evitar picos. Usar, de preferência, formas de liberação controlada

4. Fazer ultrassonografia e ecocardiografia fetal entre a 16ª e a 18ª semanas para avaliar eventuais anomalias

5. Monitorar o nível sérico semanalmente durante o último mês e a cada 2 dias na proximidade do parto

6. Retirar o lítio 24 a 48 horas antes do parto para evitar toxicidade. Reintroduzi-lo logo após o parto nas doses pré-gravídicas

7. Manter hidratação adequada e evitar anti-inflamatórios não esteroidais para manejo da dor durante o parto

---

Quadro 4 Orientações para o uso de anticonvulsivantes durante a gestação

1. Trocar o estabilizador de humor (se ácido valproico ou carbamazepina) antes da concepção, quando possível

2. Dividir a dose em duas ou três tomadas, evitando-se picos imprevisíveis; usar, de preferência, formas de liberação controlada

3. Usar ácido fólico durante todo o primeiro trimestre (de 3 a 5 mg/dia), pois isso diminui o risco de defeitos no tubo neural na população geral

4. Monitorar frequentemente o nível sérico, mantendo-o em doses mínimas terapêuticas; pode ser necessário, inclusive, o aumento da dose

5. Realizar ultrassonografia entre a 16ª e a 18ª semana para avaliar eventuais malformações

6. Evitar uso concomitante de outros anticonvulsivantes; principalmente de combinações que incluam o ácido valproico

7. Após o parto, voltar às doses pré-gravídicas

8. Carbamazepina: risco de agranulocitose, disfunção hepática, *rash* cutâneo (incluindo a síndrome de Stevens-Johnson), sobretudo nas 8 semanas iniciais de tratamento. O nível sérico da carbamazepina e do metabólito ativo da oxcarbazepina pode diminuir na gestação, por aumento de seu *clearance*

9. Lamotrigina: risco de *rash* na gestante e no feto, sobretudo nas semanas iniciais do tratamento e na combinação com ácido valproico. O nível sérico pode diminuir significativamente no decorrer da gestação e sair da faixa terapêutica (*clearance* aumentado em até 300%, embora existam variações individuais). A titulação deve ser lenta e gradual. Após o parto, voltar rapidamente às doses pré-gravídicas (*clearance* se normaliza nas primeiras 2 a 3 semanas)

Resultados de um estudo com 10.000 mulheres sugerem que a maioria dos episódios depressivos identificados no período perinatal tem início nas primeiras 4 semanas de pós-parto, embora cerca de 25% tenham início antes e cerca de 30% durante a gestação.

Ainda que a taxa de suicídio em puérperas seja menor que em mulheres da população geral, o suicídio é a segunda causa mais comum de morte materna (20% dos casos) e com frequência envolve meios violentos e letais.

Os primeiros meses após o parto são os de maior vulnerabilidade, sobretudo para as primíparas. Um estudo de coorte envolvendo 630.373 mulheres encontrou uma prevalência de transtornos mentais graves de 1,03 por 1.000 nascimentos nos 3 meses iniciais do primeiro puerpério. O período entre a 2ª e 3ª semanas de pós-parto foi o de maior risco para o diagnóstico de qualquer transtorno mental, e o risco de internação foi cerca de sete vezes maior em relação ao final do primeiro ano de pós-parto. O risco de internação por esquizofrenia e outros transtornos psicóticos se mostrou elevado apenas no 1º mês de pós-parto. Entre as mulheres com diagnóstico de transtorno bipolar (TB), esse risco esteve elevado até o 2º mês após o parto, e nas com depressão maior (DM), até o 5º mês. O risco de um transtorno mental permaneceu elevado no segundo pós-parto, embora menor que no primeiro; nenhuma associação foi encontrada entre transtornos mentais e puerpério no terceiro pós-parto.

Transtornos psiquiátricos no puerpério

O *Manual Diagnóstico e Estatístico de Transtornos Mentais* – 5ª edição (DSM-5) e a Classificação Internacional de Doenças (CID-10) definem os transtornos mentais puerperais pelo seu início nas primeiras 4 ou 6 semanas após o parto (respectivamente) e não por alguma singularidade de seus fenômenos.

Transtornos do humor

Muitos estudos descrevem um aumento da incidência de episódios de humor no período pós-parto em relação à gestação.

Sintomas somáticos podem resultar de alterações fisiológicas próprias desse período e podem dificultar a avaliação. No entanto, tais sintomas são mais comuns em puérperas deprimidas do que em não deprimidas, portanto devem ser valorizados.

Blues puerperal

A disforia (ou *blues*) puerperal é um quadro comum, ocorrendo em 50 a 80% das puérperas. A sintomatologia é leve e não está associada a comprometimento funcional; inclui labilidade emocional, choro fácil, ansiedade, insônia, irritabilidade e sentimentos de inadequação. Seu início ocorre geralmente nos primeiros dias após o parto, com resolução espontânea em até 2 semanas, não sendo necessário um tratamento específico. Sintomas persistentes sugerem evolução para um episódio depressivo maior, sendo necessário reavaliar a proposta terapêutica.

Depressão puerperal ou pós-parto (DPP)

A incidência e a prevalência de depressão no período perinatal parecem não diferir das de outras fases da vida, mas as taxas de identificação e tratamento tendem a ser menores. Nos primeiros 3 meses após o parto, as prevalências de transtornos depressivos e de DM foram de cerca de 19 e 7%, respectivamente, e a maioria dos quadros teve início no puerpério. Nesse mesmo período, a incidência estimada de novos episódios depressivos foi de 14,5%, e a incidência estimada de DM, 6,5%. A incidência tende a diminuir após os 6 meses de pós-parto.

O início da DPP é insidioso, geralmente nas primeiras 6 semanas após o parto. O período mais crítico ocorre nos primeiros 3 meses do puerpério. O quadro é semelhante ao observado em outros períodos da vida, porém com maior frequência de sintomas ansiosos, pensamentos obsessivos com conteúdo de dano ao bebê e humor lábil. Mães deprimidas podem relatar ansiedade e preocupação com a saúde de seus bebês, mas, ao contrário do que seria esperado, demonstram pouco interesse e iniciativa na interação e nos cuidados com eles. Com frequência, expressam culpa excessiva, sentimentos de inutilidade, preocupações relativas à sua capacidade de maternagem, desespero ou falta de esperança, sendo pouco responsivas ao reasseguramento e incentivo. Embora casos de suicídio e infanticídio não sejam comuns, é importante avaliar o risco de tais eventos.

Cerca de 30% dos casos persistem após o primeiro ano de puerpério, e o risco de recaída no puerpério subsequente e em outros momentos da vida é de aproximadamente 40%.

A depressão puerperal não tratada pode comprometer o cuidado com o recém-nascido (RN) e o vínculo afetivo entre mãe e bebê, com efeitos negativos sobre o desenvolvimento cognitivo e emocional da criança.

A etiologia da DPP está provavelmente associada a múltiplos fatores, incluindo alterações hormonais no pós-parto, fatores genéticos, comorbidades clínicas ou psiquiátricas, complicações obstétricas e antecedente de eventos vitais adversos ou depressão. O estresse decorrente dos desafios próprios do período, associado a situações adversas como falta de suporte social e uma relação conjugal insatisfatória parecem contribuir para o quadro, sobretudo em indivíduos predispostos. Algumas mulheres parecem mais vulneráveis às mudanças hormonais, com risco aumentado de depressão nos períodos perimenstruais, no puerpério e no climatério, e maior frequência de antecedente familiar de DPP, o que sugere a existência de um subtipo de depressão associado ao ciclo reprodutivo feminino.

Os fatores de risco para a depressão no pós-parto são semelhantes aos da depressão durante a gravidez e estão listados no Quadro 5.

Transtorno bipolar e depressão recorrente

Quadros perinatais são altamente prevalentes nos transtornos de humor recorrentes. Entre 1.410 mulheres portadoras de transtorno bipolar (TB-I e TB-II) e depressão maior recorrente (DMR), mais de dois terços relataram pelo menos um episódio durante a gravidez ou no período pós-parto. O risco foi de aproximadamente 50% por gestação/parto em mulheres com TB-I, e cerca de 40% nas com DMR ou TB-II. Para as mulheres com TB-I, quase 25% das gestações ou puerpérios foram afetados por um episódio depressivo não psicótico, e mais de 20% por um episódio de mania ou de depressão psicótica. Para mulheres com TB-I e DMR, os episódios de humor foram significativamente mais comuns no período pós-parto do que em outros períodos da vida. A maioria dos episódios perinatais ocorreu no primeiro mês pós-parto, embora no grupo de mulheres com TB-II os episódios na gestação tenham sido mais frequentes que nos outros grupos e quase metade dos episódios puerperais tenham ocorrido entre a 4ª e a 6ª semanas; os episódios de mania e psicose tiveram um início mais precoce do que os de depressão.

Capítulo 46 – Populações especiais: gestação e puerpério **397**

Quadro 5 Fatores de risco para depressão no período perinatal

	Gestação	Puerpério
Fatores sociais	Violência doméstica***	Violência doméstica, história de abuso***
	Estresse e eventos vitais adversos***	Eventos vitais adversos, falta de suporte social***
	Baixo nível socioeconômico***	Falta de suporte do parceiro, problemas conjugais***
	Ausência de parceiro ou suporte social**	*Status* migratório***
	Gestação não desejada/planejada**	Baixo nível socioeconômico**
Fatores psicológicos	Antecedente de psicopatologia***	Depressão ou tristeza na gestação***
	Ansiedade na gestação***	Ansiedade na gestação***
		Antecedente de depressão***
		Neuroticismo**
		Abuso de substâncias**
		Antecedente familiar de transtorno psiquiátrico*
Fatores biológicos	Mulheres jovens*	Multiparidade**
		Comorbidade clínica**
		RN prematuro ou com baixo peso ao nascimento*

RN: recém-nascido. Obs.: fatores de risco identificados com *, ** ou *** em gradação crescente de importância.

O período pós-parto representa a fase de maior risco de início ou piora do TAB. Estima-se que nela a probabilidade de ocorrer o primeiro episódio seja sete vezes maior do que em outras fases da vida. Mais de 50% dos quadros puerperais começam durante a gravidez. O risco de psicose puerperal nas pacientes com TAB é cem vezes maior (10 a 20% *vs.* 0,1 a 0,2%) que na população geral.

Psicose puerperal

A psicose puerperal (PP) acomete 0,1 a 0,2% das parturientes e está entre os quadros mais graves da psiquiatria. Seu início é súbito, com instalação nas primeiras 2 semanas após o parto. Os sintomas prodrômicos – como inquietação, irritabilidade e alteração do sono – geralmente têm início nas primeiras 72 horas, evoluindo rapidamente para um quadro psicótico caracterizado por humor depressivo ou eufórico, comportamento desorganizado, labilidade emocional, delírios e alucinações. A maio-

ria dos quadros apresenta características de depressão psicótica grave, mania ou episódio misto bipolar, mas estados confusionais também podem ser observados. Doenças orgânicas como eclampsia, tireoidopatias, tromboflebite cerebral e encefalites devem ser descartadas.

Mulheres com histórico de psicose puerperal apresentam risco de recorrência acima de 50% nas gestações seguintes; mulheres portadoras de TB com antecedente familiar de PP apresentam risco semelhante. No entanto, em 50% dos casos de PP não se identificam fatores considerados de alto risco.

A psicose puerperal tem sido fortemente associada ao TB. Catorze por cento das mulheres que tiveram sua primeira internação psiquiátrica no pós-parto receberam o diagnóstico de um TB ao longo dos 15 anos seguintes. Mulheres com TB têm um risco de quase 50% de apresentar qualquer episódio de humor no período pós-parto, e o risco de PP é de pelo menos 20%. Tal suscetibilidade parece diferenciar o TB de outros transtornos como esquizofrenia e depressão unipolar.

A psicose puerperal é uma emergência psiquiátrica. A ausência de tratamento adequado (geralmente em regime de internação hospitalar) coloca a mãe e o bebê em risco. A taxa estimada de infanticídio associada à psicose puerperal não tratada é de 4%. A paciente deve ser acompanhada até 1 ano após a melhora do quadro, sendo necessário o acompanhamento psiquiátrico nas próximas gestações.

Transtornos ansiosos

Os transtornos ansiosos são comuns no período perinatal, frequentemente em comorbidade com transtornos depressivos.

Muitas mães se mostram excessivamente preocupadas com seus filhos, tornando-se superprotetoras e manifestando ansiedade excessiva em situações de separação. Para algumas, principalmente nas com histórico de infertilidade ou abortos recorrentes, o medo de uma morte súbita de seu bebê pode se tornar patológico. Elas se tornam hipervigilantes, permanecendo acordadas durante a noite para checar a respiração ou outros sinais vitais do bebê. Sua vigília noturna pode durar meses, levando ao esgotamento pela privação do sono. O apoio de uma pessoa de sua confiança que reveze os cuidados com a criança e o uso de uma "babá eletrônica" podem ajudar. O contato com outras mães que passaram por experiências semelhantes também pode ser útil.

A ansiedade patológica no período pós-parto pode ter efeitos adversos sobre a criança, como o desenvolvimento de um transtorno de vínculo.

Ruminações no período pós-parto são comuns e podem incluir preocupações obsessivas com a possibilidade de causar danos para o bebê ou mesmo de infanticídio.

Tais ruminações causam intenso sofrimento nas mães, que tendem a manifestar medo de ficar sozinhas com seus bebês, diminuindo o contato com eles. Ao contrário do que ocorre em quadros psicóticos, tais fenômenos não estão associados a danos reais, e o contato com o bebê deve ser estimulado.

Efeitos adversos da doença mental materna para as crianças

As mães deprimidas tendem a ser menos sensíveis e mais distantes no contato com seus filhos, a proporcionar menor interação e cuidados menos consistentes e têm maior dificuldade na colocação de limites apropriados para a idade da criança. Esta maternagem disfuncional é particularmente prejudicial nos primeiros anos das crianças, período em que são mais dependentes da estimulação parental, e pode comprometer seu desenvolvimento.

A depressão materna está associada a problemas de desenvolvimento da criança, incluindo prejuízos no funcionamento socioemocional, cognitivo e comportamental. Filhos de mães deprimidas tendem a apresentar autoestima rebaixada, habilidades sociais menos desenvolvidas e maior dificuldade para formar vínculos de confiança. Também são mais propensos a expressões negativas de afeto, menor controle da raiva e maiores níveis de estresse. Tendem a apresentar atrasos no desenvolvimento da linguagem e pior desempenho acadêmico, mais alterações do sono e problemas de comportamento.

Estudos longitudinais têm demonstrado que crianças de mães deprimidas apresentam maior vulnerabilidade para transtornos mentais, principalmente transtornos ansiosos e depressivos, transtornos de conduta, déficits neurocognitivos e comportamento social disfuncional. Aos 6 anos,

Capítulo 46 – Populações especiais: gestação e puerpério **399**

crianças expostas à depressão materna desde o nascimento apresentavam risco para transtornos do Eixo I – principalmente ansiedade e transtorno desafiador opositivo – quatro vezes maior que os filhos de mães não deprimidas (61 × 15%). O contexto familiar, as características temperamentais da criança e seu estado de saúde podem influenciar o impacto da depressão materna no desenvolvimento de seus filhos.

Profilaxia

Até o momento, a literatura não sustenta a implementação de intervenções farmacológicas ou o uso de hormônios e suplementos dietéticos como profilaxia da DPP na população geral, embora estratégias individualizadas e intervenções psicossociais ou psicológicas preventivas possam ser benéficas para mulheres em risco. O trata-

mento da depressão pré-natal, embora não seja uma medida profilática propriamente dita, é a melhor forma de prevenir sintomas depressivos no puerpério.

Tratamento dos transtornos puerperais

O diagnóstico e o tratamento precoces dos transtornos puerperais são essenciais. A avaliação deve incluir a investigação de doenças e sintomas psiquiátricos prévios à gestação e ao longo dela.

Tratamentos não farmacológicos

Abordagens psicológicas como terapia cognitivo-comportamental e psicoterapia interpessoal podem auxiliar no tratamento da DPP e têm mostrado benefícios na qualidade da interação entre mãe e bebê, na capacidade materna de lidar com os com-

Tabela 1 Orientações e tratamento para quadros afetivos puerperais

Quadro puerperal	Prevalência	Orientações e tratamento
Disforia puerperal	50 a 85%	Normalização dos sintomas Aumento do suporte social, envolvimento familiar e conjugal
Depressão puerperal	10 a 15% Risco de recorrência em até 50% nas gestações seguintes	Medidas não farmacológicas: · Aumento do suporte social, envolvimento familiar e conjugal. Ampliar ajuda nos cuidados dos outros filhos · Exercício físico · Psicoterapia: terapia cognitivo-comportamental e terapia interpessoal Medicação · Avaliar a manutenção da amamentação: riscos da privação de sono, da medicação para o bebê e do não tratamento para a mãe e para o bebê
Psicose puerperal	0,1 a 0,2% Risco de recorrência em até 70% nas gestações seguintes	Urgência médica: · Internação psiquiátrica · Investigação das causas orgânicas · Orientação familiar dos riscos para a mãe e para o bebê: suicídio e infanticídio · Tratamento farmacológico · Interrupção da amamentação Em quadros maniformes, acompanhar a puérpera por um ano, com retirada da medicação gradual e sob supervisão

Psicofármacos e lactação

O leite materno é um alimento completo e específico e o mais barato e seguro para os bebês. No bebê, estimula a função gastrointestinal, previne infecções e outras doenças em curto e longo prazos e favorece a adaptação a outros alimentos. O aleitamento favorece a involução uterina mais precoce e associa-se a menor risco de câncer de mama na mãe, além de fortalecer o vínculo mãe-bebê. A Organização Mundial da Saúde (OMS) recomenda o aleitamento materno exclusivo durante os primeiros 6 meses e como complemento até 2 anos de idade.

Quase todas as drogas são transferidas para o leite materno em algum grau, mas em muitos casos o uso de medicações pelas mães não contraindica o aleitamento. É importante avaliar o risco da exposição para o bebê, para não o privar desnecessariamente dos benefícios do leite materno.

A passagem para o leite (calculada pela razão entre as concentrações no leite e no plasma materno, ou L/P) é influenciada pelas características de cada fármaco, e o grau de exposição do lactente depende de fatores como a concentração da droga no leite, sua meia-vida e a presença de metabólitos ativos, assim como da capacidade de absorção, metabolização hepática e excreção do bebê. Geralmente, drogas que são pouco absorvidas ou têm alto metabolismo de primeira passagem oferecem menores riscos na amamentação.

Em geral, a transferência de drogas do plasma materno para o leite se dá por difusão passiva, sendo maior para drogas que apresentam baixa ligação às proteínas do plasma materno e alta solubilidade lipídica e para as fracamente básicas, uma vez que o pH do leite é ligeiramente mais ácido. A composição do leite também pode afetar a transferência de drogas para o leite materno. Por exemplo, drogas lipossolúveis podem se concentrar no leite do final da amamentação ("posterior"), que apresenta maior concentração de gordura do que o leite "anterior".

A exposição pode ser estimada pelo cálculo da dose relativa do lactente (DRL), determinada pela concentração plasmática materna (P), pela transferência da droga para o leite (L/P) e pelo volume de leite ingerido pela criança (V; cerca de 0,15 L/kg/d):

$$DRL \ (mg/kg/d) = P \ (mg/L) \times L/P \\ \times V \ (L/kg/d)$$

Uma droga com DRL abaixo de 10% da dose materna (ajustada ao peso) é considerada segura na lactação.

Processos metabólicos, como a fase 1 oxidativa e a fase 2 de glucuronidação, também estão prejudicados nos bebês. A maturidade metabólica é atingida próximo ao final do primeiro ano de vida. Além disso, bebês apresentam menor *clearance* de fármacos que adultos (Tabela 2).

Tabela 2 *Clearance* de fármacos em bebês

Idade	*Clearance* (em relação a adultos)
Prematuros e RN	33%
1 m	50%
> 6 m	100%

RN: recém-nascidos.

Minimizando os riscos para o lactente:
- Monitorar efeitos adversos, como irritabilidade e sedação, e marcos do DNPM.
- A administração da medicação imediatamente após a amamentação pode minimizar a exposição, já que as concen-

trações no leite tendem a ser mais baixas ao fim de um intervalo de dosagem.

- Para drogas com DRL > 10%, considerar aleitamento misto.

- Se a interrupção do aleitamento materno for necessária, a lactogênese pode ser estimulada pela retirada regular de leite, e a amamentação pode ser retomada após a eliminação da droga da corrente sanguínea materna. Após um período aproximado de quatro meias-vidas, as concentrações maternas caem para cerca de 10% das concentrações no *steady-state*.

Quadro 6 Transtornos mentais no período perinatal – orientações gerais

1. Planejar a gestação, sempre que possível, com a paciente em remissão

2. Avaliar a história da doença: frequência e gravidade dos episódios, resposta prévia às medicações, duração da estabilidade clínica com e sem medicação, tempo de recaída após a retirada do medicamento e média de tempo de resposta clínica após a reintrodução da droga. A gravidade da doença materna é o parâmetro mais importante

3. Estimular comportamentos saudáveis: adesão ao pré-natal, uso de vitaminas (ácido fólico), dieta saudável, exercícios e cursos pré-natal

4. Usar psicofármacos com mais informações de segurança na gestação e na lactação

5. Preferir a monoterapia, sempre que possível

6. Usar dose adequada. É frequente a dose ser reduzida durante a gestação na tentativa de limitar o risco para o feto, o que pode aumentar o risco de recaída. Muitas vezes, é necessário aumentar a dose da medicação ao longo da gestação (sobretudo no terceiro trimestre), reduzindo-a aos níveis pré-gravídicos no pós-parto

7. Não retirar a medicação semanas antes do parto para evitar os sintomas perinatais. Manter a dose mínima eficaz nesse período, orientando o obstetra e o pediatra sobre os possíveis sintomas perinatais

8. Monitorar possíveis malformações congênitas com ultrassonografia

9. Planejar a amamentação durante a gestação

10. Utilizar a ECT em casos graves (presença de ideação suicida ou sintomas psicóticos)

11. Associar, sempre que possível, psicoterapia

12. Ampliar o suporte psicossocial

13. Envolver sempre o parceiro e os familiares

ECT: eletroconvulsoterapia.

Tabela 3 Medicações durante a amamentação

Fármaco	Farmacologia	Concentração da droga no leite e nível sérico no bebê
Antidepressivos (AD): sertralina, fluvoxamina, paroxetina e nortriptilina são consideradas seguras. Entretanto, pode-se considerar outro AD com base no histórico de resposta da paciente: o pós-parto não é o momento para testes terapêuticos. Mãe e filho devem ser monitorados		
Paroxetina	Meia-vida: 21 h Pico sérico: 5-8 h Sem metabólito ativo Ligação proteica: 95% BO: completa	L/P = 0,6 (0-2,4) DRL: baixa (< 2%) Não detectada na maioria dos bebês testados
Sertralina	Meia-vida: 26 h (metabólito: 62-104 h) Pico sérico: 7-8 h Atividade do metabólito: 10% Ligação proteica: 98% BO: completa	L/P = 0,9 (0-5,2) Pico no leite: 8-9 h. Maior concentração no leite "posterior" DRL: baixa Não detectada na maioria dos bebês testados; metabólito fracamente ativo encontrado em níveis baixos (< 5 mcg/L)
Citalopram	Meia-vida: 35 h Pico sérico: 2-4 h Atividade dos metabólitos: 13% Ligação proteica: 80% BO: 80%	L/P = 1,7 (0,9-2,8) DRL: baixa, porém > 10% em alguns relatos
Escitalopram	Meia-vida: 27-32 h Pico sérico: 5 h Ligação proteica: 56% BO: 80%	DRL: baixa (4-8%) Dados limitados indicam baixos níveis no bebê
Fluoxetina	Meia-vida: 2-4 dias Pico sérico: 1,5-12 h Atividade do metabólito: comparável Ligação proteica: 94,5% BO: 100%	L/P = 0,2 (0-1,1) DRL: 6-7% (fluoxetina + norfluoxetina), porém > 10% em alguns relatos
Fluvoxamina	Meia-vida: 16 h Pico sérico: 3-8 h Sem metabólito ativo Ligação proteica: 80% BO: 53%	L/P = 0,9 (0,3-1,4) Dados limitados indicam baixos níveis no leite com dose materna até 300 mg/d. Não detectada na maioria dos bebês testados

Capítulo 46 – Populações especiais: gestação e puerpério **403**

Efeitos adversos no bebê	Segurança/precauções
Sem efeitos adversos na maioria dos casos relatados. Alguns sintomas leves relatados (irritabilidade, alterações gastrointestinais e no ciclo sono-vigília), principalmente se exposição no 3º trimestre da gestação (sintomas de descontinuação?)	Aceitável. É um dos indicados pelos especialistas durante a amamentação. Baixa passagem para o leite, não detectada na maioria das crianças testadas. Efeitos adversos leves em bebês expostos também na gravidez (contribuição da amamentação?)
Sem efeitos adversos na maioria dos relatos; alguns relatos de irritabilidade, alterações gastrointestinais e de sono leves. Um relato de níveis elevados e possível síndrome serotoninérgica (hipertermia, alteração do tônus muscular e choro estridente) em RN prematuro exposto na gestação e aleitamento (dose materna: 150 mg/d) com fenótipo de metabolizador intermediário para duas enzimas do CYP450 envolvidas no metabolismo da droga	Aceitável. É um dos indicados pelos especialistas durante a amamentação. Baixa passagem para o leite materno. Geralmente, não detectada no soro do lactente, mas metabólito fracamente ativo pode ser encontrado em níveis baixos. Cuidado se bebê prematuro ou com baixa atividade metabólica pelo risco de acúmulo da droga
Alguns relatos de efeitos adversos leves (baixo ganho de peso, sonolência e agitação); sem prejuízos no DNPM descritos até 1 ano	Não contraindica a amamentação. Considerar AD com menor excreção no leite materno, especialmente se lactente RN ou prematuro. Considerar escitalopram (dose terapêutica menor: menor exposição do lactente)
Sem efeitos adversos na maioria dos casos relatados. Alguns relatos de irritabilidade e choro inconsolável possivelmente associados. Um relato de enterocolite necrosante em RN exposto na gravidez e aleitamento, mas sem causalidade estabelecida	Aceitável. Dados limitados sugerem baixa excreção no leite e baixo risco de eventos adversos, em especial se lactente > 2 m e dose materna até 20 mg/d. Parece ser preferível ao citalopram pela dose materna mais baixa
Alguns efeitos adversos relatados (cólicas, inquietação, sonolência e baixo ganho de peso). Sem efeitos adversos descritos no DNPM até 1 ano. Sem prejuízo cognitivo, de linguagem ou no comportamento até 71 m de vida em estudo prospectivo	Não contraindica a amamentação, mas concentração no leite e meia-vida (droga + metabólito) relativamente elevadas, com maior risco de toxicidade, sobretudo nos bebês expostos na gestação. Quando possível, preferir agentes com menor excreção no leite, especialmente se lactente RN ou prematuro. Monitorar efeitos adversos no bebê, como sedação, irritabilidade, cólicas e ganho de peso inadequado
Sem efeitos adversos relatados. Dados limitados; sem prejuízo no crescimento e no desenvolvimento até 26 m de vida	Aceitável. Baixos níveis no leite se dose materna até 300 mg/d, não associados a efeitos adversos em lactentes, especialmente se > 2 m

(continua)

Tabela 3 Medicações na amamentação *(continuação)*

Fármaco	Farmacologia	Concentração da droga no leite e nível sérico no bebê
Venlafaxina	Meia-vida: 5 h Pico sérico: 2 h Atividade do metabólito: comparável Ligação proteica: 27% BO: 92%	L/P = 2,5 (0-5,2) Pico no leite: 7-8 h para formulações XR DRL: significativa em alguns relatos (3-13,3%) Desvenlafaxina detectada na maioria dos bebês testados
Desvenlafaxina	Meia-vida: 11 h Pico sérico: 7,5 h Ligação proteica: 30% BO: 80%	L/P = 2,24 Pico no leite: 3-3,5 h DRL: moderada (6-8%) Concentração nos lactentes < 10% da materna
Duloxetina	Meia-vida: 12 h Pico sérico: 6 h Metabólito inativo Ligação proteica: > 90% BO: > 70%	Dados limitados sugerem baixa excreção no leite Pico no leite: 6-7 h DRL: aparentemente baixa (< 1 %)
Amitriptilina	Meia-vida: 31-46 h Pico sérico: 2-4 h Atividade do metabólito: comparável (meia-vida: 16-90 h) Ligação proteica: 95% BO: completa	L/P: 1,0 DRL: < 2% Não detectada na maioria dos bebês testados
Nortriptilina	Meia-vida: 16-90 h Pico sérico: 7-8,5 h Atividade dos metabólitos: 50% Ligação proteica: 92% BO: 51%	L/P: < 2 Pico no leite: 8 h Não detectada na maioria dos bebês avaliados; metabólitos encontrados em níveis baixos
Clomipramina	Meia-vida: 32 h (metabólito 69 h) Pico sérico: 19-37 h Atividade do metabólito: metabólitos ativos Ligação proteica: 96% BO: completa	Dados muito limitados L/P = 0,84-1,62 DRL: < 2,5% em três casos estudados Não detectada na maioria dos bebês avaliados, mas pode ser significativa se houver exposição desde a gestação

Capítulo 46 – Populações especiais: gestação e puerpério

Efeitos adversos no bebê	Segurança/precauções
Dados limitados; maioria sem efeitos adversos significativos. Relatos de sedação e ganho de peso inadequado. Sem prejuízo no crescimento e desenvolvimento até 1 ano de vida	Não contraindica a amamentação, mas passagem para o leite pode ser significativa e metabólito encontrado na maioria dos bebês estudados. Sem efeitos comprovadamente relacionados com a droga. Monitorar sedação e ganho de peso, especialmente em RN e prematuros; considerar dosagem sérica Síndrome da má adaptação neonatal em bebês expostos na gestação: a exposição à droga no pós-parto imediato pela amamentação poderia diminuir os sintomas relacionados
Dados limitados. Crescimento abaixo do esperado em estudo com dez bebês expostos à desvenlafaxina associada a outras medicações, sem outras alterações	Exposição 50% menor que a da venlafaxina pela dose terapêutica menor, porém menos estudos. Excreção no leite moderada, mas baixa concentração nos lactentes e sem efeitos adversos relacionados. Monitorar sedação e ganho de peso inadequado, sobretudo em RN e prematuros; considerar dosagem sérica
Dados muito limitados. Sem eventos adversos descritos	Excreção no leite materno parece baixa, porém a falta de informações limita seu uso. Preferir AD com mais dados disponíveis, especialmente se lactente RN ou prematuro Monitorar sonolência, ganho de peso e DNPM, especialmente nos bebês mais novos, em aleitamento materno exclusivo e se houver exposição a outros psicotrópicos
Sem efeitos adversos em ≥ 23 bebês (dose materna: 75-175 mg/d) Sem efeitos adversos no crescimento e DNPM em bebês de até 71 m de vida expostos a ADT na amamentação	Baixa excreção no leite. Não associado a efeitos adversos no lactente, especialmente nos > 2 meses. Se RN ou prematuro e dose materna elevada, preferir AD com menos metabólitos ativos
Sem efeitos adversos em ≥ 44 bebês (dose materna até 175 mg/d); crescimento e DNPM normais em 27 destes, testados entre os 15 e 71 m de vida	Uma das drogas de escolha durante a amamentação. Baixa excreção no leite materno; geralmente não detectada no bebê (metabólitos menos ativos encontrados em baixos níveis). Sem efeitos adversos relatados; dados de acompanhamento limitados, mas sem relato de prejuízo no crescimento e DNPM
Dados limitados. Sintomas associados à descontinuação da droga descritos em bebês expostos na gestação. Sem efeitos adversos no crescimento e DNPM associados à exposição a ADT na lactação (três casos com clomipramina até 175 mg/d) em estudos de acompanhamento até 3 anos	Evidências limitadas sugerem baixa excreção no leite. Uso aceitável, mas menos estudado que outros ADT. Monitorar síndrome de descontinuação em bebês expostos na gestação (a quantidade oferecida no leite pode não ser suficiente para evitar os sintomas)

(continua)

Parte III – Peculiaridades do diagnóstico e tratamento em função de comorbidades ou unidades médicas

Tabela 3 Medicações na amamentação *(continuação)*

Fármaco	Farmacologia	Concentração da droga no leite e nível sérico no bebê
Imipramina	Meia-vida: 8-6 h Pico sérico: 1-2 h Atividade do metabólito: comparável Ligação proteica: 90% BO: 90%	L/P = 0,5-1,5 DRL: 2,9% em 4 casos (dose materna: 75-150 mg/d) Níveis indetectáveis ou baixos na maioria dos bebês avaliados
IMAO		Dados muito limitados
Bupropiona	Meia-vida: 8-24 h Pico sérico: 2 h Atividade do metabólito: 50% Ligação proteica: 75-88% BO: 85%	L/P = 2,51-8,58 Pico no leite: 1-2 h DRL: até 5,1% em 14 casos estudados Não detectada na maioria dos bebês avaliados
Mirtazapina	Meia-vida: 20-40 h Pico sérico: 2 h Atividade do metabólito: 5-10x menor Ligação proteica: 85% BO: 50%	L/P = 0,7-1,5 Concentração no lactente em geral baixa, porém elevada (> 30% da materna) em um caso relatado (lactente de 2 m)
Trazodona	Meia-vida: 4-9 h Pico sérico:1-2 h Ligação proteica: 85-95% BO: 65%	Dados limitados L/P = 0,142 Sem dados sobre concentração nos lactentes
Antipsicóticos (AP)		
Haloperidol	Classe: butirofenona Meia-vida: 21-24 h Pico sérico: 1,7-6,1 h Ligação proteica: 90% BO: 60-70%	Dados limitados DRL: 0,15-2,0
Clorpromazina	Classe: fenotiazina Meia-vida: 8-33 h Pico sérico: 1-4 h Ligação proteica: > 90% BO: 10-80%	Detectável no leite de algumas mães; níveis não correlacionados à dose ou nível sérico materno Sem dados sobre concentração nos lactentes

Capítulo 46 – Populações especiais: gestação e puerpério **407**

Efeitos adversos no bebê	Segurança/precauções
Sem efeitos adversos relatados. Sem prejuízos no crescimento e no DNPM em $\geq$ 18 bebês estudados (até 3 anos de idade)	Baixa excreção no leite; não detectada nos lactentes na maioria dos estudos. Sem efeitos adversos descritos. Se lactente RN ou prematuro e dose materna elevada, considerar AD com menor atividade de metabólitos
Dados muito limitados	Preferir AD com mais dados de segurança na amamentação
Sem efeitos adversos na maioria dos relatos, porém dois relatos de crises convulsivas possivelmente associadas à exposição	Dados limitados sugerem baixos níveis no leite se dose materna até 300 mg/d. Possível risco de crise convulsiva. Monitorar lactentes em aleitamento materno exclusivo; considerar dosagem sérica. Se lactente RN ou prematuro, preferir AD com mais dados de segurança disponíveis
Sem efeitos adversos significativos relatados. Em bebês expostos no 3º trimestre da gestação, a exposição na amamentação parece diminuir risco de síndrome da má adaptação neonatal	Dados limitados sugerem baixa excreção no leite e baixo risco de eventos adversos, especialmente se lactente > 2 m e dose materna até 120 mg/d. Monitorar crescimento e comportamento de lactentes em aleitamento materno exclusivo
Dados muito limitados, sem efeitos adversos relatados	Dados muito limitados sugerem baixa excreção no leite e baixo risco de eventos adversos, especialmente se lactente > 2 m e dose materna até 100 mg/d
Dados de acompanhamento limitados, sem efeitos adversos no DNPM descritos. Efeitos negativos descritos na exposição em associação à clorpromazina	Dados limitados sugerem baixa excreção no leite e baixo risco de eventos adversos, especialmente em monoterapia, dose materna até 10 mg/d, e se lactente > 2 m. Evitar a associação com outros antipsicóticos. Monitorar o DNPM do bebê
Alguns relatos de sonolência e letargia. Dados de acompanhamento muito limitados; aparentemente sem prejuízos no DNPM se monoterapia. Efeitos negativos descritos na exposição em associação com haloperidol	Pode ser detectado no leite em níveis não correlacionáveis às doses ou aos níveis séricos maternos. Evitar a associação com outros antipsicóticos. Monitorar sonolência excessiva e DNPM

(continua)

408 Parte III – Peculiaridades do diagnóstico e tratamento em função de comorbidades ou unidades médicas

Tabela 3 Medicações na amamentação *(continuação)*

Fármaco	Farmacologia	Concentração da droga no leite e nível sérico no bebê
Trifluoperazina	Classe: fenotiazina Meia-vida: 10-20 h	Dados limitados Níveis indetectáveis no leite de duas mães (5 e 10 mg/d). Níveis indetectáveis ou baixos em dois lactentes (dose materna: 10 mg/d)
Olanzapina	Meia-vida: 21-54 h Pico sérico: 6 h Ligação proteica: 93% BO: 87%	L/P até 4% Não detectada na maioria dos bebês avaliados
Ziprasidona	Meia-vida: 7 h Pico sérico: 6-8 h Ligação proteica: > 99% BO: 60%	Não detectado no leite em um caso relatado (dose materna: 160 mg/d) Sem dados sobre concentração nos lactentes
Quetiapina	Meia-vida: 7 h Metabólito ativo: 9-12 h Pico sérico: 2 h; XRO: 6 h Ligação proteica 83% BO: 100%	Dados limitados Pico no leite: 1 h; após 12 h, concentração tende a zero Concentração no lactente: até 6% da materna
Aripiprazol	Meia-vida: 75 h Metabólito ativo: 94 h Ligação proteica: > 99% BO: 87%	Dados muito limitados Passagem para o leite provavelmente baixa
Sulpirida	Meia-vida: 6-8 h Ligação proteica: < 40% BO: 25-40%	Excreção no leite significativa DRL= 2-18% (20 mulheres em uso de 100 mg/d) Sem dados sobre concentração nos lactentes
Risperidona	Meia-vida: 3-20 h Metabólito ativo: 21-30 h Pico sérico: 1 h Atividade do metabólito: comparável BO: 70%	Baixos níveis no leite com doses maternas até 6 mg/d L/P: 0,3 DRL < 5% Níveis indetectáveis nos lactentes com dose materna até 4 mg/d

Capítulo 46 – Populações especiais: gestação e puerpério 409

Efeitos adversos no bebê	Segurança/precauções
Dados muito limitados, sem efeitos adversos descritos no curto e longo prazos	Dados limitados sugerem baixa excreção no leite e baixo risco de eventos adversos, especialmente em monoterapia, dose materna até 10 mg/d, e se lactente > 2 m. Se lactente RN ou prematuro, considerar outro AP com mais dados disponíveis.
Alguns relatos de alteração no sono, irritabilidade e tremores, possivelmente associados à exposição na gestação Dados limitados de acompanhamento não indicam alterações no DNPM	Uso aceitável. Dados limitados sugerem baixa excreção no leite e níveis indetectáveis nos lactentes em doses maternas até 20 mg/d. Monitorar bebês, especialmente os expostos também na gestação
Sem efeitos adversos até os 6 meses em um caso relatado (dose materna: 40 mg/d, associada a citalopram 60 mg/d desde a gestação)	Dados muito limitados; considerar outro AP com mais dados disponíveis
Dados limitados. Sem efeitos adversos ou a prejuízos no longo prazo descritos	Uso aceitável. Dados limitados sugerem baixa excreção no leite e baixo risco de eventos adversos em dose materna até 400 mg/d. Monitorar sonolência e DNPM, especialmente se uso associado a outros psicotrópicos
Dados bastante limitados. Sem efeitos adversos descritos Em dois casos relatados (dose materna: 10 e 15 mg/d) sem alterações no DNPM até os 3-4 m de vida	Possível interferência na produção de leite. Dados muito limitados sugerem baixa excreção no leite e baixo risco de eventos adversos em dose materna até 15 mg/d Considerar AP com mais dados disponíveis, sobretudo se lactente RN ou prematuro
Sem efeitos adversos relatados em lactentes (dose materna = 150 mg/d) em dois estudos	Excretado no leite em quantidades significativas. Sem informações sobre níveis nos lactentes, mas sem efeitos adversos descritos com doses maternas de até 150 mg/d Seu uso como lactagogo é questionável; embora possa aumentar a prolactina, é pouco provável que ofereça benefício adicional para lactantes adequadamente orientadas sobre a lactogênese e técnicas de amamentação A sulpirida pode favorecer sintomas depressivos na mãe; evitar o uso prolongado e se houver antecedente de depressão
Dados limitados. Sem efeitos adversos com doses maternas de até 6 mg/d. Sem prejuízos descritos a longo prazo	Dados limitados sugerem baixa excreção no leite e baixo risco de eventos adversos em dose materna de até 6 mg/d. Considerar AP com mais dados disponíveis, especialmente se lactente RN ou prematuro

(continua)

410 Parte III — Peculiaridades do diagnóstico e tratamento em função de comorbidades ou unidades médicas

Tabela 3 Medicações na amamentação *(continuação)*

Fármaco	Farmacologia	Concentração da droga no leite e nível sérico no bebê
Clozapina	Meia-vida: 14 h (6-26 h) Ligação proteica: 97% BO: 60-70%	Dados escassos Sem dados sobre concentração nos lactentes
Estabilizadores de humor/anticonvulsivantes		
Lítio	Meia-vida: 24 h Pico sérico: 2-4 h (liberação imediata) BO: 100% Excreção: > 95% renal	L/P = 0,4-0,45 Concentração no leite: 0,12- 0,7 mEq/L DRL = 12,2 (estudos mais recentes) a 26% (estudos mais antigos) Concentração no bebê: 10-50% da materna
Ácido valproico	Meia-vida: 9-16 h Pico sérico: 4 h Ligação proteica: 80-90%	L/P: variável, até 10% (frequente associação com outros AC nos estudos) DRL = 1,8%
Carbamazepina (CBZ)	Ligação proteica: 70-80% BO: ≈ 100%	L/P variável (uso associado a outros AC frequente nos estudos): 0,69 (CBZ) e 0,79 (metabólito ativo). Se exposição na gravidez: L/P = 0,32-0,80 DRL = 3,8-5,9% Concentração no bebê: geralmente baixa

Capítulo 46 – Populações especiais: gestação e puerpério

Efeitos adversos no bebê	Segurança/precauções
Poucos dados, porém um caso de sedação e um de agranulocitose descritos. Longo prazo: um caso de atraso na fala em bebê exposto na gestação e na lactação (dose materna = 100 mg/d); contribuição da exposição pelo aleitamento?	Dados de segurança escassos e possíveis efeitos adversos em curto e longo prazos: considerar outro AP. Monitorar sedação, alterações hematológicas e DNPM do bebê
Sem sinais de toxicidade ou prejuízo no DNPM em ≥ 24 lactentes expostos desde o nascimento (alguns até 6 meses). Alguns relatos de eventos adversos (cianose, letargia e inversão da onda T no ECG) em casos de desidratação ou prejuízo da excreção do lítio; leve aumento de TSH em dois casos	Sem sinais de toxicidade ou prejuízo no DNPM na maioria dos casos. Risco se desidratação ou prejuízo da excreção renal, sobretudo em RN e prematuros. Dados de longo prazo limitados, mas sem relatos de prejuízo. Uso pode ser considerado se bebê nascido a termo e mãe orientada e capaz de monitorá-lo. Considerar dosagem sérica de lítio, creatinina, ureia e TSH a cada 1-3 m e monitorar sinais de toxicidade no bebê; interromper a amamentação se letargia, inquietação ou problemas na alimentação
Sem eventos adversos na maioria dos relatos; um caso de sedação e um de trombocitopenia (associação causal não confirmada). Risco teórico de hepatotoxicidade Sem prejuízos no longo prazo até os 6 anos	Considerado seguro em baixas doses e monoterapia Baixos níveis no leite materno e no bebê. Sem eventos adversos confirmados; sem prejuízos descritos no longo prazo (até 6 anos) Monitorar sinais de hepatopatia e sangramentos anormais no bebê; considerar dosagem sérica, plaquetas e enzimas hepáticas
Sem eventos adversos na maioria dos relatos Bebês expostos na gestação e/ou a múltiplas drogas: sedação, dificuldade de sucção, reações de descontinuação e três casos de disfunção hepática com colestase Sem prejuízos descritos a longo prazo até os 6 anos	Considerada segura em monoterapia. Níveis no leite relativamente elevados, mas geralmente baixos nos bebês Sem eventos adversos na maioria dos casos expostos à droga em monoterapia somente na amamentação; sem prejuízos descritos em longo prazo. Monitorar sonolência, icterícia, ganho de peso adequado e DNPM, especialmente se bebê exposto também na gestação, se RN ou prematuro, se em aleitamento materno exclusivo, e se exposição concomitante a outras drogas; considerar monitorar dosagem sérica, hemograma e enzimas hepáticas

(continua)

412 Parte III – Peculiaridades do diagnóstico e tratamento em função de comorbidades ou unidades médicas

Tabela 3 Medicações na amamentação (continuação)

Fármaco	Farmacologia	Concentração da droga no leite e nível sérico no bebê
Lamotrigina	Meia-vida: 29 h Ligação proteica: 55% BO: alta Metabolização por glucoronidação: processo maduro em bebês $\geq$ 4 m nascidos a termo	L/P variável: 0,057-1,47 DRL = 7,6% ($\approx$ 0,37-0,65 mg/kg/d; dose para terapêutica para epilepsia em crianças $\geq$ 2 anos = 1-15 mg/kg/d; em < 2 anos, segurança não estabelecida) Nível sérico no bebê: até 50% do materno (média: 30-35%)
Benzodiazepínicos (BDZ): evitar uso contínuo, dar preferência a drogas de meia-vida curta na menor dose possível		
Lorazepam	Meia-vida: 14 h Sem metabólitos ativos Ligação proteica: 85-91% BO: 85% RN: *clearance* reduzido em 80%	DRL = 8,5% Sem dados sobre concentração nos lactentes
Alprazolam	Meia-vida: 11 h (6-27 h); XR: 10-16 h Pico sérico: 1-2 h Ligação proteica: 80% BO: 80-90%	Estudo com 8 lactentes: Pico no leite: 1,1 h (0,47-3,8 h) Meia-vida no leite: 14,5 h Metabólitos não detectados DRL: 3% Sem dados sobre concentração nos lactentes
Clonazepam	Meia-vida: 20-50 h Pico sérico: 1-4 h Ligação proteica: 85% BO: 90%	L/P variável (uso associado a outros AC), mas significativa em alguns estudos DRL: 1,5-3% Sem dados sobre concentração nos lactentes
Diazepam	Meia-vida: 30-60 h Metabólitos ativos: 36-200 h Pico sérico (VO): 30-90 min Ligação proteica: > 95% BO: 93-100%	L/P = 0,16 DRL: 2-3% Diazepam e seus metabólitos ativos tendem a se acumular nos lactentes com doses repetidas

ADT: antidepressivo tricíclico; BO: biodisponibilidade oral; L/P: razão entre as concentrações no leite e no plasma materno; DNPM: desenvolvimento neuropsicomotor; DRL: dose relativa do lactente (dose teórica do bebê em aleitamento materno exclusivo, em relação à dose materna ajustada ao peso); RN: recém-nascido; VO: via oral.
Fonte: Lactmed.

Capítulo 46 – Populações especiais: gestação e puerpério **413**

Efeitos adversos no bebê	Segurança/precauções
Sem eventos adversos na maioria dos casos Raros relatos de trombocitose leve e sintomas de descontinuação (perda de apetite, inquietação e irritabilidade) na suspensão abrupta da amamentação Um relato de apneia grave com cianose associado a níveis séricos elevados da droga. Risco potencial de *rash* cutâneo (sem relatos). Em doses habituais e monoterapia, sem prejuízos em longo prazo descritos até os 6 anos	Não contraindica a lactação L/P significativa e meia-vida longa: retornar à dose pré--gestacional no pós-parto imediato para evitar aumento nos níveis no plasma e no leite materno Sem eventos adversos na maioria dos casos, porém um caso de apneia grave; sem prejuízos no longo prazo descritos até os 6 anos
Sem sinais de sedação nos bebês de 124 lactantes em uso de BDZ, 64 com lorazepam	Uso aceitável. Baixos níveis no leite materno, meia-vida relativamente curta, usado em RN (crises epilépticas). Sem eventos adversos descritos. Não necessita de cuidado especial em doses usuais
Sintomas de descontinuação (choro, irritabilidade e distúrbios do sono) em bebês expostos na gestação após interrupção da exposição pela amamentação Alguns relatos de sedação	O uso isolado de alprazolam não contraindica a amamentação e normalmente não requer um intervalo para retomá-la. Considerar BDZ de meia-vida mais curta e sem metabólitos ativos se for necessário uso repetido, sobretudo se lactente RN ou prematuro
Sem efeitos adversos em grande parte dos relatos, porém alguns casos de apatia, sedação, hipotonia, alterações respiratórias e baixo ganho de peso em RN expostos também na gestação ou a outras drogas associadas. Sem prejuízos descritos em longo prazo	Considerar BDZ de meia-vida mais curta. Monitorar sonolência, ganho de peso, alterações respiratórias e DNPM, especialmente se RN exposto na gestação, em aleitamento materno exclusivo, e se houve exposição a outros psicotrópicos associados. Considerar monitoramento dos níveis séricos no bebê
Alguns relatos de sonolência, letargia e perda de peso Sem informações sobre prejuízos em longo prazo	O uso isolado não contraindica a amamentação, sendo recomendável esperar 6-8 h para retomá-la. Porém, no uso repetido, a meia-vida prolongada favorece o acúmulo nos lactentes, sendo as estratégias de ajuste dos horários das doses e das mamadas pouco eficazes na redução da exposição Considerar BDZ de meia-vida mais curta e sem metabólitos ativos, sobretudo se lactente RN ou prematuro

CONSIDERAÇÕES FINAIS

Embora comuns no período perinatal, os transtornos mentais apresentam taxas de identificação e tratamento menores que em outras fases da vida da mulher. Toda gestação associada a algum transtorno psiquiátrico materno importante deve ser considerada de alto risco. Quando não devidamente tratada, a doença mental materna pode comprometer a evolução da gestação, o desenvolvimento fetal, o vínculo afetivo entre mãe e bebê e o funcionamento familiar e pode ter impacto negativo no desenvolvimento infantil. O diagnóstico e o tratamento adequados podem minimizar o sofrimento da mulher e de sua família e as consequências negativas associadas à doença materna.

A presença de antecedente de qualquer psicopatologia é preditora de transtornos mentais durante e após a gravidez. Idealmente o tratamento durante a gestação deve ser planejado antes da concepção.

Considerando que as gestações, em grande parte, não são planejadas, as implicações de uma possível gravidez devem ser consideradas e discutidas com todas as mulheres em idade fértil com transtornos psiquiátricos. Outros profissionais de saúde que prestam assistência a gestantes também devem estar atentos a essa questão, uma vez que muitas podem não estar em contato com serviços psiquiátricos. Qualquer decisão de interromper, iniciar ou continuar um tratamento durante a gestação deve ser tomada em conjunto com a paciente, seu parceiro e o obstetra, com base em avaliação cuidadosa da história da doença e na avaliação dos fatores de risco. A gravidade da doença materna é o parâmetro mais relevante para as decisões clínicas.

BIBLIOGRAFIA SUGERIDA

1. Bellantuono C, Tofani S, Di Sciascio G, Santone G. Benzodiazepine exposure in pregnancy and risk of major malformations: a critical overview. Gen Hosp Psychiatry. 2013;35(1):3-8.
2. Brockington IF, Macdonald E, Wainscott G. Anxiety, obsessions and morbid preoccupations in pregnancy and the puerperium. Arch Womens Ment Health. 2006;9:253-63.
3. Brockington I. Postpartum psychiatric disorders. Lancet. 2004;363:303-10.
4. Chaudron LH. Complex challenges in treatment depression during pregnancy. Am J Psychiatry. 2013;170:12-20.
5. Cantwell R, Clutton-Brock T, Cooper G, Dawson A, Drife J, Garrod D, et al. Saving mothers' lives: reviewing maternal deaths to make motherhood safer 2006-2008: the Eighth Report on Confidential Enquiries into Maternal Deaths in the United Kingdom. BJOG. 2011;118(suppl 1):1-203.
6. Costoloni G, Pierantozzi E, Goracci A, Bolognesi S, Fagiolini A. Mood stabilisers and pregnancy outcomes – a review. Psychiatr Pol. 2014;48(5):865-87.
7. Davalos DB, Yadon CA, Tregellas HC. Untreat prenatal maternal depression and the potential risks to offspring: a review. Arch Womens Ment Health. 2012;15:1-14.
8. Davanzo R, Copertino M, De Cunto A, Minen F, Amaddeo A. Antidepressant drugs and breastfeeding: a review of the literature. Breastfeed Med. 2011;6(2):89-98.
9. Debra L, Bogen DL, Sit D, Genovese A, Wisner KL. Three cases of lithium exposure and exclusive breastfeeding. Arch Womens Ment Health. 2012;15:69-72.
10. Di Florio A, Forty L, Gordon-Smith K, Heron J, Jones L, Craddock N, et al. Perinatal episodes across the mood disorder spectrum. JAMA Psychiatry. 2013;70(2):168-75.
11. El Marroun H, White T, Verhulst FC, Tiemeier H. Maternal use of antidepressant or anxiolytic medication during pregnancy and childhood neurodevelopmental outcomes: a systematic review. Eur Child Adolesc Psychiatry. 2014;23(10):973-92.
12. Galbally M, Snellen M, Power J. Antipsychotic drugs in pregnancy: a review of their maternal and fetal effects. Ther Adv Drug Saf. 2014;5(2):100-9.
13. Gavin NI, Gaynes BN, Lohr KN, MeltzerBrody S, Gartlehner G, Swinson T. Perinatal depression: a systematic review of prevalence and incidence. Obstet Gynecol. 2005;106:1071-183.

14. Gentile S. Antipsychotic therapy during early and late pregnancy. A systematic review. Schizophr Bull. 2010;36(3):518-44.
15. Gentile S. Drug treatment for mood disorders in pregnancy. Curr Opin Psychiatry. 2011;24(1):34-40.
16. Grigoriadis S, VonderPorten EH, Mamisashvili L, Eady A, Tomlinson G, Dennis CL, et al. The effect of prenatal antidepressant exposure on neonatal adaptation: a systematic review and meta-analysis. J Clin Psychiatry. 2013;74(4):e309-20.
17. Grigoriadis S, VonderPorten EH, Mamisashvili L, Roerecke M, Rehm J, Dennis CL, et al. Antidepressant exposure during pregnancy and congenital malformations: is there an association? A systematic review and meta-analysis of the best evidence. J Clin Psychiatry. 2013;74(4):e293-308.
18. Habermann F, Fritzsche J, Fuhlbrück F, Wacker E, Allignol A, Weber-Schoendorfer C, et al. Atypical Antipsychotic Drugs and Pregnancy Outcome. A Prospective, Cohort Study. J Clin Psychopharmacol. 2013;33:453-62.
19. Howard LM, Molyneaux E, Dennis CL, Rochat T, Stein A, Milgrom J. Non-psychotic mental disorders in the perinatal period. Lancet. 2014;384:1775-88.
20. Jones I, Chandra PS, Dazzan P, Howard LM. Bipolar disorder, affective psychosis, and schizophrenia in pregnancy and the post-partum period. Lancet. 2014;384(9956):1789-99.
21. Lindahl V, Pearson JL, Colpe L. Prevalence of suicidality during pregnancy and the postpartum. Arch Womens Ment Health. 2005;8(2):77-87.
22. Mølgaard-Nielsen D, Hviid A. Newer-generation antiepileptic drugs and the risk of major birth defects. JAMA. 2011;305(19):1996-2002.
23. Munk-Olsen T, Laursen TM, Meltzer-Brody S, Mortensen PB, Jones I. Psychiatric disorders with postpartum onset: possible early manifestations of bipolar affective disorders. Arch Gen Psychiatry. 2012;69(4):428-34.
24. Munk-Olsen T, Laursen TM, Pedersen CB, Mors O, Mortensen PB. New parents and mental disorders: a population-based register study. JAMA. 2006;296: 2582-9.
25. Nielsen RE, Damkier P. Pharmacological treatment of unipolar depression during pregnancy and breast-feeding – A clinical overview. Nord J Psychiatry. 2012;66(3):159-66.
26. Peng M, Gao K, Ding Y, Ou J, Calabrese JR, Wu R, Zhao J. Effects of prenatal exposure to atypical antipsychotics on postnatal development and growth of infants: a case-controlled, prospective study. Psychopharmacology. 2013;228:577-84.
27. Orsolini L, Bellantuono C. Serotonin reuptake inhibitors and breastfeeding: a systematic review. Hum Psychopharmacol. 2015;30(1):4-20.
28. Ross LE, Grigoriadis S, Mamisashvili L, Vonderporten EH, Roerecke M, Rehm J. Selected pregnancy and delivery outcomes after exposure to antidepressant medication: a systematic review and meta-analyses. JAMA Psychiatry. 2013;70(4):436-43.
29. Wisner KL, Moses-Kolko EL, Sit DKY. Postpartum depression: a disorder in search of a definition. Arch Womens Ment Health. 2010;13:37-40.
30. Wisner KL, Sit DKY, McShea MC, Rizzo DM, Zoretich RA, Hughes CL, et al. Onset timing, thoughts of self-harm, and diagnoses in postpartum women with screen-positive depression findings. JAMA Psychiatry. 2013;i70(5):490-498.

Índice remissivo

A
Abordagem psicoterapêutica 376
Abordagem diagnóstica 45
Abstinência 185
Abuso de substâncias
 tuberculose 256
Acarofobia 280
Acatisia 369
Acidente vascular cerebral 96, 237
Ácido valproico 391
 amamentação 410
Acne e transtornos psiquiátricos 290
Acromegalia 273
Adrenoleucodistrofia 97
Afasia progressiva primária 110
Agitação 200
 psicomotora 198
 anti-histamínico 203
 antipsicóticos 201
 benzodiazepínicos 203
 contenção física 200
 contenção mecânica 201
 contenção química 201
 manejo farmacológico 201, 202
Agorafobia 78, 81
Agressividade 128
Aids 303
Álcool 174
 e outras substâncias 174
 intoxicação 182
Alogia 92
Alprazolam
 amamentação 412
Alteração do humor 33
Alterações metabólicas 199
Alucinações 92
 hipnagógicas 96
Amamentação 402
Amitriptilina
 amamentação 405
Análise de conglomerados 44
Anedonia 57, 92
Anfepramona 289
Anfetaminas 174
 abstinência 188
 e derivados 188
 intoxicação 188
Anomalia de Ebstein 391
Anorexia nervosa 129
 comorbidades 130
 complicações clínicas 130
 critérios diagnósticos 131
 diagnóstico 130
 epidemiologia 129
 etiopatogenia 129
 pele e anexos 130
 quadro clínico 130
 sistema circulatório 130
 sistema digestório 130

sistema endocrinológico 130
sistema excretor 130
sistema hematológico 130
sistema reprodutivo 130
 tratamento 132
Anorexígenos e saúde mental 288
Ansiedade 76, 205
 antecipatória 79
 atenção primária 224
 cardiologia 234
 cuidados paliativos 333
 doença pulmonar obstrutiva
  crônica 254
 e AVC 238
 e esclerose múltipla 242
 infância e adolescência 380
 patológica 77
 transplante de órgãos 346
Anticolinesterásicos 104, 110, 112
Anticonvulsivantes
 gestantes 391, 393
Antidepressivos 63, 72
 diabete 268
 efeitos na esfera sexual 301
 gastroenterologia 245
 gestantes 389, 392
Antidepressivos tricíclicos 233
Antiglutamatérgico memantina 104
Anti-inflamatórios não esteroidais 326
Antipsicóticos
 de primeira geração 70
 de segunda geração 72
 gestantes 393
Antirretrovirais 305
Apneia do sono 96
Aripiprazol 72
 amamentação 408
Arritmia cardíaca 232
 e ansiedade 232
 e depressão 232
Artrite reumatoide 264
Asenapina 72
Asma 255
 e transtorno mental 255
Aspectos que modificam a formulação
  diagnóstica 44
Assistência de enfermagem 29
 em saúde mental 32
Assistência psiquiátrica fora do
  hospital psiquiátrico 4
Assistências integradas das doenças
  mentais 4
Assistência social
 dependência de substâncias
  psicoativas 23
Assistente social 19
Ataque de pânico 80, 206
Atenção primária à saúde 8, 52, 221
Atividades básicas de vida diária 36

Atividades instrumentais da vida
 diária 36
Atuação do enfermeiro no manejo de
  pacientes com transtornos
  mentais
 na unidade psiquiátrica 30
 no hospital geral 26
Atuação do psicólogo pesquisador no
  hospital 16
Autoagressividade 60
Avaliação Direta do *Status* Funcional
 38
Avaliação do doador vivo 353
Avaliação do risco de suicídio 194
Avaliações realizadas por diferentes
  profissionais 49
Axona 105

B
Beck Anxiety Inventory 53
Beck Depression Inventory-II 53
Benzodiazepínicos 185
 depressão 63
 gestantes 388
Bexiga hiperativa 295
Blues puerperal 395
Brief Pain Inventory 323
Brief Psychiatric Rating Scale 53
Bulimia nervosa 133
 comorbidades 135
 complicações clínicas 135
 complicações físicas 135
 critérios diagnósticos 134
 diagnóstico 135
 epidemiologia 133
 etiopatogenia 133
 quadro clínico 134
Bupropiona 72
 amamentação 406

C
Canabinoides 188
 intoxicação 189
*Canadian Cardiac Randomized
  Evaluation of Antidepressant and
  Psychotherapy Efficacy* 234
Câncer 310
Cannabis 171
Carbamazepina 70
 amamentação 410
 gestantes 392
Carbonato de lítio
 gestantes 393
Cardiologia 229
Cataplexia 96, 142
Cerefolin NAC 105, 106
Cetoacidose alcoólica 182
Chemobrain 312
Chemofog 312

418 Psiquiatria Interdisciplinar

Ciclagem rápida 68
Cirrose 250
  e insuficiência hepática 249
Cirurgia
  bariátrica 286
  cardíaca
    e ansiedade 232
    e depressão 232
Citalopram
  amamentação 402
Classificação
  categorial 45
  das Intervenções de Enfermagem 28
  de Diagnósticos de Enfermagem 28
  dimensional 45
  dos Resultados de Enfermagem 28
  Internacional de Atenção Primária 9
  Internacional de Doenças e Problemas Relacionados de Saúde 46
  Internacional de Funcionalidade, Incapacidade e Saúde 36
  Internacional de Transtornos do Sono 139
Classificações atuais 45
Clínica da terapia ocupacional 35
Clomipramina
  amamentação 405
Clonazepam
  amamentação 412
Clorpromazina 70
  amamentação 406
Clozapina
  amamentação 410
Cluster
  analysis 44
  de sintomas 44
Cocaína 174, 186
  abstinência 186
  intoxicação 186
Coleta de dados por meio de entrevistas psiquiátricas 47
Comportamento
  necessitando de contenção física (mecânica) 32
  suicida 195
    tratamento 196
  violento 198
Composite International Diagnostic Interview 47, 51, 53
Comprometimento cognitivo
  e *delirium*
    transplante de órgãos 354
  leve 37, 100
  transplante de órgãos 347
  vascular 108
Compulsões 81
Comunicação terapêutica 31
Confusion Assessment Method 120
Consultation-liaison psychiatry 7
Consultoria psiquiátrica 8
Consumo de álcool 181
Contenção física e mecânica 200
Controle neurológico 299
Convulsões 96
Coping 16

Corticoides sistêmicos 258
Crack 186
Craving 173
Crises de ansiedade 205
  aspectos clínicos 206
  aspectos gerais do manejo 207
  manejo farmacológico 208
  manejo não farmacológico 207
Critérios de Caine 183
Critérios diagnósticos 284
  em portadores de comorbidades clínicas 44
Cuidado colaborativo multidisciplinar 11
Cuidados paliativos 330
  delirium 333
  no Brasil 331

D

Deficiência
  de niacina 98
  de tiamina 98
  nutricional 97
Déficits cognitivos decorrentes de tratamento quimioterápico 316
Degeneração
  corticobasal 112
  lobar frontotemporal 113
    critérios diagnósticos 114
    diagnósticos diferenciais 114
    epidemiologia 113
    fisiopatologia 113
    quadro clínico 114
    tratamento medicamentoso 114
Delírio dermatozoico 280
Delírios 92
  parasitários 280
Delirium 105, 117, 310
  agressividade 199
  cuidados paliativos 333
  diagnóstico 119
  diagnósticos diferenciais 120
  e AVC 239
  epidemiologia 117
  fatores desencadeantes 118
  fatores predisponentes 118
  fisiopatologia 118
  manejo medicamentoso 120
  manejo não medicamentoso 120
  oncologia 310
  pacientes com câncer 310
  papel do psiquiatra 121
  quadro clínico 119
  queimados 339
  UTI 343
Delirium tremens 121, 184
Demência
  com corpos de Lewy 111
    alucinações 113
    critérios diagnósticos 112
    diagnósticos diferenciais 111
    epidemiologia 111
    fisiopatologia 111
    quadro clínico 111
    sintomas depressivos 113
    tratamento medicamentoso 112
  e doença de Parkinson 240
  e esclerose múltipla 242

doença de Alzheimer 100
  não Alzheimer
    papel do psiquiatra 116
    tratamento não medicamentoso 115
  vascular 108
    controle dos fatores de risco 110
    critérios diagnósticos 109
    diagnósticos diferenciais 110
    epidemiologia 108
    fisiopatologia 108
    quadro clínico 109
    tipo cortical 109
    tipo subcortical 109
    tratamento medicamentoso 110
Dependência de álcool
  tuberculose 256
Dependência química
  serviço social 23
Depressão 57, 221
  aspectos clínicos relevantes 222
  avaliação de riscos 60
  bipolar 70
  caracterização 59
  cuidados paliativos 333
  diagnóstico 59
    diferencial 60
  doença pulmonar obstrutiva crônica 254
  e ansiedade
    transplante de órgãos 354
  e AVC 237
  e cardiopatias 360
  e comorbidades clínicas 360
  e comprometimento cognitivo 362
  e diabete melito 361
  e doença de Parkinson 240
  e doenças neurológicas 361
  e esclerose múltipla 241
  em idosos 358
  em pacientes com câncer 318
  em pacientes com transplante cardíaco 356
  e oncologia 361
  e tireoideopatias 361
  epidemiologia 57, 222
  fisiopatologia 58
  gestantes 389
  infância e adolescência 375
  infectologia 305
  instrumentos de rastreamento 222
  manejo clínico 223
  manejo medicamentoso 63
  manejo não medicamentoso 62
  pacientes com câncer 315
  papel do psiquiatra 64
  quadro clínico 58
  queimados 338
  risco cardiovascular 230
  tipos 59
  transplante de órgãos 346, 348
  tratamento 60, 233
    farmacológico 223
    não farmacológico 224
  UTI 343
  maior
    idosos 359
    materna 388

Índice remissivo **419**

no período perinatal 397
puerperal 399
ou pós-parto 395
unipolar 70
Dermatite
artefata 278
atópica 279
Dermatocompulsões 277
Dermatologia 275
Desvenlafaxina
amamentação 405
Diabete 267, 270
Diagnostic Interview Schedule 47
Diagnóstico
em psiquiatria 42
histórico 43
multiaxial 45
categorial 45
Diazepam
amamentação 410
Dieta mediterrânea 110
Discinesia tardia 369
Disforia de gênero 153, 155
em adolescentes ou adultos 163, 164
em crianças 162
Disforia (ou *blues*) puerperal 395, 399
Disfunção cognitiva decorrente de quimioterapia 312
Disfunção erétil 299, 300
Disfunções sexuais 153-155, 168, 298
etiologia 154
Disfunções tireoidianas 269
Dispareunia 159
Dispepsia funcional 246
Distimia 360
Distonia aguda 368
Distúrbio comportamental agudo 198
Distúrbios adrenais 273
Doença(s)
afetiva e ansiosa 388
autoimunes 95
celíaca 248
das coronárias
diagnóstico 229
e ansiedade 230
e depressão 229
de Addison 270, 273
de Alzheimer 100
análise de biomarcadores liquóricos 102
antidepressivos 106
critérios diagnósticos 102
diagnósticos diferenciais 103
epidemiologia 100
fisiopatologia 101
neuroimagem 102
papel do psiquiatra 105
quadro clínico 101
tratamento medicamentoso 104
tratamento não medicamentoso 105
de Crohn 247
de Fahr 97
desmielinizantes 97
de Huntington 97
de Parkinson 97, 239
de Wilson 97

do refluxo gastroesofágico 248
do sistema nervoso central 199
do sono 95
endócrinas 95
inflamatórias intestinais 247
metabólicas 95
pulmonar
obstrutiva crônica 253
restritiva 258
reumáticas 261
Donepezila 104, 110
Dor 321
classificação 322
neurobiologia 322
tratamento 325
Duloxetina
amamentação 405

E

Ejaculação precoce 161, 299
Eletroconvulsoterapia
transtorno bipolar do humor 74
Embotamento afetivo 92
Emprego assistido e terapia ocupacional 39
Encefalite
límbica paraneoplásica 95
por anticorpos antirreceptor NMDA 95
viral 95
Encefalopatia
de Hashimoto 95
de Wernicke 121, 183
Enfermagem 27
psiquiátrica 30
Enfermeiro 27
Enhancing recovery in coronary heart disease 234
Entrevista 50
altamente estruturada 51
e escalas 53
estruturada 51
no paciente com condição médica não psiquiátrica 48
padronizada 47
semiestruturada 51
Enurese 297
Epilepsia 96
Episódios
depressivos 60
do humor 67
maníacos 68
mistos 68
Equipe de enfermagem psiquiátrica recursos terapêuticos 30
Escala de Hamilton 47
Escalas
categoriais 50
de avaliação da dor 323
de avaliação em saúde mental 50
de avaliação psicopatológica 51
de depressão de Beck 47
de rastreamento 50
e entrevistas na saúde mental 49
intervalares 50
no paciente com condição médica não psiquiátrica 48
visual analógica 50

Escitalopram
amamentação 402
Esclerose múltipla 97, 241
Escoriações
neuróticas 277
patológicas 285
psicogênicas 277
Esquizofrenia 365
infância e adolescência 382
Estabilizadores de humor
gestantes 393
Estado de vigília 140
Estado misto 67, 68
Estimativa do risco de suicídio 193
Estímulo fóbico 79
Estresse 85
da internação em uma UTI 342

F

Falta de adesão ao tratamento 33
Feocromocitoma 95
Fibromialgia 261, 262
Fibrose cística 258
Fluoxetina 72
amamentação 402
Fluvoxamina
amamentação 402
Fobia 79
de doenças 79
de sangue-injeção-ferimentos 79
específica 78
social 78, 80
Formação do "eu" 122
Funcionalidade 36

G

Galantamina 104, 110
General Health Questionnaire 53
Gestação 387
Gestantes 388
Goal management training 39

H

Haloperidol 70
amamentação 406
Hamilton Anxiety Scale 53
Hepatite
C 306
depressão 307
mania e psicose 307
Herpes simples 95
Hierarquização de diagnósticos 44
Higiene do sono 140
Hiperadrenalismo 273
Hiperalgesia 338
Hiperparatireoidismo 270, 272
Hiperplasia prostática benigna 295
Hipertireoidismo 270
Hipomagnesemia 182
Hipomania
infância e adolescência 377
Hiponatremia 182
Hipotireoidismo 269, 270
HIV 303
alterações neurocognitivas 305
Hospital Anxiety Depression Scale 53
Hospital geral 4
enfermagem 26

420 Psiquiatria Interdisciplinar

I

Ideação suicida 195
Idosos 357
Imipramina
 amamentação 406
Impulsividade 128
Imunossupressores 348
Incontinência urinária 296
Independent Life Skills Scale 37
Infância e adolescência
 transtornos mentais mais
  prevalentes 375
Infarto do miocárdio
 diagnóstico 231
 e ansiedade 231
 e depressão 231
Infecção 95
 por HIV 95
Inibidores seletivos de recaptação de
 serotonina 89, 233
 gastroenterologia 249
Insônia 139
Instrumentos
 de avaliação
  em saúde mental 52
  funcional 36, 37
  na prática clínica em saúde
   mental 36
 psicométricos de rastreio 51
Insuficiência
 cardíaca 231, 354
  e ansiedade 232
  e depressão 231
 hepática 250, 354
 renal 354
Insulinomas 95
Integração entre médicos clínicos e
 psiquiatras 3
Intenção suicida 195
Interações medicamentosas 305
Interconsulta psiquiátrica 8
 no hospital geral 7
Interdisciplinaridade 8
Interface
 da dor com transtornos
  psiquiátricos 323
 da psiquiatria
  com a medicina interna (clínica
   médica) 6
  com os cuidados paliativos 332
  psiquiatra-médico de família e
   comunidade 8
Interferona 307
Intoxicação 185
 e síndrome de abstinência 175
 por álcool 182, 189
 por substâncias 174
Inventário de Vida Independente 37
Isotretinoína 290

K

Kessler Psychological Distress Scale 53

L

Lamotrigina 70
 amamentação 412
 gestantes 392
Latências múltiplas do sono 141

Lesões ocupando espaço cerebral 96
Leucodistrofia metacromática 97
Leucodistrofias genéticas 97
Lítio 70
 amamentação 410
 gestantes 389
Lopinavir 306
Lorazepam
 amamentação 412
Lúpus eritematoso sistêmico 95, 262
Luto 85
 patológico 89

M

Maconha 171, 174
Malária cerebral 95
Manejo de emergências relacionadas
 ao uso de álcool e outras
 substâncias 181
*Manual Diagnóstico e Estatístico dos
 Transtornos Mentais* 46
 papel do psiquiatra 90
 tratamento medicamentoso 89
 tratamento não medicamentoso 90
Marcadores de gravidade 208
Mazindol 289
Medicações utilizadas em pneumolo-
 gia 258
Medical foods 105
Medicina de família 6
Medicina interna 6
Médico de família 6, 9, 11
Medida de Desempenho Ocupacional
 Canadense 37
Memantina 104
Metadona 187
Metilfenidato 142
Método GMT 39
Microtubule associated protein tau 114
Mindfulness 63, 325
MIND-IT 234
*Mini International Neuropsychiatric
 Interview* 51, 53
Mini-Mental 119
Mirtazapina 301, 406
Modelos
 de análise estatística 52
 de escalas de avaliação psicopatoló-
  gica 50
 integral 7
*Montgomery-Asberg Depression Rating
 Scale* 47, 53
Mood Disorder Questionnaire 53
Morbidade cardiovascular da
 depressão 230
Multidisciplinar collaborative care
 model 11
Mutismo seletivo 78
 infância e adolescência 380
*Myocardial Infarction and Depression-
 -Intervention Trial* 234

N

Não psiquiatra no tratamento de
 pacientes com transtornos
 mentais 6
Narcolepsia 96, 141
 critérios diagnósticos 143

Neoplasias produtoras de hormônios
 esteroides 95
Neurocisticercose 95
Neurologia 237
Neurossífilis 95
North American Nursing Diagnosis
 Association 28
Nortriptilina
 amamentação 405
Nursing Interventions Classification 28

O

Obesidade 270, 271
Observação de comportamento 31
Obsessive-Compulsive Inventory 53
Occupational Goal Intervention 39
Oftalmoplegia 183
Olanzapina 72
 amamentação 408
Onicofagia 277
Onirismo 145
Opioides 186
 abstinência 187
 fracos 326
 intoxicação 187
 moderados-fortes 326

P

Paciente
 agitado 199, 202
 com comportamento suicida 196
 com transplante de órgãos 346
 com risco de suicídio
  tratamento 196
 queimados 337
  tratamento 340
 terminais 311
Paliperidona 72
Paralisia
 em chumbo 67
 supranuclear progressiva 112
Parassonias 147
 do sono NREM 147
 do sono REM 138, 145
Paroxetina 72
 amamentação 402
Pelagra 98
Pele 275
Período perinatal 401
Personalidade 122
Pesadelo 146
Plano suicida 195
Política Nacional de Assistência Social
 21
Porfiria intermitente 95
Positive and Negative Syndrome Scale
 53
Pós-transplante 346, 348, 355
Problemas relacionados ao uso de
 álcool 174
Procedimentos estéticos 283
Prognóstico cardiovascular 234
Programas comportamentais de
 orientação de pais 17
Programas de treinamento
 comportamental de pais 17
Prometazina
 agitação psicomotora 203

Índice remissivo 421

Psicoeducação 376
Psicofármacos e lactação 400
Psicologia
  da saúde 13
  hospitalar 14
  no hospital geral 15
Psicólogo
  clínico 14
  em ambiente hospitalar 16
Psicometria 52
Psicose 92, 93
  decorrente de condições clínicas 95
  delirium e doença de Parkinson 241
  decorrente do uso de medicamentos ou substâncias 98
  infância e adolescência 382
  puerperal 397, 399
  secundárias
    screening 94
Psicotrópicos 327
  gestantes 390
Psiquiatria
  da infância e adolescência 374
  de ligação 7, 8
  na atenção primária 221
Psoríase 276
Puerpério 394

Q
Quadros infecciosos 199
Queimados 337
  transtornos mentais mais prevalentes 338
Questionário de Atividades Funcionais de Pfeffer 37
Quetiapina 72
  amamentação 408

R
Reabilitação profissional 40
Reação aguda ao "estresse" 206
Reações à doença e à hospitalização 85
Realimentação 132
Reforma psiquiátrica 30
Research Domain Criteria Initiative 46
Resolução COFFITO n. 408 36
Retardo da ejaculação 155
Retocolite ulcerativa 247
Retraimento social 33
Risco
  de abortamento 389
  de agressividade 199
  de agressividade 32
  de malformação dos órgãos 389
  de suicídio 32, 196
  de toxicidade neonatal 389
Risperidona 72
  amamentação 408
Rivastigmina 104

S
SADHART 234
Sarcoidose 258
Schedule for Affective Disorders and Schizophrenia 51
Schedules for Clinical Assessment in Neuropsychiatry 47

Self 122
Self-Reporting Questionnaire 53
Sensibilidade à bexiga 296
Sepse 308
  delirium 308
Sertralina
  amamentação 402
Sertraline Antidepressant Heart Attack Randomized Trial 234
Serviço social 19
  em saúde mental 21, 24
Sexualidade 152
Sibutramina 289
Sífilis 307
Sinais de violência 198
Síndrome
  ansiosa 82
  das pernas inquietas 148
    critérios diagnósticos 150
    tratamento 149
  de abstinência
    a cocaína 187
    alcoólica 183
    a opioide 187
    de maconha 189
    de substâncias 343, 344
  de Cushing 270, 273
  de Korsakoff 183
  de Sjögren 265
  de Wernicke-Korsakoff 183
  do atraso da fase de sono 144
  do coelho 369
  do intestino irritável 244
  parkinsoniana 239
  serotoninérgica 188
  "Sintoma como diagnóstico" 9
Sintomas
  catatônicos 92
  depressivos 57
    clinicamente relevantes 360
  do trato urinário inferior 294
  psicóticos 93
  somáticos 210
    e transtornos relacionados 211
Skin picking 285
Sobrediagnóstico 11
Sobretratamento 11
Somatização 225
Sonambulismo 148
Sono 150
Sonolência diurna 96
Souvanaid 105
Structured Clinical Interview 47
  for DSM 51
Structured Clinical Interview for Psychiatric Diagnosis 53
Subdiagnóstico 10
Substâncias psicoativas 171
Suicídio 68, 192, 195
Sulpirida
  amamentação 408

T
Tamoxifeno 318
Taxonomia NNN 28
Técnicas de atenuação 200
Tentativas de suicídio 195
Teofilina 259

Teorias de medição 52
Terapeuta ocupacional 35
Terapia ocupacional 35
  dinâmica 39
  em saúde mental 38
  e o referencial cognitivo-funcional 38
Teratogênese 389
Terror noturno 148
Testes "ecológicos" 38
Tireoide 95
Tireoidopatias 270
Toxoplasmose 95
Transplante
  cardíaco 351
  de órgãos
    intervenção psicológica 352
  hepático 349
  renal 350
Transtornos
  afetivo bipolar
    e esclerose múltipla 242
    infância e adolescência 377
  alimentares 129
  bipolar do humor 65
    alterações de vias moleculares intracelulares 67
    alterações do ritmo circadiano 66
    alterações inflamatórias 66
    classificação 69
    comorbidades 69
    critérios diagnósticos 69
    depressão 67
    diagnósticos diferenciais 70
    epidemiologia 65
    esquizofrenia 71
    fisiopatologia 65
    papel do psiquiatra 74
    quadro clínico 67
    sintomas psicóticos 71
    sistema endocrinológico 66
    tratamento 71
      farmacológico 70
      medicamentoso 74
      não medicamentoso 74
  bipolar e depressão recorrente
    puerpério 396
  comportamental do sono REM 145
    critérios diagnósticos 146
  comportamental do sono REM 145
  comuns entre os pacientes de clínica geral 49
  conversivo 213
  da compulsão alimentar 136
    critérios diagnósticos 136
    epidemiologia 137
    tratamento 137
  de ajustamento 87, 343
  da paratireoide 272
  da sexualidade 152
    epidemiologia 153
    fisiopatologia 154
    quadro clínico 155
    tratamento medicamentoso 168
    tratamento não medicamentoso 169
  de ajustamento 86, 90, 344

422 Psiquiatria Interdisciplinar

de ansiedade 76, 78, 224, 318
alterações negativas persistentes
  em cognição e humor 82
asma 255
aspectos clínicos relevantes 224
atenção primária 224
decorrente de outra condição
  médica 78
de doença 212
de separação 78
diagnóstico 78
diagnósticos diferenciais 82
epidemiologia 76, 224
evitação 82
excitabilidade aumentada 82
fisiopatologia 77
generalizada 78, 81
inibidores seletivos de recaptura
  da serotonina 83
na infância e adolescência 380
papel do psiquiatra 84
puerpério 396
quadro clínico 77
reexperimentação 82
social 78, 80
tratamento farmacológico 225
tratamento medicamentoso 83
tratamento não medicamentoso
  83, 225
de apego reativo 86
de controle do impulso 277
de despertar 147
  critérios diagnósticos 149
  do sono não REM
de dor genito-pélvica/penetração
  159
de engajamento social desinibido
  86
de estresse
  agudo 86, 88
  pós-traumático 86, 88, 318
de hipersonolência 140
  critérios diagnósticos 142
de insônia 139
delirante persistente 363
de pânico 78, 80
de personalidade 122
  agressividade 199
  anancástica 124
  antissocial 125
  borderline 125, 324
  classificação 123
  cluster A (esquisito-excêntrica)
    123
  cluster B (dramático-emotivo)
    123
  cluster C (ansioso-medroso) 123
  critérios diagnósticos 126
  dependente 126
  diagnósticos diferenciais 127
  epidemiologia 122
  esquiva 126
  esquizoide 125
  esquizotípica 125
  histriônica 125
  manejo medicamentoso 127

manejo não medicamentoso 127
narcisista 125
obsessiva-compulsiva 124, 126
papel do psiquiatra 128
paranoide 124
quadro clínico 123
depressivo 221
  idosos 357, 358
depressivo maior
  cardiologia 229
  fisiopatologia 123
  persistente 61
de sintomas
  neurológicos funcionais 213
  somáticos 212
    características clínicas 218
    diagnóstico diferencial 216
    e transtorno relacionado não
      especificado 214
    tratamento 216
de somatização 217
dismórfico
  corporal 80, 283
  muscular 283
do ciclo sono-vigília 138
do desejo
  excitação sexual feminina 158
sexual masculino hipoativo 160
do despertar 148
do estresse
  agudo 338
  pós-traumático 338
do humor 216, 271
  anorexia nervosa 131
  puerpério 393
do masoquista sexual 166
do orgasmo feminino 157
do pesadelo 146
  critérios diagnósticos 147
do ritmo circadiano
  critérios diagnósticos 145
  tratamento 144
do sadismo sexual 166
do sono 138
  classificação 138
do sono-vigília do ritmo circadiano
  143
dos gânglios basais 97
erétil 156, 299
exibicionista 164
factício 214
  autoimposto 215
  imposto a outro 215
fetichista 168
froteurista 166
mentais decorrentes do álcool e de
  outras substâncias 171, 173
  diagnóstico 172
  diagnóstico diferencial 175
  epidemiologia 171
  fisiopatologia 172
  quadro clínico 172
  tratamento 175
    medicamentoso 176
    não farmacológico 176
obsessivo-compulsivo

dermatologia 275
parafílico 153, 165
pedofílico 166
psicótico 92, 363
  agressividade 199
  em idosos 363
psiquiátricos
  associados a doenças do trato
    gastrointestinal 249
  em idosos 357
  em pacientes com doença
    avançada 332
  no puerpério 395
puerperais
  tratamento 399
relacionados ao trauma e ao
    estresse 86
  critérios diagnósticos 87
  diagnósticos diferenciais 89
  e luto 85
  epidemiologia 86
  fisiopatologia 86
  quadro clínico 87
somáticos 210, 215
somatoformes 211
  aspectos clínicos relevantes 226
  atenção primária 225
  epidemiologia 226
  manejo clínico 226
  tratamento farmacológico 227
  tratamento não farmacológico
    227
transvéstico 168
voyerista 164
Tratamento
  antidepressivo e doenças
    cardiovasculares 233
  pelo médico não psiquiatra 3
Traumatismo cranioencefálico 96
Trazodona 301, 406
Tricotilomania 277
Trifluoperazina
  amamentação 408
Tuberculose 256

U
Unidade de terapia intensiva 342
Unidades psiquiátricas de hospital
  geral (UPHG) 5
Urologia 294

V
Vaginismo 159
Valproato 70
Venlafaxina
  amamentação 405
Vigorexia 283

Y
Yale-Brown Obsessive Compulsive Scale
  53
Young Mania Rating Scale 53

Z
Ziprasidona 72
  amamentação 408